JN245123

帝京大学医学部附属病院外傷センター

整形外傷 レジデントブック

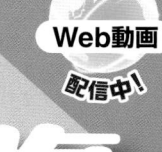
Web動画 配信中!

編集 渡部欣忍

ORTHOPAEDIC TRAUMA RESIDENT HANDBOOK

MEDICAL VIEW

本書では，厳密な指示・副作用・投薬スケジュール等について記載されていますが，これらは変更される可能性があります。本書で言及されている薬品については，製品に添付されている製造者による情報を十分にご参照ください。

Orthopaedic Trauma Resident Handbook
Teikyo University Trauma and Reconstruction
(ISBN978-4-7583-2182-2 C3047)

Editor : WATANABE Yoshinobu

2025. 4. 20 1st ed

©MEDICAL VIEW, 2025
Printed and Bound in Japan

Medical View Co., Ltd.
2-30 Ichigayahommuracho, Shinjuku-ku, Tokyo, 162-0845, Japan
E-mail   ed@medicalview.co.jp

序文

　本書は，外傷センターや整形外科で働く研修医に向けた"生きたハンドブック"です．形式ばった指南書ではなく，外傷治療の最前線で本当に必要とされる知識と経験を凝縮した一冊となっています．言葉を飾らずにいえば，「研修医が最低限知っておくべきこと」を詰め込んだ，いわば外傷治療のミニマム・リクワイアメントです．

　通常，このような「虎の巻」は，経験豊富な中堅やベテランの医師が執筆するものです．しかし，彼らが陥りがちなのが，「研修医が何を知らないのかがわからなくなる」現象です．そこで本書では，外傷治療を専門にしようと志したばかりの若手医師が「自分が困ったこと」「もっと早く理解すべきだったこと」をまず書き，それに中堅・上級医が手を加える，というスタイルを採用しました．さらに，各項目には「行動目標」を掲げ，何を習得すべきかを明確にしました．単なる知識の羅列ではなく，実際の診療で"使える"内容になっているはずです．

　驚くことに，この企画がスタートしたのは2022年1月でした．当初は軽い気持ちで始めたものの，気付けば3年の歳月が流れていました．初めて医学書の執筆に挑んだ若手も多く，彼らにとっても大きな学びの機会になったことと思います．そして，その文章を大幅に加筆・修正し，洗練されたものに仕上げてくれた上級医の皆さんに深く感謝します．

　毎月1回開催する外傷センター会議（医局会のようなもの）では，「早く書いてください！」と何度もお願いしました．しかし，超多忙な日々を送る若手医師たちは，なかなか筆が進みません．それでも催促しながらじっと待ち続けた3年．ついに，この一冊が完成しました．手前味噌ではありますが，出来栄えは素晴らしいと自負しています．そして，3年前は頼りなかった若手たちも，今では堂々たる戦力に成長しました(笑)．

　出版社には怒られるかもしれませんが，日本の医書出版の傾向として，欧米のように改訂を重ねて進化する書籍が少なく，似たような内容の新刊が毎年乱立する印象があります．だからこそ，本書は整形外傷の「虎の巻」として，継続的に改訂を重ねながら育てていきたいと考えています．白衣やスクラブのポケットに収まる小型のハンドブックではありますが，現場で"本当に役立つ"一冊として，多くの研修医に愛されることを願っています．そして，この記念すべき初版が，皆さんの明日からの診療に貢献できるなら，これほど嬉しいことはありません．

　最後に，いつものように企画から装丁に至るまで，無理難題を快く受け入れ，辛抱強く付き合ってくださった編集部の矢部涼子さん，鶴野祐稀さんに心から感謝を申し上げます．

2025年1月

帝京大学医学部整形外科学講座教授
帝京大学医学部附属病院外傷センター長

渡部欣忍

Contents

帝京大学医学部附属病院外傷センター
整形外傷
レジデントブック

Ⅳ　軟部組織（分類・方針）

Ⅴ　小児（分類・方針）

Ⅵ　高齢者（分類・方針・帰宅説明）

Ⅶ　外固定

Ⅷ　脱臼（分類・方針）

Ⅸ　麻酔

コラム

執筆者一覧

■ 編集

渡部　欣忍　　帝京大学医学部附属病院外傷センター長

■ 執筆（掲載順）

鈴木　卓　　帝京大学医学部附属病院外傷センター救急診療部長
石井　桂輔　　帝京大学医学部附属病院外傷センター准教授
木村　依音　　帝京大学医学部附属病院外傷センター助手／上尾中央総合病院整形外科
本田　哲史　　帝京大学医学部附属病院外傷センター助教
松井健太郎　　帝京大学医学部附属病院外傷センター副外傷センター長
宮崎　玄基　　帝京大学医学部附属病院外傷センター／虎の門病院外傷センター
髙橋　周矢　　帝京大学医学部附属病院外傷センター
遠藤　成晃　　帝京大学医学部附属病院外傷センター／東川口病院整形外科
佐藤　寿充　　帝京大学医学部附属病院外傷センター助手
黒住　健人　　帝京大学医学部附属病院外傷センター／虎の門病院外傷センター部長
中山　雄平　　帝京大学医学部附属病院外傷センター／虎の門病院外傷センター医長
日髙　洋　　帝京大学医学部附属病院外傷センター／上尾中央総合病院整形外科
橋本　真典　　帝京大学医学部附属病院外傷センター
大田　聡美　　帝京大学医学部附属病院外傷センター／虎の門病院外傷センター
川端　賢一　　帝京大学医学部附属病院外傷センター助手
坂　なつみ　　帝京大学医学部附属病院外傷センター助教
乾　貴博　　帝京大学医学部附属病院外傷センター助教
宮本　英明　　帝京大学医学部附属病院外傷センター講師
御任　大輔　　帝京大学医学部附属病院外傷センター
大﨑　祐寿　　帝京大学医学部附属病院外傷センター助手
谷田部幸平　　帝京大学医学部附属病院外傷センター／医療法人ここの実会嶋崎病院
中川　知郎　　帝京大学医学部附属病院外傷センター非常勤助手／東川口病院整形外科
坂巻　裕太　　帝京大学医学部附属病院外傷センター／上尾中央総合病院整形外科
武川　竜久　　帝京大学医学部附属病院外傷センター
佐々木　源　　帝京大学部附属病院外傷センター非常勤助教／上尾中央総合病院整形外科副科長
荒川　郷彦　　帝京大学医学部附属病院外傷センター
尾島　広野　　帝京大学医学部附属病院外傷センター
徳重　智仁　　帝京大学医学部附属病院外傷センター／東川口病院整形外科
村尾　允弥　　帝京大学医学部附属病院外傷センター／市立福知山市民病院整形外科
山本　泰之　　帝京大学医学部附属病院外傷センター
山本　音　　帝京大学医学部附属病院外傷センター
酒井　晶子　　帝京大学医学部附属病院外傷センター
渡部　欣忍　　帝京大学医学部附属病院外傷センター長
井元　佑一　　帝京大学医学部附属病院外傷センター助手
野﨑　脩平　　帝京大学医学部附属病院外傷センター／津田沼中央総合病院整形外科
笹原　潤　　帝京大学スポーツ医科学センター

『帝京大学医学部附属病院外傷センター　整形外傷レジデントブック』

ストリーミング動画視聴方法

　本書の内容に関連した動画をメジカルビュー社のホームページでストリーミング配信しております。本文の解説と関連する動画がある箇所にQRコードを表示しています。下記の手順でご利用ください（下記はPCで表示した場合の画面です。スマートフォンで見た場合の画面とは異なります）。

※動画配信は本書刊行から一定期間経過後に終了いたしますので，あらかじめご了承ください。

1 下記URLにアクセスします。
http://www.medicalview.co.jp/movies/

スマートフォンやタブレット端末では，QRコードから **3** のパスワード入力画面にアクセス可能です。その際はQRコードリーダーのブラウザではなく，SafariやChrome，標準ブラウザでご覧ください。

2 表示されたページの本書タイトルそばにある「動画視聴ページへ」ボタンをクリックします。

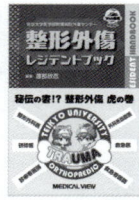

整形外傷レジデントブック
2025年4月18日刊行

▶ 動画視聴ページ

サンプル動画　　書籍詳細

3 パスワード入力画面が表示されますので，利用規約に同意していただき，下記のパスワードを半角で入力します。

26473122

4 本書の動画視聴ページが表示されますので，視聴したい動画のサムネイルをクリックすると動画が再生されます。

動作環境

※下記は2025年3月時点での動作環境で，予告なく変更となる場合がございます。

● **Windows**
　OS：Windows 11 / 10（JavaScriptが動作すること）
　ブラウザ：Edge・Chrome・Firefox最新バージョン

● **Macintosh**
　OS：13 〜 11（JavaScriptが動作すること）
　ブラウザ：Safari・Chrome・Firefox最新バージョン

● **スマートフォン，タブレット端末**
　2025年3月時点で最新iOS端末では動作確認済みです。Android端末の場合，端末の種類やブラウザアプリによっては正常に視聴できない場合があります。
　動画を見る際にはインターネットへの接続が必要となります。PCをご利用の場合，2.0Mbps以上のインターネット接続環境をお勧めいたします。また，スマートフォン，タブレット端末をご利用の場合は，パケット通信定額サービス，LTE・Wi-FiEなどの高速通信サービスのご利用をお勧めいたします（通信料はお客様のご負担となります）。
　QRコードは（株）デンソーウェーブの登録商標です。

I

外傷診療の心得

内科の診断学・治療学と違うことを理解しよう

❶ 王道の内科診断学を知ろう

- 医学教育の中心は内科診断学にある．患者主訴から始まるきめ細やかな問診をして，現病歴や既往症・併存症，家族歴を聴取する．時系列に沿って症状を説明する論理性が重要視される．
- 実際の診察手順では，身体所見を詳細にとって，プロブレム・リストを作成する．その問題点を説明するのに最も適切で蓋然性の高い疾患から順に考え，ほかの可能性のある鑑別疾患を除外していくというアルゴリズムである．
- 血液検査や画像検査，生理機能検査などの補助検査を追加して，最終的に確定診断にたどり着くのが標準的プロセスとなる．論理的な思考過程はプログラミングやAIの分野に親和性が高く，確定診断がついた後の治療方法の選択肢は自動的に絞られる．

❷ 外傷診断を知ろう

- 外傷患者において来院時に判明していることは，受傷原因と見た目の変形や打撲痕・出血などで，患者の主訴は正確な診断の拠り所とならないことがある．
- 体全体の鈍痛のみの訴えで重篤な内臓損傷が隠れていたり，痛みを訴えている場所と異なった部位に別の外傷が存在していたりすることがよくある．愁訴を聴取したくても意識障害を合併していることもある．受傷から受診までの時間経過が短いため，現病歴はあまり診断確定には有用でなく，来院から治療開始まで十分な時間をかけられない特徴がある．
- 初期診察では，受傷機転を常に念頭に置いて，患者を実際に触って疑わしい部位の画像診断に進む．外傷の診断には，主訴を重視した論理的思考より受傷エピソードを基にした身体診察により損傷可能性部位を想起することが大切である．そして，重要(重症)そうなところから診療していく，優先順位の思考プロセスが求められる．

❸ 治療方法選択の違いを知ろう

- 一般内科学的診療アプローチと外傷学的診療アプローチは大きく異なる．一般外来の内科診療では，診断確定後にガイドラインに書かれているような第一選択の治療や薬剤投与を行い，治療反応性をみて良好ならそのまま継続，軽快傾向がなければ第二選択を考慮し，場合により病名・診断が本当に正しいのか振り返ることが大切である．
- 救急患者として来院する外傷では，まず生命を脅かすよう出血やショックの原因を最優先に治療し，次いで個々の損傷の治療に入る．多部位に損傷があれば，治療の優先度など症例によって異なった戦略が必要となり，場合によりダメージコントロールといったあえて最低限の介入で初期治療を終わりにし，状態の回復を待つ場合もある．診断の確定より，病態への対応が優先される．

❹ 整形外傷の特殊性を知ろう

- 整形外科領域の運動器外傷の診断と治療の過程は，ほかの部位の外傷への治療過程とは長期的な視点で異なっていることに留意する．例えば頭部外傷では外傷の程度と初期治療で後遺症の程度はほぼ決まることが多い．胸腹部外傷は初期治療で救命しえた場合，後遺症は残りにくいという特徴がある．

- 運動器外傷は，初療のみならず，追加手術，リハビリテーションも含めた二期的，三期的な治療が，回復できる機能や後遺症の程度を左右する．初期治療の段階から，急性期治療が終わった先の先まで見通す眼力（経験値）が必要となってくる．

[鈴木　卓]

受傷エピソードから骨折を予想しよう

❶ 外力と生体の反応を知ろう

- 外傷は一部の脆弱性骨折や病的骨折を除くと明確な外力によって生じるため，受傷メカニズムが診断・治療戦略を決定するうえで，最も重要な情報源となる．
- 人体にかかった外力（物体の速度，方向，重さ，時間など）と外力の加わった身体の部位，そのときの人体の反応（墜落する，転倒する，飛ばされる，轢かれる，挟まれるなど）が判明すれば，かなり正確に外傷の部位や程度が予測できる．
- 極限まで単純化すれば，外力の方向・強さ・持続時間と，骨・軟部組織の強さが与えられたら，骨折の部位や粉砕程度，骨折型までコンピューターでシミュレーションすることができるであろう．

❷ 受傷状況について聞くべきことを知ろう

- 患者から詳しく話が聞ける状況では，受傷の状況を詳しく確認する．いつ，どこで，何をしているときに，どんな格好で，何が起こったのかを聴取すれば，おおよその病態・外傷の程度が予想できる．
- 患者本人や救急隊などから現場の状況（土の上，海・河川のなか，道路上など）を聴取し，さらに車やバイク・自転車の破損具合，シートベルト着用やエアバッグの作動，ヘルメット着用の有無，患者の服装や靴はどうなっていたかなど，軟部組織の損傷形態や骨折型の推測，治療方針に影響を与える因子を確認する．救急隊が接触した時点での患者の肢位や変形なども参考になる．

❸ 年齢から骨折のパターンを推測しよう

- 患者到着前から，年齢と受傷エピソード，どこを痛がっているかで，日常臨床でよく目にする頻度の高い骨折を推測できる．
- 高齢者であれば，軽微な外力でも生じうる脆弱性骨折の有無という視点が必須となる．受傷が転倒で歩行困難があれば大腿骨近位部骨折，尻もちをついたなら胸腰椎圧迫骨折，高齢者の前頭部打撲では非骨傷性頚髄損傷，転倒して手をついたなら橈骨遠位端骨折，肩を痛がっていれば上腕骨近位端骨折などを考える．
- 若年者では，わずか数年の年齢差によって，受傷する骨折型や脱臼の形態が異なることを知っておく．幼児が手を引っ張られて動かさないなら肘内障，小児が手をついて転倒した場合には橈骨遠位端骨折や上腕骨顆上骨折を考える．10歳未満で足関節を捻った場合には腓骨遠位端裂離骨折の可能性を念頭に置くが，10歳を過ぎると足関節周囲の骨端線損傷の頻度が急激に増加する．13〜15歳ごろのジャンプやダッシュなどのスポーツ中の股関節周囲痛は骨盤裂離骨折を念頭に置く．
- 純粋な外傷性の関節脱臼は小児にはまれである．単純X線像には写らない成長軟骨損傷を

伴ったり，靱帯付着部の裂離骨折を伴ったりする，脱臼骨折の形態をとることが多い．

❹ 特殊な骨折や脱臼の組み合わせを見逃さない

● 受傷機転別で考えると，墜落外傷では胸腰椎移行部の脊椎骨折や踵骨骨折，ダッシュボード外傷では膝の損傷や股関節後方脱臼，大腿骨の軸圧損傷では骨幹部骨折と同側の頚部骨折などの合併が有名である．

● 上肢をついて転倒した場合には，尺骨骨幹部骨折と橈骨頭脱臼（Monteggia骨折），橈骨遠位骨幹部骨折と遠位橈尺関節脱臼（Galeazzi骨折），橈骨頭骨折と遠位橈尺関節損傷（Essex-Lopresti骨折）など人名のついた合併損傷パターンの有無にも注意を払う．

● 上肢では，鎖骨遠位端部の損傷と烏口突起の骨折，肩甲骨骨折と肋骨・鎖骨骨折，肘関節後方脱臼とその周囲の上腕・前腕骨折，橈骨遠位端骨折と舟状骨骨折など近接部位の損傷がないか必ず確認する．

● 下肢では，足関節内果の損傷と腓骨近位端の骨折，脛骨顆間隆起骨折とGerdy結節骨折，脛骨遠位端螺旋骨折と後果骨折，寛骨臼後壁骨折と大腿骨頭骨折も頻度の高い近接外傷のパターンである．

［鈴木　卓］

退院後の生活にまで目を向けよう

❶ 治療方法決定前の患者背景を聴取しよう

- 患者の社会的・身体的な背景に沿った長期の機能予後の見通しと，その目標達成のための治療方針立案は，初期診療の段階であっても大切なことである．
- 骨折型（画像所見）で治療方法がすべて決まるわけではない．患者年齢はもちろんのこと，高齢者なら受傷前の日常生活動作（activities of daily living；ADL）で代表される四肢や脊椎の加齢変化や心肺機能，そして認知症の有無など，若年者ならスポーツ活動の有無やレベルなどを考慮しなくてはならない．
- 治療後の日常生活を行う住居の状況（一戸建て，アパート，エレベーターや階段の有無など）や同居家族の有無，家族構成，介助者（身の回りの世話をしてくれる人）の有無なども重要な情報である．

❷ 年齢は最も重要な背景因子であることを知ろう

- 小児の骨折は骨癒合しやすく，変形治癒してもリモデリングにより許容範囲が広い．高齢者では骨癒合が遅れ，血流障害から感染も併発しやすく，変形癒合は矯正されないなど，生物学的年齢が治癒過程や機能予後に与える影響が大きい．
- 高齢者であれば廃用を防ぐために早期荷重歩行や移動ができるための治療を考える必要がある．生徒・児童であれば学校復帰（就学）をどのようにすべきかという視点が必要になる．
- 高齢者では下肢だけでなく，上肢を移動のための手段として用いることが多く，「荷重肢」となりうる．通常なら保存療法でもよいと判断される場合でも，身体能力次第では手術で強固に内固定を選択すべき場合が出てくる．
- 高齢者では，若年者と同じ活動度（身体機能）を治療目標とすることは少ない．年齢によって求められる機能が異なってくる．

❸ 治療後のリハビリテーションを考えよう

- 小学校低学年までは松葉杖はうまく使えないことが多く，移動には抱きかかえや車椅子がしばしば必要となる．ただし，長期に荷重歩行させなくても廃用に至ることはなく，外固定で関節拘縮をきたすこともまれである．一方，成長軟骨損傷や変形癒合など成長に伴った後遺症の出現に注意を払う必要がある．
- 高齢者では長期の外固定で容易に拘縮を生じやすい．また，部分荷重歩行を遵守することは困難であり，完全免荷か全荷重歩行を許可する二者択一の選択に迫られる．急性期の治療後に転院を要する頻度が高い．自宅退院後も頻回のリハビリテーション通院は困難で，通院頻度も少なくなる傾向にある．
- 保険医療におけるリハビリテーション制度の知識をもっておくことは重要である．リハビリテーションを積極的に行う回復期リハビリテーション病院に転院できる骨折部位や手術

時期，最大入院期間など，ときどきの医療制度の理解は外傷患者を診療する医師には必須である．治療費の一部が包括になる病棟（病院），ならない病棟（病院）があることを知っていると，患者転院後の治療の濃淡が想像できる．一方，リハビリテーション治療の効果が期待できない場合には，療養型病床への転院も視野に入れる．

❹ 自宅に戻ってからのことを想像しよう

● 整形外傷の治療目標は，よりよい社会復帰や日常生活を取り戻すことにある．治療を担当する医師は，この治療方法を選択すると3カ月後にはどのような生活レベルを獲得できるか，6カ月後，1年後にはどのような生活を送っているか，想像力を働かせなくてはならない．

● 再度骨折しないようにする予防策は重要である．若年者であればスポーツ活動へのアドバイスが求められることがあり，高齢者なら自助具や歩行補助具の使用を考慮し，骨の脆弱性があれば骨粗鬆症治療は必須となる．場合によっては，自宅内の手すり設置やバリアフリー化，一階での生活，布団でなくベッドの導入などを検討してもらう．

● 自宅に戻る高齢者では，医療ソーシャルワーカーによる介入や介護保険の新規導入，在宅介護，在宅医療などの社会保障サービスの導入を考慮する．

［鈴木　卓］

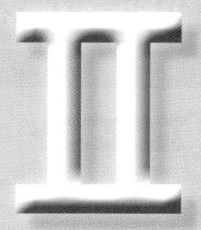

Ⅱ

外傷総論

初期評価をできるようになろう

(!) Check Point

- ✔ ABCDEの評価と安定化.
- ✔ Secondary survey と tertiary survey.
- ✔ 治療方針を考えるための基本8項目（ABCDEFGS）.
- ✔ EAC と SDS.

❶ ABCDE を評価しよう（primary survey）

- 救命センターはもちろん救急外来でみる外傷患者はすべて ABCDE で全身を評価する.
  - ・A（airway，**気道**）：声が出せるか.
  - ・B（breathing，**呼吸**）：頻呼吸や呼吸苦はないか. 呼吸様式, 胸郭動揺性, 皮下気腫.
  - ・C（circulation，**循環**）：血圧と脈拍数. ショックはないか.
  - ・D（dysfunction of central nervous system，**中枢神経障害**）：意識障害を Glasgow Coma Scale（GCS，表1）で評価する.
  - ・E（exposure and environmental control，**体表と体温**）：体表の観察と体温測定.

表1 Glasgow Coma Scale（GCS）

点	E：開眼	V：言語反応	M：運動反応
6	—		指示に従う
5	—	見当識あり	痛み刺激部位に手足をもってくる
4	自発的に開眼	混乱した会話	痛みに手足を引っ込める（逃避反応）
3	言葉により開眼	不適当な単語	異常な屈曲運動（除皮質肢位）
2	痛み刺激により開眼	理解不明の発声	異常な伸展運動（除脳肢位）
1	開眼せず	発語みられず	運動みられず

❷ Secondary survey をしよう

- 重症外傷では primary survey の完了とバイタルサインの安定化ののちに，secondary survey（病歴聴取と全身の詳細評価）をする.
- AMPLE を聴取する.
  - ・A（allergy）：アレルギー.
  - ・M（medication）：薬.
  - ・P（past history and pregnancy）：既往歴と妊娠.
  - ・L（last meal）：最終の食事.
  - ・E（events and environment）：受傷機転と受傷現場の状況.

❸ E-FASTとFACTをしよう

▶超音波検査

● ①心臓の周囲，②肝臓の周囲，③脾臓の周囲，④骨盤（膀胱直腸窩），⑤前面および側方の胸腔を評価する（図1）．

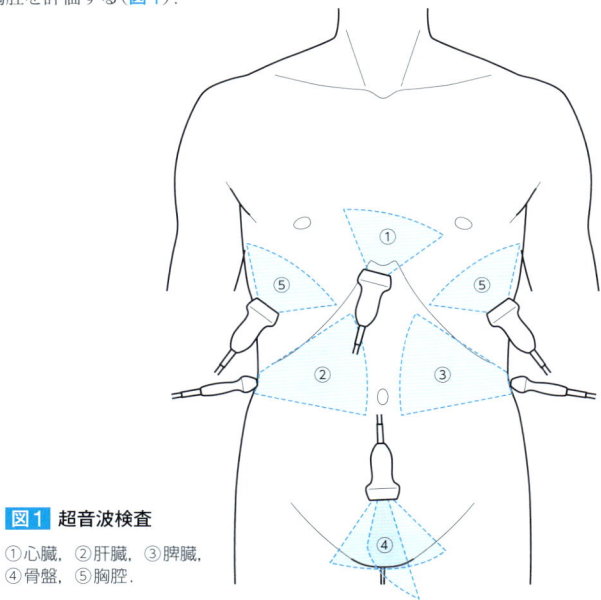

図1 超音波検査
①心臓，②肝臓，③脾臓，
④骨盤，⑤胸腔．

● Focused assessment with sonography for trauma（FAST）：外傷に対して焦点を絞って評価する．
● Extended FAST（E-FAST）：FASTに加えて気胸の存在を評価する．

▶全身CT（Trauma pan scan）

● 頭蓋内血腫，大動脈損傷と縦隔血腫，肺挫傷と血気胸，心嚢血腫，腹腔内出血，骨盤骨折と後腹膜出血，実質臓器損傷と腸間膜血腫を評価する．
● 頚部と体幹の矢状断像を作成し脊椎損傷を評価する．
● Focused assessment with CT for trauma（FACT）：緊急処置を要する損傷に焦点を絞って読影する方法．

▶X線検査

● 四肢の変形や出血あるいは皮下出血がある部位を評価する．

❹ Tertiary surveyをしよう

● 見落としを防ぐために繰り返し全身検索をする．
● 足部や手根骨の骨折はほかの重症外傷にマスクされて診断が遅れることがあり要注意．

❺ ABCDEFGSをチェックしながら治療方針を立てよう

● ABCDEFGS（表2）：活動性出欠の有無や臓器損傷の形態などの画像情報とともに，年齢，受傷機転や受傷エネルギーの大きさ，受傷からの経過時間，ショックの有無，外傷に伴う凝固異常，凝固機能低下をきたす内服薬や既往歴などを総合的に解釈し，状態悪化のリスクや治療介入までの時間的猶予を予測し，治療の優先順位や方針を決定する．

表2 ABCDEFGS

A	Age	年齢
B	Number of bleeding Bleeding space Speed of bleeding	活動性出血の数と出血部位 および出血速度
C	Coagulopathy associated with trauma	外傷由来の血液凝固障害
D	Drug and history	薬物服用歴と既往歴
E	Event to study time	受傷から診療までの時間
F	Form of organ injury	損傷形態
G	Grade of energy GCS	受傷エネルギーと意識レベル
S	Shock and vital signs	ショックの有無と生理学的徴候の推移

❻ ダメージコントロールをしよう

● Damage control orthopeadics（DCO）：
  ・重症あるいは多発外傷患者の治療に用いられるアプローチ．
  ・生命・機能予後を向上させるために積極的な一時的な固定（temporary fixation）を行う治療戦略．
● 重度四肢外傷や不安定型骨盤外傷の治療で創外固定や直達牽引で骨折部の安定化を図る．
● 全身状態安定化と軟部組織損傷の改善を図る．
● 状態が安定してから根本治療を行うことで，患者の生存率を高め，合併症のリスクを減らすことが期待される．

❼ EACとSDSをしよう

● EAC：early appropriate care.
● SDS：safe definitive surgery.
● 脊椎，骨盤，四肢長管骨骨折を36時間以内に内固定手術する．
● 全身状態が安定していることが条件．アシドーシスでないこと（乳酸＜4mmol/L, pH≧7.25）．

［石井桂輔］

整形外傷を正確にカルテに記載しよう

 Check Point

✔ 分類や所見をカルテに記載する.

❶ 骨折を記載しよう

- 骨の名前, 部位(近位端, 骨幹部, 遠位端), 骨折形態(裂離, 陥入, 螺旋, 斜, 横, 粉砕, 分節, 図1), 転位の方向(近位/遠位, 内側/外側, 前方/後方), 開放/皮下, 完全/不全.
- AO/OTA分類(☞p.47).
- **大腿骨近位部骨折**：大腿骨頚部骨折(転位型/非転位型), 大腿骨転子部骨折/転子間骨折/転子下骨折.
- **小児骨折**：隆起/若木/骨端.
- **脊椎骨折**：圧迫骨折/破裂骨折/脱臼骨折.

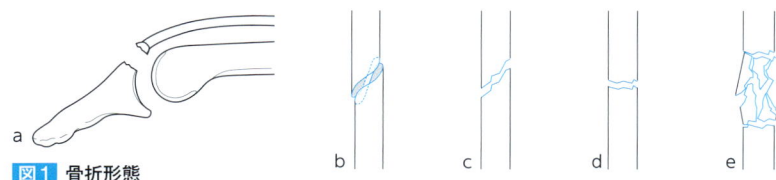

図1 骨折形態

a：裂離骨折, b：螺旋骨折, c：斜骨折, d：横骨折, e：粉砕骨折.

❷ 脱臼を記載しよう

- 関節名, 脱臼の方向(内側/外側, 前方/後方, 四肢では近位が基準, 脊椎では骨盤側が基準).
- 脱臼に伴う骨折, 血管損傷, 神経損傷を評価する.

❸ 皮膚損傷を記載しよう

- **擦過傷**：道路などに擦り付けることにより皮膚が擦りむけた状態の創傷.
- **挫創**：鈍的外力が作用して生じる開放性損傷で, 創縁は不整, 表皮剥脱を伴い, 創端は不整, 創面も不規則・不整.
- **裂創**：鈍的外力により表皮が過度に伸展されて生じる開放性損傷で, 創縁は不規則・不整, 創端, 創面も不規則・不整. 挫創との区別はつきにくい.
- **切創**：ガラス片や刃物などの鋭利なもので切れた創.
- **刺創**：先端の尖った鋭利な器具が突き刺さって生じる創.
- **杙創**：刃物以外の比較的鈍的構造物の刺入した創.
- **皮膚剥脱創(剥皮創, デグロービング損傷, デコルマン)**：回転するタイヤや機械に巻き込まれ, 皮膚や皮下組織が強い牽引力によって筋組織から剥脱されて生じる損傷.

- Gustilo分類（表1，☞p.58）：たとえ創の長さが1cm程度であっても，骨折が分節もしくは高度な粉砕を認めた場合にはtype Ⅲとする．
- OTA Open Fracture Classification（OTA-OFC，表2）：Gustilo分類より煩雑だが詳細な分類．

表1 Gustilo分類

分類	詳細
Type Ⅰ	開放創は1cm以下 骨折端のスパイクが皮膚を貫き生じた適度にきれいな穿刺創 軟部組織損傷がほとんどなく，圧挫損傷の徴候がない 骨折は通常単純な横骨折もしくは短斜骨折で粉砕を伴わない
Type Ⅱ	開放創は1cm以上 軟部組織損傷は広範ではなく，フラップ状や剝離・脱創はない 軽度あるいは中等度の圧挫損傷，粉砕骨折および汚染がみられる
Type Ⅲ A	広範な挫滅創，フラップ状の創あるいは高エネルギー外傷ではあるが骨折部の軟部組織被覆は十分 このサブタイプは，創の大きさに関係なく，高エネルギー外傷による分節もしくは重度の粉砕骨折を含む
Type Ⅲ B	高エネルギー外傷による広範な軟部組織損傷もしくは軟部組織欠損，骨膜剝離，骨露出，高度の汚染，重度の粉砕骨折を伴う デブリドマンと洗浄の完了後に骨の一部が露出し，局所あるいは遊離皮膚（筋）弁が被覆に必要
Type Ⅲ C	軟部組織損傷の程度に関係なく，修復が必要な動脈損傷を伴うすべての開放骨折

表2 OTA Open Fracture Classification

皮膚	
1	創縁が近似した裂傷
2	創縁が近似していない裂傷
3	広範囲の剝離を伴う裂傷
筋肉	
1	顕著な筋壊死はなく，筋機能に無傷の筋損傷がある
2	筋は喪失しているが筋機能は維持されており，損傷部には切除が必要な限局性壊死があるが，筋・腱単位は無傷
3	死筋，筋機能喪失，部分的または完全なコンパートメント切除，筋・腱ユニットの完全破壊，筋欠損は再接近しない
血管	
1	主要な血管の損傷がない
2	遠位虚血を伴わない血管損傷
3	遠位虚血を伴う血管損傷
汚染	
1	汚染なし，または最小
2	表面汚染（ground inではない）
3	汚染物質が骨や深部の軟部組織に埋め込まれている，またはリスクの高い環境条件（例：畜舎，糞便，汚水）
骨の損傷	
1	なし
2	骨片が欠損または脱血しているが，近位骨片と遠位骨片の接触がある
3	断片的な骨欠損

（文献1を参考に作成）

❹ 筋・腱損傷を記載しよう

- **挫傷/部分断裂/断裂**：筋の部分断裂を肉ばなれや筋挫傷とよび，完全断裂が筋断裂といわれることが多い．
- 筋腱の収縮や関節の動きや感覚障害の有無などから神経障害と鑑別する．

❺ 神経損傷を記載しよう

- 徒手筋力検査（表3）．
- 上肢末梢神経損傷：
  - **低位正中神経麻痺**：グー（正常）/祝祷肢位（麻痺，図2），示指中指感覚障害．
  - **高位正中神経麻痺**：上記＋回内筋麻痺．
  - **前骨間神経麻痺**：OK sign（正常，図3a）/teardrop sign（麻痺，図3b）．
  - **橈骨神経麻痺**：パー（正常）/wrist drop（麻痺，図4），背側母指示指間感覚障害．
  - **後骨間神経麻痺**：Hitchhike sign（thumbs up）陰性（麻痺，図5）．Wrist dropはみられない．
  - **尺骨神経麻痺**：Cross finger（正常，図6）/Froment sign（麻痺，図7），小指感覚障害．

表3 徒手筋力検査（Manual muscle test；MMT）

MMT	筋機能評価
0	完全麻痺
1	筋肉の収縮が触知可能または観察可能
2	重力負荷がなければ全可動範囲（range of motion；ROM）の能動運動可能
3	重力負荷に逆らって全可動範囲（ROM）の能動運動可能
4	重力負荷に逆らい，また筋肉の特定位置で中程度の抵抗負荷がある状態でも全可動範囲（ROM）の能動運動可能
5	正常

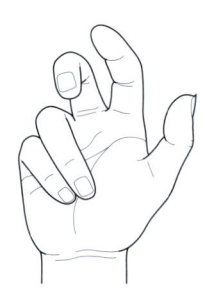

図2 祝祷肢位

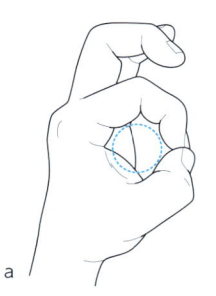
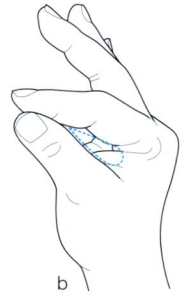

図3 OK signとteardrop sign

a：OK sign，b：teardrop sign.

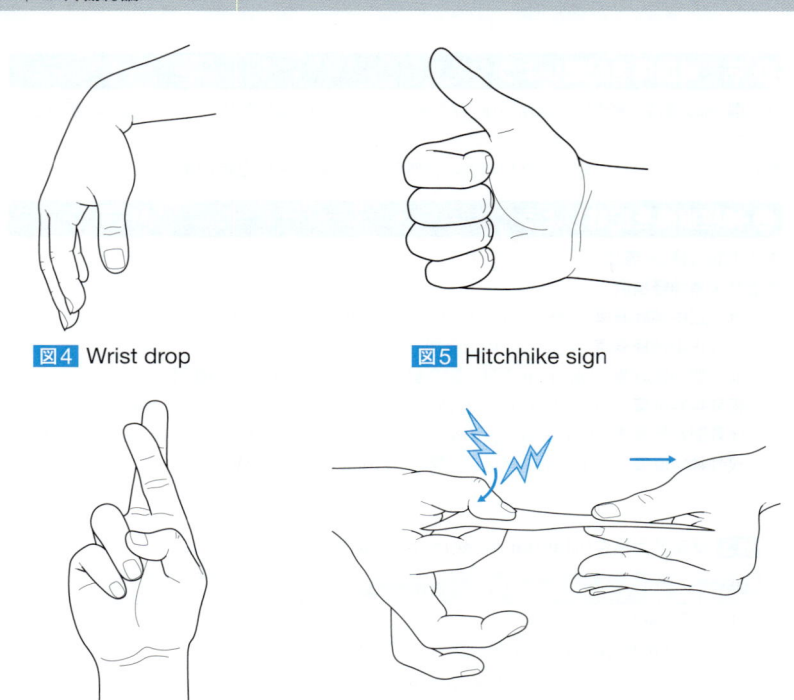

図4 Wrist drop

図5 Hitchhike sign

図6 Cross finger

図7 Froment sign

❻ 主要血管損傷を記載しよう

- Hard sign/Soft sign（表4）：Hard signがあればそれ以上検査に時間をかけず血管修復を優先する．Soft signのみであればCTアンギオグラフィあるいは血管造影検査を検討する．

表4 Hard sing/Soft signと6P

Hard sign 主要動脈損傷が確定的な所見	拍動性の外出血
	拍動性の血腫の増大
	Thrillの触知／血管雑音の聴診
	局所的な虚血所見6P
Soft sign 主要動脈損傷の存在を疑うべき所見	大量出血の現病歴
	損傷形態（骨折，脱臼，穿通創）
	拍動の減弱
	近傍の末梢神経障害

6P	徴候
Pain	疼痛
Pallor	蒼白
Pulselessness	脈拍喪失
Paresthesia	感覚障害
Paralysis	麻痺
Poikilothermia	皮膚温低下

［石井桂輔］

周術期管理の基本の基をおさえよう

! Check Point

✔ 患者基本情報のチェックリストを作り，確認事項に漏れがないようにする．
✔ 必要な輸液や輸血量は計算式を使用して算定する．
✔ 手術部位感染，DVT，せん妄の予防方法を心得る．

❶ 術前評価と検査：最低限の確認項目と他科コンサルト基準を覚えよう[1]

▶患者から聴取するもの

● **身長，体重，BMI**：るい痩や肥満がないかを確認する．体重や体型は薬剤の用量選択や手術の難易度に影響を及ぼす．

● **併存症（現在治療中のもの）と既往歴（治療が終了しているもの），内服薬**

● **アレルギー**：薬剤，食物，その他に分けて記録する．

● **生活歴**：受傷前の日常生活動作（activities of daily living；ADL），住居形態，家族の有無，喫煙・飲酒習慣の有無する．

● **最終経口摂取（固形物・水分）**：緊急手術の前は内容と時間をそれぞれ聴取する．

▶術前検査で評価すること

● **血液検査**：血算・生化学・凝固・血液型・感染症を確認する．脳性ナトリウム利尿ペプチド（brain natriuretic peptide；BNP），血液ガス評価も検討する．

● **胸部X線検査**：心拡大や胸水の有無，肺野の浸潤影の有無，外傷症例では肋骨骨折の有無，血気胸の有無について評価する．

● **心電図**：不整脈，ST-T変化，波形異常の有無について評価する．

● **腰椎X線検査**：脊椎麻酔の場合に撮影する．

▶他科コンサルトについて

● **循環器内科**：

・術前リスク評価にはrevised cardiac risk index（RCRI，表1，2）の使用が推奨されており，2項目以上の該当があれば術前心エコー依頼およびBNPもしくはNT-pro BNPの測定を検討する[2]．

・冠動脈ステント留置後1カ月以内の手術は回避し，6カ月以降へ延期する．1カ月以内に手術を行う場合，dual antiplatelet therapy（DAPT）は継続する．準緊急手術の場合，可能な限りステント留置後1カ月以降へ延期し，常時心臓カテーテルが施行できる施設での手術を検討する[3]．

・重症大動脈弁狭窄症を合併した高齢者の大腿骨近位部骨折に対しては，血行動態が安定していれば厳重な全身管理のもと骨折手術を優先することが推奨されている[2]．

表1 Revised Cardiac Risk Index（RCRI）

虚血性心疾患（急性心筋梗塞の既往，運動負荷試験陽性，虚血によると考えられる胸痛の存在，亜硝酸薬の使用，異常Q波）
心不全の既往
脳血管障害（一過性脳虚血，脳梗塞）の既往
インスリンが必要な糖尿病
腎機能障害（Cre＞2mg/dL）
高リスク手術（胸腔内手術，腹腔内手術，鼡径部より上の血管手術）

（日本循環器学会．2022年改訂版 非心臓手術における合併心疾患の評価と管理に関するガイドライン．https://www.j-circ.or.jp/cms/wp-content/uploads/2022/03/JCS2022_hiraoka.pdf．2025年2月閲覧）

表2 Revised Cardiac Risk Index（RCRI）項目数別院内または30日心血管イベント発生率

(a) 非血管手術

RCRI	院内または30日心血管イベント率（95% CI）
0	0.91%（0.70-1.2%）
1	2.9%（2.5-3.4%）
2	7.2%（6.0-8.6%）
≧3	13.7%（10.7-17.4%）

(b) 血管手術

RCRI	院内または30日心血管イベント率（95% CI）
0	3.2%（2.7-3.7%）
1	7.7%（6.9-8.5%）
2	11.9%（10.6-13.4%）
≧3	19.0%（16.6-21.6%）

文献96，102-104，106-108，110，111，113-115よりRCRIを計算．
アウトカム項目が研究によりばらつきがあるため目安の数値である．
（日本循環器学会．2022年改訂版 非心臓手術における合併心疾患の評価と管理に関するガイドライン．https://www.j-circ.or.jp/cms/wp-content/uploads/2022/03/JCS2022_hiraoka.pdf．2025年2月閲覧）

● **呼吸器内科**：
  ・呼吸器疾患（喘息・肺気腫・間質性肺炎・肺手術後など）がある場合は術前に全身麻酔リスクがないか評価する．
  ・予定手術の場合は手術3〜4週間前からの禁煙指導も重要．

● **代謝内分泌内科**：
  ・糖尿病治療中の患者や，入院時採血でHbA1c≧8.0%，空腹時血糖＞140mg/dLおよび随時血糖＞180mg/dLが続く場合は専門医に周術期血糖コントロールを依頼する[4]．
  ・術後創部感染予防の観点としては術後血糖値＜200mg/dLを目標にする[5]．

▶ **手術リスクが高い場合**

● 術前に治療介入を行いリスクを下げる．

● ICU入室の検討をする．

● 麻酔方法や術式を再検討し，外傷については保存療法も考慮する．

❷ 術前中止が必要な薬剤について：中止と再開のタイミングを確認しよう

＊所属施設の中止基準があればそれに従う．

▶抗血小板薬

- DAPT中の患者について，周術期血栓リスクが低く，出血リスクが低・中リスクの場合にはアスピリンのみ継続し，P2Y12受容体拮抗薬（プラスグレルやクロピドグレル）は休薬する．
- 出血リスクが高い場合はアスピリンも中止し，術後は24〜72時間以内に再開する[3]．
- アスピリン，プラスグレルは7日前休薬[3]．
- クロピドグレルは5日前休薬[3]．

▶抗凝固薬

- 整形外科手術は出血高リスク手技に該当し，術前に抗凝固薬を中止することが推奨されるが，手術部位，出血リスク，血栓形成リスクを評価し個別に対応する．
- 3カ月以内の脳梗塞歴，CHADS$_2$スコア≧4点などは血栓形成リスクが高い[2]．
- ワルファリン：5日前休薬．術前日にINR＜1.5であれば手術可能であり，それを超える場合はビタミンK投与を考慮する．術当日夕もしくは翌朝に維持量を再開する．血栓リスクが高い疾患（CHADS$_2$スコア≧5点や僧帽弁狭窄症の心房細動，3カ月以内の肺血栓塞栓症や脳梗塞歴，弁置換術後）の場合には，ヘパリン置換を考慮する[2]．手術後は，当日夕もしくは翌朝に維持量を再開する．
- 直接経口抗凝固薬（direct oral anticoagulant；DOAC）：1日前休薬を基本とするが，手術の出血高リスクと腎機能障害に応じて休薬を前倒しする．ヘパリン置換は不要．術6〜8時間後，出血が問題となる場合には48〜72時間後に再開する．

note CHADS$_2$スコアとは

- 心房細動による脳梗塞発症リスクを評価するスコア．合計点数が高いほど脳梗塞発症リスクが高くなる（表3）．

表3 CHADS$_2$スコア

C	心不全/左室機能不全 (Congestive heart failure/LV dysfunction)	1点
H	高血圧症 (Hypertension)	1点
A	年齢75歳以上 (Age ≧ 75)	1点
D	糖尿病 (Diabetes mellitus)	1点
S	脳梗塞/一過性脳虚血発作の既往 (Stroke/TIA)	2点

（文献6を参考に作成）

▶糖尿病薬

- SGLT2阻害薬：3日前休薬．高ケトン血症，正常血糖ケトアシドーシス発症のおそれがあり，十分に食事摂取ができてから再開する[4]．
- ビグアナイド薬：術前後2日間休薬．乳酸アシドーシス発症のおそれがある[4]．

▶ホルモン剤

- 手術4週間前から休薬が原則[4]．血栓症発症のリスクがあり，外傷手術では入院後可及的速やかに中止する．なお，SERM製剤であるラロキシフェンは3日前休薬，歩行可能後に

再開するが，離床が進まない場合はさらに術後の休薬期間を延長する．血栓症発症のおそれがある．

❸ 周術期の補液管理について：in-outバランスに敏感になろう

● 通常の維持輸液＋周術期侵襲に対する初期輸液の2つの観点で輸液管理する．

▶術前
● 輸液量を決める際に術前の欠乏量，すなわち絶飲食から手術開始までの時間（当日2件目以降のオンコール手術の場合はその待機時間も注意）を考慮する．
● 4-2-1ルール（表4）で時間当たりの輸液量と手術待機時間から必要輸液量を算出する[7]．

表4 4-2-1ルール

体重	輸液の必要量
～10kg	体重×4mL/hr
10～20kg	40mL+（体重−10）×2mL/hr
20kg～	60mL+（体重−20）×1mL/hr

例：体重70kgの場合
60mL+（70−20）×1mL/hr = 110mL/hr
絶飲食時間が0～12時の場合，
110mL/hr×12時間 = 1,320mL

（文献7を参考に作成）

▶術後
● 維持輸液＋補充輸液で必要量を計算する．ただし術後は循環血漿量が常に変化するためモニタリングをしながら調整する．
● 身体所見（口腔内乾燥や皮膚ツルゴール），バイタルサイン，尿量で評価し，必要に応じ胸部X線像で評価する．
● 維持輸液：1日最低限必要な水分量は30mL/kg/日．これは，尿，便，不感蒸泄，代謝水から計算される．Naは2mEq/kg/日，Kは1mEq/kg/日が必要．体温が1℃上昇すると不感蒸泄量が約200mL/日増加することを考慮する[8]．
● 補充輸液：ドレーンや胃管からの排液に対して同量の細胞外液で補う．
● 尿量：1mL/kg/hr以上を目指して管理する．0.5mL/kg/hrを下回る場合は循環血漿量が不足していると判断し，補液速度を上げる[8]．

▶輸血
● 出血を細胞外液で補う場合，出血量の3～4倍の輸液量が必要．
● 出血量が多い場合には輸血が必要．
● **赤血球（red blood cell；RBC）：**
　・周術期ではHb7～8g/dLで輸血を検討し，心疾患・肺機能障害・脳循環障害患者ではHb10g/dLを維持することが推奨されている．
　・外傷においてHb6g/dL以下では輸血が必須であり，大量輸血を行うと血液希釈により出血傾向になるため，PCやFFPの投与も考慮する[9]．
　・RBC投与量の計算方法は次頁note参照（☞p.21）．
● **濃厚血小板製剤（platelet concentrate；PC）：**術前血小板は5万/μL以上を維持するよう輸血をする．出血が持続する場合には5～10万/μLを保つ[9]．
● **新鮮凍結血漿（fresh frozen plasma；FFP）：**INR≧2.0またはPT≦30%，activated partial thromboplastin time（APTT）2倍以上の延長，フィブリノーゲン＜150mg/dLを伴う外傷患者では凝固因子の補充としてFFP輸血をする[9]．

> **note** **RBC輸血後のHb上昇量の計算方法**[9]
>
> ● RBC製剤1単位当たりに含まれるHb量＝28〜30g(Hb値14〜15g/dLの血液200mL)
>
> | 予測上昇Hb＝投与Hb量÷循環血液量 | 例：体重50kgの人にRBC2単位輸血した |
> |---|---|
> | 　投与Hb量(g)＝28g×輸血単位数 | 　場合 |
> | 　循環血液量(dL)＝70(mL/kg)×体重(kg)/100 | 　投与Hb量(g)＝28×2＝56g |
> | | 　循環血液量＝70×50/100＝35dL |
> | | 　予測上昇Hb値＝56/35≒1.6(g/dL) |

❹ 周術期の予防的抗菌薬投与について：セファゾリン以外もおさえよう

▶初回投与
● 初回投与は手術開始1時間前(バンコマイシンは2時間前)に開始する.
● ターニケットを使用する場合は加圧5〜10分前に投与を終了するよう開始する[10].

▶術中再投与
● セファゾリンは3時間ごと，そのほかは半減期を参考に再投与する.
● 腎機能低下例では再投与の間隔を延長する.
● 短時間に1,500mL以上の大量出血がある場合には再投与間隔を待たずに追加投与する[10].

▶術後投与
● セフトリアキソン以外のセフェム系では最終投与から8時間(1日3回)ごとに投与する.
● 腎機能低下例では再投与の間隔を延長する.
● 術後24時間まで投与を繰り返す[10].

▶β-ラクタムアレルギー
● β-ラクタム系薬に対するアレルギーがある場合，グラム陽性球菌に対する抗菌薬はクリンダマイシン，バンコマイシン，テイコプラニンを選択する.

▶投与量と再投与のタイミング
● 体重や腎機能に応じて用量を調節する(表5).

❺ DVT予防とその治療：離床できるまでDVT予防を徹底しよう[11]

● DVT：深部静脈血栓症(deep vein thrombosis).
● 肺血栓塞栓症の約90％は骨盤〜下肢の静脈で形成された血栓が原因とされる[11].
● 広範型肺血栓塞栓症(massive PE)ではショックや突然死に至る可能性がある.
● 下肢骨折や脊椎・骨盤骨折患者では受傷直後から弾性ストッキングや間欠的空気圧迫法を積極的に用いる.

▶予防
● **早期離床と積極的な運動**：歩行が最善の予防策となる.
● **弾性ストッキング**：静脈の血流速度を増加させ，静脈うっ滞を減少させる.褥瘡に注意する.
● **間欠的空気圧迫法**：手術前から装着を開始し，十分に歩行できるまで継続する.
● **低用量未分画ヘパリン**：12時間ごとに5,000単位を皮下注射する.APTTモニタリングを必要とせず，時期や基礎疾患を問わず予防目的で使用することができる.十分に歩行できるまで継続する[11].

表5 各抗菌薬における投与量と術中再投与のタイミング

抗菌薬	半減期(腎機能正常者)	1回投与量		術中再投与の間隔(時間)eGFR$_{IND}$[*1](mL/分)		
		通常	体重≧80kg	<20	20〜50	50≦
CEZ	1.2〜2.2時間	1g	2g(≧120kgは3g)	16	8	3〜4
SBT/ABPC	0.8〜1.3時間	1.5〜3.0g	3.0g	12	6	2〜3
PIPC	1.3時間	2〜4g	—	12	6	2〜3
CLDM	2〜4時間	600mg	—	6		
VCM	4〜8時間	15mg/kg(最大)2gまで		適応外	16	8
TEIC	85.7時間	12mg/kg(術前単回使用)		12[*2]		

*1：eGFR$_{IND}$(mL/分)＝eGFR(mL/分/1.73m^2)×(患者体表面積/1.73m^2)
eGFR(mL/分/1.73m^2)は患者の体表面積(body surface area；BSA)が国際的成人標準(1.73m^2)と仮定したnormalized BSA eGFRであり，標準体表面積を個々の患者の体表面積に変換(conversion)したのが，individualized BSA eGFR (eGFR$_{IND}$) (mL/分)である．欧米のノモグラムを使用する場合Cockcroft-Gault式によるクレアチニンクリアランスではなくeGFR$_{IND}$が推奨されている．患者が標準体格の場合に限り簡便性の面からeGFR(mL/分/1.73m^2)を代替指標とすることも可能である．
*2：半減期以外の因子が関与．

CEZ：セファゾリン
SBT/ABPC：スルバクタム・アンピシリン
PIPC：ピペラシリン

CLDM：クリンダマイシン
VCM：バンコマイシン
TEIC：テイコプラニン

(文献10の2つの表を組み合わせて作成)

- **Xa阻害薬**：エドキサバンやフォンダパリヌクスは副作用が少なく，モニタリングも不要であり簡便に使用できる．エドキサバンは30mg(30≦CCr<50mL/分では15mg，<30mL/分で禁忌)1日1回内服．フォンダパリヌクスは2.5mg(CCr 20〜30mL/分で1.5mg)を1日1回皮下注射するが，保険適用の範囲は限られている[11]．

▶診断

- 病歴(血栓症の既往，発症時期)，下肢の所見(片側性，腫脹，疼痛，色調変化)，Wellsスコア(表6)を用いて検査前臨床的確率の推定する．

表6 Wellsスコア(DVT用)

臨床的特徴	点数
活動性の癌(6カ月以内治療や緩和的治療を含む)	1
完全麻痺，不全麻痺あるいは最近のギプス装着による固定	1
臥床安静3日以上または12週以内の全身あるいは部分麻酔を伴う手術	1
下肢深部静脈分布に沿った圧痛	1
下肢全体の腫脹	1
腓腹部(脛骨粗面の10cm下方)の左右差>3cm	1
症状のある下肢の圧痕性浮腫	1
表在静脈の側副血行路の発達(静脈瘤ではない)	1
DVTの既往	1
DVTと同じくらい可能性のあるほかの診断がある	−2

低確率	0
中確率	1〜2
高確率	≧3

(文献11を参考に作成)

- スコアで低〜中確率の場合，Dダイマーによる除外診断をする．
- 高確率の場合はDダイマーが陰性でもDVTを否定できないため，画像検査をする．
- 下肢エコー：
  - 大腿・膝窩・下腿静脈を連続的に描出し，静脈圧迫法とカラードプラ法を併用して診断する．
  - プローブ圧迫により静脈が完全に圧排されなければ血栓を疑う．
  - 血栓がある場合，肺血栓症を誘発するためそれ以降の強い圧迫は行わない．
  - わが国で一般的に行われる大腿から下腿静脈まで全長を描出する全下肢静脈超音波検査で陰性であればその後の追加検査は不要とされる．一方で大腿・膝窩静脈のみ超音波検査を行う中枢型下肢静脈超音波検査や，鼠径部の大腿静脈と膝窩部の膝窩静脈のみの2カ所を描出する2 points ultrasonographyで診断した場合には，末梢型血栓症の中枢進展を確認するために1週間後に再検査が必要とされる[11]．
- 造影CT：臨床的疑いが強いにもかかわらず下肢エコーでの確定診断ができない場合は，肺動脈〜下肢静脈までの造影CT検査をする．

▶ 治療

- 末梢型DVT（膝関節以遠）：約半数が無症候性であり，経過観察を基本とする．1週間後の中枢伸展例や高リスク群にのみ抗凝固療法を行う（※高リスク群：先天性・後天性血栓形成素因のある患者，妊娠・分娩，機械的静脈圧迫，がんなどの組織因子亢進，凝固制御蛋白異常を伴う家族性・再発性・若年性DVT）．
- 中枢型DVT（腸骨窩〜膝関節），肺血栓塞栓症：酸素化不良があれば速やかに酸素投与を開始する．循環動態悪化の可能性があり速やかに循環器内科へコンサルトを行う．

⑥ せん妄予防と治療：非薬物・薬物療法を上手に使おう

▶ 診断

- せん妄：身体疾患により惹起される精神や行動の障害[13]．入院患者に急な精神状態の変化，睡眠リズムや言動の変化が起こった際には，せん妄を考える[14]．

▶ 予防[13]

- 昼夜リズムを整え，日時や場所を繰り返し説明し，騒音を回避し，通常メガネや補聴器を使用している患者ではそれを装着し環境を整える．
- 低酸素血症，疼痛，脱水，低栄養，便秘に対処する．
- 過剰な薬剤（睡眠薬や鎮静薬）投与を回避する．
- 点滴やドレーンなどは必要最小限とし，早期離床を目指す．

▶ 対応

- 不穏時の薬剤投与は下記の通り．
- 睡眠薬：メラトニン受容体作動薬，オレキシン受容体拮抗薬を選択し，ベンゾジアゼピン系は避ける[15]．
- 注射薬[13]：
  - ハロペリドール0.5〜1Aを静注もしくは筋注で投与する（パーキンソン病には禁忌）．
  - 抗ヒスタミン薬1A＋生理食塩水50mLを点滴投与する．

● **内服薬**：糖尿病の合併がなければクエチアピン，オランザピンを，糖尿病の合併があれば
ペロスピロン，リスペリドンを使用する．短時間作用型は睡眠リズムへの影響が少なく，
OD錠や内用液などの剤型は服用させやすいという利点がある（表7）[13, 16]．

表7 せん妄の薬物療法

	糖尿病なし	糖尿病あり
短時間作用型	クエチアピン	ペロスピロン
長時間作用型	オランザピン（OD錠）	リスペリドン（内用液）

（文献12, 15を参考に作成）

［木村依音，本田哲史］

コラム
帝京整形のカンファレンス対策

❶ 社会人としてのマナーを知ろう

● 時間を守ること：「7時からカンファレンス」という場合は「7時に来ればいい」という意味ではない．「7時から始められるように準備をしておく」ということである．
● PHSや携帯はマナーモードにする．

❷ カルテ記載をしよう

● 入院当日に表1の項目に従って記載をする[1]．一度カルテにまとめてしまえば，当直医師や，麻酔科をはじめとする他科の医師，看護師，リハビリテーションスタッフなども閲覧できるため，チーム医療を行ううえでも重要な作業である．本人が話せない場合には家族から内容を聴取する必要があるため，入院当日に一気に書き上げてしまうのが望ましい．

表1 カルテの記載項目

基本情報	年齢・性別に加え，身長・体重・BMIの体格を示す数値が必要
要約	後から聞いても思い出せるような「病名＋キラーフレーズ」をひと言で記載する（キラーフレーズ例：○○病院からの紹介，爆発事故で受傷した，BMI35，スポーツ選手など）
主訴	できるだけ患者の言葉で記載する 現病歴はどのような経緯で受診に至ったのかがわかるように，経時的に記載する
併存症・既往歴	現在治療中のものは「併存症」，すでに治療が終わったものは「既往歴」として区別する
内服薬	抗血栓症薬，糖尿病薬，ホルモン剤など術前休薬が必要なものを確認する（高齢者の場合は骨粗鬆症薬も） 知らない薬剤は調べておく
生活歴	受傷前ADL・職業・運動歴・家庭環境（住居形態・同居家族・キーパーソン）は入院中リハビリテーションや，退院後の社会復帰など目標設定，治療選択の指標となる
嗜好歴	飲酒歴は種類（ビールや日本酒など）と量（単位はmLや合数など）を確認する 喫煙歴は現在および過去の喫煙本数と年数を記載する
精神的背景	認知症や精神疾患の有無を記載する 認知症の程度の把握にあたり，救急室でMMSE[*1]をとることは困難であるため，キツネ・ハト模倣テスト[2]を使用している
身体所見	バイタルサイン，全身状態，主訴に関連する部位の現症を述べる 創の部位・大きさ・発赤・腫脹・熱感・圧痛・皮下出血・開放創かどうかを必ず記載する 神経血管障害には必ず言及する Gustilo分類はデブリドマン後に記載する 関節の損傷の場合は不安定性も評価記載する 必要に応じて，陽性所見だけでなく，除外のための陰性所見も述べる

脊髄損傷	ASIA機能障害尺度に準じて記載する 運動（MMT*²0〜5）・感覚（N/0〜2）・膀胱直腸障害・腱反射・病的反射を一通り記載する 受傷部位があればそれも必ず記載する（例：前額部に打撲痕→非骨傷性頚髄損傷の診断の一助になる）
肉眼写真	肉眼所見の写真を撮影する（note参照） 誰がみてもオリエンテーションがわかるように，方向（例：頭側・尾側）や組織名（例：橈側手根屈筋腱・正中神経・橈骨動脈）などを編集で記載しておくとよい
画像所見	撮影方法・条件および画像所見を文字化（＝客観的事実，骨折分類に必要な情報）して記載する（例：転位・非転位型，関節内骨折，粉砕骨折，椎間関節に骨折線） その後に，骨折分類と自分の解釈を記載する 骨折分類はAO/OTA分類を基本とし，部位特異的な分類もあれば調べて記載する（例：上腕骨近位のNeer分類，脆弱性骨盤輪骨折のRommens分類など）
画像写真	キー画像をすぐ出せるようにしておく 病変のサイズを計測していれば，メジャーも残しておく 脊椎の場合は矢状断と水平断を並べておくとみやすい
術前検査	血液検査（血算・生化学・凝固），胸部X線検査，心電図の異常の有無 搬送時に輸血などを行っていれば単位数も合わせて記載する
診断・方針	診断名と手術の原因となっている病態について詳細に言及する その後に，方針を記載する 手術が必要な理由を明確にする（患者希望だけではNG）
その他	周術期リスクなどがある場合は評価と方針を記載する

＊1：ミニメンタルステート検査（Mini-Mental state examination；MMSE）　　　　　（文献1を参考に作成）
＊2：徒手筋力検査（manual muscle testing；MMT）

---

note　みやすい写真の撮り方について

● 自分がみるためだけの記録ではなく，プレゼンテーション（場合によっては学会発表）で他人にみせるものであることを常に意識する（表2）.

表2 写真を撮るときのポイント

背景	患部のバックスクリーンは緑や青などの背景が望ましい 清潔野ではドレープを利用する
周囲をきれいにする	みせたい部位の出血を拭っておく oozingが続いている場合は，もうひとりがガーゼで圧迫をし，シャッターを切る直前に手を除ける
最低2枚撮影する	オリエンテーションをわかりやすくするため，広角で1枚，創部にフォーカスして1枚撮影する
メジャーを置く	患部近くにメジャーを置く メジャーがなければサイズの指標になるものを隣に置いておく（例：鉗子）

❸ プレゼンテーションをしよう

● 正しい日本語を使い，限られた時間内でカルテから必要な情報を取捨選択して発表をする. 表3が，これを守ると学会賞が受賞できるといわれる当科におけるプレゼンテーション7箇条である[1,3].

表3 プレゼンテーション7箇条

①正しい言葉遣いをする	「こちらが受傷時の所見になります」などバイト敬語といわれる間違った言葉遣いはしない
②主語の使い方	受診までは患者が主語，受診後は医師が主語(例：受診前は患者が「手術を受けた」，受診後は医師が「手術を行った」)
③正しい単語を使う	「知覚障害」ではなく「感覚障害」，「レントゲン」ではなく「単純X線」，「骨融解」ではなく「骨溶解」，神経を縫ったら「縫合」，管を縫ったら「吻合」など，そのほか多数 「酸素需要」「ICする*」「〜に矛盾しない」「膝を受傷する」「誘因なしの痛みを自覚」はすべてNG
④略語使用は注意	正式名称や日本語訳を把握せずに略語は使ってはいけない 使う場合も正しい読み方で(例：ORIF　×オリフ　○オーアールアイエフ / USA　×ウサ　○ユーエスエー)
⑤「明らかな」「認める」は使わない	「明らかな異常は認めません」という医療業界用語は使わない すでに詳細に検討した内容をプレゼンするのであるから，異常があるのかないのかだけを述べればよい また，所見を述べる際に「認める」は使わない 日本語の「認める」には「認識する recognize」「承認する approve」「知覚するperceive, notice」「受諾するaccept」などさまざまな意味が含まれており，どれを指して「認める」なのか不明であり，不要である 「異常はありません」だけでよい
⑥不必要な敬語は用いない	プレゼンテーションは業務連絡であり，丁寧語が望ましいが，尊敬語や謙譲語は不要である[例：患者さんが「受診されました(尊敬語)」→「受診しました(丁寧語)」]
⑦口癖を減らす	無意識のうち出してしまう「えー」「まー」「ちょっと」「一応」などは準備不足や自信のなさを露呈することになるため，使わないよう意識をする

＊1：インフォームド・コンセント(informed consent；IC)　　　　　　　(文献1, 3を参考に作成)

［木村依音，松井健太郎］

Ⅱ 参考文献

周術期管理の基本の基をおさえよう（p.17 〜 24）

1) 廣田仁聡, 中川　匠. 術前の評価, 他科コンサルト（循環器, 呼吸器, 糖尿病など）, 周術期に中止すべき薬剤. 田中　栄, 中村耕三, 編. 整形外科レジデントマニュアル. 医学書院；2014. p23-5.

2) 平岡英治, 田邉健吾, ほか. 2022 年度改訂版非心臓手術における合併心疾患の評価と管理に関するガイドライン. p16-43. https://www.j-circ.or.jp/cms/wp-content/uploads/2022/03/JCS2022_hiraoka.pdf

3) 木村一雄, 中村正人, ほか. 2020 年 JCS ガイドライン フォーカスアップデート版 冠動脈疾患患者における抗血栓療法. p32-41. https://www.j-circ.or.jp/cms/wp-content/uploads/2020/04/JCS2020_Kimura_Nakamura.pdf

4) 日本糖尿病学会. 糖尿病診療ガイドライン 2024. 南江堂；2024. p519-24.

5) 日本整形外科学会, 日本骨・関節感染症学会, 監. 骨・感染術後感染予防ガイドライン 2015 改訂第 2 版. 南江堂；2015. p39-40.

6) Gage BF, Waterman AD, et al. Validation of clinical classification schemes for predicting stroke: results from the National Registry of Atrial Fibrillation. JAMA 2001；285：2864-70.

7) 小倉浩一, 河野博隆. 術前・術後の輸液管理の基本. 田中　栄, 中村耕三, 編. 整形外科レジデントマニュアル. 医学書院；2014. p41-3.

8) 志水英明. 輸液グリーンノート. 中外医学社；2021.

9) 厚生労働省医薬・生活衛生局. 血液製剤の使用指針. 2017. https://www.mhlw.go.jp/file/06-Seisakujouhou-11120000-Iyakushokuhinkyoku/0000161115.pdf

10) 日本化学療法学会, 日本外科感染症学会, 編. 術後感染予防抗菌薬適正使用のための実践ガイドライン. 2016. https://www.chemotherapy.or.jp/uploads/files/guideline/jyutsugo_shiyou_jissen.pdf

11) 伊藤正明, 池田正孝, ほか. 肺血栓塞栓症および深部静脈血栓症の診断, 治療, 予防に関するガイドライン（2017 年改訂版）. p6-40, 52-77. https://js-phlebology.jp/wp/wp-content/uploads/2019/03/JCS2017_ito_h.pdf

12) Wells PS, Owen C, et al. Does this patient have deep vein thrombosis? JAMA 2006；295：199-207.

13) 日本総合病院精神医学会せん妄指針改訂班, 編. せん妄の診断. せん妄の臨床指針 [せん妄の治療指針 第 2 版]. 星和出版；2015. p2-23, 33-111.

14) 聖路加国際病院内科専門研修委員会, 編. 内科レジデントマニュアル 第 9 版. 医学書院；2019. p357-67.

15) 厚生労働科学研究・障害者対策総合研究事業「睡眠薬の適正使用及び減量・中止のための診療ガイドラインに関する研究班」, 日本睡眠学会・睡眠薬使用ガイドライン作成ワーキンググループ, 編. 睡眠薬の適正な使用と休薬のための診療ガイドライン - 出口を見据えた不眠医療マニュアル -. 2013. https://www.jssr.jp/data/pdf/suiminyaku-guideline.pdf

16) 萩野浩, 編. とことん使いこなす　整形外科薬剤. 南江堂；2020. p188-92.

コラム　帝京整形のカンファレンス対策（p.25 〜 27）

1) 小倉浩一, 河野博隆. カンファレンスでのプレゼンテーション. 田中　栄, 中村耕三, 編. 整形外科レジデントマニュアル. 医学書院；2014. p37-40.

2) Yamaguchi H, Maki Y, et al. Yamaguchi fox-pigeon imitation test：a rapid test for dementia. Dement Geriatr Cogn Disord 2010；29：254-8.

3) 河野博隆. 医師の業界用語. 整形外科 2015；66：1148.

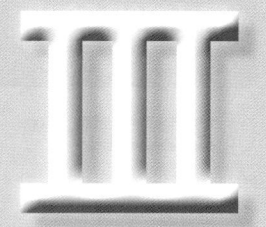

骨折

骨折総論

! Check Point

✔ 骨折は骨で治癒（骨癒合）することが特徴で，瘢痕で治る皮膚や筋肉と大きく異なる．

✔ 骨折の治癒過程を理解し，臨床での応用方法を知る．

❶ 骨折治癒の過程を理解する意義を知ろう

● 骨折の治癒過程と，それぞれの段階で単純X線像でどのようにみえるかを知ることは重要．

● 正常な治癒過程を把握しておくことで，異常な所見があれば「何かがおかしい」と気付くことができる．

❷ 骨折の治癒過程を知ろう

● 治癒過程は次の4つの段階に分かれる（図1）
　①炎症期．
　②軟性仮骨形成期．
　③硬性仮骨形成期．
　④リモデリング期．

● それぞれの期間と骨折部の状態を理解する．

▶骨折の一般的な治癒過程と期待する治癒経過のすり合わせ

● 4つに分けられる骨折の治癒過程では，それぞれ期待するX線所見がある．

● これを知ることで，正しく治ってきているかを判断する助けになる．

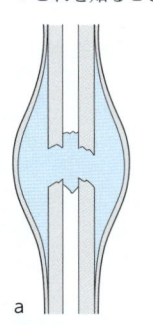 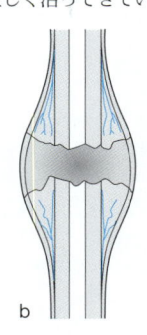 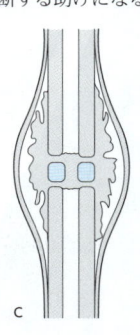 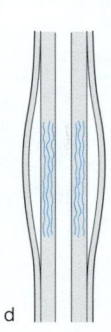

a　　　　　　　b　　　　　　　c　　　　　　　d

図1 骨折の治癒過程

a：炎症期．骨折部に血腫が形成される．
b：軟性仮骨形成期．軟性仮骨が形成され始める．
c：硬性仮骨形成期．軟性仮骨が硬性仮骨に変わり，骨折部の中心に向かって進む．
d：リモデリング期．骨髄腔が再生し，骨が元の形に戻る．

▶ **炎症期**（図1a）

- 骨折直後や手術直後には血腫が形成され，炎症が起こる．
- この時期は約1週間続き，腫れや痛みが強く現れる．
- 炎症期の終わりには肉芽組織が形成され，後にこれが仮骨へと置き換わっていく．
- この時期の単純X線像では骨折部に変化がみられないため，骨癒合が進んでいるかではなく，整復位やインプラントが正しい位置にあるかを確認することが重要．

▶ **軟性仮骨形成期**（図1b）

- 炎症が治まり，骨折部の血腫が肉芽組織に変わり，さらに軟性仮骨が形成され始める．
- この時期は骨折後2～3週間程度続き，骨折部が少し安定し，ぐらつきはなくなるが，まだ癒合には程遠い状況．
- 単純X線像では，骨折部に変化がほとんどみられないため，引き続き整復位やインプラントの位置を確認する．
- この軟性仮骨期を過ぎた時期に内固定術を行う場合，骨折部の整復のために一度瘢痕や仮骨を除去，剥離しなくてはならない．受傷後3週以内に内固定術をしたいと思うのはこのため．

▶ **硬性仮骨形成期**（図1c）

- 軟性仮骨が硬性仮骨に変わる段階．
- この時期は骨折後3～4カ月まで続く．
- 硬性仮骨は骨折辺縁部から骨折部間隙を埋めるように進行する．
- この時期になると，単純X線像で仮骨がみえ始める．
- **間接的骨癒合の場合**：骨折部の外側にいわゆる「外仮骨」が形成される．まず骨折部に近い皮質骨の外側にanchoring callus（錨着仮骨）が形成され，骨折部を挟んで相対するanchoring callus同士が次第に近づいていき，最終的にはbridging callus（架橋仮骨）としてX線仮骨のつながりがわかるようになる（図2b, c, 3c, 4b, c）．
- **直接的骨癒合の場合**：骨折線が次第に不明瞭になるが，ときに骨折部の透過性が上がり，骨折線が明瞭にみえることがある．正常な癒合であればその後に骨折線が不明瞭になるため，次回のX線検査で確認する（図2a, b）．

▶ **リモデリング期**（図1d）

- 骨折部が線維性骨でつながった後，層板骨に変化し，骨髄腔が再生する段階．
- このプロセスには数カ月から数年がかかる．
- ふわっとした仮骨が次第に「骨らしい」形状にみえるようになる（図2d, 3d, 4d）．

❸ 骨折部の固定安定性と骨癒合形態の関係を知ろう

- 骨折部の安定性は，内固定による固定強度と術後の後療法の影響を受ける．
- 安定性の高い順に，絶対的安定性，相対的安定性，不安定の3つに分類される．

▶ **絶対的安定性**

- 単純骨折をラグスクリューやプレートによるダイナミックコンプレッションなどで圧迫固定した場合（前腕骨幹部単純骨折の内固定など）が絶対的安定性による固定法の代表．
- 骨折部は直接的（一次性）骨癒合［direct（primary）healing］する．
- この場合，「外仮骨」はほとんど形成されない．
- 術後数カ月後のX線像で骨折線が不鮮明になれば，正常な癒合が進んでいると判断する（図2）．

▶相対的安定性

- 粉砕骨折の架橋プレート法や髄内釘での固定が代表.
- 骨折部は間接的(二次性)骨癒合[indirect(secondary) healing]する.
- 硬性仮骨形成期にanchoring callus(錨着仮骨)が形成され,その後にbridging callus(架橋仮骨)が形成されることで癒合が確認できる(図3, 4).

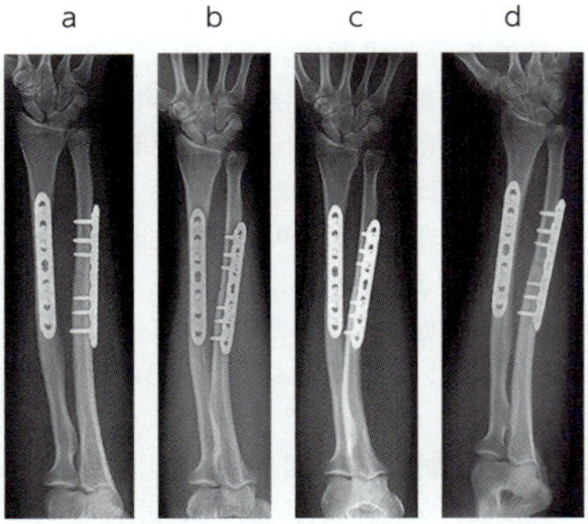

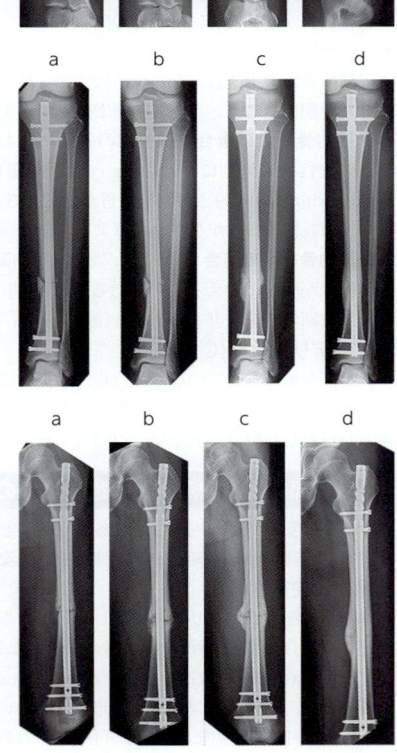

図2 絶対的安定性による内固定後の経過
(橈骨尺骨骨幹部骨折プレート固定後)

a:術後2週.骨折部に何も変化がない.
b:術後3カ月.骨折線が少し明瞭になったようにみえる.
c:術後6カ月.橈骨はわずかに外仮骨がみえる.尺骨は骨折部が不明瞭になってきている.
d:術後1年.骨折部は連続しているが,わずかに骨折線がみえる.

図3 相対的安定性による内固定後の経過
(脛骨・骨幹部骨折髄内釘固定後)

a:術後1週.骨折部に何も変化がない.
b:術後1カ月.うっすらと骨折部周囲に仮骨がみえる.
c:術後3カ月.anchoring callusが明瞭であり,内側にもbridging callusがあるがまだ骨折線がみえる.
d:術後1年.リモデリングしている.

図4 相対的安定性による内固定後の経過
(大腿骨骨幹部骨折髄内釘固定後)

a:術後1カ月.骨折部わずかに仮骨がみえる.
b:術後3カ月.骨折部にanchoring callusがある.
c:術後6カ月.骨折部内外側ともbridging callusがあるが,外側のほうがしっかりしている.
d:術後1年.骨折部は連続しているが,わずかに骨折線がみえる.

▶不安定

- ●骨折部の安定性が不足している場合，骨折部が癒合せず偽関節になる．
- ●この場合，錨着仮骨は形成されるが，架橋せずに増殖性偽関節（hypertrophic nonunion）となることが典型的（図5）．

a　　　　　　　　　　　　　　　　b

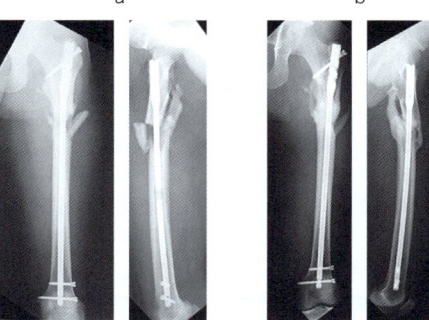

図5 大腿骨偽関節

a：髄内釘直後. 単純X線正面像（左），側面像（右）.
b：術後1年. 単純X線正面像（左），側面像（右）.

❹ 骨折が治るということについて知ろう

- ●臨床的に骨折が治るということは，骨折部の痛みがなくなることが重要．
- ●診察の際に圧痛や荷重痛の有無を確認し，骨癒合の進行状況をみていく．
- ●X線検査で骨癒合を確認する際は，対向する4つの皮質のうち3カ所以上で骨性架橋が完成していることが目安となる．
- ●2010年に発表されたRUSTスコア（radiographic union score for tibia）を基に，評価合計12点中9～10点を骨癒合の基準とする場合が多い（対面する4つの皮質について1点：仮骨なし，2点：仮骨あり，3点：骨折線消失，をそれぞれ評価し合計12点満点）．
- ●その後改訂されたModified RUSTスコアでは，合計16点中11～13点で骨癒合と判断する（対面する4つの皮質について1点：仮骨なし，2点：仮骨あり，3点：架橋仮骨あり，4点：リモデリングしており骨折線なし，をそれぞれ評価し合計16点満点）．
- ●髄内釘やプレート内固定後に画像上は2面しか架橋していないにもかかわらず，臨床的にはまったく痛みなく正常な社会生活が営めている状況に遭遇することがある．この状態をimplant dependent unionとよび，臨床的には治癒と考えるが，抜釘を望まれると非常に困る．

❺ 初療ですべきことを知ろう

▶全身の評価

- ●初期治療では，全身の観察を徹底し，JATEC™（Japan Advanced Trauma Evaluation and Care）に従い，tertiary surveyとして繰り返しの診察を行い，見落としを防ぐ．

▶局所の評価

- ●外傷部の皮膚や神経，循環の確認が必要. これらは治療の緊急度に大きく影響する．

▶慎重な引き継ぎ

- ●診療チーム内での引き継ぎでは，最初の医師が「次の医師が診てくれるだろう」と期待し，後の医師が「前の医師が診ているだろう」と考えがちになる．

- 自身が引き継ぐ場合,「見落としがあるかもしれない」と疑い,すべての画像を再確認し,診察することが重要.
- 最初に見逃したら,次に見つかるのは手遅れになってからということがある.
- 他人を信じず,自分でみる態度が自分の身を守ることになる.

▶次の治療への準備
- 例えば,大腿骨近位部骨折であれば,夜間でも初診時に術前評価や手術の同意を得ておくことで,翌朝すぐに手術に移行できる.
- 肘の単純脱臼であれば,透視下で伸展何度まで脱臼せずに安定していたかを記載しておけば,その範囲での早期の可動域訓練が可能になる.
- 足部や下腿の骨折であればロバートジョーンズ包帯固定をして,腫れを引かせることの重要性を患者に指導していれば,早期手術に持ち込める.
- 以上の例のように,患者の状態に応じたその後の治療を想像し,迅速に治療を進められるようにする.

❻ 骨折治療経過でみることを知ろう

- 手術前はもちろん,手術直後に骨折部以遠の神経所見(感覚,運動)と循環評価(末梢動脈の拍動,皮膚色,皮膚温,refilling time)をカルテに記載する.
- 炎症期にはコンパートメント症候群の併発を常に念頭に置くことが重要.
- 術後は,単純X線検査では骨折部再転位,インプラントトラブル(緩み,バックアウト,折損など)がないか,期待したように骨癒合が進んでいるか,骨癒合が遷延していないかをみる.
- 診察所見として骨折部の圧痛,創トラブル,感染徴候の有無を常に気にする.骨折周囲の関節可動域,日常生活動作(activities of daily living;ADL)を必ず確認する.

❼ 治療目標の設定のための情報収集をしよう

- 治療方針を決定する際には,患者の背景に応じた適切な目標を設定することが重要.
- 例えば,同じ橈骨遠位端骨折でも,20歳代のスポーツ選手と80歳代の認知症患者では治療目標が異なるため,選ぶ治療方法も異なる.
- 患者に合わせた目標を設定するために,以下の情報を収集する必要がある.
  - ・利き手.
  - ・受傷前のADL.
  - ・職業.
  - ・住環境.
  - ・同居家族の有無.
  - ・併存症.
  - ・内服薬.
  - ・喫煙の有無.

❽ 骨折の分類をしよう

- AO/OTA分類が骨折の基本的な分類方法であり,すべての骨折を網羅的に分類できる.
- そのほかにも部位特有の分類が存在する.詳細は各論を参照.

▶骨折を分類する理由

- 骨折の分類には以下の5つの目的がある．
  ①医療者間での共通言語として利用するため．
  ②治療方針決定の指針とするため．
  ③記録や研究の材料とするため．
  ④患者の予後を予測するため．
  ⑤自身のスキルを向上させるため．
- 例えば，脛骨骨幹部の斜骨折（図6）はAO/OTA分類で「42 A2」として表現できる．
- 分類は治療上の重要なポイントを教えてくれるため，正確な読影と治療方針の決定に役立つ．

a　　　　　　　b

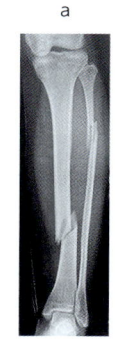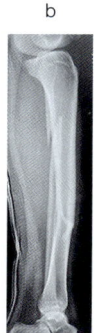

図6 脛骨骨幹部の斜骨折

a：正面像，b：側面像．

- **骨幹部骨折のAO/OTA分類（図7）：**
  - **Type A**：主骨片同士がフルコンタクトする骨折．整復の指標もわかりやすく，ラグスクリューなどの圧迫固定のよい適応になる．
  - **Type B**：楔状骨片があるが主骨片同士の部分的なコンタクトがある骨折．骨の長さの指標になる部分がどこか，手術中にそこをどのように確認できるか，第3骨片はどう取り扱うのか，などが考えるポイントになる．
  - **Type C**：主骨片同士のコンタクトのない粉砕骨折．手術では，アライメント整復の指標をどこかの骨片に求めに行くのか，もしくは粉砕部分はまったくいじらずに，近位遠位のアライメントを整えに行く手術にするのか，など治療に直結する骨折の形のポイントが分類する作業でわかる．

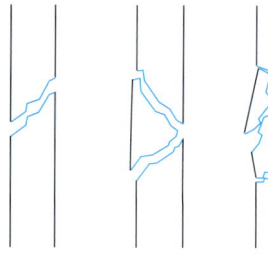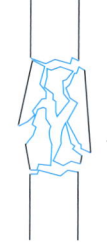

図7 骨幹部骨折のAO/OTA分類　Type　A：単純骨折　　B：楔状骨折　　C：粉砕骨折

● さらにAO/OTA分類は重症度，治療難易度ともリンクしている．
● 分類作業は目の前の骨折を正しく読影し，重症度を評価する作業であり，繰り返すことで自身の読影能力，臨床判断能力の向上に寄与する．

❾ 治療方針の決定と説明をしよう

▶治療方針の決定

● 骨折治療には，手術の絶対的適応と相対的適応がある．
● 一般的に，以下の骨折が手術の絶対的適応とされる．
  ・開放骨折．
  ・血管損傷や神経障害を伴う骨折．
  ・コンパートメント症候群を伴う骨折．
  ・閉鎖性に整復ができない脱臼骨折．
  ・転位した骨片が皮膚を破綻させそうな骨折．
● 上記以外の骨折は相対的適応．そのなかでも転位のある関節内骨折は，そのまま骨がくっついてしまうと困るため手術を選ぶことが多く，転位のある骨幹部骨折は，不安定性が強くそのまま骨がくっつかないかもしれないと考え手術を選ぶことが多い．
● 小児の骨折では，保存療法でも早く骨が癒合し，多少の変形も成長とともに矯正されるため，保存療法を選択する場合が多い．
● 部位や年齢により，手術適応は異なるため，一例一例その都度教科書にあたり，部位特有の手術療法と保存療法の適用範囲を確認して患者に当てはめていく態度がとても大切．

▶患者への説明ポイント

● 治療経過と治療期間の理解：
  ・骨折の治癒には時間がかかる．
  ・成人の場合，仮骨が単純X線像でみえてくるまでに数カ月を要し，さらに骨が成熟してリモデリングが完了するには年単位がかかる．
  ・治療期間について患者にしっかり説明し，治癒状態に応じた適切な行動を促すことが大切．
● 治療に伴うアドバイス：
  ・炎症期には腫脹を軽減させるための安静，挙上，冷却を指導する．
  ・疼痛管理のために非ステロイド性抗炎症薬（nonsteroidal anti-inflammatory drugs；NSAIDs）を処方する．
  ・手術を予定している場合，腫脹が手術時期に影響する可能性を説明する．
  ・**喫煙指導**：喫煙は偽関節，治癒遅延，手術部位の感染率を上昇させるため，禁煙が望ましいことを伝える．

❿ 効果的な勉強方法を知ろう

● 現在，外傷に関する無料のオンライン勉強会が多く開催されている．以前に比べて学習環境が大きく改善され，手軽に情報を入手できるようになった．ただし，商業目的で開催される勉強会も多く，本当に重要な情報を見極める必要がある．
● **教科書**：包括的な学習には教科書が役立つ．整形外傷では『Rockwood, Green & Wilkins' Fractures』が基本の参考書．まず『Rockwood, Green & Wilkins' Fractures』に何と書いてあ

るかを確認するのが正しい姿勢.

- ●AO Trauma：AO Surgical Referenceは必須ツールであり，整形外科医にとってAOコースへの参加は非常に有意義．AOの上級会員になることで，マスターレベルのコースや，フェローシップなどの展開が大きく広がる組織であり，外傷を専門とする整形外科医であれば無視できない.

- ●**日本整形外傷学会**：日本のオフィシャルであり，年次の学会，研修会には出席するべき．また「骨折OTAKU」は最新の知見を効率よくゲットできるほかにはないコース．整形外傷専門と名乗るのであれば毎年の聴講は必須.

- ●JABO：特定部位の骨折に対する解剖や治療の実践的知識とoff the jobトレーニングを提供している.

[松井健太郎]

単純Ｘ線像で診断がつかないとき，手術が決まったときは３DCTを撮ろう

！ Check Point

✔ 初診時の単純Ｘ線検査では骨折部近傍にある関節の正面像，側面像を撮像する．

✔ 単純Ｘ線像で診断できないが，骨折が疑わしい場合は斜位像の追加やCTやMRIを検討する．

✔ 術前計画のためにはメジャー入りの単純Ｘ線像と３DCTが必須となる．

❶ 基本は２方向の撮影をしよう

● 骨折を疑う患者が来たら問診・視診・触診から骨折部位を推測する．

● 疼痛部位近傍にある関節の正面像と側面像の２方向の単純Ｘ線撮影を行う（上腕遠位部を痛がるなら肘関節２方向を，下腿近位部なら膝関節２方向を撮影する，図1）.

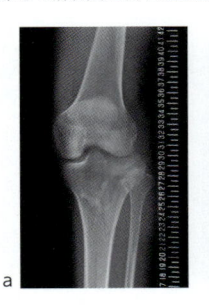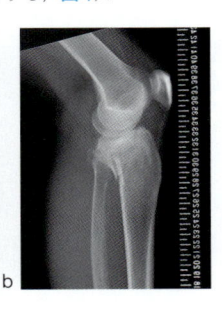

図1 単純Ｘ線像膝関節２方向（左脛骨プラトー骨折）

a：正面像，b：側面像．

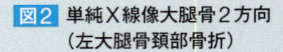

note 長管骨の骨幹部骨折を疑った場合には，長管骨撮影

● 例えば，脛骨骨幹部骨折を疑った場合には下腿２方向の撮影を行う．

● 逆に，大腿骨近位部や遠位部骨折を疑った場合に大腿で撮影をしてしまうと，骨折の評価が難しくなる（図2）.

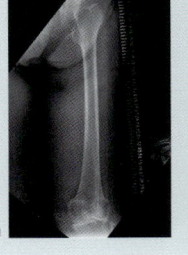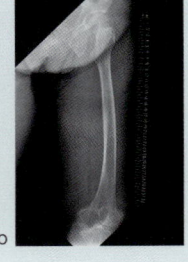

図2 単純Ｘ線像大腿骨２方向（左大腿骨頚部骨折）

a：正面像，b：側面像．

❷ 診断がつかなければ追加検査を検討しよう

- 単純X線像で骨折が明らかでないが，身体所見などから積極的に骨折を疑う場合
  ➡斜位像の追加，左右画像の比較，CTやMRIの追加を考慮する（図3）.
- 特に，手根骨・足部，骨盤骨折や，転位のない場合には単純X線像では診断が難しい.
- 高齢者の大腿骨近位部骨折は準緊急手術の適応だが，CTでも判断ができないことがあり，その場合MRIで診断する.
- MRIではまったく転位のない骨折でも診断することができる（図4）[1]．

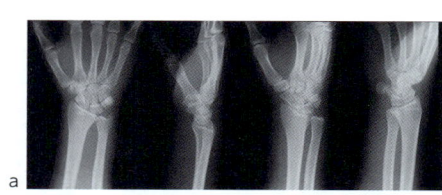

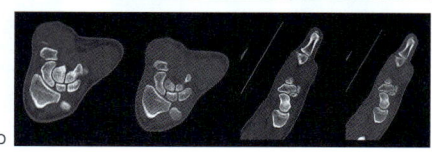

図3 単純X線像右手4方向と単純CT
（右手舟状骨骨折）

a：単純X線像右手4方向，b：単純CT.

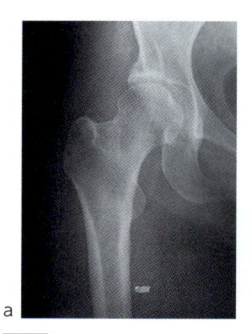
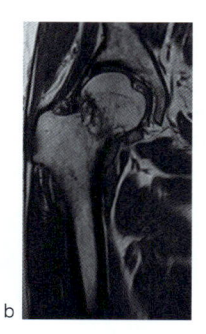
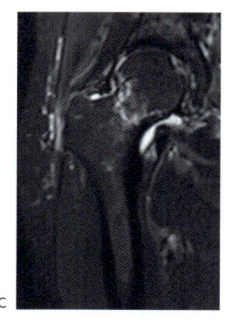

図4 単純X線両股関節正面像，単純MRI T1強調像，単純MRI STIR像（右大腿骨頚部骨折）

a：単純X線両股関節正面像，b：単純MRI T1強調像，c：単純MRI STIR像.

❸ 術前計画のための単純X線像を撮ろう

- 患側・健側のメジャー入り単純X線像（2方向）を準備する[2]．
  - **患側**：骨折部の位置を正確に把握するために有用.
  - **健側**：反転してテンプレートとして使用する　.
- 骨端部（近位端や遠位端）骨折の場合は関節撮影での正面・側面像を撮像する（図5）．
- 骨幹部骨折や，髄内釘手術を考える場合は，長管骨撮影での正面・側面像を撮像する（図6）．

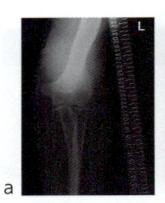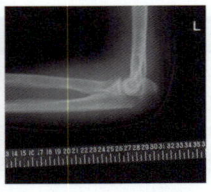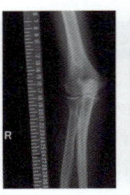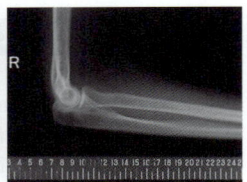

図5 単純Ｘ線像肘関節２方向（左尺骨肘頭骨折）

a：患側（正面像，側面像），b：健側（正面像，側面像）．

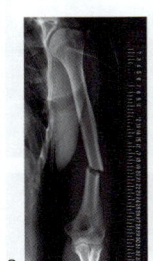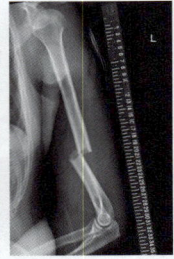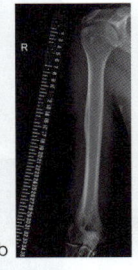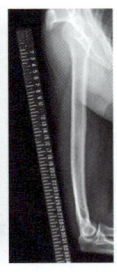

図6 単純Ｘ線像左上腕骨２方向（左上腕骨骨幹部骨折）

a：患側（正面像，側面像），b：健側（正面像，側面像）．

---

note　撮影時の肢位に注意

● 大腿骨近位部骨折の場合，健側を内旋して撮像する．意識して内旋させないと外旋位となってしまい，正しい正面像にならず正確な術前計画を立てることができない（図7）．

● 前腕は健側回外位で撮影すればプレートの正面と側面に合わせることができる．

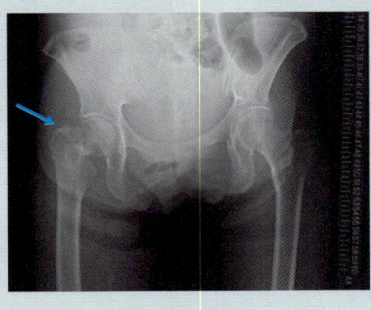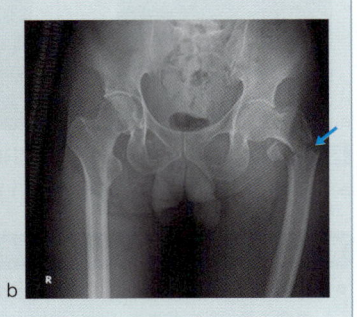

図7 単純Ｘ線両股関節正面像

a：よい例（右大腿骨頚部骨折）．健側（左）は内旋位で撮影．
b：悪い例（左大腿転子部骨折）．健側（右）が外旋位で撮影．

❹ 術前計画のためのCTを撮ろう

- 正確に骨折型を理解し，転位のない骨折線も把握するためにCTは必須．
- 基本は，横断面，矢状断面，冠状断面の3通りでMPR像で評価する．
- 3DCTの追加はさらに有用．
- 舟状骨や，骨盤など部位によっては基本の3方向以外のMPR像も追加する（図3の右手舟状骨骨折においては，舟状骨の骨軸を基準とした追加のMPR像で評価を行っている．この画像で骨折線を把握し，スクリュー径や長さを計画する）．

▶術前計画のためのCTでみるべきポイント（図8，9）

- X線像ではわからない骨折線の有無や，第3骨片の形状など詳細な骨折部の評価をする．
- 回旋の評価，髄腔径（特に髄内釘を使用する場合）．
- 軟部組織の異常（例：神経・血管・腱などの異常走行や，骨折部に挟まっているか）[3]．

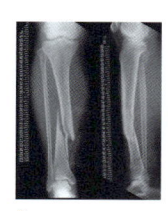
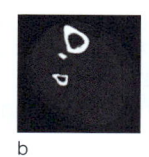
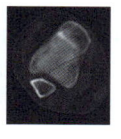
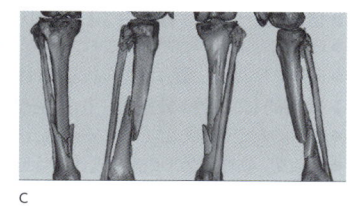

a

b

c

図8 右脛骨骨幹部骨折に伴う後果骨折

a：単純X線像2方向，b：CT，c：3DCT．

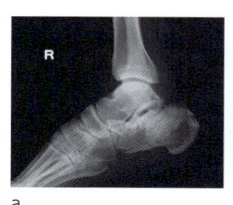
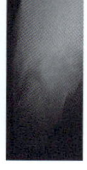
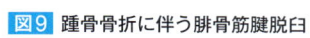

a

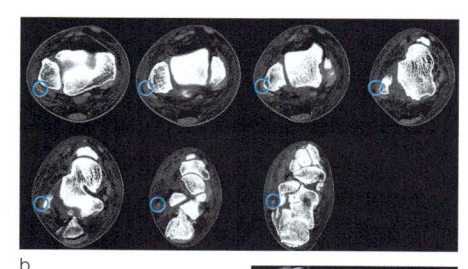

b

図9 踵骨・骨折に伴う腓骨筋腱脱臼

短腓骨筋腱が外果先端に乗り上げている．
a：単純X線像2方向，b：CT，c：3DCT．

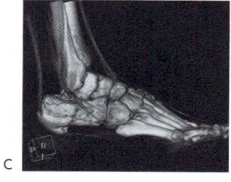

c

［宮崎玄基，髙橋周矢］

インプラントを使い分けよう

! Check Point

✔ 骨癒合形態は直接的骨癒合と間接的骨癒合の2通り.
✔ 絶対的安定性と相対的安定性を得られる固定手技があり，それぞれ骨癒合形態が変わる.
✔ 骨癒合形態と安定性を意識して固定手技，インプラント使用方法を計画する.

❶ 2つの骨癒合形態を知ろう

▶ 直接的（一次性）骨癒合：Direct（primary）bone healing（図1a）
● 絶対的安定性のもとで起こり，オステオン（骨単位）のリモデリングによる骨癒合形態[1].
● 仮骨を伴わず，癒合が得られるには比較的長期間を要する.

▶ 間接的（二次性）骨癒合：Indirect（secondary）bone healing（図1b）
● 相対的安定性のもとで起こる骨癒合形態であり，仮骨を伴う.
● 炎症期，軟性仮骨形成期，硬性仮骨形成期，リモデリング期という4つの段階を経る（図2, ☞ p.30）[2,3].

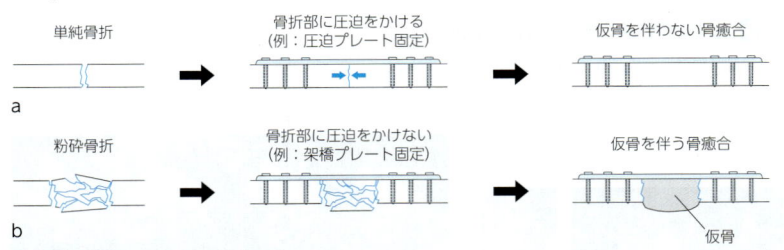

単純骨折　　　　　　　骨折部に圧迫をかける　　　　仮骨を伴わない骨癒合
　　　　　　　　　　　（例：圧迫プレート固定）

a

粉砕骨折　　　　　　　骨折部に圧迫をかけない　　　仮骨を伴う骨癒合
　　　　　　　　　　　（例：架橋プレート固定）

b
　　　　　　　　　　　　　　　　　　　　　　　　　　　　　　仮骨

図1　直接的骨癒合と間接的骨癒合

a：直接的骨癒合，b：間接的骨癒合.

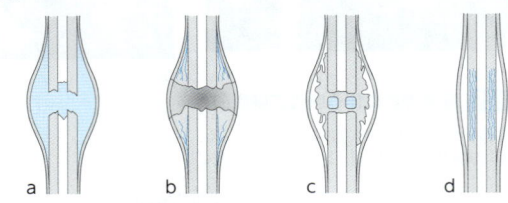

a　　　　b　　　　c　　　　d

図2　二次性骨癒合の段階

a：炎症期. 骨折部の血腫に炎症細胞が浸潤し，血腫は肉芽組織に置換される.
b：軟性仮骨形成期. 膜性骨化により骨膜上に堤防状の骨が形成され，肉芽組織は線維性骨へ置換される（骨折後2〜3週間）.
c：硬性仮骨形成期. 膜性骨化と軟骨内骨化によって石灰化した組織に置換される（3〜4カ月）.
d：リモデリング期. 線維性骨が層板骨に変換され，元の形状に回復するまで続く（数カ月〜数年）.

❷ 骨折部の安定性と骨癒合形態の関係を知ろう（表1）

▶絶対的安定性（absolute stability）による固定
● 骨片間に圧迫力をかけ，わずかな動き（マイクロモーション）も起こさない強力な固定方法．

▶相対的安定性（relative stability）による固定
● 整復位を保持しつつ，仮骨形成を刺激するマイクロモーションを許容する固定方法．

表1 絶対的安定性と相対的安定性

	絶対的安定性	相対的安定性
固定手技	ラグスクリュー＋中和プレート，圧迫プレートなど	架橋プレート，髄内釘固定，キャスト固定など
適応	関節内骨折，成人の前腕骨骨幹部骨折など	骨幹部や骨幹端部の粉砕骨折
利点	解剖学的整復位を強力に保持できる 骨折部の疼痛を軽減し，早期のリハビリテーションが可能 余分な仮骨が形成されない	仮骨を伴うため骨癒合にかかる期間が短く，骨癒合が判定しやすい
欠点	骨癒合に時間がかかるうえ，仮骨を伴わないためX線像で骨癒合を判定することは難しい	マイクロモーションが許容範囲よりも大きくなると偽関節や遷延癒合となってしまう 余分な仮骨が形成される可能性がある

❸ 絶対的安定性を得る固定方法を知ろう

▶ラグスクリュー固定（図3, 4）
● 手前の皮質骨に径の大きな滑り孔を開けてからスクリューを挿入し，骨片間に圧迫力をかける固定方法．
● 保護プレート（中和プレートともいう）と併用することで絶対的安定が得られる．

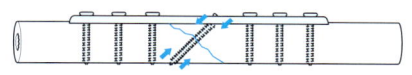
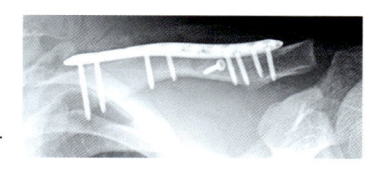

図3 ラグスクリュー固定

図4 左鎖骨骨幹部骨折に対するラグスクリュー＋保護プレート固定

▶圧迫（compression）プレート固定（図5, 6）
● 楕円形のスクリューホールにスクリューを挿入し，スクリューを締めていくとプレートが水平移動する．これによって骨折部に圧迫をかける固定方法．

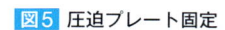

図5 圧迫プレート固定

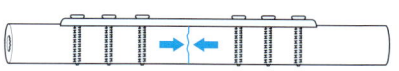

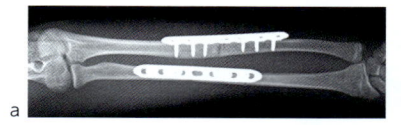
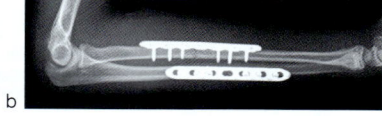

図6 前腕両骨骨幹部骨折に対する圧迫プレート固定

a：正面像，b：側面像．

▶支持(buttress)プレート固定(図7, 8)

●抗滑走(antiglide)プレートは支持プレートの1つ.
●軸圧がかかった際に骨片が転位する方向からプレートを当てて骨片を支持する.

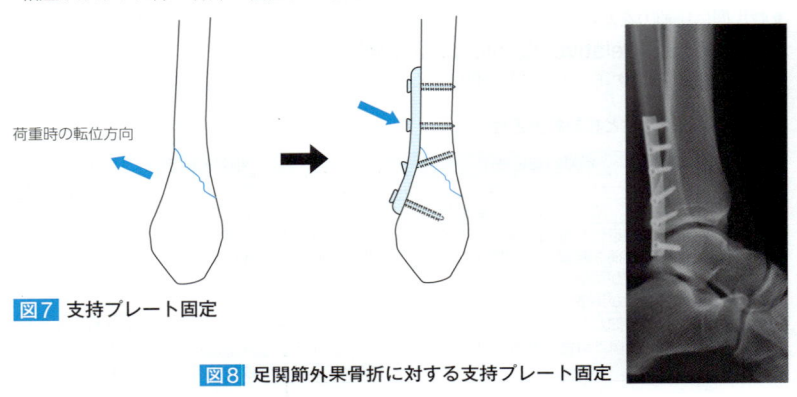

図7 支持プレート固定

図8 足関節外果骨折に対する支持プレート固定

▶Tension band wiring固定・cerclage compression wiring(CCW)固定 (図9, 10)

●伸張力のかかる部位を固定することで,伸張力を反対側の皮質骨への圧迫力に変換する固定方法.
●近年の研究では,このメカニズムが一部の骨折部位や固定方法では一貫して生じないことから,CCWとよぶことをAOが推奨している.

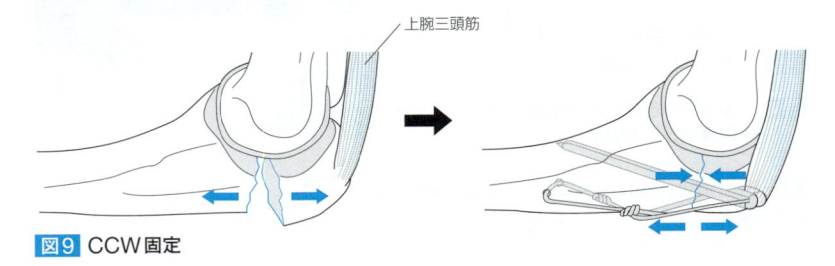

図9 CCW固定

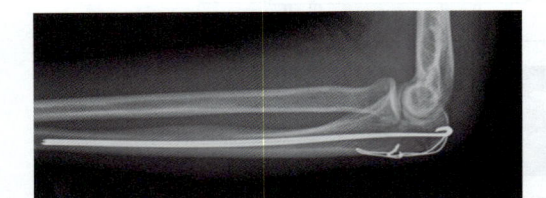

図10 肘頭骨折に対するCCW固定

❹ 相対的安定性を得る固定方法を知ろう

▶架橋（bridge）プレート固定（図11，12）
● 主骨片だけを固定し，粉砕した骨折部に触れずに骨片の血行を最大限温存し，解剖学的アライメント（長さ，軸，回旋）の獲得を目的とした固定方法．

▶髄内釘固定（図13）
● 骨髄内にインプラントを挿入して骨折部の安定性を得る方法．
● 原則として粉砕した骨片は直視下では整復しない．

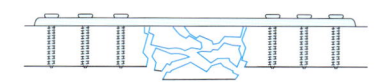

図11 架橋プレート固定

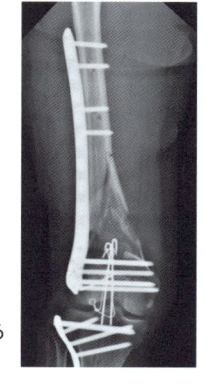

図12 大腿骨遠位骨幹端部粉砕骨折に対する架橋プレート固定

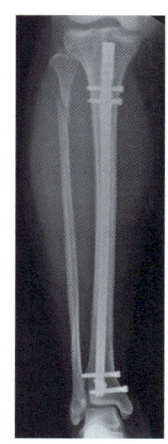

図13 脛骨遠位骨幹部骨折に対する髄内釘による固定

❺ 主なインプラントの使い分けを知ろう

● 部位や年齢，軟部組織の状態といった条件によってインプラントを使い分ける（表2）．

表2 インプラントの使い分け

コンベンショナルプレート コンベンショナルスクリュー	ロッキングプレート登場以前からあるプレートおよびスクリュー スクリューを進めることでプレートを骨に押し付けて，プレートと骨の間の摩擦力で固定する スクリューは骨片間の固定に使用するほか，プレートと組み合わせて使用する（中和プレート，圧迫プレート，支持プレートなど） ロッキングプレートと比較するとスクリューのバックアウトやルースニングが起きやすい
ロッキングプレート ロッキングスクリュー	ロッキングスクリューのヘッドとプレートのスクリューホールが噛み込んで固定する スクリューはプレートを骨に押し付けることなく，スクリューとプレートが一体化し，角度安定性が得られる
髄内釘	小さな展開で挿入が可能で，プレートよりも骨折部の生物学的活性を温存しやすい 骨の荷重軸に沿って太い金属を挿入できるため，力学的な安定性がプレートよりも高く早期荷重に向く 大腿骨，脛骨の骨幹部骨折では髄内釘固定がスタンダード

● コンベンショナルスクリューとロッキングスクリューの両者を使うことができるプレートでは，場面によって使い分けることが必要．

▶ その他

● Kirschner鋼線（K-wire）と軟鋼線を用いたtension band wiring・CCW固定や，創外固定器を用いた固定方法などがある．

❻ まとめ

● 骨折の部位と様態により，目的とする骨癒合形態と安定性を定めて固定方法を計画する．
　・例1：関節面の骨折に対し，直接的骨癒合を目指してラグスクリューと支持プレート（中和プレート）により絶対的安定性を目指す．
　・例2：骨幹部の粉砕骨折に対し，間接的骨癒合を目指して相対的安定性となる髄内釘固定を行う．

[宮崎玄基，髙橋周矢]

診断名と分類から治療選択をしよう

! Check Point

- ✔ 同じ診断名でも部位と骨折型によって治療方法が異なる.
- ✔ AO/OTA分類は部位と骨折型を認識するための世界共通言語.
- ✔ 分類を特定してそれに応じた治療方法を選ぶ.
- ✔ 実際の治療方法はAO/OTA分類のほかに患者背景を考慮したうえで決定する.

❶ はじめに

- ● ひとくちに骨折といってもどこがどのように折れているかによって治療方針は異なる.
- ● 例えば,上腕骨骨折という診断名でも,骨幹部の単純骨折と遠位端の粉砕骨折とでは治療方法はまったく別のものになる.
- ● AO/OTA分類:全身の骨について部位と折れ方を系統的に分類したもの.

❷ AO/OTA分類について知ろう(表1)

- ● AO(Arbeitsgemeinschaft für Osteosynthesefragen)とOTA(Orthopaedic Trauma Association)による分類.
- ● 部位と重症度を表す.

表1 AO/OTA分類の歴史

1958年	AOグループがスイスで創設
1990年	Müllerらが AO分類を考案(当時は長管骨のみ)
1996年	AO財団とOTAが要約を公表
2007年	要約の改訂
2014年	2回目の改訂
2018年	3回目の改訂→現在のAO/OTA分類

❸ 分類と手術方法の原則を知ろう(図1)

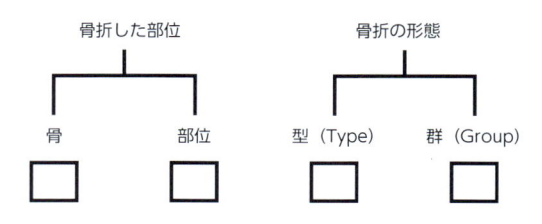

図1 AO/OTA分類のフォーマット

骨折した部位　　　　　　　　骨折の形態

骨　　　部位　　　　　型(Type)　　群(Group)

▶Step 1. どの骨か？【AO "■"□□□】

● 図2を参考に選ぶ（例：上腕骨　1，大腿骨　3）.

▶Step 2. 骨幹部or骨端部どちらの骨折か？【AO □"■"□□】

● 骨端部から関節面の横幅と同じ長さの正方形を設置し，範囲内か範囲外で決定する（図3）.
● 青枠内なら骨端部
　➡「部位」は1 or 3. 近位部は1，遠位部は3（例：上腕骨近位部　AO 11□□）.
● 青枠外なら骨幹部
　➡「部位」は2（例：大腿骨骨幹部　AO 32□□）.

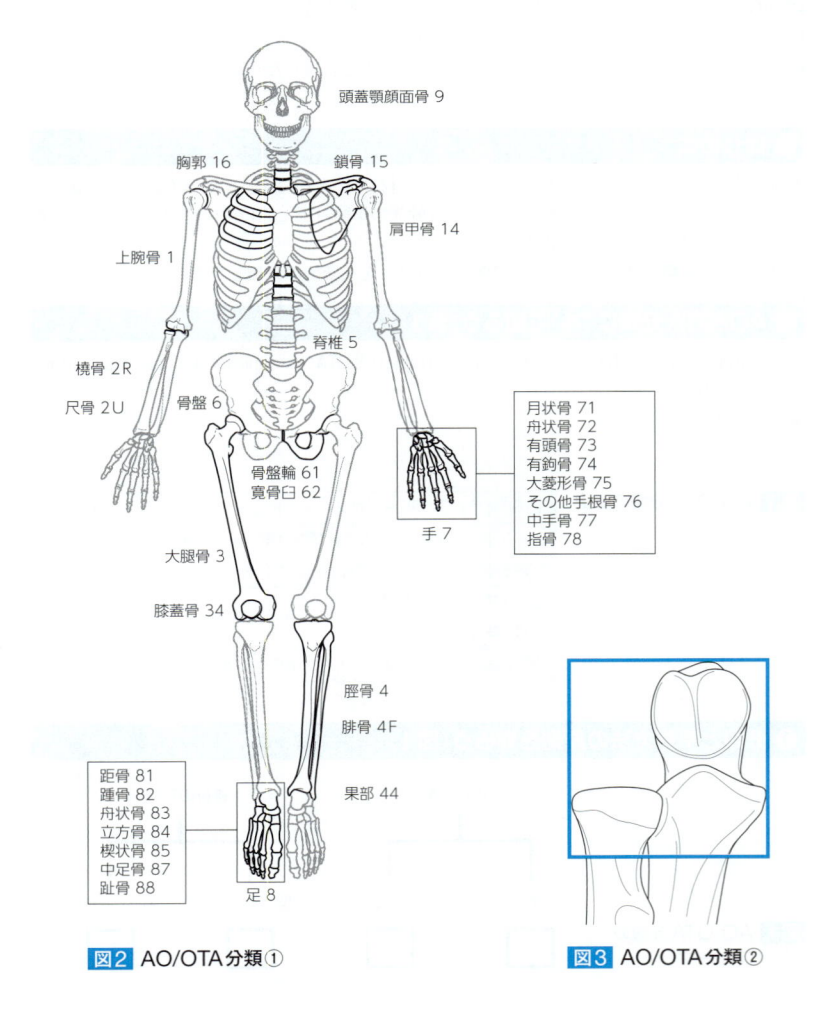

頭蓋顎顔面骨 9

胸郭 16　　　鎖骨 15

肩甲骨 14

上腕骨 1

脊椎 5

橈骨 2R

尺骨 2U

骨盤 6

骨盤輪 61
寛骨臼 62

月状骨 71
舟状骨 72
有頭骨 73
有鈎骨 74
大菱形骨 75
その他手根骨 76
中手骨 77
指骨 78

手 7

大腿骨 3

膝蓋骨 34

脛骨 4

腓骨 4F

距骨 81
踵骨 82
舟状骨 83
立方骨 84
楔状骨 85
中足骨 87
趾骨 88

果部 44

足 8

図2 AO/OTA分類①

図3 AO/OTA分類②

▶ Step 3. 骨折型（type）と群（group）はどうか？【AO □□ "■■"】

① 骨幹部（AO □2□□）の場合（図4）

- **Type A**：骨幹部の単純骨折であるため，主骨片同士が正しく合えば正しい整復位がとれる（例：橈骨骨幹部単純斜骨折　AO 2R2A2）.
  - ・A1：単純螺旋骨折.
  - ・A2：単純斜骨折.
  - ・A3：単純横骨折.
- **Type B**：楔状骨片があり，主骨片同士は一部のみがコンタクトしている場合.
  - ・B2：楔状骨片を整復固定するとA2の形にすることができる.
  - ・B3：主骨片同士を整復すれば長さは正しくなるが，回旋などには注意が必要.
- **Type C**：主骨片同士のコンタクトが一切ない場合.
  - ・C2：中間骨片と主骨片を整復固定してtype Aにすることができる.
  - ・C3：骨折部を直接整復することは難しいので，さまざまな解剖学的指標や健側を参考にアライメントを決定する（例：脛骨骨幹部粉砕骨折　AO 42C3）.

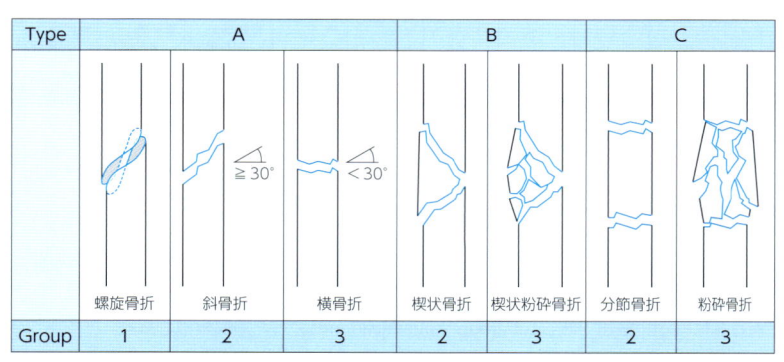

Type	A			B		C	
	螺旋骨折	斜骨折 ≧30°	横骨折 <30°	楔状骨折	楔状粉砕骨折	分節骨折	粉砕骨折
Group	1	2	3	2	3	2	3

図4 骨幹部（AO □2）の場合

② 骨端部（AO □1□□ or □3□□）の場合（図5）

- **Type A**：
  - ・関節面の骨折線がないもの.
  - ・関節面そのものを整復する必要はなく，関節面を持つ骨片を正しいアライメントに整復する（例：上腕骨通顆骨折　AO 13A2）.
- **Type B**：
  - ・部分関節内骨折.
  - ・関節面の一部が骨幹部とつながっていて正しい位置に残っているもの.
  - ・ここを指標にしてずれている関節面を整復すれば，正しいアライメントになる（例：粉砕の強い脛骨外側プラトー骨折　AO 41B3）.

● Type C：
・完全関節内骨折.
・関節面が折れていて骨幹部とつながっていないもの.
・関節面自体を治すことと，正しいアライメントをとることの両方が必要.
・術中の整復手順として，先に関節面を治して type A にしてから大きな関節面骨片を整復する方法か，先に一部の関節面を骨幹部と合わせて type B にしてから残りの関節面を整復する方法の2通りがある.

Type	A			B			C		
	剥離骨折	単純骨折	粉砕骨折	単純骨折	分離骨折	粉砕骨折	関節面： 単純骨折 骨幹端： 単純骨折	関節面： 粉砕骨折 骨幹端： 粉砕骨折	関節面： 粉砕骨折 骨幹端： 粉砕骨折
Group	1	2	3	1	2	3	1	2	3

図5 骨端部（AO □1 or □3）の場合

---

note

● 以上の原則は理解しておく必要があるが，大腿骨近位部や足関節果部骨折などの例外がある.
● さらに細かい分類である subgroup や qualification といった追加要素もある.
● AO/OTA 分類のアプリをスマートフォンにインストールして確認できるようにすることを勧める.

---

❹ 治療方法を決定しよう

● AO Surgery Reference[1] はインターネットで閲覧でき，アプリでも無料配信されている. AO/OTA 分類に基づいて骨折治療の方法を閲覧できる秀逸なツールである.
● 治療方法は，AO/OTA 分類で常に1対1対応するものではない.
● 本書の各論を読むだけでなく，AO Surgery Reference や総説の教科書（Rockwood, Green & Wilkins' Fractures など），個別の骨折や手術方法にフォーカスした成書（『スタンダード骨折手術治療　上肢・下肢』など）を読み，場面によっては論文から最新の情報を得て，患者背景と照らし合わせて治療方法を決定する.

［遠藤成晃，髙橋周矢］

AO/OTA分類type Cや軟部組織損傷合併ではspan-scan-planを基本にしよう

> **! Check Point**

✔ 創外固定の適応を理解する.

✔ Span-scan-plan とよばれる治療戦略を理解する.

✔ 局所陰圧閉鎖療法の適応を理解する.

❶ 創外固定の適応を知ろう

▶ダメージコントロール目的としての一時的創外固定

●全身状態が悪いとき:

・長時間の手術に耐えられない患者に創外固定を装着して局所を安定化する(例:重度多発外傷におけるdamage control surgery/damage control orthopedics).

●骨折部もしくは軟部組織に問題があるとき:

・局所の問題で最終的固定ができない,手術計画が立てられない場合にする(例:開放骨折など軟部組織損傷の合併,AO/OTA分類type C,骨折部のアライメントが保てない,易脱臼性のある脱臼骨折).

・**Span-scan-plan**:創外固定を装着してアライメントを保って骨折部の短縮をspanし,軟部組織の修復を待って最終的固定までの期間をspanし,その間にCT scanし,最終的固定のplanを立てる.

▶根治的治療目的としての一時的創外固定

●変形矯正や脚延長.

●感染があって内固定インプラントを留置できない場合の固定.

●リング型創外固定器を用いた早期荷重のための固定.

▶ 足関節脱臼骨折の適切な創外固定例と不適切な創外固定例（図1）

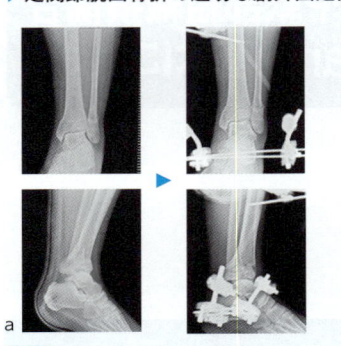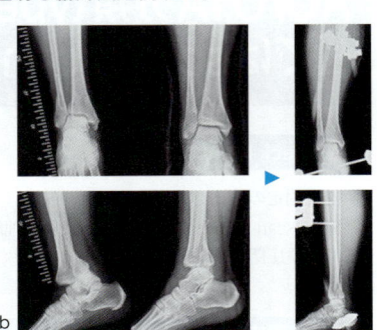

図1 足関節脱臼骨折での創外固定

a：適切な例.
・脱臼の整復が良好である.
・クランプは関節面を避けている.
・脛骨ピンの位置は骨折部から十分遠い.

b：不適切な例.
・脱臼が整復できていない.
・クランプの位置が関節面の高さにある.
・脛骨ピンの位置が骨折部から近い.

---

note　創外固定をするうえでのポイント

- 最終固定がプレートとなる場合はその術野とピンの位置が重ならないようにする.
- 創外固定のクランプが骨折部にかかるとCT scanをした際にハレーションを起こしてしまい，正確にplanを立てられなくなるので注意する.
- 詳しくは本書の各論，開放骨折の項（☞ p.63）を参照.

---

❷ 軟部組織損傷に対しての介入を知ろう

- 軟部組織損傷が著しく，創閉鎖できないときは創外固定で局所を安定化するとともに，局所陰圧閉鎖療法（negative pressure wound therapy；NPWT）の併用を考慮する.
- **NPWTの交換頻度**：通常は2〜4日に1回程度，最長でも1週間に1回交換する[2].
- 最終的には（全層もしくは分層）植皮術や，局所皮弁，遊離皮弁で治療する（図2）.

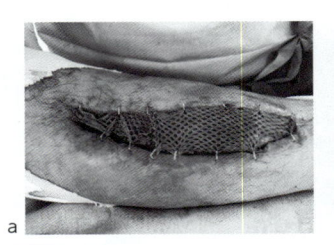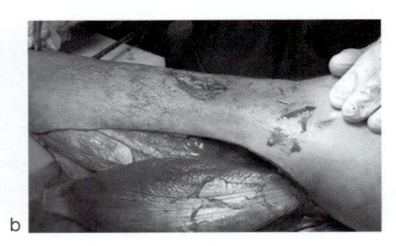

図2 分層植皮と局所皮弁

a：内固定後，広範囲皮膚欠損に対して分層植皮をした例.
b：内固定後，下腿前面の皮膚欠損に対して腓腹筋を用いた局所皮弁（筋弁）をした例.

❸ 最終的固定のタイミングを知ろう

▶全身状態が悪い場合
- 血行動態，血中乳酸値，pHなどを指標にして全身状態の改善を確認次第，最終的固定をする．

▶局所の状態に問題がある場合
- 軟部組織の腫脹が改善するまで待機する．
- 皮膚に皺がよること（wrinkle sign）を指標にするが，10〜14日程度となることが多い．
- 腫脹が改善する前に内固定手術をすると創部トラブルを生じたり，閉創が不可能になったりする．

❹ 治療計画（Plan）を立てよう

▶「計画を立てることに失敗するということは，失敗への道を計画していることである」[4]
- 上級医と相談して事前に入念な計画を立てる．
- 最終的固定の作図だけでなく，体位，アプローチ，整復方法，得ようとする骨折部の安定性，固定手技，術後リハビリテーション計画まで明確にする．
- 必要物品は手術が開始する前にすべて揃える．
- Span-scan-planの手順を踏むことで，質の高い計画を立てることができる．

> **note 診療報酬算定の術式名について**
> - 初回の創外固定手術では，一時的創外固定骨折治療術となる．
> - 2回目の手術（最終的固定）では（関節内）骨折観血的手術となる．
> - 軟部組織損傷に対するデブリドマン（またはデブリドマン加算）の術式は，植皮や皮弁術することを前提として1回のみ算定が認められる．
> - 複数回のデブリドマンをする場合には創傷処理で算定する．

［遠藤成晃，髙橋周矢］

コラム

初診時に患者から聞かれがちなQ&A

❶ 保存療法についての質問に答えよう

Question	Answer
●スプリントはいつはずせますか？ ●いつ荷重できますか？	●固定期間は6週間から8週間程度の見込みです．そのころに痛みが出ないことを確認しながら徐々に体重をかけていきます
●自分ではずしてもよいですか？	**●徒手整復して外固定した場合**：固定をはずすと骨折部がずれてしまう可能性があるので，次回外来まではずさないでください．入浴時にはビニール袋などで覆って濡れないようにしてください **●転位がなく，安静目的の場合**：適宜着脱してかまいません．入浴時ははずしてよいです

▶ **解説**

- 質問に答えるには，背景となる医学的な知識のほかに，患者や家族がどんなことを聞きたいか知っておく必要がある．
- X線像上の骨癒合が完全でなくとも，間接的骨癒合が進んでいくに従い骨折部の安定性は増していく．それに従って痛みのない範囲で可動域訓練や荷重を行っていくことができる．2～3カ月程度で骨癒合が得られて，外固定や免荷は不要となる．転位のない骨折や小児の場合にはもっと早く骨癒合が得られる場合もあるし，通常よりも時間がかかり遷延癒合となるケースもある．
- 患者は医学的な知識を知りたいのではなく，日常生活のなかでどうしたらよいか知りたいのである．外固定を取りはずせないことや，免荷は日常生活動作（activities of daily living；ADL）の制限となる．整形外科治療はADLを改善するのが主な目的であると認識し，患者や家族の立場で生活方法を考えることが肝要である．

❷ 治療期間についての質問に答えよう

Question	Answer
●いつ元通りに戻れますか？	●元通りとは，どの程度を考えていますか？ ── ○○が目標なら2カ月前後だと思います

▶ **解説**

- 質問に質問で返しているが，患者によって考えている「元通り」は異なるためである．全荷重歩行か，ADLか，肉体労働か，スポーツか．必要な情報を聞き出したうえで患者の立場になって，治療スケジュールの見込みを説明する．
- ADLなら2カ月程度，コンタクトスポーツへの完全復帰なら半年程度と，具体的な数字を示しつつ実際にはある程度前後すると伝えるのがよい．

❸ 入院時の質問に答えよう

Question	Answer
●いつ頃退院できますか？	●全体重をかけて歩行できるようになってから退院となると2カ月はかかると思います．その前に松葉杖でも帰るなら，1カ月以内に退院できる見込みです

▶解説

●これも患者によって退院時にどの程度のADLで退院できるかの希望，家族や自宅環境の背景によって異なる．高齢者の多発骨折など本人や家族が望む通りのADL回復や自宅退院が望めないと思われる場合にはその見通しを伝える．

❹ まとめ

●初診時には治療スケジュールや治療転帰，治療後のADLがすべて確定してはいないので，答えにくい質問もある．そのうえ，初診時の説明と実際の経過がかけ離れていると患者や家族は医師の説明通りにならない，と不信感を抱いてしまう．しかし，患者や家族の立場で，持てる知識から考えられる可能性を説明すれば，良好な信頼関係のもと治療を進めていくことができる．

［髙橋周矢］

Ⅲ 総論 参考文献

単純 X 線像で診断がつかないとき，手術が決まったときは 3DCT を撮ろう（p.38 ～ 41）

1）Collin D, Geijer M, et al. Computed tomography compared to magnetic resonance imaging in occult or suspect hip fractures. A retrospective study in 44 patients. Eur Radiol 2016；26：3932-8.
2）Buckely RE, Moran CG, et al. 田中　正，澤口　毅，日本語版編．AO 法骨折治療　第 3 版．医学書院；2020. p95-103.
3）Ketz JP, Maceroli M, et al. Peroneal Tendon Instability in Intra-Articular Calcaneus Fractures：A Retrospective Comparative Study and a New Surgical Technique. J Orthop Trauma 2016；30：e82-7.

インプラントを使い分けよう（p.42 ～ 46）

1）新倉隆宏．ビジュアルにわかる骨癒合の基礎：バイオロジーとバイオメカニクス．臨整外 2024；59：456-63.
2）Buckely RE, Moran CG, et al. 田中　正，澤口　毅，日本語版編．AO 法骨折治療　第 3 版．医学書院；2020. p7-22.
3）Kostenuik P, Mirza FM. Fracture healing physiology and the quest for therapies for delayed healing and nonunion. J Orthop Res 2017；35：213-23.
4）Claes L, Recknagel S, et al. Fracture healing under healthy and inflammatory conditions. Nat Rev Rheumatol 2012；8：133-43.

診断名と分類から治療選択をしよう（p.47 ～ 50）

1）AO Foundation. AO Surgery Reference. https://surgeryreference.aofoundation.org. 2024.
2）Buckely RE, Moran CG, et al. 田中　正，澤口　毅，日本語版編．AO 法骨折治療　第 3 版．医学書院；2020. p33-61.
3）Meinberg EG, Agel J, et al. Fracture and Dislocation Classification Compendium-2018. J Orthop Trauma 2018；32：S1-S170.

AO/OTA 分類 type C や軟部組織損傷合併では span-scan-plan を基本にしよう（p.51 ～ 53）

1）Buckely RE, Moran CG, et al. 田中　正，澤口　毅，日本語版編．AO 法骨折治療　第 3 版．医学書院；2020. p239-40.
2）茂木精一，有馬豪，ほか．創傷・褥瘡・熱傷ガイドライン（2023）-1：創傷一般（第 3 版）．2023；133：2519-2564.
3）Vallier HA, Dolenc AJ, et al. Early Appropriate Care：A Protocol to Standardize Resuscitation Assessment and to Expedite Fracture Care Reduces Hospital Stay and Enhances Revenue. J Orthop Trauma 2016；30：306-11.
4）Buckely RE, Moran CG, et al. AO 法骨折治療 第 3 版．田中　正，澤口　毅，編．医学書院；2020. p95.

開放骨折
開放骨折の評価をしよう

！ Check Point

✔ 開放骨折は初期治療が大切.
✔ 分類はみんなの共通言語.
✔ どんなに小さい傷でも疑ったら手術室へ.

❶ 基本事項を知ろう

▶定義
● **開放骨折**:骨折と骨折血腫が周囲の軟部組織とその上にある皮膚の外傷性欠損を通して外部環境と通じている損傷[1].

▶受傷機転
● **低エネルギー外傷**(図1):高齢者の脆弱性骨折に伴うものは低エネルギー外傷でも生じる(例:橈骨遠位端開放骨折,尺骨遠位端開放骨折).
● **高エネルギー外傷**(図2):血管損傷の合併など重度な損傷,多発外傷.
➡局所だけでなくJATEC™(Japan Advanced Trauma Evaluation and Care)に沿った全身評価が必要.

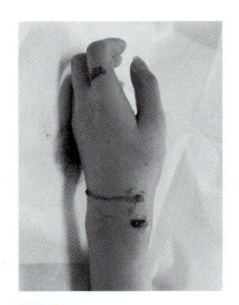

図1 低エネルギー外傷

橈骨遠位端開放骨折(Gustilo分類type Ⅰ).

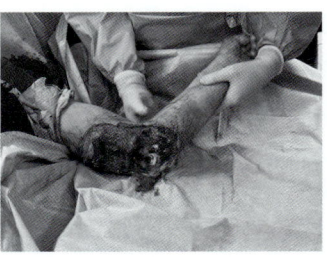

図2 高エネルギー外傷

肘関節開放骨折
(Gustilo分類type ⅢB)

▶頻度(表1)
● 脛骨で50%を占める.
▶分類
● Gustilo Anderson分類(Gustilo分類,図3)
● AO soft tissue classification(図4)

表1 頻度

部位	頻度(%)
脛骨骨幹部骨折	24.4
脛骨遠位端骨折	13.0
脛骨近位端骨折	12.7
前腕骨幹部骨折	9.8
大腿骨遠位端骨折	6.5
足関節骨折	6.5

(文献1を参考に作成)

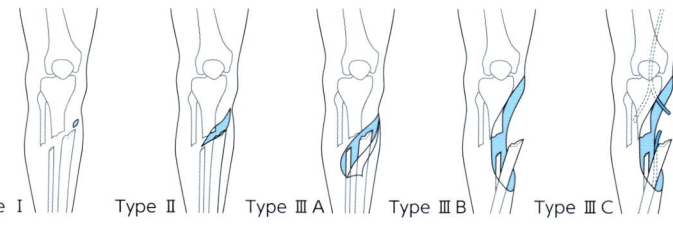

Type	創の大きさ	汚染度	軟部組織損傷	骨折
Ⅰ	＜1cm	軽度	軽度	単純
Ⅱ	＞1cm	中等度	中等度	やや複雑
ⅢA			重度だが被覆可能	
ⅢB	＞10cm	重度	被覆不能	複雑
ⅢC			血管損傷	

（文献1を参考に作成）

図3 Gustilo Anderson分類

	皮膚：IO	筋肉・腱：NT	神経・血管：NV
1	内側から外側にかけての皮膚損傷	筋肉損傷なし	神経血管損傷なし
2	外側から内側への皮膚損傷＜5cm 創縁の挫傷	限局性の筋肉損傷 1つのコンパートメント	単一の神経損傷
3	外側から内側への皮膚損傷＞5cm 高度な挫傷 創縁壊死	高度の筋肉損傷 2つのコンパートメント	限局した血管損傷
4	高度な全層皮膚挫傷 剥離 広範な開放性デグローピング 皮膚欠損	筋肉欠損 腱断裂 広範な筋肉挫傷	広範な分節性血管損傷
5	全周性に近い広範な開放性デグローピング	コンパートメント症候群／広範な損傷範囲を有する圧挫症候群	神経血管損傷の合併 不完全あるいは完全切断を含む

図4 AO soft tissue classification

（文献2を参考に作成）

1〜5の5段階で評価する.

❷ 開放骨折の評価方法：系統だった評価ができるようになろう

- 開放骨折は軽症なものから重症なものまでさまざま.
- 損傷部位も表層（皮膚）〜深層（筋肉，神経，血管）〜骨までさまざま.
  ➡損傷評価表を作成し，漏れのないようにする（表2）[3].
- Hard sign：主要動脈損傷が確定的な所見（表3）.

表2 損傷評価表の例

	損傷度
皮膚	○×○cmの欠損
筋・腱	○○筋の挫滅，○○腱断裂
血管	血管損傷なし
神経	神経損傷なし
骨	AO/OTA分類など

表3 Hard signとsoft sign

Hard sign	Soft sign
大量の外出血 急速に増大する血腫 Thrillまたは血管雑音 虚血症状の5P（pain，pallor，pulseless，paresthesia，paralysis）	動脈性出血の有無 動脈近傍の損傷 動脈近傍の血腫 動脈近傍の神経損傷

---

note Gustilo分類type Ⅲ Cを見逃さないための血管損傷の評価方法[4]

- **身体所見**：以下の①〜③を確認する.
  ① 末梢動脈の左右差.
  ② 末梢の温度や色調の左右差.
  ③ Hard signとsoft sign.
- **簡易検査**：
  ・末梢SpO₂モニター➡波形に左右差があれば血管損傷を疑う.
  ・arterial pressure index（API）➡損傷肢末梢の血圧／同側の上肢の血圧➡0.9未満で血管損傷を疑う.
※血管損傷を疑う場合は造影CTをする.

注1）「造影CTで造影される≠血流に問題ない」➡末梢血管が造影された場合でも，造影遅延のある場合や血管の異常がある場合は血管損傷の可能性がある.

注2）「ドプラーで確認できた＝動脈の拍動が触れない」➡動脈が触れていない時点でhard sign陽性であり，血管損傷の可能性がある.

［佐藤寿充，黒住健人］

開放骨折
手術室に行くまでにすべきことを覚えよう

! Check Point

✔ 診療の流れを理解し早期診断，早期治療介入をする．
✔ 重症度の低い開放骨折は慌てず翌日の手術でもよい．
✔ 早期抗菌薬投与が感染率を低下させる．

❶ 流れを知ろう

▶救急要請時
● **情報取集**：年齢，受傷機転，併存症，既往歴，内服薬など．
● **準備**：JATEC™（Japan Advanced Trauma Evaluation and Care）に沿った初療の物品（エコー，静脈路確保，採血検査，ポータブルX線検査），抗菌薬，破傷風トキソイド，シーネやガーゼなどの処置道具．

▶受け入れ後
● JATEC™に沿った全身評価，primary survey，secondary survey．
● **損傷部位の評価と処置**：おおまかに洗浄し写真を記録しておく（図1），外固定．
● 神経血管損傷の有無を必ず評価する（☞p.58）．

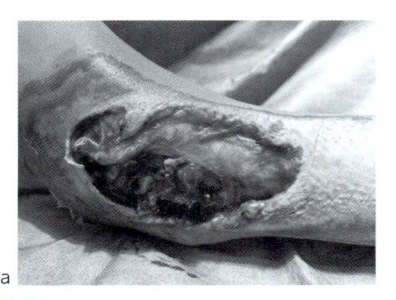 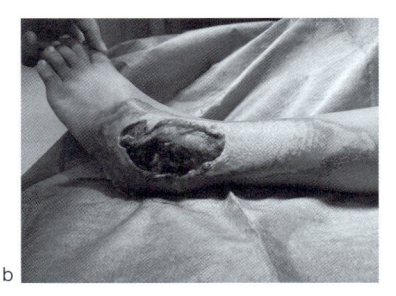

a　　　　　　　　　　　　　　　　　　　　b

図1 損傷部位の記録
写真は遠距離と近距離の2パターンを撮影する．
a：近距離だけでは損傷部位がわかりにくい．
b：遠距離も撮影して全体像を把握しやすくする．

▶検査
● 患肢の単純X線検査2方向．
● 入院，術前検査（胸部X線検査，採血，心電図など）．
● 血管損傷が疑われる場合は造影CT．

▶診断〜手術室まで

- ●開放骨折と診断できたら洗浄・デブリドマン＋創外固定の手術準備.
- ●早期抗菌薬投与.

---

note **早期手術が望ましいが慌てる必要はない**[1]

➡**重症度の低い開放骨折は24時間以内に上級医と手術するのがよい**

- ●早期デブリドマンが望ましい症例：
  - ・汚染がひどい，重症度の高い開放骨折（一部のGustilo分類type Ⅱ，ⅢA/B/C）.
  - ・コンパートメント症候群.
  - ・血管損傷を伴う.
  - ・多発外傷.

---

note **抗菌薬の選択**

- ●感染した開放骨折の約80％が術後に侵入した細菌の感染[2]
  - ➡二次感染を起こさないような予防的抗菌薬が必要.
  - ・いつ投与するのか→3時間以内に投与（早ければ早いほうがよい）.
  - ・何を投与するのか→表1を参照.

表1 抗菌薬の選択

Gustilo分類	抗菌薬
Type Ⅰ・Ⅱ	第1世代セフェム（セファゾリン）
Type ⅢA・B・C	第3世代セフェム（ピペラシリン／タゾバクタム） もしくは 第1世代セフェム＋アミノグリコシド

（βラクタム系アレルギーの場合：クリンダマイシンで代用）
※Gustilo分類typeⅢ開放骨折に対する広域抗菌薬の使用はcontroversialである.
現時点でのエビデンスは不十分であるため，漫然と広域抗菌薬を投与すればよいと
考えるのではなく，患者背景やリスク・ベネフィットを考慮して投与すべきである[3].

[佐藤寿充，黒住健人]

開放骨折
鉄則を理解し正しい初期治療をしよう

(!) Check Point

✔ 活性のない組織は十分にデブリドマンをする.
✔ 創外固定は損傷部位から離れた部位に設置する.
✔ 閉創できない場合は局所陰圧閉鎖療法が有効である.

❶ デブリドマン：デブリドマンの鉄則を知ろう

▶鉄則その1
● 辺縁から中心，浅層から深層（皮膚→皮下→筋肉→骨）に向かって順序よく（図1）[1].

▶鉄則その2
● 活性のない部分は切除する（図2）.

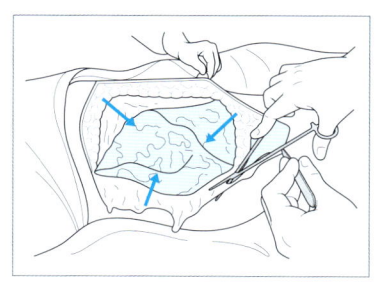

図1 デブリドマンの順序

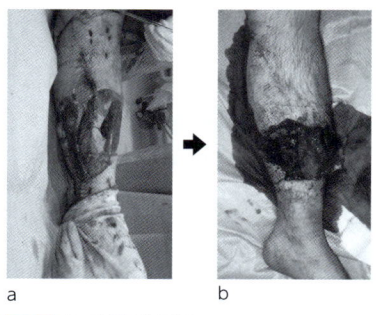

図2 左下腿開放骨折
a：来院時，b：デブリドマン後.

note 活性の評価方法[1,2]

● 皮膚：創縁から出血の有無，pinprick test.
● 筋肉：4つのC（color, consistency, contractility, capacity to bleed）.
● 骨：軟部組織との連続性の有無，paprika sign.

❷ 骨固定：創外固定の鉄則を知ろう

▶使用するピンの径（目安）
● 手関節：2mm.
● 大腿骨・脛骨：5mm.
● 足関節周囲：4mm.

▶鉄則その1
- 損傷部位や確定的手術の範囲の外に設置する（図3）[3].

▶鉄則その2
- ピン，ロッドの位置に注意する（図4）[3].

▶鉄則その3
神経や血管を損傷しないようにする（図5）[3].

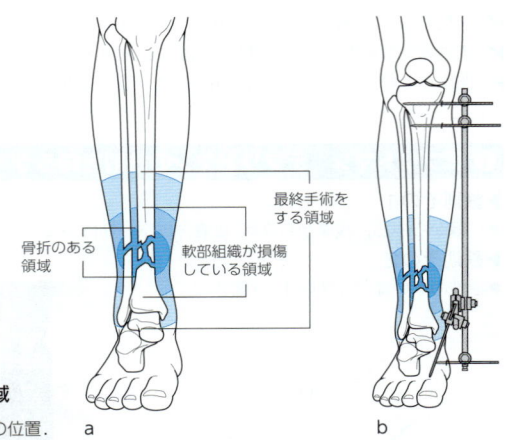

最終手術を
する領域

骨折のある
領域

軟部組織が損傷
している領域

図3 創外固定を避けるべき領域

a：避けるべき領域，b：創外固定の位置． a   b

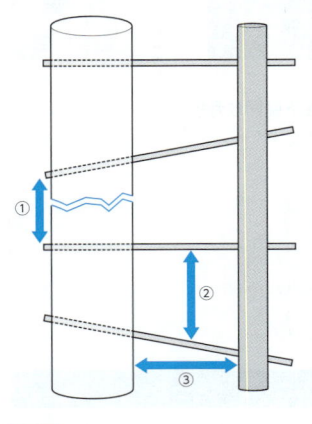

図4 固定力を上げる3原則

①ピンは骨折部の近くに挿入する．
②ピンとピンは離して挿入する．
③ロッドは骨の近くで固定する．

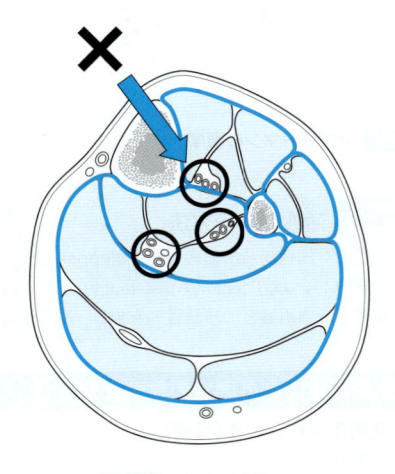

図5 下腿水平断像

❸ 創傷管理：創傷管理の鉄則を知ろう

▶ デブリドマン後にGustilo分類（☞p.58）で評価する

- Type ⅢA：閉創できて骨の露出がない．
- Type ⅢB：閉創できず骨が露出している．
  - ➡ きつくても縫合し閉創するか悩ましい場合がある．

▶ きつい縫合は創縁壊死を起こす可能性があることを知っておく

- 創縁壊死を起こした結果，医原性のGustilo分類 type ⅢBを生じる
  - ➡ 余裕をもって閉創できない場合は腫脹の改善を待ち，後日縫合する
  - ➡ delayed primary closure[4]．
- 皮膚で覆えていない部分は以下の方法で被覆し，日を改めて上級医と2nd lookをする．
  - ・陰圧閉鎖療法．
  - ・機器がなければ，wet dressing（ガーゼ＋軟膏）で被覆する．

---

note **NPWTの有用性**[5]

- 開放骨折に対して局所陰圧閉鎖療法（negative pressure wound therapy；NPWT）と従来の創傷被覆材（ガーゼやハイドロゲルなど）を比較した8つの無作為化比較試験（randomized controlled trial；RCT）と6つの後ろ向きコホート研究を対象とした調査（表1）によると，NPWTを使用したほうが感染率が有意に低い
  - ➡ NPWTは開放骨折の創傷管理に有用である．
  注）NPWTはあくまでも一時的治療であり，皮弁を回避させるものではない．

表1 NPWTと従来の創傷被覆材の術後感染率

管理方法	術後感染率
NPWT	12％（21/172）
従来の創傷被覆材	37％（62/169）

［佐藤寿充，黒住健人］

コラム

インフォームド・コンセント

- ●インフォームド・コンセント（informed consent；IC）：患者に対して治療や手術などの医療処置をする前に，関連する情報を提供し，患者が理解し納得したうえで同意を得るプロセス．IC は「する」ものではなく，「得る」ものである．
- ●十分な説明を受けたうえでの拒否，インフォームド・リフューザル（informed refusal）の権利も含まれる．
- ●通常の予定骨折手術 IC に加えて，開放骨折患者に対する IC で留意すべき点を表1に示す．

表1 開放骨折患者に対する IC で留意すべき点

医療的問題	緊急手術の必要性	感染率（閉鎖骨折 vs 開放骨折，Gustilo 分類 type 別）
		血管損傷（救命？救肢？相対的？）
		神経損傷（保存療法での回復率）
		軟部組織損傷（被覆方法の選択肢）
	閉鎖骨折との相違点	段階的手術（一時的創外固定，デブリドマン）
		軟部再建手術（局所皮弁術，遊離皮弁術）
	合併症	感染症（軟部組織，骨髄炎）
		軟部組織壊死（切断の可能性）
		偽関節（感染性，非感染性）
		変形治癒
	選択肢	そもそも代替案はあるか？
社会的問題	時間的問題	質問に誠実かつ理解可能な形で回答している時間はあるか？
	患者背景	意思疎通困難（若年者，高齢者，外国人，飲酒，精神疾患，意識障害）
		緊急患者（信頼関係の構築なし）
		居住地が遠方（どの段階まで治療する？転院先はある？リハビリテーションは？）
	医師背景	経験の浅い医師（自身がどう治療するか分からない医師）が説明

［黒住健人］

鎖骨骨折
保存療法と手術療法を適切に選択しよう

! Check Point

✔ 胸部損傷を見逃さないようにする.
✔ 頻度は骨幹部骨折,遠位端骨折,近位端骨折の順で高い.
✔ 手術適応の判断には患者背景の聴取が必須.

❶ 解剖：靱帯,筋肉,神経を知ろう

● 肩の解剖(図1).

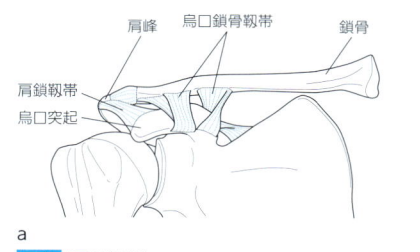

肩峰　烏口鎖骨靱帯　　鎖骨

肩鎖靱帯
烏口突起

a

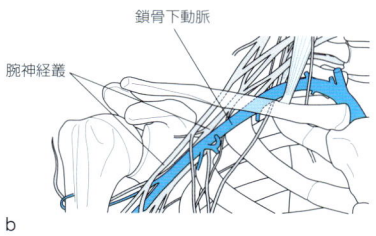

鎖骨下動脈

腕神経叢

b

図1 肩の解剖
a：鎖骨遠位端－烏口突起：烏口鎖骨靱帯.
　　鎖骨遠位端－肩峰：肩鎖靱帯.
b：鎖骨直下の烏口突起より内側には腕神経叢と鎖骨下動静脈がある.

❷ 合併症：胸部損傷を見逃さないようにしよう

▶ 高エネルギー外傷で胸部外傷や頭部外傷を合併した症例の致死率は高い
● 胸部外傷(気胸や肋骨骨折).
● 肩甲骨骨折,上腕骨骨折.
● 腕神経叢損傷.
➡ 胸部～上肢の診察をしてカルテに記載.

❸ 画像検査：必要な検査をオーダーできるようになろう

● 単純X線検査：鎖骨2方向(正面＋斜位).
● CT：鎖骨(MPR＋3DCT).手術計画を立てるうえでCTは必要.

❹ 分類と治療方針：検査所見を正確にとらえて手術適応を判断しよう

● 鎖骨の分類(図2).

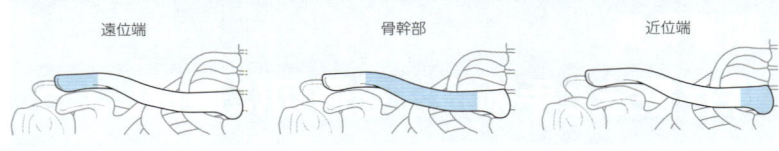

図2 鎖骨の分類

▶近位端骨折（AO/OTA分類 151，図3）
- 基本的には保存的に治療可能．
- 背側転位している症例は手術適応（CTで転位の方向を確認）
  - ➡背側転位している場合は，縦郭を損傷している可能性がある．

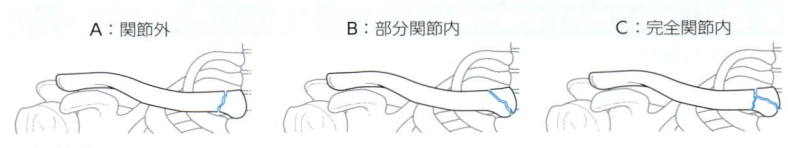

A：関節外　　　　　　B：部分関節内　　　　　C：完全関節内

図3 鎖骨近位端骨折

▶骨幹部骨折（AO/OTA分類 152，図4）
- **手術の絶対的適応**：開放骨折，血管損傷の合併，進行する神経障害，骨片による皮膚穿破が懸念される場合，floating shoulder（図5）．
- **手術の相対的適応**：2cm以上の転位や短縮のある骨折（図6），粉砕・分節型骨折，多発外傷患者，同側上肢に骨折を合併している患者，早期機能回復が必要な患者（スポーツ選手など）．

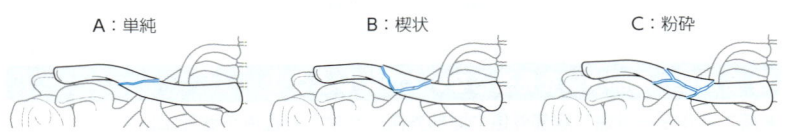

A：単純　　　　　　　B：楔状　　　　　　　C：粉砕

図4 鎖骨骨幹部骨折

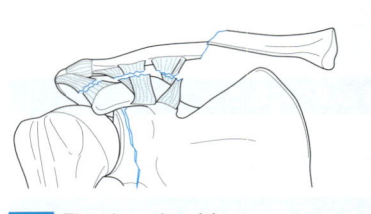

図5 Floating shoulder
肩甲骨骨折を合併し，肩甲骨の不安定性を伴う．

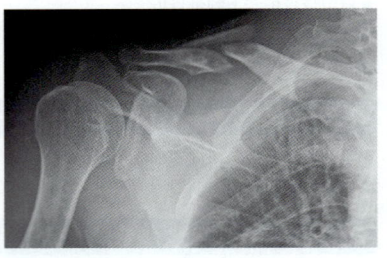

図6 転位が大きい鎖骨骨幹部骨折

▶遠位端骨折（AO/OTA分類 153，図7）

● Craig分類（図8）が有用.

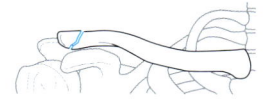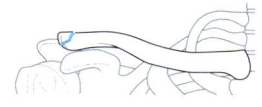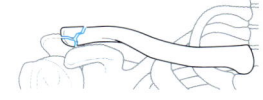

図7 鎖骨遠位部骨折

Type Ⅰ

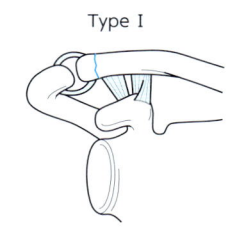

Type Ⅱa

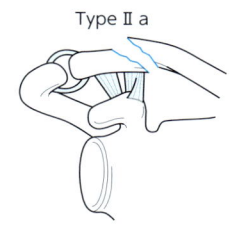

Type Ⅱb

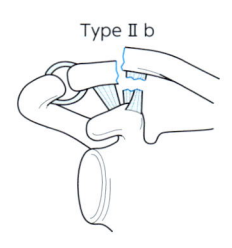

Type Ⅲ

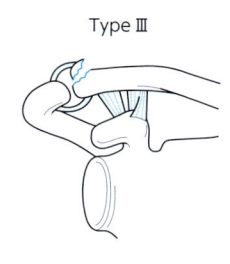

Type Ⅳ

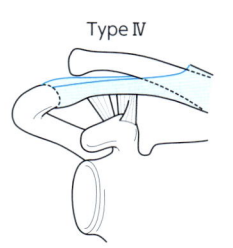

Type Ⅴ

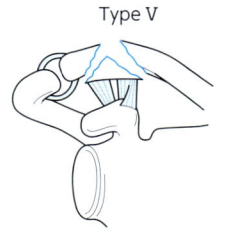

図8 Craig分類
Type Ⅰ・Ⅲ：安定→保存療法.
Type Ⅱ・Ⅳ・Ⅴ：不安定→手術療法.

note

● 手術適応を判断するためには患者背景［年齢，仕事，日常生活動作（activities of daily living；ADL），併存症，内服薬など］をしっかり聴取する必要がある.

［佐藤寿充，中山雄平］

鎖骨骨折

保存療法のプロトコールを知ろう：鎖骨骨幹部・遠位端骨折

! Check Point

✔ 手術療法は骨癒合と遺残変形において有利.
✔ 保存療法と手術療法では機能予後に差がない.
✔ 両者のメリットとデメリットを理解し，患者に説明をして方針を選択する.

❶ 保存療法と手術療法の比較（鎖骨骨幹部骨折）：メリットとデメリットを知ろう

● 最終的な機能予後は保存療法と手術療法で差がない.
▶ 保存療法
● メリット：合併症が少ない.
● デメリット：変形が残存し見た目に左右差が出る.
▶ 手術療法
● メリット：骨癒合期間が短い，変形の遺残がない，肩・鎖骨の見た目をよくできる.
● デメリット：手術による合併症（感染，気胸，鎖骨上神経損傷など）の可能性がある，プレート突出による違和感がある，手術創が残る，抜釘術を要することがある.

❷ 患者説明：保存療法と手術療法を説明しよう

▶ 患者「手術のメリットとデメリットは何ですか？」
● 医師「メリットは癒合する可能性が高くなります. 変形も残らないので見た目がよくなります. デメリットは感染や気胸，鎖骨上神経損傷など手術による合併症の可能性があること，プレート突出による違和感を覚える可能性があること，手術創が残ること，抜釘術が必要な場合があることです」
▶ 患者「手術をしないメリットとデメリットは何ですか？」
● 医師「メリットは手術による合併症がないことです. デメリットは変形が残存し見た目に左右差が出ることです」
▶ 患者「どちらのほうが動くようになりますか？」
● 医師「機能予後に差はないといわれています」

❸ 保存療法のプロトコール：拘縮を作らないように早期可動域訓練を勧めよう（表1）

● 受傷後3週間は三角巾やスリングで固定（骨幹部骨折ではクラビクルバンドでもよい）.

表1 リハビリテーションのプロトコール例

受傷～4週	非荷重下での肩関節可動域訓練（図1）
4週～7週	荷重（重力）下での肩関節自動運動開始. 肩関節の高さまで動かしていく
7週以降	可動域制限なし

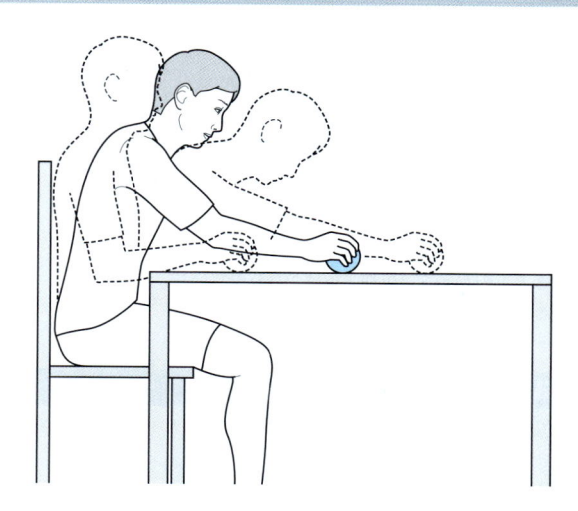

図1 非荷重下での肩関節可動域訓練

机に上に手を置いて前後屈することで肩関節を動かす.

---

note 喫煙と鎖骨骨幹部骨折症候性偽関節の関係（表2）

● 喫煙者は症候性偽関節の発生が優位に高い

➡ 鎖骨骨幹部骨折の保存療法を行う場合は禁煙指導も必要.

表2 保存療法を行った鎖骨骨幹部骨折（92例）

喫煙		骨癒合（79例）	症候性偽関節（13例）	オッズ比
喫煙	あり	14（17.7%）	7（53.8%）	5.42
	なし	65（82.3%）	6（46.2%）	

（文献1を参考に作成）

［佐藤寿充, 中山雄平］

肩甲骨骨折

肩甲骨骨折を見逃さないようにしよう

(!) Check Point

✔ 骨折全体の0.4～0.9%を占め，肩甲帯骨折の約3～5%[1].

✔ 高エネルギー外傷によるものが多く，単独骨折はかなり少ない[1].

✔ Superior shoulder suspensory complexの破綻に注意する.

❶ 肩甲骨の解剖を確認しよう

● 肩甲骨は胸廓背面に位置し，肩関節を形成し，鎖骨とともに体幹と上肢を連続する肩甲帯を形成する（図1）.

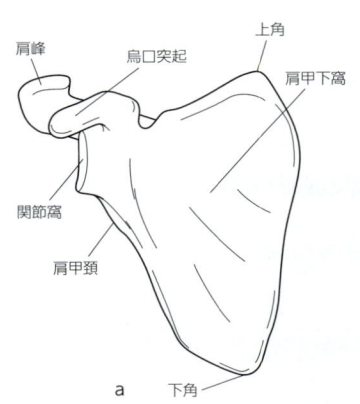

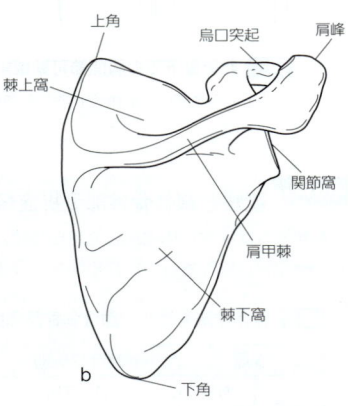

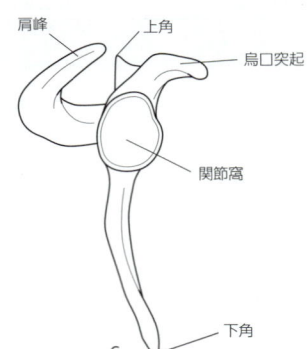

図1 肩甲骨の解剖

a：前面，b：後面，c：外側面.

❷ 肩甲骨·骨折の症状と診断方法を知ろう

- **身体所見**：局所の圧痛・腫脹，呼吸や肩関節運動での疼痛の増強．
- **単純X線検査**：前後像，軸位像，スカプラY像．
- **単純CT**：単純X線検査のみで肩甲骨骨折を正確に診断することはほぼ不可能であり，CT，特に3DCTによる評価が必須．関節窩の骨折の評価には特に有用．

❸ 単純X線検査のみるべきポイントを知ろう

- **前後像**：関節縁の骨折，頚部の傾き（glenopolar angle），体部骨折の有無．
- **軸位像**：骨頭と関節窩の適合性，肩峰・烏口突起骨折の有無．
- **スカプラY像**：肩甲関節窩と体部の角状変形，前後の転位．

❹ CTのみるべきポイントを知ろう

- 多発外傷に合併することが多く，体幹部外傷の評価とともに行う．
- 肋骨骨折，肺挫傷，血気胸，縦隔損傷，血管損傷の有無を合わせて評価する．
- 3DCTを行い，骨折の有無，転位の程度を評価する（☞p.75）．

❺ 肩甲骨骨折の分類を知ろう

- 肩甲骨骨折は，骨折部位により体部骨折，肩甲棘骨折，肩峰骨折，烏口突起骨折，関節窩骨折に分けられる（図2）．
- 包括的な分類にAO/OTA分類がある．骨折部位と程度により分類する．
- 関節窩骨折について，Ideberg-Goss分類が用いられることが多い（図3）[2]．

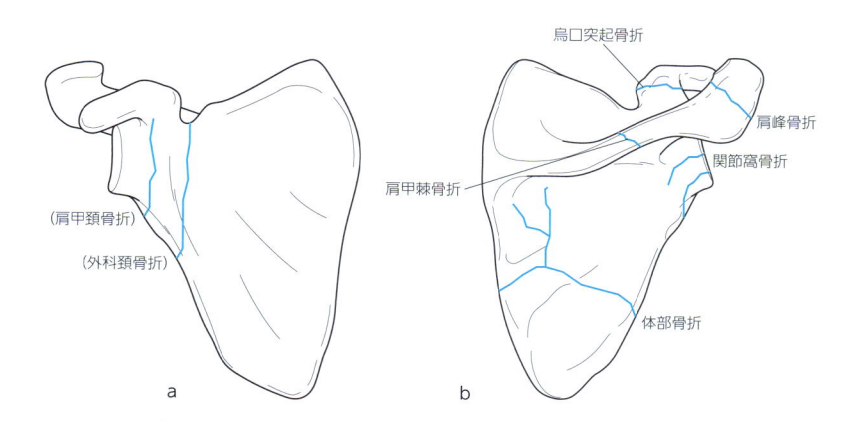

図2 肩甲骨·骨折の種類

a：前面，b：後面．

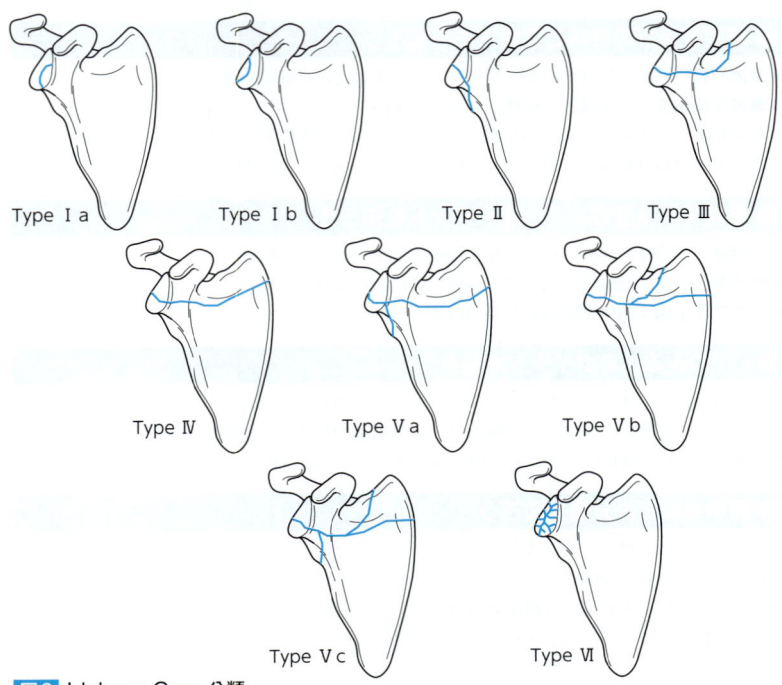

図3 Ideberg-Goss分類

関節窩骨折は肩甲骨骨折の10～30％を占め，なかでもtype Ⅰaが最も多い．
Type Ⅰa：関節窩前縁骨折．
Type Ⅰb：関節窩後縁骨折．
Type Ⅱ：骨折線が関節窩中央から肩甲骨尾側外側縁に向かう．
Type Ⅲ：骨折線が関節窩中央から肩甲骨頭側縁に向かう．
Type Ⅳ：骨折線が関節窩中央から肩甲骨内側縁に向かう．
Type Ⅴ：typeⅡ～Ⅳの組み合わせ．
Type Ⅵ：粉砕．

---

note **肩甲骨骨折の見逃しについて**

- 肩甲骨骨折は初診時の単純X線像での見逃しが43％に上ると報告されている[3]．
- CTでの検出率は上がるものの，多くは多発外傷に合併し，頭部外傷，肋骨骨折，肺挫傷などに目を奪われ，肩甲骨骨折を見逃すことがある．
- また，肩甲骨は全面に大きな筋肉が付着しており骨折しても転位が抑制される．
- 胸郭との間には肩甲下筋と前鋸筋が介在し機械的刺激による症状をきたしにくく，疼痛は比較的穏やかである．
- 疼痛が少ない分，患者の訴えが乏しく，骨折の見逃しが多くなることを知っておく[4]．

[日髙　洋，本田哲史]

肩甲骨骨折
肩甲骨骨折を治療しよう

! Check Point

✔ 手術適応となる肩甲骨骨折はかなり少なく，保存療法が可能なことが多い．

✔ 手術適応となる骨折を理解する．

✔ 晩期合併症の予防を主眼に治療を計画する．

❶ 肩甲骨骨折の単純X線像・CTでの転位の程度を評価しよう[1]

● 転位の評価（図1）．

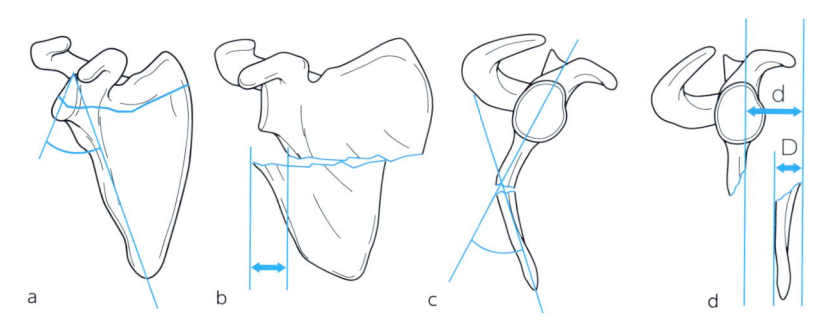

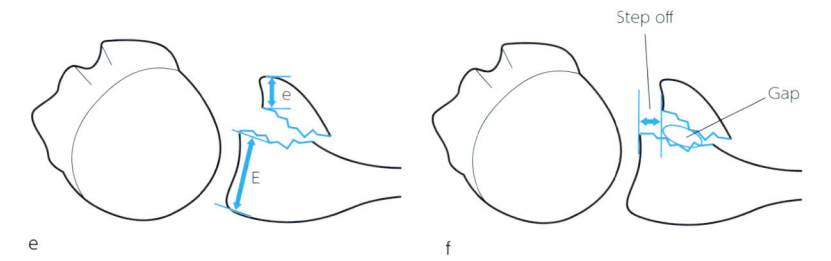

図1 転移の評価

a：Glenopolar angle[GPA（°）]：関節窩の上縁・下縁を結ぶ線と上縁と下角を結ぶ線のなす角．
b：内・外側転位（mm）：遠位骨片の最外側点と近位骨片の最外側点の間の距離．
c：角状転位（°）．
d：前後の転位（%）：d/D×100＝骨幅に対する前・後への転位の程度．
e：Glenoid involvement（%）＝関節縁骨片の幅（e）/関節面の幅（e＋E）×100．
f：関節面の転位：gap，step off．

❷ 肩甲骨骨折の各骨折の手術適応を知ろう[2,3]

- 烏口突起骨折，肩峰骨折：10mm以上の転位がある場合．
- 肩甲骨頚部骨折：GPA20°以下，60°以上（図1a）．
- 肩甲体部骨折：内・外側転位が20mm以上（図1b），角状転位45°以上（図1c），前後の転位100％以上（図1d）で手術を考慮する．
- 関節窩骨折：骨片が20～30％の関節面をもち（図1e），gapもしくはstep offが3mm以上（図1f）の場合．
- 同側の肋骨骨折を合併する場合：胸郭による外固定力が小さくなり，転位が大きくなることがある[1]．

---

note 肩甲帯部複合体の概念[3]

- 肩甲上腕関節は鎖骨，肩鎖関節（肩鎖靱帯），肩峰，肩甲骨関節窩，烏口突起，烏口鎖骨靱帯からなるリングに見立てられる骨と軟部組織により体幹に固定され，烏口肩峰靱帯により二次的な安定性を得るという概念であり，Gossらにより提唱された．
- リング状の複合体を肩甲帯部複合体（superior shoulder suspensory complex；SSSC）とよび，骨折や靱帯断裂でSSSC ring（図2）が2カ所以上で破綻すると肩甲帯が不安定となり肩関節機能障害をきたすため，1カ所以上の修復が望ましいとされる．
- Floating shoulder：肩甲骨頚部骨折と鎖骨骨幹部骨折の合併によりSSSC ringが2カ所以上で破綻し，肩関節と体幹の骨性の連続性が断たれた状態．
- 不安定性が強い骨折型では，鎖骨骨折，肩甲骨頚部骨折に対する内固定を検討する．

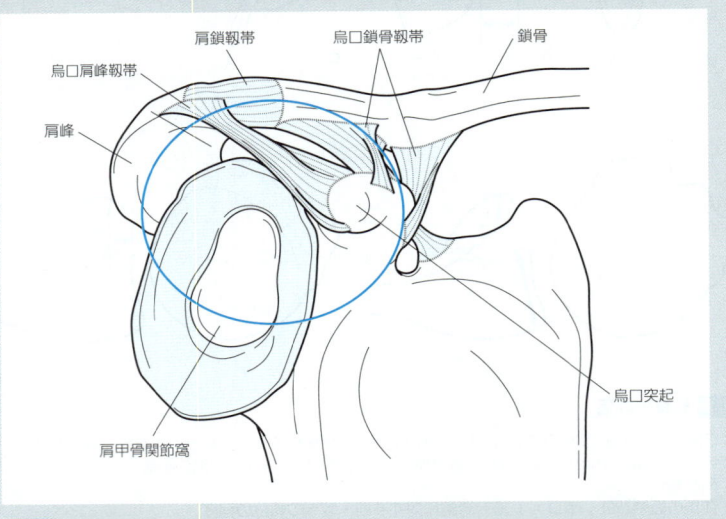

肩鎖靱帯　烏口鎖骨靱帯　鎖骨
烏口肩峰靱帯
肩峰
烏口突起
肩甲骨関節窩

図2 SSSC ring

> **note　肩甲骨骨折の手術適応について**
>
> - 手術適応基準については報告によりさまざまであり，いまだ絶対的な基準はない．
> - 手術を検討する際は，上記を基に患者の年齢，活動性，全身状態，局所の状態などを考慮し総合的に判断する．

❸ 肩甲骨骨折の保存適応を知ろう [2]

- 多くの症例で保存療法が適応となる．
  - 三角巾やスリングでの外固定（2週間，☞p.382）．
  - その後可動域訓練を開始し，他動では1カ月で，自動では2カ月での受傷前の可動域再獲得を目指す．
  - 3カ月で腱板機能，肩甲骨周囲の筋力の回復を目指す．

❹ 肩甲骨骨折の合併症を知ろう [1]

- **偽関節，変形癒合**：疼痛の遺残，外貌の変化．
- **関節症，腱板損傷**：疼痛，可動域制限．
- **可動域制限**：肩外転制限が生じやすい．

［日高　洋，本田哲史］

コラム
フレイルチェスト

(!) Check Point

✔ フレイルチェストは画像所見ではなく身体所見で診断する.
✔ 肺挫傷の程度がフレイルチェストの重症度を左右する.

❶ 病態を知ろう

● 上下連続した肋骨が2カ所以上で骨折する場合,上下連続した肋骨骨折に肋軟骨骨折を伴う場合,肋骨・肋軟骨骨折に胸骨骨折が合併する場合などに発生する[1].

● 周囲胸郭との連続性を失い,遊離したフレイルセグメントは,自発吸気時に胸郭が陰圧になることにより引かれて陥没し,呼気時に陽圧により膨隆する奇異な胸郭運動をする.これをフレイルチェスト(flail chest)とよび,呼吸時に空気が患側肺と健側肺を行ったり来たりして十分な換気ができない状態となる(図1).

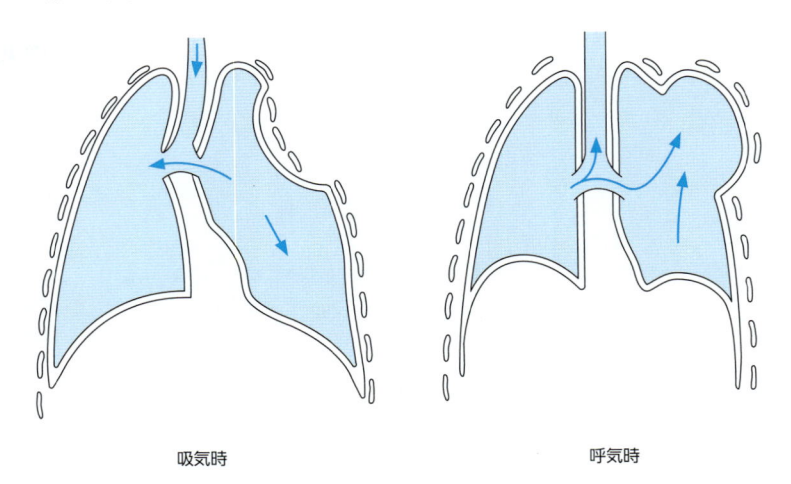

吸気時　　　　　　　　　　　　　　　呼気時

図1 フレイルチェスト

フレイルセグメントが吸気時に陥凹し,呼気時に突出する,奇異性呼吸となる.
吸気時に胸郭が拡大してもフレイルセグメントが陥凹して胸郭の体積変化が少なくなる.呼気時に胸郭が縮小してもフレイルセグメントが突出して胸郭の体積変化が少なくなる.気道を通して空気の行き来が制限され,患側肺と健側肺の間で空気が行ったり来たりして健全な呼吸ができない状態となり,これをpendelluft現象(振り子現象)とよぶ.

❷ 診断をしよう

● 胸郭の奇異性運動を視・触診で確認し，呼吸不全により診断する．
● 外傷初期診療のprimary surveyで身体所見から診断すべき病態であり，画像所見で診断するものではない．

❸ 治療をしよう

● 奇異性呼吸に呼吸不全を伴う際には速やかに挿管呼吸器管理を行う．
● 奇異性の呼吸は自然気道による胸腔内の陰圧により生じるため陽圧換気下では消失する．
● **内固定**：肋骨骨折部が安定するまで陽圧換気を続け，胸郭内の圧力で肋骨骨折部を安定化させる．
● **外固定**：肋骨骨折に対する観血的整復固定術を行い，胸郭外から肋骨骨折を固定する．
● フレイルチェストは，胸郭の奇異性呼吸運動により空気が左右肺の間を行ったり来たりしてしまい，健全な換気ができなくなり，重篤な呼吸不全に陥ることから早期に気管挿管を行い陽圧換気を行うことが勧められる．
● 一方で，呼吸不全に至る原因は胸郭の不安定性そのものではなく，強い外力が加わったことによる肺挫傷，疼痛による1回換気量の低下，気道内貯留物の排出障害が相互に関与する結果であるともいわれている[2]．
● 身体所見で奇異性呼吸運動を確認できなかったものの，X線像，CTでフレイルセグメントが指摘されるようなケースでは，動揺がないことを再度確認するとともに，呼吸不全が出現してこないか注意深く経過観察を行うことが重要である．
● フレイルセグメントに対する手術療法の有用性についてはいまだ一定の見解を得ていないが，人工呼吸器管理を要する重篤な胸郭動揺性を伴う患者において，肋骨骨折に対する観血的整復固定術が有用である可能性がある[3]．

---

note　診療科ごとの「内固定・外固定」

● 整形外科医は骨折観血的手術を内固定，キャストやスプリントによる固定を外固定とよぶ．内固定と聞けば手術療法を，外固定と聞けば保存療法を想起する．
● 呼吸器外科医は陽圧換気による保存療法を内固定，手術による肋骨の固定を外固定とよぶ．
● 診療科が変われば言葉の意味も変わることを知っておかないと話が噛み合わないことになるため注意が必要である．

［本田哲史］

上腕骨近位端骨折
手術適応を見極められるようになろう

! Check Point

✔ Neer分類（1 cmまたは45°以上のずれを確認する）を使って治療方針を決める.
✔ 絶対的手術適応は青壮年の大結節の転位, 外科頚骨折の転位が大きいもの, 開放骨折.
✔ 初診時に腋窩動脈損傷と後方脱臼を見逃さない.

❶ 総論：高齢者と若年者の違いを知ろう

● 全骨折の約4％で, 好発は高齢女性と若年男性[1].
● **高齢者**：立位から転倒して受傷→大腿骨頚部, 橈骨遠位端の次に多い脆弱性骨折[1].
● **若年者**：高エネルギー外傷→骨折が複雑で軟部組織損傷を伴う可能性がある[2].

❷ 解剖：腱板・動脈・神経を確認しよう（図1）

● 大結節は棘上筋, 棘下筋が付着, 小結節は肩甲下筋が付着[1].
● 上腕骨頭は後上腕回旋動脈からの血流がメイン[3].
● 腋窩神経は肩峰から5〜7 cm遠位の三角筋深層に存在する[2].

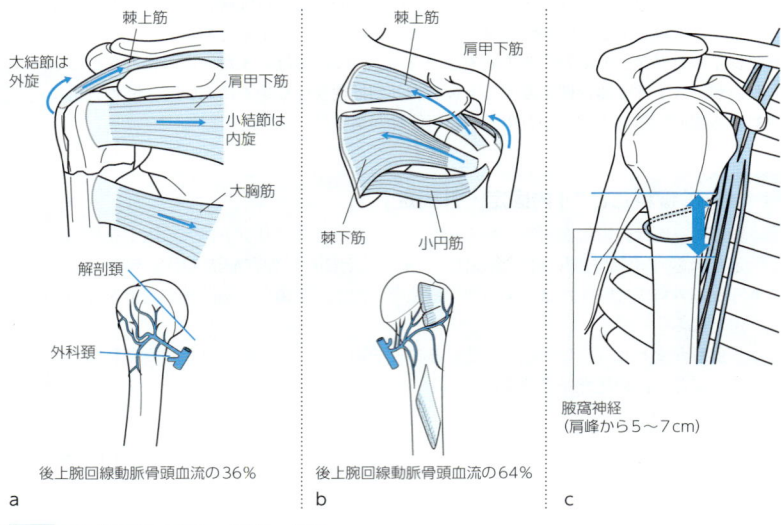

棘上筋
大結節は外旋
肩甲下筋
小結節は内旋
大胸筋
解剖頚
外科頚
後上腕回線動脈骨頭血流の36%
a

棘上筋
肩甲下筋
棘下筋
小円筋
後上腕回線動脈骨頭血流の64%
b

腋窩神経
（肩峰から5〜7cm）
c

図1 肩関節周囲の腱板・動脈・神経

a：前面, b：後面, c：外側.

❸ 合併症：腋窩動脈損傷と後方脱臼の見逃しに注意しよう

- **腋窩動脈損傷**：外科頚骨折で骨幹部の内側転位は上腕動脈損傷のリスクがあり，橈骨動脈の拍動を確認する→緊急手術が必要になる可能性がある．
- **肩関節脱臼**：整復が必須（☞p.421）→脱臼があれば緊急で整復が必要だが，脱臼骨折では骨折をずらさずに脱臼を整復することは難しく，観血的整復が必要になることもある．
- **肩関節後方脱臼**：X線像で後方脱臼を見逃しやすいので注意する．外旋制限＋正面像での上腕骨頭内旋位で疑う[4]．
- **腋窩神経損傷**：上腕近位外側の感覚障害を確認する→外来でフォロー．
- **腱板損傷**：急性期にMRI撮影までは不要→外来でフォロー．
- **骨頭壊死**：リスク因子はHertel's criteriaを参考にする[5]．

note　Herterl's criteria（骨頭壊死リスクの所見について）[5]

- Calcar length（骨頭骨片内側皮質長）＜8mm（骨頭骨片の解剖頚からの内側皮質の長さを確認する，図2a）．
- Medial hinge（頚部骨折内側の転位）＞2mm（骨頭骨片と骨幹部の内側ヒンジが残っているかどうか，図2b）．
- 解剖頚骨折．
- 上記すべて該当する場合には骨頭壊死リスクが非常に高いとされているが，スコア化したものは現時点では存在しない．

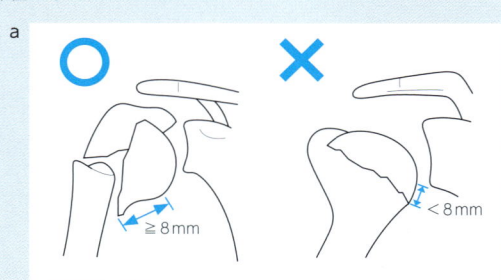

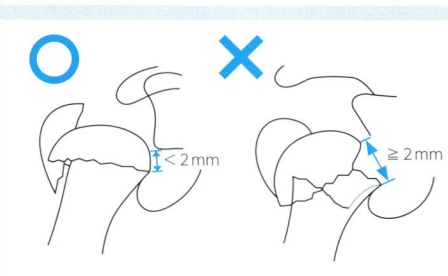

図2 Herterl's criteria

a：内側皮質が8mm未満はリスク，b：内側転位が2mm以上はリスク．

❹ 画像検査：コンサルト前に３DCTまで撮ろう

- ●X線検査：肩関節２方向（正面＋スカプラY像，図3）[1]．骨折で軸位は撮らない．
- ●CT：肩関節条件で撮影（MPR＋3D）．

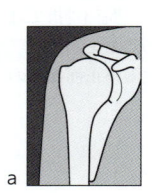 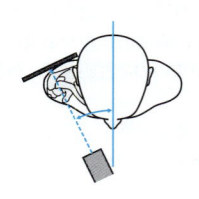　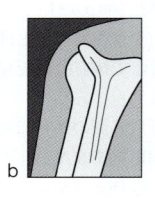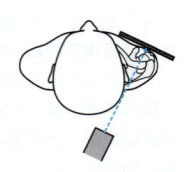

a　　　　　　　　　　　　　　　　　　　b

図3　肩関節２方向のX線検査

a：正面像．関節窩の接線方向に入射する．
b：スカプラY像．上腕骨頭・関節窩・烏口突起との位置関係を確認する．

❺ 骨折分類：まずはNeer分類で分けよう

▶ Neer分類（図4）[6]

- ●骨頭（解剖頚）・大結節・小結節・骨幹部（外科頚）の４部位に分ける．
- ●転位＝１cm以上または45°以上のずれとし，転位骨片数と脱臼の有無で分類する．
- ●骨折線があっても転位がなければ非転位型（1part）に分類する．

最小転位型 （1part）	2part	3part	4part
解剖頚			
外科頚	A B C		
大結節	＊		外反嵌入骨折
小結節			
前方			関節面骨折
後方			

脱臼骨折（前方・後方は表左端のラベル）

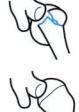

図4　Neer分類　　＊5mm以上で手術適応．　　（文献6を参考に作成）

▶ **AO/OTA分類**（図5）[2]

● Neer分類も使用して骨折型を3グループに分類する.
● **Type A**：関節外骨折および骨折線1本（≒2 part）.
● **Type B**：関節外骨折および骨折線2本（≒3 part）.
● **Type C**：関節内骨折または4 part.

Type A 間接外骨折＋骨折線1本 （≒2 part）	A1	A2	A3
Type B 間接外骨折＋骨折線2本 （≒3 part）	B1	B2	B3
Type C 間接内骨折または4 part	C1	C2	C3

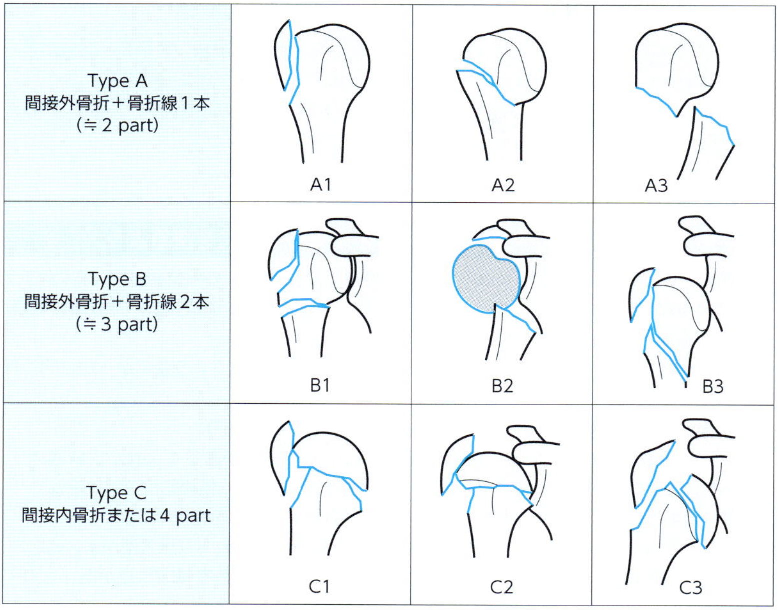

図5 AO/OTA分類　　　　　　　　　　　　　　　　　　　　（文献2を参考に作成）

❻ 保存療法：上腕骨近位端骨折の85％は保存療法であることを知ろう

● 保存療法が増加傾向であり，過去10年間では全体の約85％を占めている[7,8].
● 高齢者では保存療法の成績がよい. 早期振り子運動法（石黒法）が適応できる骨折型（安定型）であり，リハビリテーションができる場合は保存療法のよい適応である.

▶ **適応**[9]

● 1 part骨折（ずれが1 cm未満かつ45°未満）.
● 例外として，大結節骨折は5 mm未満，アスリートの場合は3 mm未満を基準とする報告もある[10,11].
● 2 part骨折のうち，骨頭骨片の内反角度が小さく嵌入しているもの，外科頚の転位が80％未満のもの[12].
● 3～4 part骨折のうち，骨頭骨片の内外反角度が小さく皮質同士が接触しているもの.

▶方法

● 肩関節拘縮予防として受傷後1週から早期振り子運動(石黒法)[13].

● 三角巾(＋バストバンド)固定は疼痛に応じて使用する. 現実的には1カ月程度は外固定を行う[1,2].

● 最初の1カ月間は転位が進行してこないか毎週X線像で確認する[1].

---

note 保存療法と手術療法の機能予後の差について

● 2015年にJAMAから発表された論文では, 保存療法と手術療法の術後2年成績に差はなかったと報告している[14].

● ただし, 手術適応を厳格にすれば, 手術療法後の成績がよいこともわかってきているため, 下記の手術療法の適応も参照されたい.

---

❼ 手術療法：骨頭壊死や再転位リスクを見極めて術式を決めよう

● 絶対的手術適応：大結節≧5mmの転位, 外科頚2 part≧80％の転位(特にX線スカプラY像での前方転位に注意)[12], 3〜4 part脱臼骨折, 骨頭骨折, 開放骨折, 神経血管損傷, 浮遊肩(floating shoulder), 多発外傷[1,2,15].

● 手術適応や術式は年齢・骨質・活動性・骨折型・骨頭壊死リスクの5要素から総合的に判断する[11,16].

▶内固定(open reduction and internal fixation；ORIF)

● プレート固定：2 part, 3 part骨折(頚部＋結節), 骨頭血流がある4 partがよい適応[17]. 外科頚骨折は内側皮質の保持が, 大結節骨折は解剖学的整復が, 術後転位予防に重要[15,18]. 年齢や活動性を考慮し, 腱板を障害したくない場合はプレートを選択する.

● 髄内釘：2 part(解剖頚を除く), 3 part骨折(頚部＋結節), 4 part外反嵌入型がよい適応[19]. 骨頭骨片を把持する(head anchoring)ための髄内釘刺入部である骨頭頂点が温存されていることが前提[20].

▶人工物置換

● 骨頭壊死リスクが高い場合(＝Hertel's criteria)が適応.

● 65歳以上の3, 4 part骨折ではリバース型人工肩関節置換術(reverse sholder arthroplasty；RSA)が推奨されるが[21], 三角筋が動かせる(腋窩神経損傷がない)ことが前提.

● 過去10年間で65歳以上ではORIFよりもRSAが増加している[7].

[木村依音, 松井健太郎]

上腕骨骨幹部骨折
上腕の解剖と治療方法を知ろう

! Check Point

✔ 95％の症例は保存療法で骨癒合を得られるとの報告があり，従来は保存療法が主体であった[1].

✔ MIPO法の開発やインプラントの改良により低侵襲かつ強固な内固定が可能となった[2].

✔ 早期社会復帰が望まれる成人では手術療法が主体になりつつある.

❶ 上腕の解剖と骨折型を知ろう

▶橈骨神経の走行と付着する筋肉の走行を確認する（図1）

● 骨折部位によって転位する方向が変わることを理解する.

● どの筋肉が作用して転位するのかを理解する.

● 橈骨神経は骨幹部背側を通る

➡ 三角筋付着部より遠位での骨折の場合は近位骨片が，三角筋付着部より近位での骨折の場合は遠位骨片が外転することで，橈骨神経が牽引され，橈骨神経麻痺につながることがある.

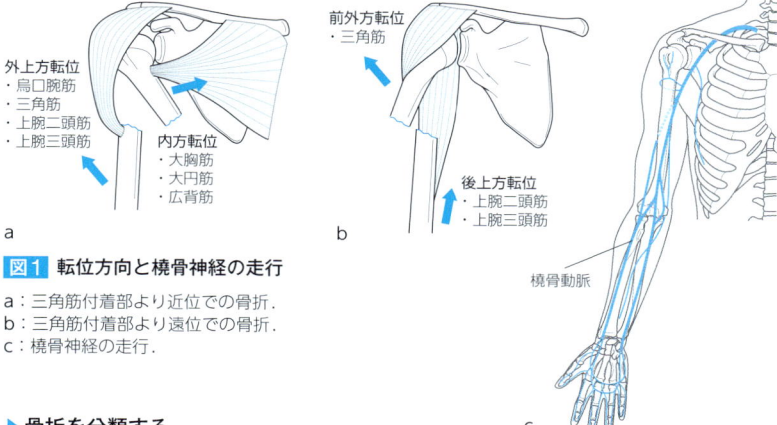

外上方転位
・烏口腕筋
・三角筋
・上腕二頭筋
・上腕三頭筋

内方転位
・大胸筋
・大円筋
・広背筋

前外方転位
・三角筋

後上方転位
・上腕二頭筋
・上腕三頭筋

橈骨動脈

a

b

c

図1 転位方向と橈骨神経の走行

a：三角筋付着部より近位での骨折.
b：三角筋付着部より遠位での骨折.
c：橈骨神経の走行.

▶骨折を分類する

● AO/OTA分類（図2）：
　・Type A：単純骨折.
　・Type B：楔状骨折. 主骨片同士の部分的接触がある.
　・Type C：粉砕骨折. 主骨片同士の接触がない.

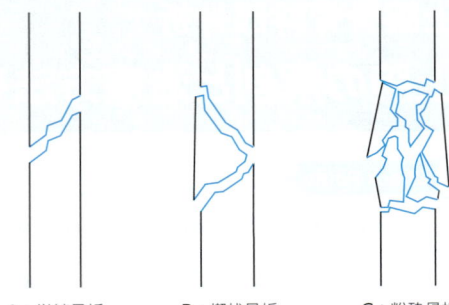

図2 AO/OTA分類 Type A：単純骨折 B：楔状骨折 C：粉砕骨折

❷ 保存療法と手術療法の特徴を知ろう

▶保存療法 [4]

- 中等度の角状変形（＜20°の前方凸変形，＜30°の内反変形），＜40°の回旋変形，<3cm の短縮，表1に示した手術適応を除き，保存療法が適応できる．
- 救急外来などでの初診時は，骨折部近位の上腕から前腕までL字splintを当て三角巾を用いて固定する．
- 体動時の疼痛が強い際は，弾性包帯やバストバンドを用いて体幹に固定する．
- **Desault's bandage法**（デゾー包帯固定，☞p.383）：
  - ・Desault's bandage法のみでも十分な固定力があり，骨折型によってはこれのみでもよい．
  - ・非整形外科医が初診にあたった際は，翌日以降の整形外科外来受診を指示する．
- **U字splint固定**（図3b）：
  - ・肘を90°に曲げ，上腕内側から肘，上腕外側にかけてU字splint固定をする．
  - ・首にかけたストッキネットや紐で手関節部をつり上げ，前腕の自重で上腕遠位を牽引する固定方法．
  - ・主に中央1/3より下部の骨折に使用する．
- **ファンクショナルブレース**（図3c）：
  - ・装具で，骨折部を含む軟部組織を圧迫した状態で筋収縮を促すことで，転位しようとする力を骨折部に対する牽引力と圧迫力に変換するSarmietoのhydraulic mechanism理論に基づく [3]．
  - ・初期の数週間はU字splint固定やハンギングキャストで固定し，その後プラスチック製のファンクショナルブレースに切り替えるのが一般的．
- **三角巾**（図3d）：
  - ・亀裂骨折などの軽度な骨折に使用する．
  - ・肩関節を三角巾で覆い，バストバンドなどを使用して体幹を固定することが多い．
  - ・肩と肘の位置関係に注意が必要．
- **ハンギングキャスト**（図3e）：
  - ・肘を90°に曲げて骨折部から前腕をキャストで固定し，U字splint固定と同様に，首からつり下げる．

・前腕のキャストの重さで上腕遠位を牽引することで整復位を保つ方法.
・夜間も体を起こした状態で上腕遠位への牽引を保つ必要がある.
・キャストが重すぎれば肩関節の亜脱臼や，骨折部の離開をきたす.特に高齢者では注意.

▶手術療法

● 手術には絶対的適応と相対的適応がある（表1）[4].

図3　保存療法

a：バストバンドも用いた
Desault's bandage法，
b：U字splint固定，
c：ファンクショナルブレース，
d：三角巾，
e：ハンギングキャスト.

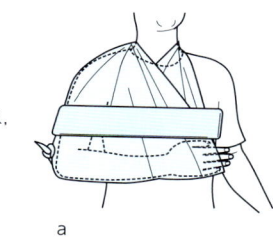
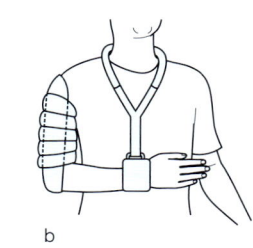

a　　　　　　　　　　　b

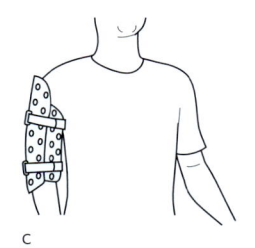
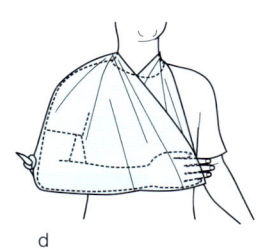
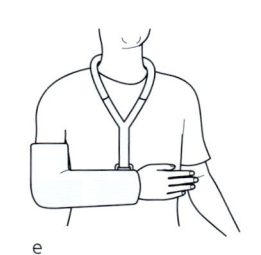

c　　　　　　　　　　　d　　　　　　　　　　　e

表1　絶対的適応と相対的適応

絶対的適応	相対的適応
・開放骨折 ・Floating shoulder/Floating elbow[*1] ・修復を要する血管損傷 ・両側上腕骨骨折（複数部位の骨折，多発外傷） ・（整復後に生じた）橈骨神経麻痺[*2]	・分節骨折 ・保存療法では整復位の保持が難しい症例 ・横骨折[*3] ・肥満 ・病的骨折 ・偽関節 ・神経学的欠損，パーキンソン病[*4] ・腕神経叢損傷 ・（受傷時からの）橈骨神経麻痺[*2]

＊1：一関節の近位と遠位の骨が同時に骨折し，関節が浮遊しているような安定性を失っている状態.
＊2：受傷時に橈骨神経麻痺をきたすことがあるが，高エネルギー外傷による直接的な神経損傷例などを除き多くは一過性. 受傷時，来院時には存在しなかった橈骨神経麻痺が整復後に生じた場合，骨片間に橈骨神経が挟まれた可能性があるため，手術により確認する必要がある.
＊3：骨片間の接触面積が少なく骨癒合しにくい. 整復位の保持が難しく，回旋変形をきたしやすいため手術適応とすることが多い.
＊4：パーキンソン病患者は健常人と比較して，転倒リスクが高く，再転倒による骨折部の転位やその転位によって開放骨折に至る可能性もあるため，手術療法を検討する[5].

❸ プレート固定と髄内釘のそれぞれの特徴を知ろう

- プレート固定，髄内釘，それぞれの特徴を理解し固定方法を決定する.
- プレート固定と髄内釘固定のどちらを用いるかの絶対的な適応基準はなく意見の一致は得られていない.
- 腱板，骨頭軟骨への影響を考慮し，若年者や髄腔が狭く髄内釘が挿入できない例はプレート固定，それ以外は髄内釘固定がよい適応.

▶プレート固定

- 従来のプレート固定と低侵襲プレート固定術（minimally invasive plate osteosynthesis；MIPO法，図4）がある.
- アプローチは前方進入法と後方進入法がある.
- どちらも橈骨神経の走行を考慮しながら，保護することが重要.
- 前方進入法は仰臥位で行い，後方進入法は側臥位・腹臥位で行う.
- **利点：**
  ・肩関節への影響が少ない.
  ・従来法は骨折部を直視下に整復できる.
  ・髄腔が狭い症例でも適応可能.
- MIPO法は前方進入法を低侵襲に行う術式であり，骨折部を直視下で整復しないため，骨折部周辺の血行温存ができ，従来のプレート固定より合併症率は低く，機能成績が良好[6].
- **合併症：**偽関節（2.8〜21％），医原性橈骨神経麻痺（6.5〜12％），感染（0.8〜2.4％）[7].

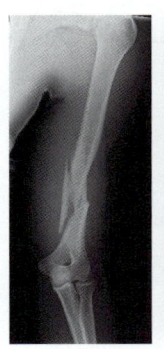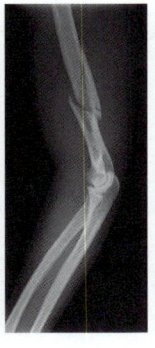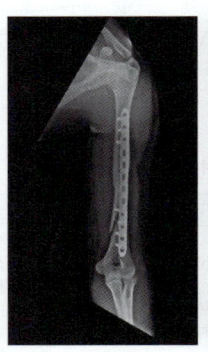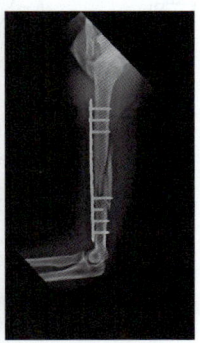

a   b

図4 MIPO法によるプレート固定

a：術前X線正面像（左），側面像（右）.
b：術後X線正面像（左），側面像（右）.

▶髄内釘固定（図5）

- 成人の骨折では横止め髄内釘固定が一般的.
- Elastic nailは小児の骨折で適応されることが多い.

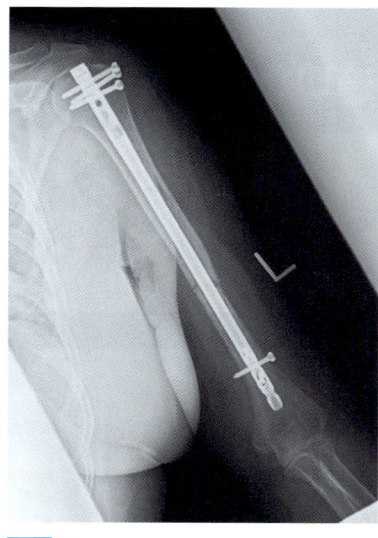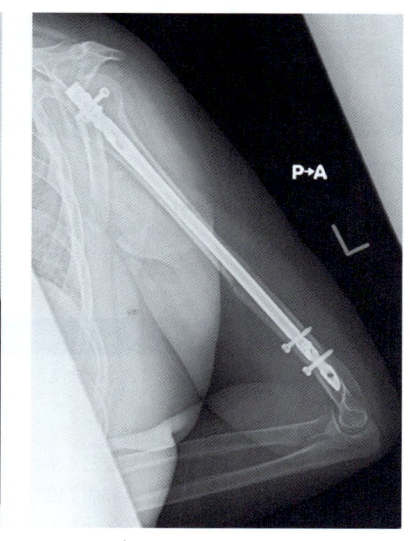

図5 横止め髄内釘固定

- ●**利点**：
  - ・骨折部を直接操作せずに固定が可能．
  - ・骨折部周辺の骨膜を温存できる．
  - ・分節型や病的骨折に有用．
- ●**欠点**：
  - ・順行性に髄内釘を挿入する際に腱板や上腕骨頭軟骨の損傷を伴い，肩関節痛や可動域制限の原因となる可能性がある．
- ● Rotator intervalから髄内釘を挿入することで，腱板損傷を避ける手術方法もある．
- ●**合併症**：偽関節（2〜17.4％），医原性橈骨神経麻痺（2.7〜5％），感染（0〜4％）[7]．

[橋本真典，本田哲史]

上腕骨遠位部骨折
肘関節の機能を知り，適切な治療をしよう

(!) Check Point

✔ 骨折の2～6％で，成人の肘関節周囲骨折の30％と比較的まれな骨折である[1]．
✔ 骨折は若年男性と高齢女性に多い[1]．

❶ 肘関節の機能を知ろう

●肘関節には可動性と支持性の2つの機能がある．
▶**可動性**[2,3]
●**日常生活における肘関節可動域：**
　・**食事，飲水，携帯電話の使用など**：屈曲130°以上．
　・**洗髪や後ろ髪をとかす行為**：屈曲140°以上．
　・**キーボードタスク（例：ピアノ，PC）**：回内55°以上．
　・**ドアを開ける**：回外60°以上．
●**肘関節外傷の治療目標とすべき可動域：**
　・**肘関節屈曲**：130°．
　・**前腕回内**：55°．
　・**回外**：60°．
▶**支持性**
●体幹・下肢の筋力が低下した高齢者の場合，座位からの立ち上がりの際に上肢による体幹の支持やプッシュアップの力を必要とすることがある（図1）．
●高齢者においては，上肢の関節も第二の荷重関節と考え，支持性を求める必要がある．

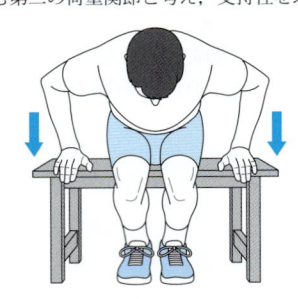

図1 座位からの立ち上がり動作

❷ 肘関節の機能を考慮して適切な治療方法を提案しよう

●肘関節の機能である可動性と支持性を両立させるため，手術による早期の可動域訓練開始と強固な固定が推奨される[4]．

- 一方で，保存療法でも高齢者においては重篤な合併症なく良好な機能予後を得られるとの報告もあり，保存療法，手術療法双方の適応を見極める必要がある[5]．

❸ 保存療法の適応と方法を知ろう

▶適応[4, 6, 7)]

- 肘関節脱臼整復後に不安定性がないAO/OTA分類type A1（内側上顆骨折，外側上顆骨折）．
- 高齢者の転位のない骨折．
- 手術療法に同意を得られない場合．
- 全身状態が不良で手術療法を行えない場合．
- 軟部組織の状態が不良であり手術療法に適さない場合．

▶治療方法

- 上腕〜肘〜前腕〜手関節までのキャスト固定（brachial-antebrachial-palmar cast；BABP cast，above elbow cast；AE cast，図2）を行う[5]．
- 6週間の外固定が推奨[5]されているが，関節拘縮防止のため，骨折部の不安定性や患者の理解度など考慮のうえ，可及的早期に可動域訓練を開始する[8, 9)]．

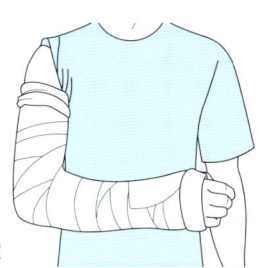

図2　キャスト固定

❹ 手術療法の種類を知ろう

- 強固な固定と早期の可動域訓練が重要．

▶スクリュー固定・tension band wiring固定（cerclage compression wiring固定）

- AO/OTA分類type A，B（関節外骨折，部分関節内骨折）において，骨質が良好である場合，スクリューやtension band wiring法での固定が可能．
- プレート固定よりも侵襲が少なく，手術時間も短く，手技も簡便．また，プレートと比較して材料費が安価であり，費用対効果は高い[10, 11)]．

▶プレート固定（図3）

- 最も多く行われる固定方法．
- 高齢者では骨質が不良であることが多いため，角度安定性のあるロッキングプレートを使用することが望ましい．
- 内側，外側あるいは後外側に設置するアナトミカルプレートを用いて固定する．
- 顆部骨片は小さいことが多く，十分な本数のスクリューを骨片に挿入できない可能性もある．

- 綿密な術前計画が必須.
- 関節面の整復に際し，必要であれば肘頭の骨切りを行い，関節面を直視下に整復して固定

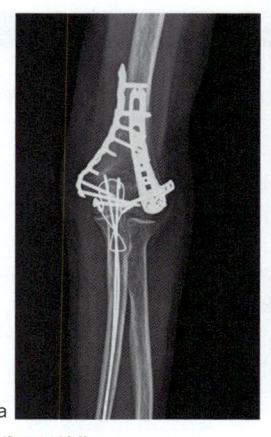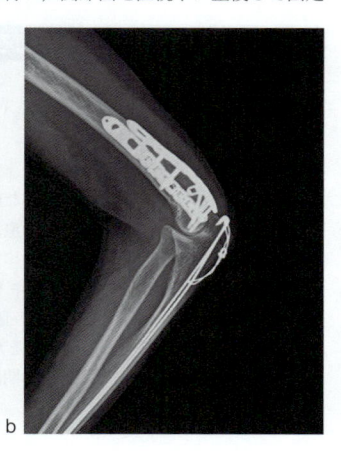

a　　　　　　　b

図3 プレート固定術のＸ線像

a：正面像，b：側面像.

する.

▶人工肘関節置換術（図4）

- 高齢者の骨接合不能な粉砕骨折や，関節リウマチなどの関節炎の合併症例では一期的な人

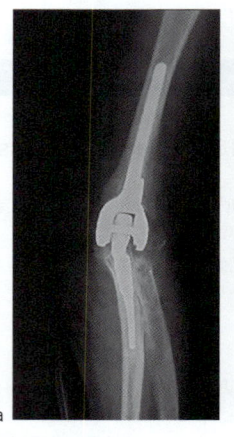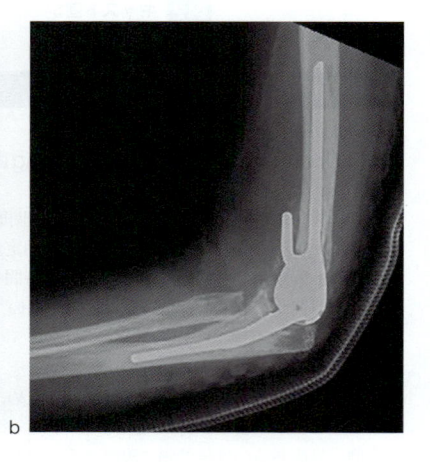

a　　　　　　　b

図4 人工肘関節置換術のＸ線像

a：正面像，b：側面像.
　工肘関節置換術も考慮する[12].

[橋本真典，本田哲史]

尺骨近位部骨折
肘関節脱臼骨折の対処方法を知ろう

⚠ Check Point

✔ 肘頭骨折はMayo分類，鉤状突起骨折はO'Driscoll分類で治療を決めていく．

✔ 靱帯損傷の評価は，屈曲伸展，回内外，内外反で評価する．

✔ Terrible triad injuryなどの複雑な損傷は手術が必要．

❶ 解剖：複雑な靱帯構造まで把握しよう[1]

● 尺骨は上腕骨軸に対して10〜15°外反．

● 3つの関節：①腕橈関節，②腕尺関節，③近位橈尺関節（proximal radioulnar joint；PRUJ）．

● 2つの運動：①屈曲伸展，②前腕回旋．

● 筋肉：上腕骨内側上顆に前腕屈筋群，上腕骨外側上顆に前腕伸筋群が付着する．

● 内側側副靱帯（medial collateral ligament；MCL，図1）：前斜走線維束，後斜走線維束，横走線維束からなる．

● 外側側副靱帯（lateral collateral ligament；LCL，図2）：外側尺側側副靱帯，橈側側副靱帯，輪状靱帯からなる．

● 前方関節包靱帯複合体（anterior capsuloligamentous complex；ACLC）：前外側線維束（anterior lateral band），前内斜走線維束（anterior medial oblique band），前横走線維束（anterior transverse band）からなる[2]．

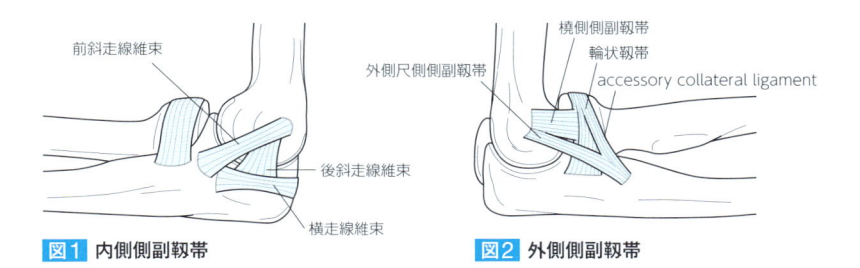

前斜走線維束　　後斜走線維束　　横走線維束

橈側側副靱帯　　輪状靱帯　　外側尺側側副靱帯　　accessory collateral ligament

図1　内側側副靱帯　　　　図2　外側側副靱帯

❷ 骨折診断：脱臼骨折は靱帯評価までしよう

● 画像検査：2方向（正面・側面）．臨床的に骨折を疑えば単純CTで精査を考慮する．

● 肘関節脱臼：脱臼の項を参照（☞ p.422）．緊急で整復をした後にストレステストで靱帯の不安定性を評価する．整復後はスプリント固定3週間．

> **note** **ストレステストについて**[3]
>
> ● 肘関節の屈曲・伸展・内外反と前腕の回内外の4動作を行い，何度で再脱臼するかを確認する．
> ● **具体的なチェック項目**：
>   ① 肘関節は求心位可動ができるか．
>   ② 伸展何度で亜脱臼が生じるか．
>   ③ 回外・回内ストレスでどうなるか．
>   ④ 内外反ストレスでどうなるか．

❸ 肘頭骨折：基本的に手術をしよう

● **頻度**：全上肢骨折の10%[4]．
● **受傷機転**：転倒による直達外力，上腕三頭筋による牽引．
● 肘頭脱臼骨折についてはnote参照（☞ p.95）．初療ではブロック下に整復後，安定していれば外固定で手術待機．不安定な場合は『④複合性肘関節不安定症』を参照（☞ p.95）．
● **画像検査**：肘関節単純X線正面像と側面像で評価する．
● **分類**：Mayo分類を使用し，転位と粉砕と腕尺関節の不安定性で分類する（**図3**）[5]．
● **治療**：
  ・単純骨折にはcerclage compression wiring固定（tension band wiring固定）を行う．
  ・粉砕骨折，滑車切痕中央より遠位の骨折，肘頭脱臼骨折の場合はプレート固定を考慮する．
  ・活動性が非常に低く，肘の伸展機構が残っている場合は保存療法も選択肢となる．
  ・保存療法は1～2週間のスプリント固定後に他動運動を開始し，6週後から自動運動を開始する[6〜8]．

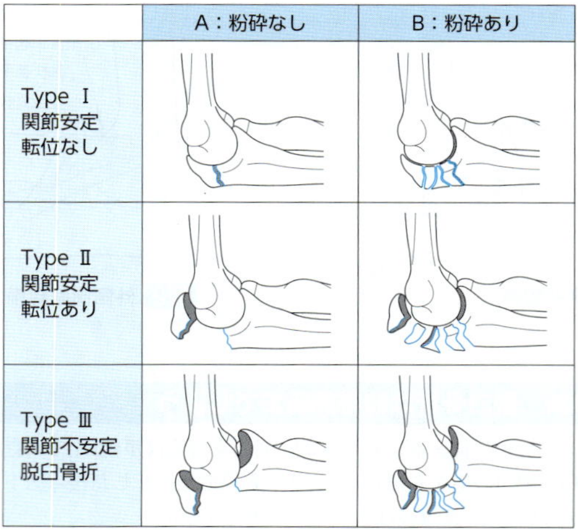

	A：粉砕なし	B：粉砕あり
Type Ⅰ 関節安定 転位なし		
Type Ⅱ 関節安定 転位あり		
Type Ⅲ 関節不安定 脱臼骨折		

図3 Mayo分類

note 肘頭脱臼骨折について

- 肘頭脱臼骨折には，Monteggia骨折（☞p.104）とolecranon fracture dislocation（OFD）がある．
- 分類には下記のものがある（図4）．なお，Monteggia骨折の肘頭脱臼骨折合併パターンは，type P-Ⅱに該当する．
  - ・Type A-Ⅰ：滑車切痕の再建．
  - ・Type A-Ⅱ：滑車切痕と橈骨切痕の再建±輪状靱帯修復．
  - ・Type P-Ⅰ：滑車切痕の再建とACLCや側副靱帯複合体の修復．
  - ・Type P-Ⅱ：A-ⅡやP-Ⅰの手術±橈骨頭・頚部の再建．

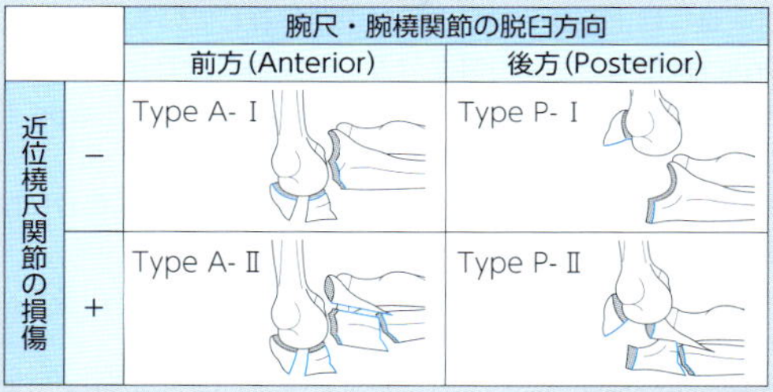

		腕尺・腕橈関節の脱臼方向	
		前方（Anterior）	後方（Posterior）
近位橈尺関節の損傷	−	Type A-Ⅰ	Type P-Ⅰ
	＋	Type A-Ⅱ	Type P-Ⅱ

図4 肘頭脱臼骨折の森谷・今谷分類

（文献8を参考に作成）

❹ 複合性肘関節不安定症：3つに分類しよう

- **複合性肘関節不安定症**：鉤状突起骨折，肘頭骨折，橈骨頭骨折などに加え，靱帯損傷を合併したもの[3]．
- **画像検査**：単純X線検査（できれば4方向）＋CT．
- **ストレステスト**：前頁noteを参照（☞p.94）．
- 脱臼骨折を伴っていることがほとんどで，初期治療が必須．
- **初期治療**：ブロック下に整復後，安定していれば外固定で手術待機．不安定であればKirschner鋼線（K-wire）固定もしくは創外固定をして，手術待機とする[9]．
- **分類**：受傷機転から3つのタイプに分類する（表1）[6, 10]．OFDはさらに森谷・今谷分類も参考にする（図4）．

表1 複合性肘関節不安定症の分類

	骨折型	受傷機転
Terrible triad injury = valgus posterolateral rotatory instability（PLRI）	肘関節脱臼 鉤状突起骨折（O'Driscoll typeⅠ） 橈骨頭骨折	肘関節伸展＋回外位で手をつく→肘関節が外反・外旋・軸圧
Varus posteromedial rotatory instability（PMRI）	肘関節脱臼 鉤状突起骨折（O'Driscoll typeⅡ）	膝関節屈曲＋回内位で手をつく→肘関節が内反・内旋・軸圧
Olecranon fracture dislocation（OFD）	肘関節脱臼 肘頭骨折 ±鉤状突起骨折（O'Driscoll typeⅡ）	肘屈曲位での直接外力→PRUJが無傷のまま前腕が前方へ脱臼 後方脱臼は高齢者の低エネルギー外傷

- ●治療：
  - ・求心性運動ができる肘を再建することが目標.
  - ・①肘頭, ②鉤状突起, ③橈骨頭, ④外側靱帯機構, ⑤内側靱帯機構の5つを修復していく.
  - ・術後の肘関節拘縮を予防するために早期可動域訓練が重要[3, 11].

❺ 鉤状突起骨折：O'Driscoll分類で手術方針を決めよう

- ●**頻度**：鉤状突起骨折の単独損傷はまれ. 脱臼骨折の2〜15％に合併する[6].
- ●**Regan-Morrey分類**[12]：骨片の大きさで分類（図5）.
  - ・Type Ⅰのtipには靱帯の付着なし.
  - ・Type Ⅱには前方関節包や輪状靱帯が付着している.
  - ・Type Ⅲには上腕筋や前斜走線維束が付着している.
- ●**O'Driscoll分類**[10]：より詳しい部位と受傷機転で分類（図6）.
- ●**受傷機転**：O'Driscoll分類type ⅠはPLRIメカニズム, type ⅡはPMRIメカニズム, typeⅢはOFDメカニズムによる受傷とおおまかに分けられる[6, 13].
- ●**画像検査**：単純X線検査2方向（正面・側面）. 疼痛が続く場合にはMRIで靱帯損傷を評価する.
- ●**治療**：
  - ・一般的に, 複合性肘関節不安定症を伴っていることが多く, 前方関節包の安定化を得るために固定を行うことが多い.
  - ・O'Driscoll分類別の治療方針に従う[6, 13].

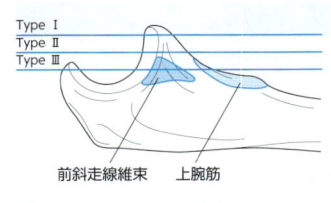

前斜走線維束　　上腕筋

図5 Regan & Morrey分類

Type		Subtype
Ⅰ：Tip 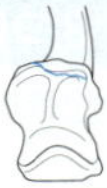		1：≦2mm 2：＞2mm
Ⅱ：Anteromedial 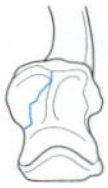		1：Anteromedial rim 2：Anteromedial rim + tip 3：Anteromedial rim + sublime tubercle（±tip）
Ⅲ：Basal 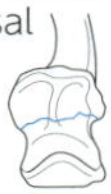		1：Coronoid body and base 2：Transolecranon basal coronoid

図6 O'Driscoll分類

---

note　O'Driscoll分類別の簡易的な治療方針[11, 13]

- ●**Type Ⅰ**：骨片が2mm以上なら必要に応じてLasso法やアンカーで前方関節包ごと固定する.
- ●**Type Ⅱ**：骨片が5mm以下ならLCL修復, 6mm以上なら前内側骨片をバットレスプレートで固定する.
- ●**Type Ⅲ**：後方からのラグスクリュー固定およびプレート固定を行う.

［木村依音, 黒住健人］

橈骨近位部骨折
橈骨近位端骨折の分類と手術適応を知ろう

> **!** **Check Point**

✔ 橈骨近位部骨折には，橈骨頭骨折と橈骨頚部骨折がある．
✔ 転倒して肘関節伸展位で手をついて受傷することが多い．
✔ 橈骨近位部骨折は平均受傷年齢45歳，2.5人/1万人/年，救急外来受診患者の0.2％[1]．

❶ 解剖を知ろう

● 肘関節には生理的外反があり，橈骨近位部は前腕回外運動と肘関節内外反動揺性にかかわる．
● 肘伸展位で軸圧を加えると，60％の荷重が腕橈関節にかかる[2]．

❷ 分類を知ろう

● 骨折の分類には，MorreyやHotchkissが改変したMason分類（表1）が用いられる[3]．
● 骨片の数が3つ以内の場合は内固定術，4つ以上の場合は人工橈骨頭置換術の成績がよい[4]．

表1 Mason分類とその治療方法

分類	定義		治療方針	固定方法
Type I		転位なし or 2mm未満 前腕回内外でmechanical blockなし	保存療法	1週間前腕中間位で上肢L字splint固定後，自動肘屈伸と前腕回内外運動をする
Type II		・2mm以上の転位あり（2～5mmを許容することも） ・頚部の角状変形が ① 15°未満 ② 15°以上	①保存療法 ②血腫ブロックもしくは腕神経叢ブロックで鎮痛後前腕回内外運動 →可動域制限がない，もしくはその可動域で患者が満足すれば保存療法 上記でなければ手術	保存療法はtype Iに準じる 手術方法はヘッドレススクリューやピンを用いた固定 頚部骨折を伴っている場合はプレート使用や人工橈骨頭置換術
Type III		粉砕や転位があり，回内外でmechanical blockがある	手術療法	プレート固定術または人工橈骨頭置換術
Type IV		肘関節脱臼を伴った橈骨頭骨折	橈骨近位部単独骨折ではないので他項を参照（☞p.93）	橈骨の固定方法に関しては，上記に準ずる

❸ 合併症を知ろう

- **肘関節可動域制限**：骨片の転位により生じる.
- **靱帯損傷**：Mason分類typeⅡ，Ⅲの54％に内側側副靱帯損傷，80％に外側側副靱帯損傷を合併[5]，100％に骨間膜損傷を合併している（Essex-Lopresti骨折，terrible triadなどに注意する）➡肘関節内外反ストレステストや，遠位橈尺関節の圧痛の有無をチェックする.
- **後骨間神経麻痺**：下垂指（drop finger）になる. 後骨間神経は橈骨頚部付近（近位端から4〜6cmの位置）を通過する. 骨片による損傷や，手術操作で損傷する可能性がある. 回内位で橈骨と後骨間神経の距離ができるため，術中は回内位で操作をする.

❹ 治療の実際を知ろう

- 保存療法の例（図1）.
- 手術療法の例（図2）.

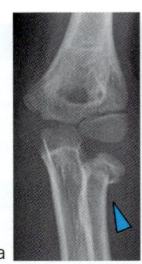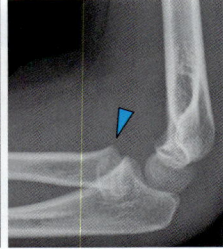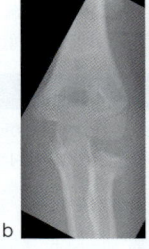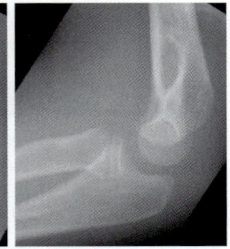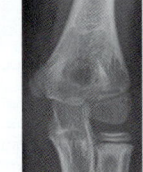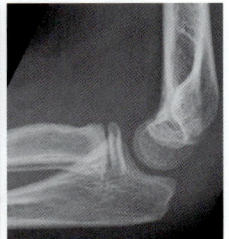

図1 保存療法の例

10歳男児. 転倒時に左手をついて受傷.
a：▲（矢頭）に示すように転位のある橈骨頚部骨折がある.
b：徒手整復後. 転位は残存しているが許容と判断した.
c：受傷から3カ月. 骨癒合しており，アライメントは改善している. 肘に関しての愁訴はない.

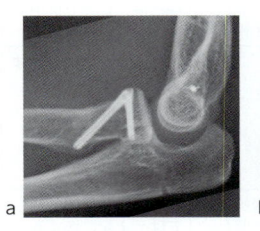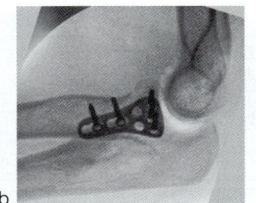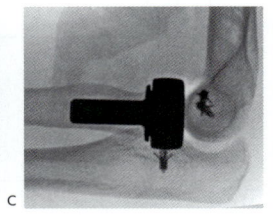

図2 手術療法の例　a：ヘッドレススクリュー固定後の単純X線像.
b：プレート固定後の単純X線像.
c：人工橈骨頭置換術後の単純X線像.

［大田聡美，黒住健人］

橈骨/尺骨骨幹部骨折
骨折治療は絶対的安定性を目指そう

！ Check Point

✔ 前腕骨骨折は全骨折のなかで1～2％.
✔ 手術の前後でコンパートメント症候群に注意する.
✔ 絶対的安定性での内固定を目指す.

❶ 解剖：前腕骨の解剖学的特徴を知ろう

● 橈骨と尺骨は前腕の回内外運動を行うという解剖学的特徴がある（☞p.111）.
● 回内外運動は前腕の回旋運動であり，肘関節の運動ではない.
● 橈骨が尺骨を軸に回旋することで，前腕の回内外運動ができるようになっている（図1）.
　➡ 他部位の骨幹部骨折と異なり，正常な前腕回内外運動を獲得するために，関節内骨折と同様に，解剖学的に整復し絶対的安定性固定を行う.
● 橈骨と尺骨は近位橈尺関節，骨間膜，遠位橈尺関節で連結しており，長軸方向の安定性には橈骨頭，骨間膜（そのなかでも特にcentral band），三角線維軟骨複合体（triangular fibrocartilage complex；TFCC）が寄与している（図2）.
● 橈骨の近位1/3に回外筋，中央1/3に円回内筋が付着しているため，骨折部の位置によって転位様式は異なる.
　・近位1/3での骨折：回外筋の力によって橈骨近位が回外位，遠位は回内位となる.
　・中央1/3での骨折：円回内筋の力によって橈骨近位は中間位，遠位は回内位となる.

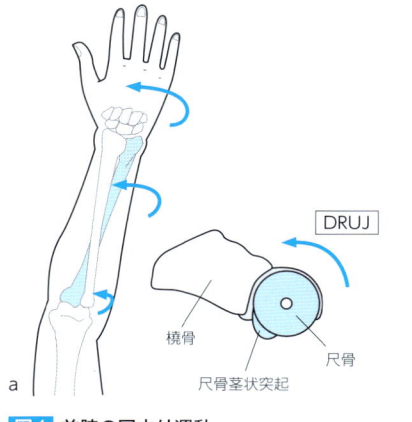
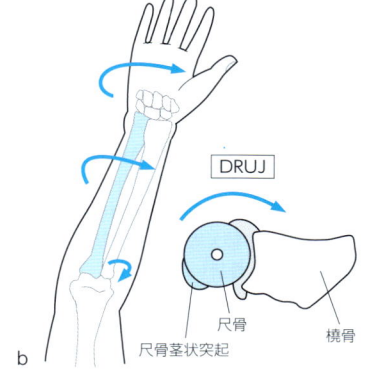

図1 前腕の回内外運動
a：回内，b：回外.

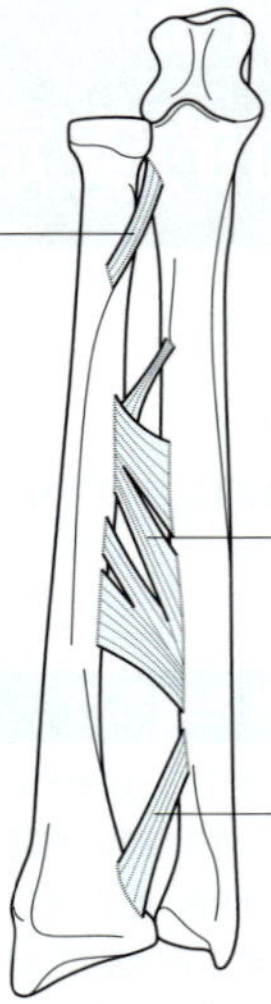

近位斜索

Central band

遠位斜索

図2 前腕の骨間膜

❷ 手術適応を見極めよう

- 前腕単純X線像2方向を疼痛部位を中心に撮影することで骨折を診断することは容易.
- 隣接関節の脱臼を見逃さないように必要に応じて肘関節, 手関節の単純X線検査を追加する.
- 遠位2/3の尺骨単独骨折＋50％以下の転位＋10°以内の屈曲転位
  - ➡保存療法も選択肢になりうる[3]. これ以外は関節内骨折と同様に観血的整復固定が原則.
- **開放骨折**:
  - ・開放創があれば同日に洗浄, デブリドマンを行う.
  - ・Kirschner鋼線(K-wire)による髄内釘固定を考慮する.
- **コンパートメント症候群**(☞p.286):
  - ・特に遠位骨幹部骨折で起きやすい.
  - ・上肢のコンパートメントの74％は前腕骨折が原因となっている[2].
  - ・筋区画内圧が高値であれば, 筋膜切開術を行う.
- **Monteggia骨折**(☞p.104):
  - ・尺骨骨幹部骨折＋橈骨頭(腕橈関節)脱臼.
  - ・肘関節単純X線像で橈骨頭の脱臼を評価する.
- **Galeazzi骨折**(☞p.108):
  - ・橈骨骨幹部骨折＋尺骨遠位端(遠位橈尺関節)脱臼.
  - ・手関節単純X線像で尺骨頭の脱臼を評価する.
- **Essex-Lopresti骨折**(図3):
  - ・橈骨頭骨折＋骨間膜損傷＋遠位橈尺関節(distal radioulnar joint；DRUJ)損傷.
  - ・前腕全体のX線像で橈骨頭骨折, 尺骨遠位端を評価する.

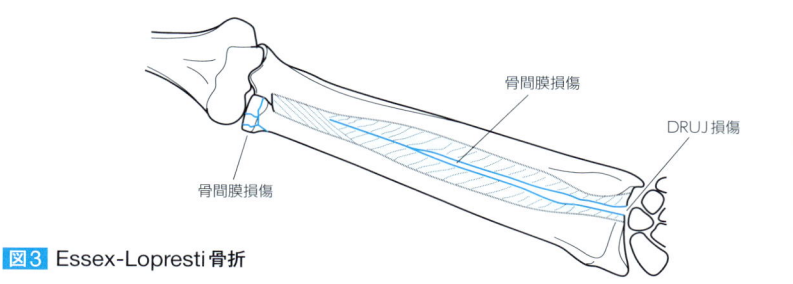

骨間膜損傷

DRUJ損傷

骨間膜損傷

図3 Essex-Lopresti骨折

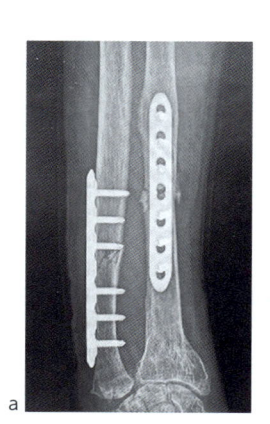 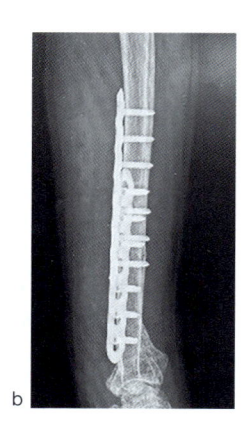

a b

図4 橈尺骨プレート固定
a：正面像，b：側面像.

▶内固定について

● プレートによる絶対的安定性での内固定（図4）が原則.
● スモールlocking compression plate（LCP）で，近位骨片・遠位骨片にそれぞれ3本，合計6皮質を通過するようにスクリューを挿入する.
● 絶対的安定性での内固定を行うため，プレートを使ったダイナミックコンプレッション法やラグスクリュー法などのAO法を骨折型に応じて適用する.

> **note** 　**手術のタイミングについて**
>
> ● 前腕骨幹部骨折ではopen reductionによる内固定を基本とするため，ほかの骨幹部とは異なり術前の軟部組織の腫脹の程度が手術のタイミングに大きく影響する.
> ● 骨折手術のベストタイミングは受傷直後ではあるが，腫脹が落ち着くまで待機しなくてはならない場合がある.
> ● 不安定性がとても強い場合は，骨折部の一時的な安定化を目的に髄内にK-wireを挿入した状態で待機し，腫脹が落ち着いてからプレートによる内固定に変える選択肢もある.

❸ アプローチ法を知ろう

- 橈骨，尺骨はそれぞれ別々に展開する．

▶橈骨掌側アプローチ（Henryアプローチ，図5）

- 橈骨茎状突起と上腕二頭筋腱外側を結ぶ線上に皮切を置く．
- 腕橈骨筋と橈側手根屈筋の間から深部を展開する．
- 深部は回外筋，円回内筋，長母指屈筋の間を剥離して骨折部までアプローチする．
- 特に橈骨近位の展開では，前腕を回外位にして回外筋を橈骨付着部から剥がして後骨間神経損傷を予防する．

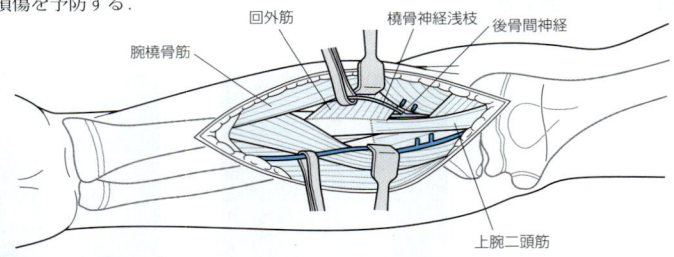

図5 Henryアプローチ

▶橈骨背側アプローチ（Thompsonアプローチ，図6）

- Lister結節と上腕骨外側上顆を結ぶ線上に皮切を置く．
- 短橈側手根伸筋，総指伸筋の間から深部を展開する．
- 深部は短母指伸筋，長母指外転筋の間を剥離して骨折部までアプローチする．
- 長母指外転筋は斜めに横切るため，骨折部の位置によって近位を展開するのか，遠位を展開するのか判断する．
- 円回内筋も橈骨深層に付着しているため，必要に応じて円回内筋を剥離してプレートを設置する．
- 近位では筋間が不明瞭のため，遠位から展開するか，手指や手関節を動かして筋肉の動きで判断するのもよい．

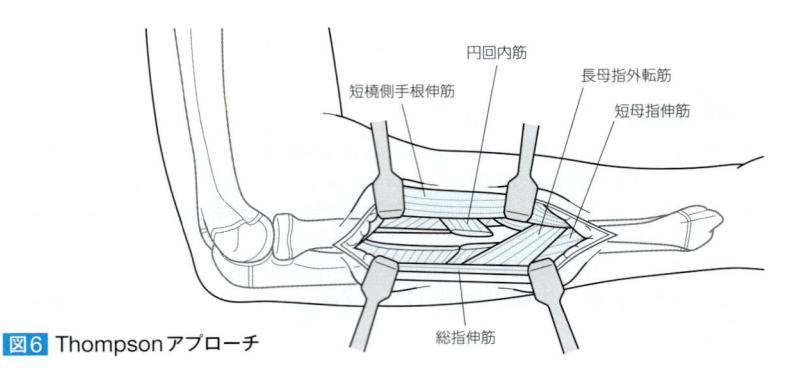

図6 Thompsonアプローチ

▶尺骨アプローチ（Boydアプローチ，図7）

- ●尺骨稜に沿って展開し，尺側手根伸筋と尺側手根屈筋の間から骨までアプローチする．
- ●尺骨遠位部では尺側神経背側枝が背側を通過するため注意する．
- ●骨折型に応じてプレート設置位置を尺側，橈側どちらにしてもよい．

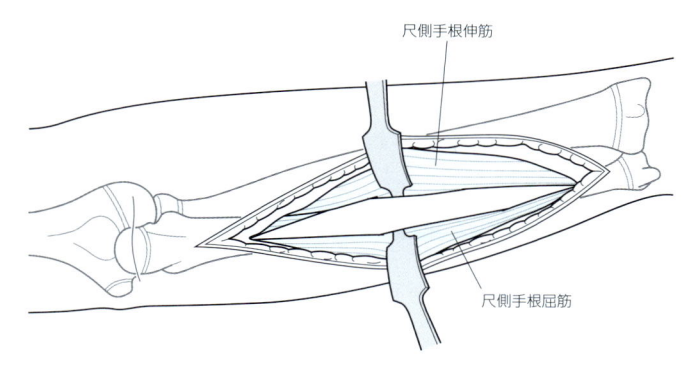

尺側手根伸筋

尺側手根屈筋

図7 Boydアプローチ

❹ 後療法，合併症を知ろう

▶後療法

- ●術直後から早期可動域訓練を許可する．
- ●重量物把持は仮骨形成までは制限する．

▶合併症

- ●偽関節（2〜10％），橈尺骨癒合症（4％）などの骨折治療の合併症が多い[4]．
- ●抜釘後の再骨折も多いため，原則は抜釘しない．しなければいけない理由があれば，術後2年以上は経過をみてから抜釘する．

[川端賢一，松井健太郎]

橈骨／尺骨骨幹部骨折
尺骨骨幹部骨折では橈骨頭脱臼（Monteggia骨折）を疑おう

> **! Check Point**
>
> ✔ Monteggia骨折は前腕骨骨折のなかで1〜2%．
> ✔ 小児と成人では治療方針が異なる．
> ✔ 術前後に後骨間神経障害の有無を必ず評価する．

❶ Monteggia骨折の概要を知ろう

▶概要 [1)]

- **Monteggia骨折（図1）**：尺骨骨幹部骨折に橈骨頭の脱臼を伴うことを特徴とする前腕の複合損傷．
- 1814年にイタリアの外科医Giovanni Battista Monteggiaによって報告された．
- 小児から成人まで幅広い年齢層に発生し，転倒や直達外力による外傷が主な原因 [2)]．
- 橈骨頭の脱臼や小児における尺骨の塑性変形は見逃しやすく，適切に診断・治療できないと前腕の機能障害や関節不安定性が残存する．

▶Monteggia骨折に関係する肘関節周囲解剖

- 肘関節は3つの関節から成り立ち，近位橈尺関節（proximal radioulnar joint；PRUJ）の安定性は回内外運動で重要．
- **橈骨輪状靱帯（図2a）**：
  ・尺骨の橈骨切痕の周囲を橈骨頭に巻き付くように取り囲み，橈骨頭を安定化させる重要な靱帯．
  ・Monteggia骨折では輪状靱帯自体が橈骨頭の整復阻害因子となることも多い．
- **後骨間神経（図2b）**：
  ・橈骨神経の分枝であり，橈骨頭の脱臼に伴い損傷されることが多い．
  ・医原性の操作で麻痺が生じることもあり，術前・術後で支配筋である総指伸筋の収縮を評価することが重要．

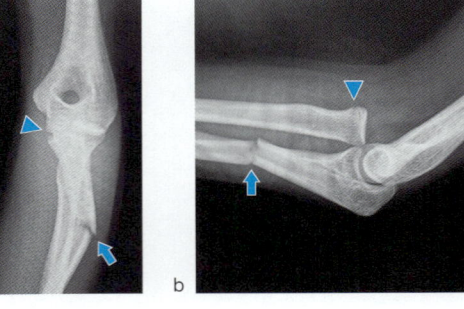

図1 Monteggia骨折
→：尺骨骨幹部骨折，
▶：橈骨頭脱臼．
a：正面像，b：側面像．
a 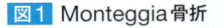 b

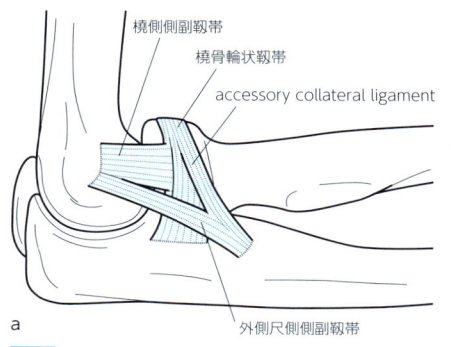
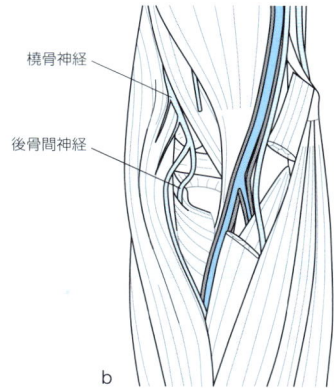

橈側側副靱帯
橈骨輪状靱帯
accessory collateral ligament
外側尺側側副靱帯

a

橈骨神経
後骨間神経

b

図2　肘関節周囲の解剖

a：橈骨輪状靱帯を含む外側靱帯，b：後骨間神経．

❷ 診断・治療の手順を定型化しよう

- Monteggia骨折は小児，成人で評価方法や治療方法が異なる．
- **小児**：尺骨骨折が整復でき，橈骨頭の解剖学的整復が得られた場合，長上肢キャスト固定で良好な成績を得られる．
- **成人**：非観血的に尺骨骨折および橈骨頭が整復できたとしても，経時的に尺骨の屈曲変形と短縮が起こるため，手術療法が必要となる[2]．

▶肘関節単純X線正面像，側面像（図3）

- 特に小児では尺骨塑性変形があるかどうかを評価する．健側と比較してmaximum ulnar bow（MUB）を計測して評価する．
- 橈骨頭の脱臼に関しては，肘関節側面で橈骨骨軸の延長線が外側顆骨端核の中心を通るかどうかを確認する．

▶Bado分類（図4）[2]

- 橈骨頭の脱臼方向と尺骨の変形方向による分類．

▶尺骨整復と固定

- **小児**：
  - ・透視下で尺骨骨幹部骨折を整復し，橈骨頭の解剖学的整復が得られたら長上肢キャスト固定での保存療法が選択肢となる．
  - ・尺骨塑性変形の場合は強い力で変形を整復する必要がある．
  - ・骨折部や橈骨頭の整復が安定して保てない場合や，整復できない場合は観血的に整復内固定．
  - ・年齢に応じて髄内ワイヤーもしくはプレートで固定する．
- **成人**：尺骨骨幹部をプレートで整復内固定する（☞ p.101）．

▶橈骨頭整復

- 通常は尺骨が解剖学的に整復されれば，橈骨頭は整復される．
- 尺骨を整復した後でも橈骨頭が整復されない場合は，尺骨の整復が解剖学的でない可能性や腕橈関節に介在物が存在する可能性がある．

Ⅲ

①
骨折—四肢

●輪状靱帯や後骨間神経や上腕二頭筋腱が陥頓していることがあるため，橈骨頭を観血的に整復する準備をしておく．

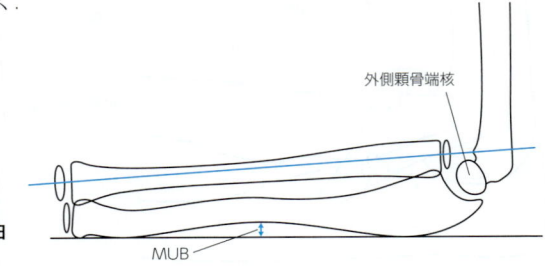

外側顆骨端核

MUB

図3 MUBと橈骨頭脱臼

Type Ⅰ

Type Ⅱ

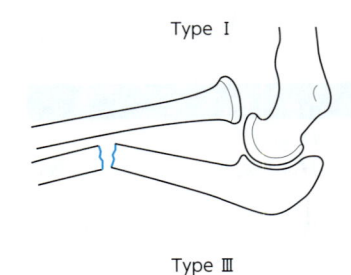

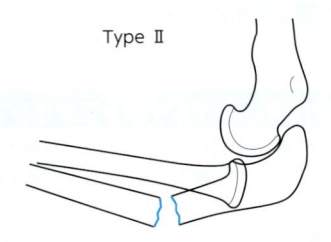

Type Ⅲ

Type Ⅳ

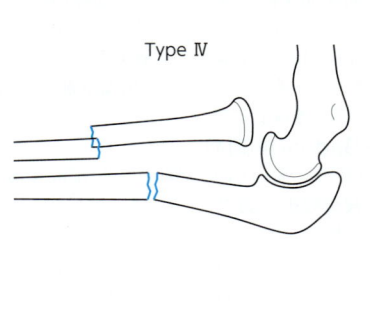

Bado分類	部位	小児での割合[4]	成人での割合[3]
Type Ⅰ	橈骨前方脱臼＋尺骨前方凸変形	70％	15％
Type Ⅱ	橈骨後方脱臼＋尺骨後方凸変形	8％	79％
Type Ⅲ	橈骨後方/前外方脱臼＋尺骨近位端骨折	20％	2％
Type Ⅳ	橈骨前方脱臼＋尺骨骨折＋橈骨骨折	2％	4％

図4 Bado分類

> **note** 　**固定後の後療法に関して**
>
> ● 尺骨骨折を小児では髄内ワイヤー固定，成人ではプレート固定するため，後療法も少し異なる．
> ● **小児：**
> 　・術後は上腕から手関節までの長上肢キャスト固定とする．
> 　・尺骨がある程度癒合する3〜6週間程度の固定を行う．
> ● **成人：**
> 　・術後2週間は創部の安静目的にスプリント固定を行う．
> 　・その後可動域訓練を許可する．
> ● 小児であっても異所性骨化予防のため，自動可動域訓練のみとし，強制的な他動運動はしない．

Ⅲ

①
骨折
ー
四
肢

❸ 予後や合併症を知ろう

● Monteggia骨折は適切に診断し，治療すれば，一般的には長期術後成績は83％良好といわれている．

● 手術を行った患者の26％は尺骨偽関節，橈骨頭再転位，骨化性筋炎や橈尺骨癒合症などの理由で1年以内に2回目の手術を行っている．特に，Bado分類type Ⅱのなかでも複合的な損傷がある場合（尺骨鉤状突起骨折を含む尺骨近位部骨折，橈骨頭骨折）に術後の成績が不良であると報告されている[5]．

● **Monteggia骨折の術後成績不良因子**：尺骨鉤状突起骨折や橈骨頭骨折の併存，尺骨骨折の非解剖学的整復，橈尺骨間の異所性骨化．

● 術前に尺骨骨折の骨折線を詳細に評価し，解剖学的に整復することが重要であることがわかる．

［川端賢一，松井健太郎］

橈骨／尺骨骨幹部骨折
橈骨骨幹部骨折では遠位橈尺関節脱臼（Galeazzi骨折）を疑おう

> ! **Check Point**

✔ Galeazzi骨折は前腕骨骨折のなかで7％．

✔ Galeazzi骨折は，遠位橈尺関節脱臼を伴う橈骨遠位骨幹部骨折．

✔ 橈骨の内固定後，DRUJの不安定性を評価する．

❶ Galeazzi骨折の概要を知ろう

▶概要 [1]

● **Galeazzi骨折**（図1）：橈骨骨幹部骨折に遠位橈尺関節（distal radioulnar joint；DRUJ）の不安定性を伴うことを特徴とする前腕の複合損傷．

● 1934年にイタリアの外科医Riccardo Galeazziによって報告された．

● 肘関節伸展位で手関節を背屈して手をついて受傷することが多い [2]．

● DRUJの不安定性を見逃すことが多い外傷であり，橈骨骨幹部骨折（特に遠位1/3）をみたら必ず疑う．

▶Galeazzi骨折に関係する前腕骨間膜解剖

● Galeazzi骨折では橈骨骨幹部骨折に伴いDRUJの関係性が破綻して尺骨頭脱臼が生じる．

● DRUJの安定性には主に三角線維軟骨複合体（triangular fibrocartilage complex；TFCC）が寄与している．骨間膜も安定性に寄与しているといわれている．

● 橈骨と尺骨は近位橈尺関節（proximal radioulnar joint；PRUJ），骨間膜，DRUJで結合している．

● 骨間膜は近位部，中央部（central band；CB），遠位部に大別される（図2）．特にCBは長軸方向の安定性に寄与する．

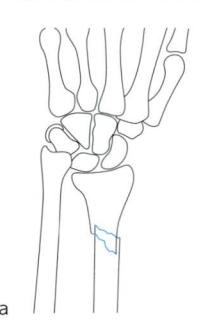
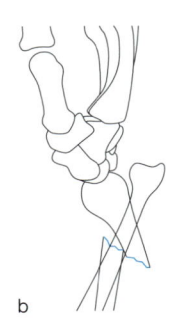

図1 Galeazzi骨折

a：正面像，b：側面像．

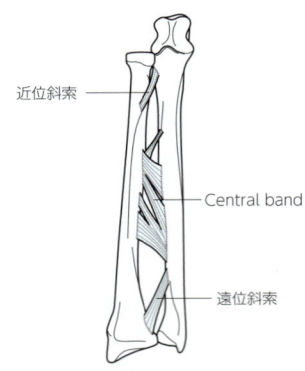

近位斜索

Central band

遠位斜索

図2 前腕の骨間膜

- 遠位部のdistal oblique band（DOB）がTFCCとともにDRUJの安定性に寄与している.
- Galeazzi骨折で橈骨の短縮が起きるのは，遠位1/3の骨間膜の付着が粗であるため.

❷ 治療の手順を定型化しよう

- **小児**：解剖学的整復が得られれば長上肢キャスト固定の保存療法が適応できる場合がある.
- **成人**：全例手術療法の適応であることから，fracture of necessityとよばれる.
- 手術は，まず橈骨骨幹部骨折を内固定した後にDRUJの適合および安定性を評価したうえで，遠位橈尺関節に対する対応を選択する.

▶橈骨固定
- 橈骨骨幹部を解剖学的に整復し，プレートによる絶対的安定性で固定する（☞p.101）.

▶DRUJ不安定性の評価
- Piano key sign：
  ・前腕を回外した状態で尺骨頭を押し下げる.
  ・ばねのように元の位置に戻る場合，痛みがある場合は不安定性ありと判断する.
- Ballottement test（図3a）：
  ・肘関節90°，回内外中間位で橈骨遠位端を固定し，尺骨頭を前後方向に動かす.
  ・動きが増大している場合や疼痛がある場合は不安定性ありと判断する.
- DRUJ compression test（図3b）：
  ・両手でDRUJを圧迫しながら，前腕を回内外させる.
  ・疼痛やクリック音が生じる場合は不安定性ありと判断する.

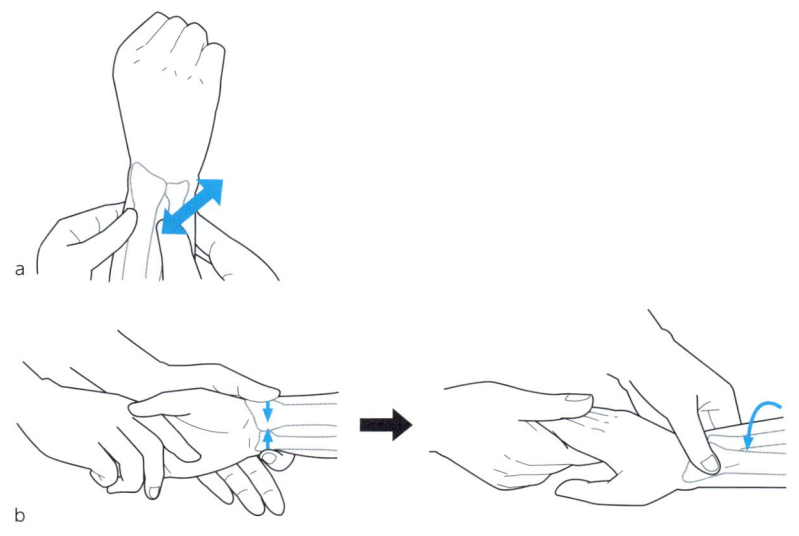

図3 DRUJ不安定性の評価

a：Ballottement test，b：DRUJ compression test.

Ⅲ

① 骨折―四肢

- **Retting分類（表1）[3]：**
  ・DRUJ不安定性の診断に際し，Rettigらは橈骨骨幹部骨折の部位で分類した．
  ・橈骨骨折が遠位にあるほどDRUJ不安定性が残存するとされている．

▶**DRUJの治療**

●**不安定性なし**：外固定なしで術後可動域訓練を開始する．

●**不安定性あり**：
  ・回外位で4週間のキャスト固定．
  ・アンカーやpull out法でのTFCC修復．
  ・DRUJのすぐ近位で尺骨から橈骨に向けてのKirschner鋼線（K-wire）による関節固定（図4）．

▶**尺骨茎状突起骨折がある場合**

●骨片の大きさに応じてcerclage compression wiring（CCW），スクリューによる内固定を行う．

表1 Retting分類

Rettig分類	橈骨骨折の部位	DRUJ不安定性
Type Ⅰ	手関節から7.5cmより遠位	55％
Type Ⅱ	手関節から7.5cmより近位	6％

（文献3を参考に作成）

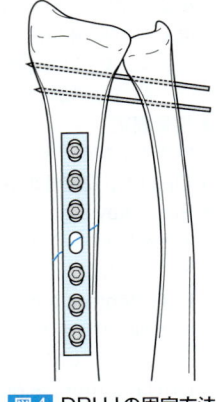

図4 DRUJの固定方法（DRUJ関節固定）

---

note **DRUJの固定方法について**

●DRUJ安定化の方法別の優劣は明らかになっていない[4]．
●K-wireによる関節固定が最も簡便な手術療法．
●前腕回外位で，尺骨切痕より近位の位置で，尺骨からK-wireを挿入し，橈骨の橈側皮質を貫く．
●4～6週の固定期間が必要．

---

❹ 予後や合併症を知ろう

● Galeazzi骨折は適切に評価・治療が行われても，合併症発生率が39％[5]程度（橈骨神経障害，感染，偽関節，橈骨抜釘後再骨折，橈骨短縮治癒）あるものの，長期術後成績は95％良好[3]と報告されている．

●握力の回復は健側比較平均71％程度．

● 10°以上の回内外可動域制限が92％の症例で生じた．

●術中の操作での橈骨神経損傷は19％．

●抜釘後の再骨折は18％．

●最も深刻な合併症は，不適切な評価・治療による，橈骨偽関節，慢性亜脱臼やDRUJの不安定性．

●橈骨骨幹部骨折を診断した際に必ずGaleazzi骨折も鑑別に入れ，DRUJを評価することが重要．

［川端賢一，松井健太郎］

コラム
橈骨と尺骨の関係性（関節のようなもの）

- 前腕の骨幹部骨折，すなわち橈骨と尺骨の骨幹部骨折は，ほかの長管骨の骨幹部骨折とは治療原則が異なる．

- 尺骨を軸にして，弯曲した橈骨が回旋することで前腕の回内外運動が可能となる．そのため，骨幹部の形状が関節運動に大きく関与し，関節内骨折に近い要素を持っている．

- すなわち，上腕骨，大腿骨，脛骨の骨幹部骨折では髄内釘を使用した骨折部の関節的整復と相対的安定性による内固定が治療のゴールドスタンダードであることに対し，前腕骨幹部骨折は関節内骨折の治療原則に従い，直接整復による解剖学的整復と圧迫固定を併用した強固な内固定による早期運動を達成する必要がある．

- 前腕骨幹部骨折では，隣接する肘，手関節の運動のみならず，安定した前腕回旋運動を回復させることが治療の目的である．

［松井健太郎］

橈骨遠位端骨折

橈骨遠位端骨折を骨折型で分類しよう

Check Point

✔ 合併症について理解し，発生しないように努める．

❶ 総論：高齢者と若年者の違いを知ろう

- **疫学**：年間発生率は人口1万人あたり10.9～14人．80歳が発症ピークで，男女比は1:3.2と女性が多い[1]．
- **受傷機転**：立位からの転倒(低エネルギー外傷)が最多．低エネルギー外傷は女性に多いが，転落・交通事故(高エネルギー外傷)は男性に多い[1]．
- **骨粗鬆症**：脊椎圧迫骨折を除いて，大腿骨近位部の次に多い脆弱性骨折[2]．橈骨遠位端骨折後に大腿骨近位部骨折が発生することも多いと報告されている(ハザード比3.45)[1]．

❷ 解剖：手関節の荷重と安定性を担う構造物を知ろう

- **Three column theory**：手関節の荷重と安定性を担う構造は，橈骨茎状突起と舟状骨窩(橈側コラム)，橈骨尺骨切痕と月状骨窩(中間コラム)，尺骨遠位(尺側コラム)の3つから構成される(図1a)[3]．
- 橈側コラムは手関節の安定性に寄与しており，中間コラムは手関節にかかる負荷の大部分を支えている．
- 尺側コラムに存在する三角線維軟骨複合体(triangular fibrocartilage complex；TFCC)は遠位橈尺関節(distal radioulnar joint；DRUJ)を支持し，尺骨を中心に橈骨が回転する際(＝前腕回内時)の安定性に重要な役割を果たしている(図1b)[3]．

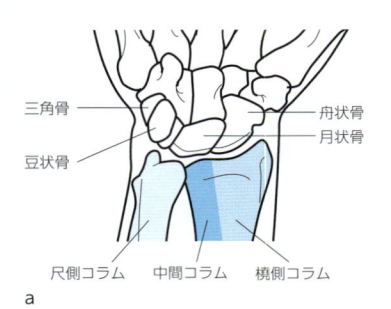

三角骨　豆状骨　舟状骨　月状骨
尺側コラム　中間コラム　橈側コラム

a

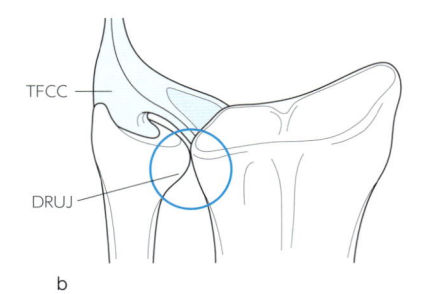

TFCC　DRUJ

b

図1 手関節の構造

a：Three column theory，b：TFCC.

> **note** **DRUJとTFCC**
> - ●橈骨遠位端骨折の診断ができるようになったら，次は靱帯損傷評価をしよう．
> - ●TFCCの破綻により，手関節尺側痛やDRUJの不安定性，脱臼が生じる．
> - ●TFCC損傷時は手関節尺側の腫れと運動痛があり，陳旧例では尺骨頭周辺の痛みやpiano key sign陽性となる[4]．
> - ●**Piano key sign**：肘を90°屈曲し，前腕を回内位とする．検者は被検者の橈骨と橈側手部を保持し，もう一方の手で尺骨頭を背側から押したり引いたりする．この際，ピアノの鍵盤のように掌背側に可動性が高い場合は，陽性と判断する．
> - ●診断はMRIや手関節鏡で行い，橈骨遠位端骨折の45%に合併するといわれている（MRIで診断した場合）[1]．
> - ●内固定直後のDRUJに著明な不安定性が残存した場合には，TFCCの引き抜き縫合や尺骨茎状突起の骨接合を行うことがある[4]．

❸ 診察：皮膚や運動・感覚の評価を忘れない

- ●**症状**：手関節の疼痛，腫脹，変形．Colles骨折ではフォーク状変形がみられる．
- ●**皮膚**：前腕遠位に開放創がないか確認する．
- ●**神経**：正中神経評価として母指や示指の運動（OK signでteardrop signなら異常，☞p.15），示指や中指指尖部の感覚の有無を確認する．
- ●**腱**：遠位指節間関節（distal interphalangeal joint；DIP関節），近位指節間関節（proximal interphalangeal joint；PIP関節），中手指節関節（metacarpophalangeal joint；MP関節）ごとに自動屈曲伸展運動を評価する．**特に母指MP関節の自動伸展運動の確認は，長母指伸筋（extensor pollicis longus；EPL）断裂の有無を評価するためにも必要**．

❹ 画像検査：tilt, inclination, varianceの3要素を確認しよう

▶単純X線検査

- ●手関節2方向でpalmar tilt, radial inclination, ulnar varianceの3つの計測値を確認する（図2）[1, 3]．

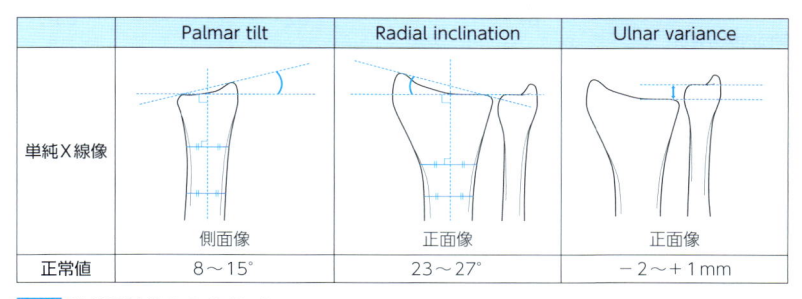

	Palmar tilt	Radial inclination	Ulnar variance
単純X線像	側面像	正面像	正面像
正常値	8〜15°	23〜27°	−2〜＋1mm

図2 単純X線検査のポイント

● Palmar tilt：橈骨骨軸に垂直な線と橈骨遠位関節面とのなす角（側面像）.
● Radial inclination：橈骨骨軸に垂直な線と橈骨関節面とのなす角（正面像）.
● Ulnar variance：手関節における橈骨と尺骨の長軸の長さの差（正面像）.

▶ CT
●関節内骨折の詳細な評価をする際に撮影する.
●関節面の骨折線の位置，関節面離開（gap）や関節面段差（step off）の程度を評価する[1].

❺ 骨折分類：まずは関節内外で分類しよう

▶ AO/OTA分類（図3）
● Type A：関節外骨折. 関節面に骨折線はない.
● Type B：関節内部分骨折. 骨折線は関節面にかかるが，骨幹端での連続性は一部で保たれている.
● Type C：関節内完全骨折. 骨折線は関節面かかり，骨幹端での連続性が断たれている.

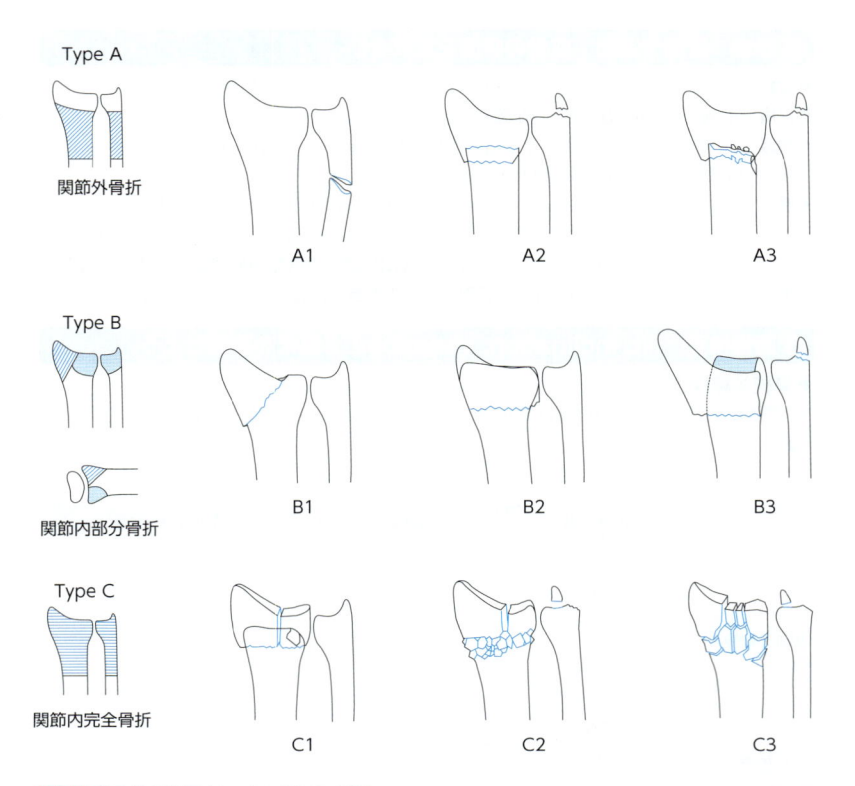

Type A
関節外骨折
A1　A2　A3

Type B
関節内部分骨折
B1　B2　B3

Type C
関節内完全骨折
C1　C2　C3

図3 橈骨遠位端骨折のAO/OTA分類

▶そのほかの骨折型[5]

● **Colles骨折**（図4a）：転倒して手掌側をついたときに起こるとされ，遠位骨片は背側に転位する．

● **Smith骨折**（図4b）：Colles骨折と逆方向，つまり遠位骨片が掌側に転位する．

● **Barton骨折**（図4c, d）：遠位骨片が手根骨とともに背側に転位しているものを背側Barton骨折，掌側に転位しているものを掌側Barton骨折という．関節内骨折であり，整復位の保持が困難であるため基本的に手術適応．

● **Chauffeur's骨折**（図4e）：橈骨茎状突起の関節内骨折．昔のクランク式の車の始動時にクランクが逆回転して運転手の手に当たって生じたことから運転手（ショフール）骨折ともよばれる．

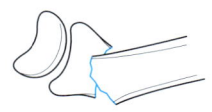
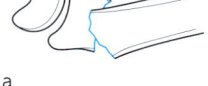
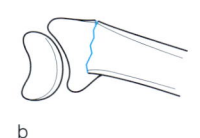
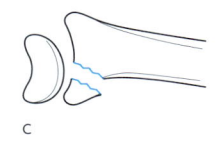
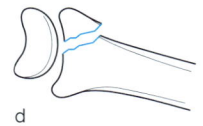
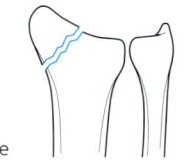

a

b

c

図4 そのほかの骨折型

a：Colles骨折，b：Smith骨折，
c：背側Barton骨折，d：掌側
Barton骨折，e：Chauffeur's骨折．

d

e

❻ 合併症を知ろう

● **正中神経障害**：骨片の転位や腫脹から合併することがある．また，キャストによる圧迫や仮骨や瘢痕によって遅発性に手根管症候群を発症する場合もある[5]．

● **尺骨茎状突起骨折**：合併率は$51.8 \sim 65.9\%$[1]．

● **尺骨突き上げ症候群**：Tilt, inclination, varianceの整復が不十分だと変形治癒により相対的に尺骨が長くなる．痛みや軋音を生じ，TFCC損傷を合併している場合は，骨切りやTFCC修復が行われる[5]．

● **手根骨骨折**：舟状骨，三角骨を中心に合併しやすく，見逃されやすい．圧痛やCTから診断する（☞p.122）．

● **舟状月状骨間離開**：単純X線正面像でのテリートーマスサイン（Terry-Thomas sign，☞p.124）で疑う．舟状月状骨間距離には個人差があるため健側と比較する．

● **DRUJ脱臼**：前々頁のnote参照（☞p.113）．

● **TFCC損傷**：前々頁のnote参照（☞p.113）．

● **複合性局所疼痛症候群**（complex regional pain syndrome；CRPS）：きついキャストによる圧迫や，手関節の無理な肢位（cripple cast，図5）が原因で発生するため禁忌[3]．

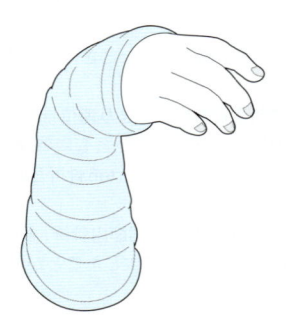

図5 Cripple cast

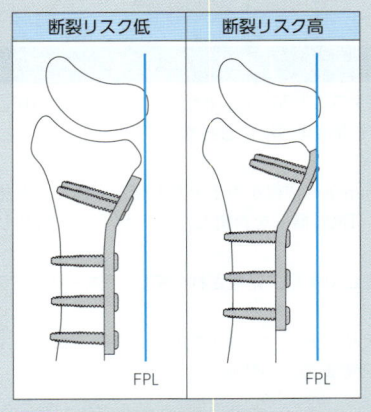

> **note** **FPL断裂とEPL断裂**
>
> - **長母指屈筋腱（flexor pollicis longus；FPL）断裂**：掌側ロッキングプレートで摩耗することが原因．Watershed lineよりも遠位にプレートを設置をするとリスクが上がる（図6）．
> - **Watershed line**：橈骨掌側の最も突出した骨性隆起線．
> - プレートの遠位設置が避けられなかった場合には，FPL断裂を予防するために骨癒合後にプレートを抜釘する．
> - **長母指伸筋腱（extensor pollicis longus；EPL）断裂**：Lister結節は橈骨背側にある小さな隆起で，EPLの走行を変える滑車の役割がある（図7）．Lister結節高位の骨折部で摩耗したり，スクリュー穿破により断裂したりする．母指MP関節の伸展ができないなどの症状で疑う．

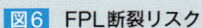

図6 FPL断裂リスク

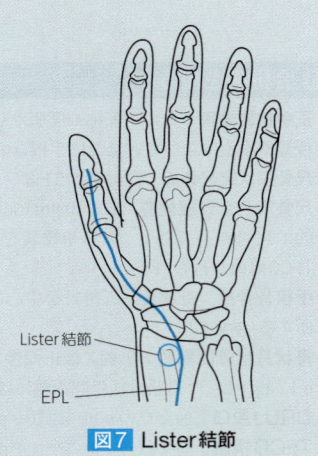

図7 Lister結節

［木村依音，橋本真典，坂　なつみ］

橈骨遠位端骨折
治療の適応と方法を知ろう

! Check Point

✔ 保存療法について適応と方法を理解する.
✔ 手術療法について術式を使い分けるようにする.

❶ 保存療法：適応と方法を知ろう

▶適応
- 早期機能回復を目指すのであれば手術療法が有用といわれている.
- ただし，高齢者は活動性が低いことから変形が残存しても機能障害が比較的生じにくい
  ➡年齢・活動性・利き手・社会的背景と以下の数値を参考に方針を決めていく.
- **関節外骨折（Type A）**：徒手整復後に palmar tilt が − 10°未満かつ ulnar variance の健患差 2 mm 以下[1]（☞ p.113）.
- **関節内骨折（Type B, C）**：関節内 step off が 2 mm 未満[1].

▶後療法
- 腫脹が強い時期はコンパートメント症候群のリスクがあるためスプリント固定.
- 転位をおさえるため Colles 骨折には背側スプリント固定，Smith 骨折には掌側スプリント固定[2].
- 前腕の回内，回外運動を制限したい場合には sugar-tong splint 固定（図1，☞ p.376）.
- 腫脹が改善したらキャスト固定に変更し 4～6 週間固定[1]，その後手関節可動域訓練を行う.
- 骨癒合を 8～12 週で確認し荷重開始とする.

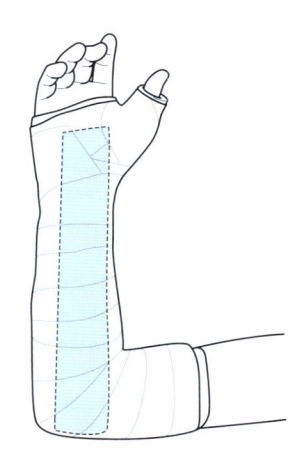

図1 Sugar-tong splint 固定

> **note** **Sugar-tong splint固定とキャスト固定**
>
> - Sugar-tong splint固定：角砂糖をつまむトング形状に似たスプリントで，肘後面から前腕，手背，手掌を包むように固定する方法．手関節の屈曲や前腕の回内・回外運動を制限し，キャストより余裕があるため，整復後の腫脹による障害を軽減できる．
> - 手関節の屈曲や前腕の回内・回外運動を制限し，キャストより余裕があるため，整復後の腫脹による障害を軽減できる．
> - Sugar-tong splint固定とキャスト固定を比較した研究では，機能的予後に有意差はなかったが，sugar-tong splint固定のほうが複合性局所疼痛症候群（complex regional pain syndrome；CRPS）などの合併症発生率が低い[3]．
> - 整復後にギプス障害を防ぐため，まずsugar-tong splint固定し，7〜10日後にキャスト固定に変更する方法も有用[4]．

❷ 手術療法：術式を使い分けよう

▶適応[5]
- 開放骨折．
- コンパートメント症候群を合併している骨折．
- 神経血管または腱の損傷を合併．
- 両側骨折．
- 橈骨手根脱臼骨折．
- 関節面の圧迫骨折．
- 掌側および背側剪断骨折．
- 掌屈骨折．
- ニーズの高い患者における整復後の転位を伴う背屈骨折（10°背側傾斜または2mmを超える関節転位）．

▶手術方法
- **掌側プレート（図2b）**：
  ・固定力や合併症の観点から，掌側ロッキングプレートが一般的に用いられる．
  ・スクリューがプレートに固定されるため，角度安定性と固定力が高い．
  ・関節内骨折や背側粉砕骨折，骨空隙（fracture void）がある場合でも整復保持や早期の運動機能回復が良好[1]．
- **背側プレート**：
  ・背屈ロッキングプレートを用いて，橈骨骨片と中間柱を固定する．
  ・**適応**：背側剪断骨折や橈骨手根脱臼や手根靱帯の完全断裂，転位のある手根骨骨折，経皮的に整復できない転位のある背側月状骨窩骨片など．
- **ピンニング**：
  ・Kirschner鋼線を挿入して固定する方法には，交差鋼線固定法，経茎状突起鋼線固定法，髄内固定法がある．

- **交差鋼線固定法**：近位骨片と遠位骨片にKirschner鋼線を交差させて刺入し，固定する方法．
- **経茎状突起鋼線固定法**：橈骨茎状突起（手首の外側にある突起部分）からKirschner鋼線を骨折部に向けて刺入し，骨片を固定する方法．
- **髄内固定法**：近位骨片または遠位骨片からKirschner鋼線を刺入し，反対側の骨の表面（骨皮質）を突き抜けずに骨の中（髄内）に留めて固定する方法．
- 骨粗鬆症のある活動的な高齢者では，経皮鋼線固定だけでは固定力が不十分[1]．
- 掌側ロッキングプレート固定術では，プレート固定前の整復保持のために仮固定としてintrafocal pinning（IFP）法がよく用いられる[6]．
- **intrafocal pinning（IFP）法**：徒手整復後，骨折部からKirschner鋼線を挿入して固定する方法．

- ●**創外固定（図2a）**：
  - Kirschner鋼線や創外固定器を使用する．
  - **適応**：汚染した重篤な開放骨折や高エネルギー外傷の一時的な固定，多発外傷，術中のディストラクターとしての使用，プレートやワイヤーでは固定が不十分な場合．

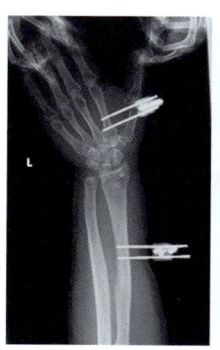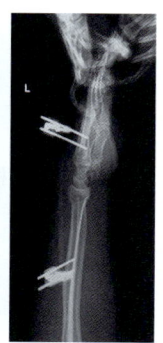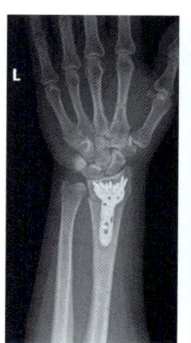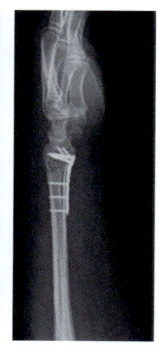

a　　　　　　　　　　　　　　　　　b

図2 創外固定と掌側プレート

多発外傷や開放骨折では創外固定を行ってから，内固定を実施することが多い．
a：一時的創外固定（temporary fixation/primary fixation）のX線正面像（左）・側面像（右）．
b：最終的/確定的固定（definitive fixation，掌側プレート）のX線正面像（左）・側面像（右）．

note X線スカイラインビュー

- 手関節を掌屈し管球から15°傾けて撮影した像.
- インプラント設置後の背側へのスクリュー穿破を確認する際に撮影する(図3)[7].
- 術中に撮影することで，即座に対応することができる.

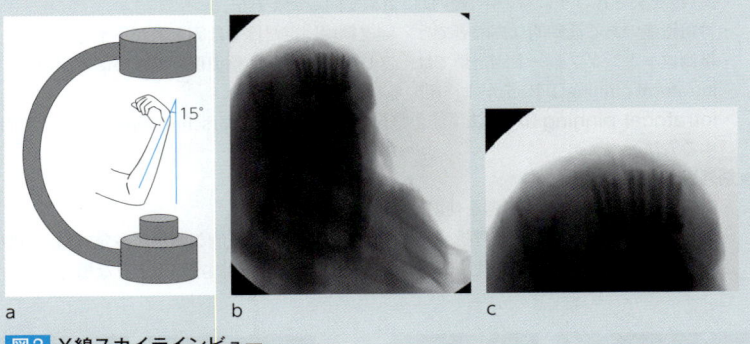

a   b   c

図3 X線スカイラインビュー

スクリューの先端が穿破していないかを確認する.
a：撮影方法，b：X線像，c：bを拡大.

［木村依音，橋本真典，坂　なつみ］

コラム

術前計画が立てられるようになろう

- 建築には設計図が必要であり，パイロットには飛行計画が必要である．どのようなプロジェクトにも，成功に導くためのロードマップが欠かせない．では，骨折手術の際に計画を立てないことが許されるだろうか．

- 2500年前の兵法家が「勝敗は，戦う前に決まっている」と述べた言葉をよく覚えておくのがよい．敗北が予想される戦いに手を出してはならない．そのためには，勝算を得るための周到な「計画」が必要である．

- 骨折手術に置き換えて考えてみると，検討すべき事項は多岐にわたる．患者の全身状態や合併症発生リスク・体位・術者と透視装置のポジション・アプローチ・整復および固定方法・使用するインプラントの種類と手配・術中に予想されるトラブルへの対処法（整復しようとしたら骨が割れた，スクリューの効きが悪いなど）・術後の後療法までを総合的に計画することが求められる．すべてを考慮し，勝てる見込みがあるときにのみ，私達は手術室に向かうべきなのである．

- 術前計画を立てられないとき，それは力量を超えた手術であり，手術の失敗につながり大事故となってしまう．計画を立てる際には，上記の要素に分解して整理すれば，どのように学びを深めるべきかが見えてくるはずであろう．一つひとつの要素を確実にクリアしていけば，術前計画を立てられるようになるだろう．皆さんの明日の手術計画が素晴らしいものであることを願う．

［乾　貴博］

手根骨骨折
手根骨骨折を見逃さないようにしよう

(!) Check Point

✔ 体表解剖を意識して触診し，X線検査2方向と特殊な撮影方法で診断する．
✔ 診断に迷ったらCT，MRI．

❶ 総論：X線像で全体のアライメントを確認しよう[1, 2]

▶解剖
● 豆状骨・三角骨・月状骨・舟状骨・大菱形骨・小菱形骨・有頭骨・有鉤骨から構成される．

▶単純X線検査のみるポイント
● 正面像（図1a）：橈骨手根関節（radiocarpal joint）と手根中央関節（midcarpal joint）を表すGilula's linesのアライメントが正しく，関節裂隙の幅が一定か．
● 側面像（図1b）：橈骨-月状骨-有頭骨-中指中手骨が一直線になっているか．

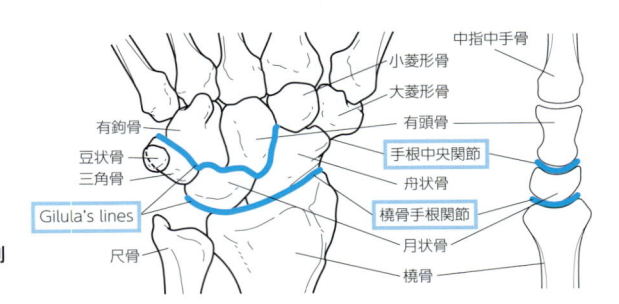

中指中手骨
小菱形骨
大菱形骨
有頭骨
手根中央関節
舟状骨
橈骨手根関節
月状骨
橈骨
尺骨
有鉤骨
豆状骨
三角骨
Gilula's lines

図1 手根骨の解剖

a：正面，b：側面．

❷ 舟状骨骨折：X線検査4方向で骨折を見つけよう[2〜5]

● **頻度**：10万人中43人，全手根骨骨折の70％．
● **体表解剖**：掌側では舟状骨結節（図2），背側ではsnuff box（図3）の圧痛を確認する．
● **解剖**：橈骨動脈の枝が舟状骨遠位部から血流供給するため（図4），舟状骨近位部での骨折は偽関節率が高い．
● **受傷機転**：手関節背屈位での転倒受傷．
● **画像検査**：単純X線正面・側面像だけでは診断がつかない．正面尺屈位・側面・45°回内位・45°回外位の4方向（＝Russe撮影法[6]）で判断をする．しかし，初回X線検査の25％では骨折を指摘できない．疑わしい場合はCTやMRIを追加する．
● **治療**：転位のない遠位部骨折は6〜12週間の手関節固定をする．近位部骨折や腰部で1mm以上の転位がある場合には手術（ヘッドレススクリューやピンニング）をする．

Ⅲ

①

骨折—四肢

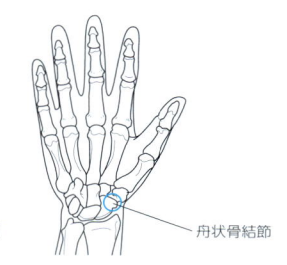

図2 舟状骨結節

舟状骨結節

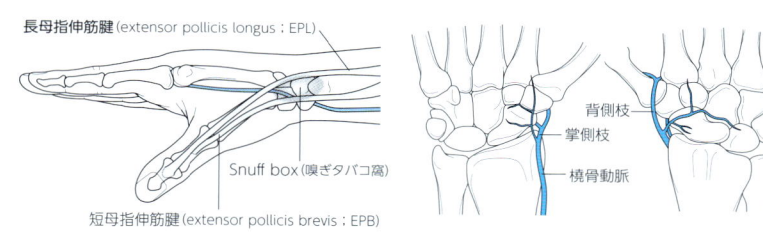

長母指伸筋腱（extensor pollicis longus：EPL）

Snuff box（嗅ぎタバコ窩）

短母指伸筋腱（extensor pollicis brevis：EPB）

背側枝

掌側枝

橈骨動脈

図3 Snuff box

図4 手根での橈骨動脈の流れ

---

note **骨折の見逃しは変形性手関節症につながる**[7]

- 舟状骨骨折・舟状月状骨間離開・月状骨周囲脱臼などを見逃すと手根不安定症を発症する．手根不安定症には手根背屈変形（dorsal intercalary segment instability；DISI変形，**図5a**）と，手根掌屈変形（volar intercalary segment instability；VISI変形，**図5b**）がある．
- **DISI変形**：舟状骨が掌屈70°以上のもの．最も多い．
- **VISI変形**：月状骨が掌屈30°以上のもの．
- 手根不安定症を放置すると変形性手関節症につながり，関節症性変化が強いものは手関節固定術が必要となる．
- **Scaphoid nonunion advanced collapse wrist（SNAC wrist）**：舟状骨偽関節から変形性手関節症に進行する病態．
- **Scapholunate advanced collapse wrist（SLAC wrist）**：舟状月状骨間離開から変形性手関節症に進行する病態．

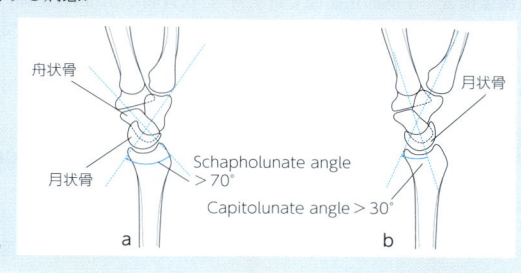

舟状骨

月状骨

月状骨

Scapholunate angle ＞70°

Capitolunate angle ＞30°

図5 手根不安定症

a：DISI変形，b：VISI変形．

❸ 月状骨骨折/脱臼：まずLister結節を触れて，そこから月状骨を探してみよう[3]

- **頻度**：1％未満．
- **体表解剖**（図6）：Lister結節の遠位に舟状骨-月状骨間があるので，その少し尺側に月状骨背側を触れることができる．
- **受傷機転**：手関節背屈位での転倒，体操や重量挙げなどのスポーツ．
- **画像検査**：単純X線正面・側面像の2方向．疼痛が続く場合にはMRIで靱帯損傷を評価する．
- **治療**：4〜6週間の手関節固定．掌側骨折の場合は手術（ヘッドレススクリューやピンニング）をする．脱臼の場合は徒手整復のうえ，ピンニングを検討する．

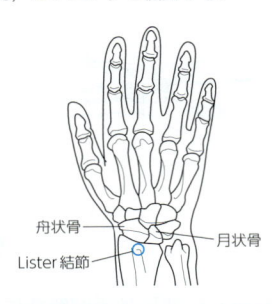

舟状骨　　　月状骨　　Lister結節

図6　舟状骨・月状骨

> **note　キーンベック病との鑑別に注意[7]**
>
> - キーンベック病（月状骨軟化症）を月状骨骨折と誤診することがある．明確な受傷機転と注意深い触診が必要．
> - **キーンベック病**：月状骨の無腐性壊死をきたす疾患．慢性的な外力による虚血が原因．
> - 手をよく使う職業の人の利き手に発症しやすい．
> - 月状骨萎縮・扁平化などの所見がある．

---

❹ 舟状月状骨間離開：テリートーマスサインをチェックしよう[1]

- **体表解剖**（図6）：Lister結節の遠位に舟状骨-月状骨間がある．
- **受傷機転**：手関節背屈位での転倒．
- **画像検査**：手関節正面像で舟状骨-月状骨間が3mm以上開大（テリートーマスサイン）していたら損傷を疑う．特に，健患差がある症例や，動的不安定性（X線透視で手関節を橈尺屈して確認）がある症例では損傷を積極的に疑う．
- **治療**：舟状骨-月状骨間のピンニング，もしくは観血的に靱帯修復をする．

> **note　テリートーマスサイン（Terry-Thomas sign）とは**
>
> - 舟状骨-月状骨間の隙間が，英国コメディアンのテリートーマスに似ていることから名付けられた所見．
> - テリートーマスは前歯に隙間があることが特徴であった（図7）．

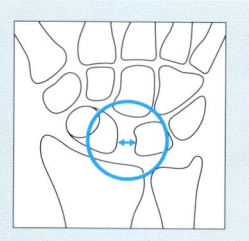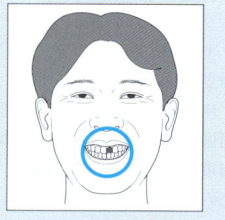

図7 テリートーマスサイン

❺ 三角骨骨折：転倒受傷と尺背側の圧痛で疑おう[3]

- ●**頻度**：手根骨骨折で2番目に多い，全手根骨骨折の18％．手をついて手関節が過背屈し，橈骨遠位端骨折に合併して三角骨背側が裂離するパターンが多い[3]．
- ●**体表解剖**（図8）：手関節背側で尺骨頭のやや遠位で三角骨の背側を触れることができる．
- ●**受傷機転**：手関節背屈位での転倒受傷．
- ●**画像検査**：単純X線正面・側面像・45°回内位で背側裂離骨折を診断する（図9）．掌側裂離骨折はまれだが，疑う場合は手関節橈屈位を撮影する．
- ●**治療**：基本的には3〜6週間の手関節固定をする．保存加療後も疼痛持続する場合には骨片切除や靱帯修復を検討する．

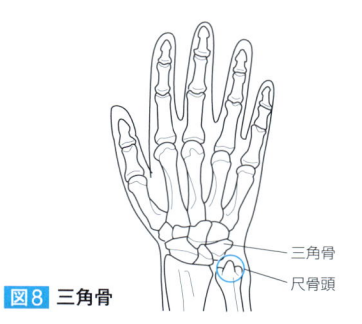

三角骨
尺骨頭

図8 三角骨

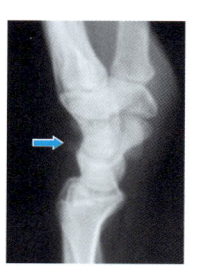

図9 背側裂離骨折

❻ 有鉤骨骨折：野球やゴルフのエピソードで疑おう[3]

- ●**頻度**：2％．
- ●**体表解剖**（図10）：豆状骨のやや遠位橈側に触れる．
- ●**解剖**（図11）：
  - ・有鉤骨鉤とよばれるフックが環指・小指屈筋腱の滑車として機能する．
  - ・有鉤骨鉤と豆状骨の間はGyon管．
  - ➡鉤部骨折では環指・小指の引っかかり感や屈曲時の筋力低下，Gyon管症候群の症状が起こることがある．
  - ・体部骨折は疼痛と腫脹のみ．

●**受傷機転**（図12）：
　・グリップエンドが有鈎骨に当たるため，野球のバッティングやゴルフでのスイング動作で力がかかったときに受傷する．
➡受傷機転から診断を推定できる．
　・体部骨折はまれだが，環指・小指中手骨に軸圧がかかると骨折する．
●**画像検査**：単純X線正面・側面像ではわからない．手根管撮影（図13）を追加する．
●**治療**：固定による保存療法，もしくは骨片切除．アスリートの場合，早期プレー復帰のための骨片切除を推奨する．

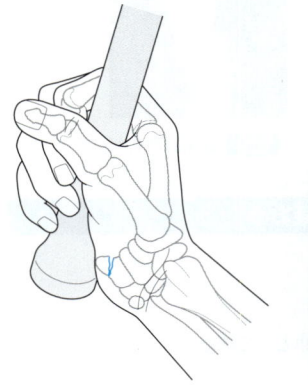

有鈎骨鈎

豆状骨

図10 有鈎骨鈎

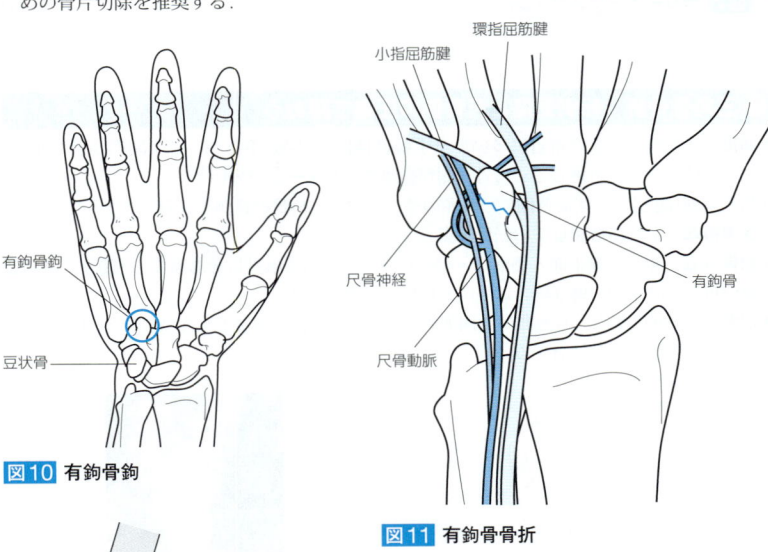

小指屈筋腱
環指屈筋腱
尺骨神経
尺骨動脈
有鈎骨

図11 有鈎骨骨折

図12 受傷機転（バッティング）

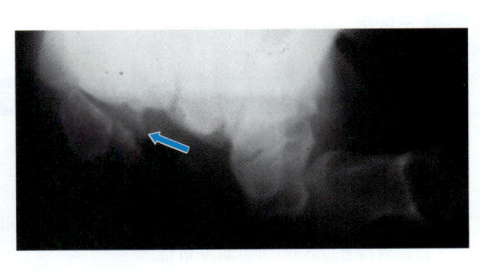

図13 手根管撮影

［木村依音，宮本英明］

手指骨折・脱臼
開放創があっても落ち着いて評価しよう

⚠ Check Point

- ✔ 手指骨折の約17％が開放骨折であり，手指は皮下組織が薄く開放骨折となりやすい部位．
- ✔ 多くは保存的に治療が可能だが，関節内骨折や整復困難例，開放骨折の場合は観血的治療を検討する．
- ✔ 手指は血管，神経，腱が密に集まっているところで，骨折に合併した損傷の評価が大切．

❶ 血管，神経，腱の走行を確認しよう

- 手指は脈管と腱が複雑に走行しており損傷の把握には解剖学的な知識が不可欠（☞p.259）．

❷ 骨折に伴う合併症，特に神経血管と腱損傷を評価しよう

▶血管
- まず血流の確認をする．
- 色調，温度，爪床のcapillary refill，pin prickなどから総合的に判断する．
- 阻血症例には緊急で血行再建が必要な場合があるが，脱臼や骨片の転位を解剖学的に整復すると血行が回復する場合もある．

▶神経
- 次に触覚の有無を確認し神経損傷について評価する．
- 触覚の低下がある場合はpin prickなどで痛覚についても確認する．

▶腱
- 中手指節関節（metacarpophalangeal joint；MP関節）以遠について単関節ごとに屈曲伸展させ，腱の損傷について評価する．
- 各関節の動きから損傷された腱を推測することができる（図1）．

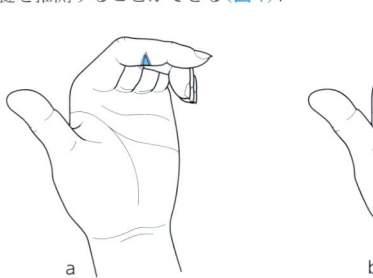

図1　腱の損傷と関節の動き

a：深指屈筋腱だけが切れた場合．
普通に握ると遠位指節間関節（distal interphalangeal joint；DIP関節）だけが曲がらない．
b：浅指屈筋腱・深指屈筋腱両方が切れた場合．
DIP関節・近位指節間関節（proximal interphalangeal joint；PIP関節）とも曲がらない．

❸ 創部の汚染と皮下組織の損傷についても評価しよう

- 手指の開放骨折は作業中の動力工具による怪我や交通事故など, 軟部組織も同時にダメージを受けていたり, 汚染を伴っていたりする外傷機転の場合がある.
- 創部が開放している場合は肉眼での確認だけでなく, X線検査での深部の異物の確認も怠らないようにする.

❹ 手指の開放骨折における適切な初期治療をしよう

▶洗浄
- 局所麻酔薬で適切な鎮痛をしてから, しっかりと洗浄する.
- 特にMP関節以遠では皮下注射自体に強い疼痛が伴うので, 積極的に指神経ブロックで鎮痛をする(☞p.446).

▶デブリドマン
- 汚染が強い皮膚や組織は切除する.
- 繰り返しになるが, 作業中の事故に伴う開放骨折では皮下異物が生じやすいためしっかりと確認する癖をつける.

❺ 治療をしよう

- 骨幹部の回旋変形のない単純骨折の場合は非観血的に徒手整復し, アルフェンス®シーネで固定する(☞p.391).
- 骨折が複数指に及ぶ場合はintrinsic plus position(図2)でスプリント固定する.
- 整復位が安定している症例や骨折線のみで転位がないような症例はバディテーピングのみで対応可能な場合もある(☞p.392).
- 非観血的な整復が困難な症例, 整復位が保てない症例, 骨折が関節面に及ぶ症例, 開放骨折で骨折部の汚染が強い症例などでは手術室での観血的整復, ピンニング, 洗浄デブリドマンを検討する.

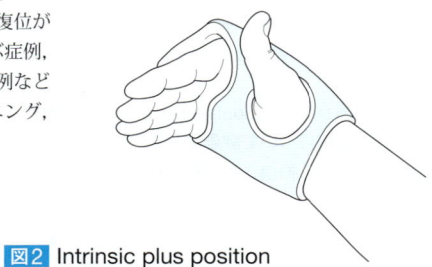

図2 Intrinsic plus position

> **note**
> - 阻血の場合は血行再建が必要になり緊急手術が必要となる.
> - 院内で対応不可能な場合は, 近隣の対応可能な病院を探す.
> - 関節内骨折となっている症例や腱損傷を合併している症例は, 術後の作業療法も含めてより専門的な治療が必要となる.
> - 可能であれば解剖学的な整復位に戻し, 早めに手外科専門施設に紹介する.

[橋本真典, 御任大輔]

手指骨折・脱臼
脱臼整復は解剖学的知識を想像しながらしよう

(!) Check Point

✔ 代表的な手指の脱臼を診断し，初期対応をする．
✔ 脱臼整復では骨とそこに付着している腱の立体的な位置をイメージする．

❶ DIP関節脱臼を治療しよう

● DIP関節：遠位指節間関節（distal interphalangeal joint）．
● 指の過伸展で背側脱臼を引き起こすパターンが多い．
● 側副靱帯と掌側板の破壊を伴い，掌側脱臼の症例ではさらに末端の伸筋腱が断裂する［次項のMallet骨折（☞ p.132）も参照］．

▶治療方針
● 軟部組織が介在し非観血的整復では骨片の整復が困難な症例ではKirschner鋼線（K-wire）による固定を検討する．

▶保存療法
● 背側脱臼の症例では片手で末節骨を牽引し掌側に押し付けながら，末節骨基部を遠位掌側に押し付け脱臼を整復する（図1a）．
● 整復後は骨片間の圧迫と転位予防を目的としてDIP関節を伸展強制させた固定が必要（図1b）．
● 掌側脱臼の場合はこれら整復と固定を掌側背側逆でする（図1c）．

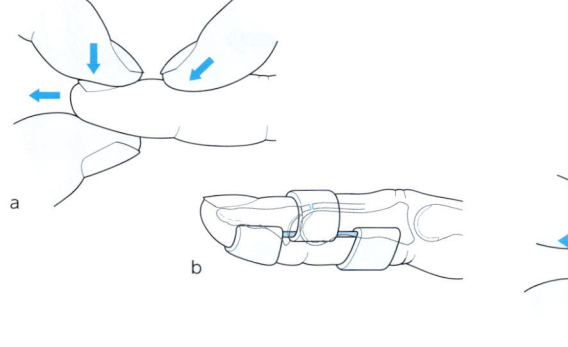

図1 DIP関節脱臼の保存療法
a：背側脱臼の整復方法，b：背側脱臼の固定方法，c：掌側脱臼の整復方法．

❷ PIP 関節脱臼を治療しよう

- **PIP関節**：近位指節間関節（proximal interphalangeal joint）.
- 指骨の脱臼で最も頻度が高い.
- スポーツ活動中やドリルに巻き込まれるなどの受傷機転で生じ，PIP関節が半屈曲した状態で，前後や側方へ偏位しながら回旋することで発生する.
- 靱帯の軽微な伸張（いわゆる突き指）から靱帯の完全な破壊までその程度はさまざま.
- 中節骨頭の変位方向によって掌側脱臼，背側脱臼，外側脱臼，外側回旋脱臼に分けられる.

▶評価

- **身体所見**：PIP関節の変形，腫脹，疼痛，圧痛. 靱帯損傷を伴うことが多いためPIP関節の掌背側，橈尺側方向への動揺性についても同時に評価する.
- **画像所見**：中節骨基部の関節内骨折を伴うことが多いため，X線検査で骨折の有無を確認する.

▶治療方針

- 掌側板の損傷を伴うことが多い.
- 軟部組織が介在し非観血的整復では骨片の整復が困難な症例，靱帯断裂を伴う動揺性のある症例では合併症として拘縮を生じやすい損傷部位であり，手術を検討する.

▶保存療法

- PIP関節をわずかに屈曲させた状態で指を遠位方向へ牽引し（図2a），屈筋腱と外側帯を弛緩させながら中節骨基部を解剖学的整復位の方向へとずらしながら（図2b）回旋させ整復する（図2c）.
- 整復後に動揺性を再度評価し，問題なければPIP関節伸展位でアルフェンス®シーネ（☞ p.391）を用いて固定する.

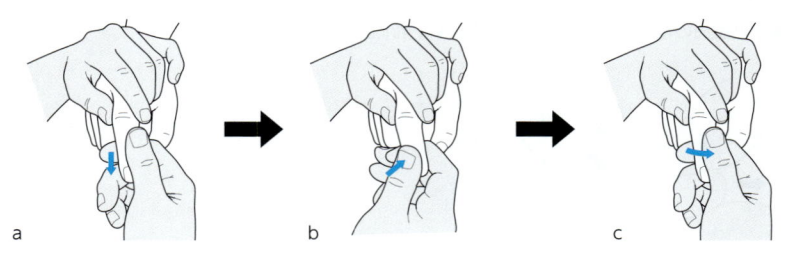

図2 PIP 関節脱臼の整復方法

a　　　　　　　　　　b　　　　　　　　　　c

❸ MP 関節脱臼を治療しよう

- **MP関節**：中手指節関節（metacarpophalangeal joint）.
- 多くは背側脱臼.

▶治療方針

- 整復位の保持が困難な症例ではK-wireによる固定を検討するが，多くは背側スプリント固定による保存療法が可能.

- 基節骨基部の関節内骨折の合併症例が見逃されることがあるため，整復後のX線検査でも骨折の有無の確認を怠らないようにする．

▶**保存療法**

- MP関節を過伸展させた状態で，基節骨基部を掌側へ滑らせて整復する（図3）．
- MP関節を伸展させずに指を遠位方向へ牽引してしまうと，軟部組織や断裂した靱帯がMP関節内に介在し非観血整復が困難になってしまうので禁忌である（図4）．
- 整復後はintrinsic plus position（☞p.128）となるように背側スプリントを作成する．
- PIP関節同様に拘縮の合併症が機能予後を大きく左右するため，MP関節の90°屈曲位を保持できているかを固定後にしっかり確認する．

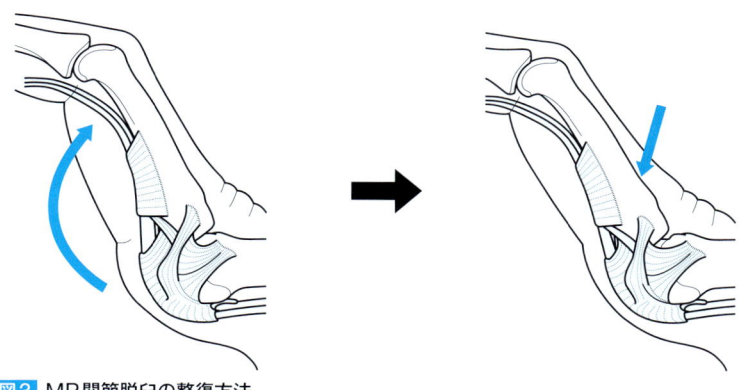

図3 MP関節脱臼の整復方法

MP関節を過伸展させた状態で，基節骨を押し込む．

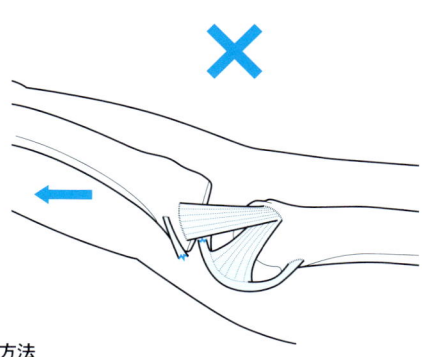

図4 よくない整復方法

MP関節を伸展させずに牽引すると靱帯が断裂する．

［橋本真典，御任大輔］

手指骨折・脱臼
手指骨関節内骨折の手術適応を見極めよう

！ Check Point

✔ 日常の診療でよくみられる代表的な手指の脱臼骨折を診断し，初期対応をする．

✔ Cross finger，回旋変形，脱臼を伴う症例では整復が必要．

✔ 関節内骨折では骨片の大きさと易脱臼性から手術適応を決める．

❶ 基本的な方針を知ろう

● 手指の骨折の治療では特に機能予後に影響する合併症に注意する．
● 初療時には以下の所見に注目して診察する．
　・**Cross finger**（図1）：中手指節関節（metacarpophalangeal joint；MP関節）以遠を屈曲させると指が重なる状態．
　・**回旋変形**（図2）：MP関節以遠を伸展させたとき，爪甲の並びが不整．

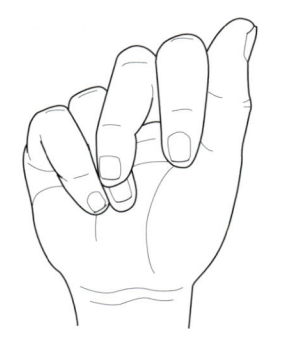

図1 Cross finger

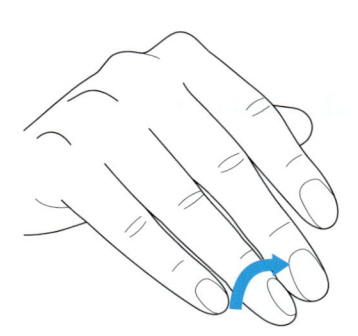

図2 回旋変形

❷ Mallet骨折を治療しよう

▶ **身体所見**（図3a）
● 遠位指節間関節（distal interphalangeal joint；DIP関節）の自動伸展が不能．
▶ **画像所見**（図3b）
● X線像で骨折と骨片の大きさを確認する［ただし伸筋腱付着部のみの断裂で骨傷がない場合もある（腱性mallet）］．

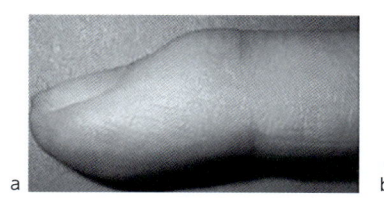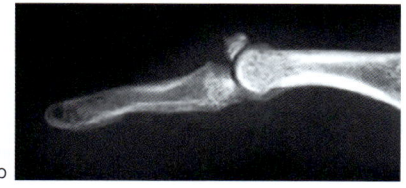

図3 Mallet骨折

a：身体所見，b：X線像.

▶**治療方針**

- 末節骨骨片がDIP関節面の30％を超える症例，あるいは30％以下でもDIP関節面に大きな間隙がある症例では手術を検討する.
- 未治療の場合は将来的にDIP関節の伸展制限，DIP関節の掌側脱臼による変形性関節症などの合併症を生じる.

▶**保存療法**

- 末節骨を遠位に牽引しながら，掌側から末節骨基部を押し上げ骨片を整復する.
- 整復後は骨片間の圧迫と転位予防を目的としてDIP関節を伸展強制させた固定が必要.

❸ PIP関節脱臼骨折を治療しよう

- **PIP関節**：近位指節間関節（proximal interphalangeal joint）.
- 中節骨骨頭の転位方向によって背側脱臼と掌側脱臼に分けられるが，ほとんどは背側脱臼（図4）.

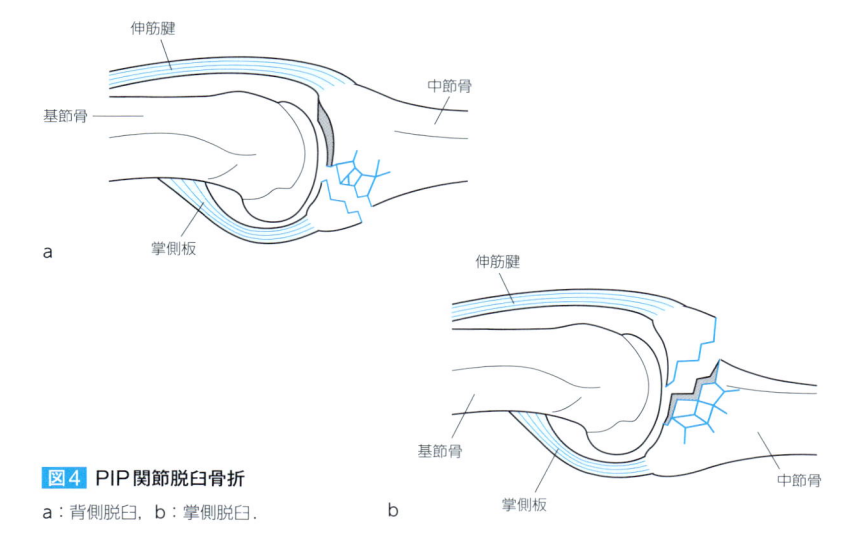

図4 PIP関節脱臼骨折

a：背側脱臼，b：掌側脱臼.

▶画像所見
- X線像で骨折と脱臼の有無を確認する.
- 第3骨片を伴うことがあり，正面像での評価も重要.
- 亜脱臼症例の場合もあり，必要であれば比較のために健側も撮影する.

▶治療方針
- 中節骨骨片がPIP関節面の50％を超える症例，整復位の保持が困難な症例，軟部組織が介在し非観血的整復では骨片の整復が困難な症例では手術を検討する.
- 合併症として拘縮を生じやすい損傷部位であるため，治療方針の決定には手外科専門医の判断を仰ぐのが望ましい.

▶保存療法
- 可能なら脱臼を整復し，スプリントで固定して解剖学的な整復位を保持させる.
- 掌側脱臼の症例では脱臼した骨頭が中央索と側索の間に嵌入し，徒手整復が困難な場合がある.

❹ 中手骨頚部骨折を治療しよう

- ボクシングのパンチ動作で生じることからボクサー骨折（boxer's fracture）ともよぶ.
- 多くは中手骨頚部での骨折で骨頭が掌側に転位した骨折形態.

▶治療方針
- 第2中手骨で15°，第4，5中手骨では30°以上の掌屈変形を伴う症例，あるいは整復困難例では手術を検討する.

▶保存療法
- MP関節，PIP関節を90°屈曲位の状態で中手骨骨幹部を背側から，基節骨を掌側から圧迫し間接的に骨頭を押し上げるように整復する（図5）.

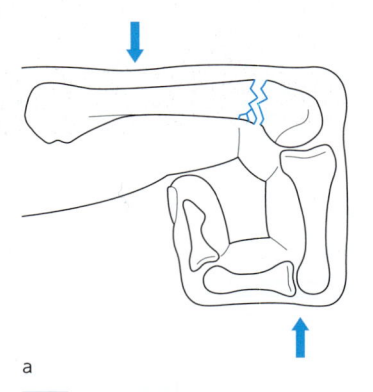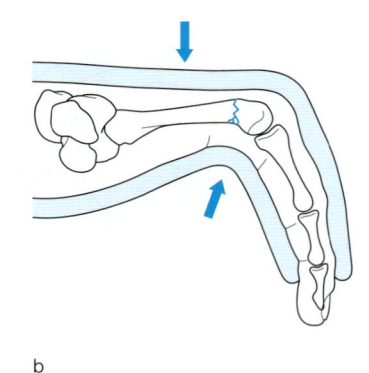

a　　　　　　　　　　　　　　　　　　　　　b

図5 中手骨頚部骨折の保存療法

a：整復方法，b：固定方法.

［佐藤寿充，御任大輔］

大腿骨近位部骨折
下肢の短縮と外旋をみたら疑おう

(!) Check Point

✔ 年間新規患者数は2020年に24万人，2030年に29万人，2040年に32万人と増加傾向．

✔ 高齢者では立位から転倒と軽微な外力で起こることがほとんど（骨脆弱性骨折）．

✔ 若者では交通事故や労働災害などの高エネルギー外傷．

❶ 大腿骨近位部骨折の部位による分類と近傍の動脈走行を確認しよう

● 大腿骨近位部の部位と血管の走行（図1）．

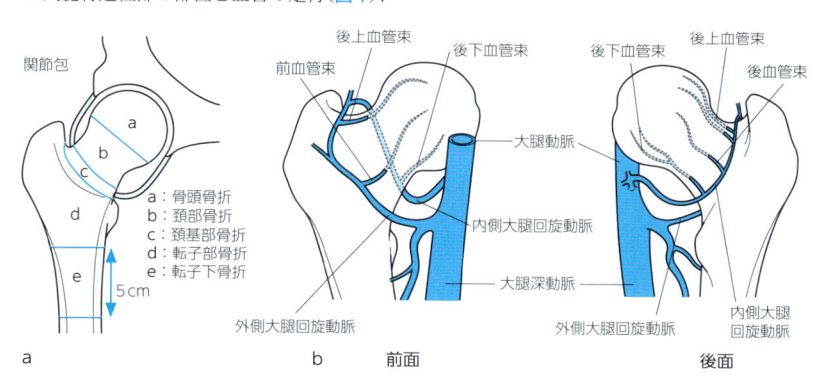

a：骨頭骨折
b：頚部骨折
c：頚基部骨折
d：転子部骨折
e：転子下骨折

5cm

a　　　　　　　　b　前面　　　　　　　　後面

図1 大腿骨近位部の部位と血管の走行

a：大腿骨近位部での骨折，b：血管の走行．

❷ 合併症とその特徴を知ろう

● **大腿骨頭壊死**：頚部骨折では大腿骨頭を栄養する血管（内側大腿回旋動脈の分枝部）が損傷されやすく，骨壊死が生じる場合がある．荷重部に骨壊死が生じると骨頭圧潰が起こる．

● **出血**：転子部骨折は関節包外骨折であるため，貧血が進行しやすく，血液検査で貧血の進行がないか確認する．

● **骨折の合併**：恥骨・坐骨骨折など骨盤骨折が同時に起こることがある．

● **総腓骨神経損傷**：骨折後，下肢は外旋するため腓骨頭の除圧が必要．

❸ 骨折とわかったら，3DCTまで撮ろう

● **単純X線検査**：股関節正面像＋患側軸位像（図2）．

● **CT**：股関節（MPR＋3D）．

note **X線検査時の注意点**

- 大腿骨近位部骨折を疑ったらLauenstein像は撮らないこと. 患側の股関節を屈曲して撮影するため強い疼痛を与えることになる.
- 健側の軸位像も危険.

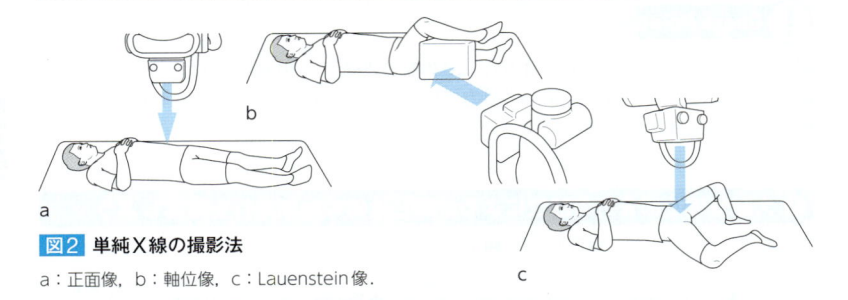

図2 単純X線の撮影法

a：正面像, b：軸位像, c：Lauenstein像.

❹ 不顕性骨折（Occult fracture）について知ろう

- 初診時単純X線像で診断できない骨折：3〜4％.
- 診断が遅れると骨折部が転位する危険性が増す
  ➡ 単純X線像・CTで骨折線がなくても, 大腿骨近位部骨折の疑いが強い場合はMRI（感度100％, 特異度93〜100％）を撮影する（図3）.

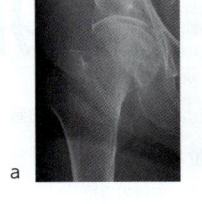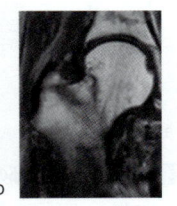

図3 不顕性骨折

a：単純X線像. 骨折線はみられない.
b：MRI. T1低信号変化が大転子部と頚部にみられる.

note
- 夜間緊急撮影の必要はないが, X線検査・CTで骨折がみられない外傷後の股関節痛は免荷して翌日以降にMRIを撮影する.

❺ 分類を知ろう

▶ Garden分類（図4）→頚部骨折の分類
- 骨折の転位の程度を単純X線正面像からstage Ⅰ〜Ⅳに分類する.
- 検者間信頼度が低いため, stage Ⅰ・Ⅱは非転位型, stage Ⅲ・Ⅳは転位型と分類する.
▶ 中野分類（3DCTによる分類, 図5）→転子部骨折の分類
- 骨折の形態を評価する分類.
▶ AO/OTA分類（図6）→近位部骨折の分類
- 代表的な分類：31A1は安定型, 31A2と31A3は不安定型と分類する.

Ⅲ

① 骨折ー四肢

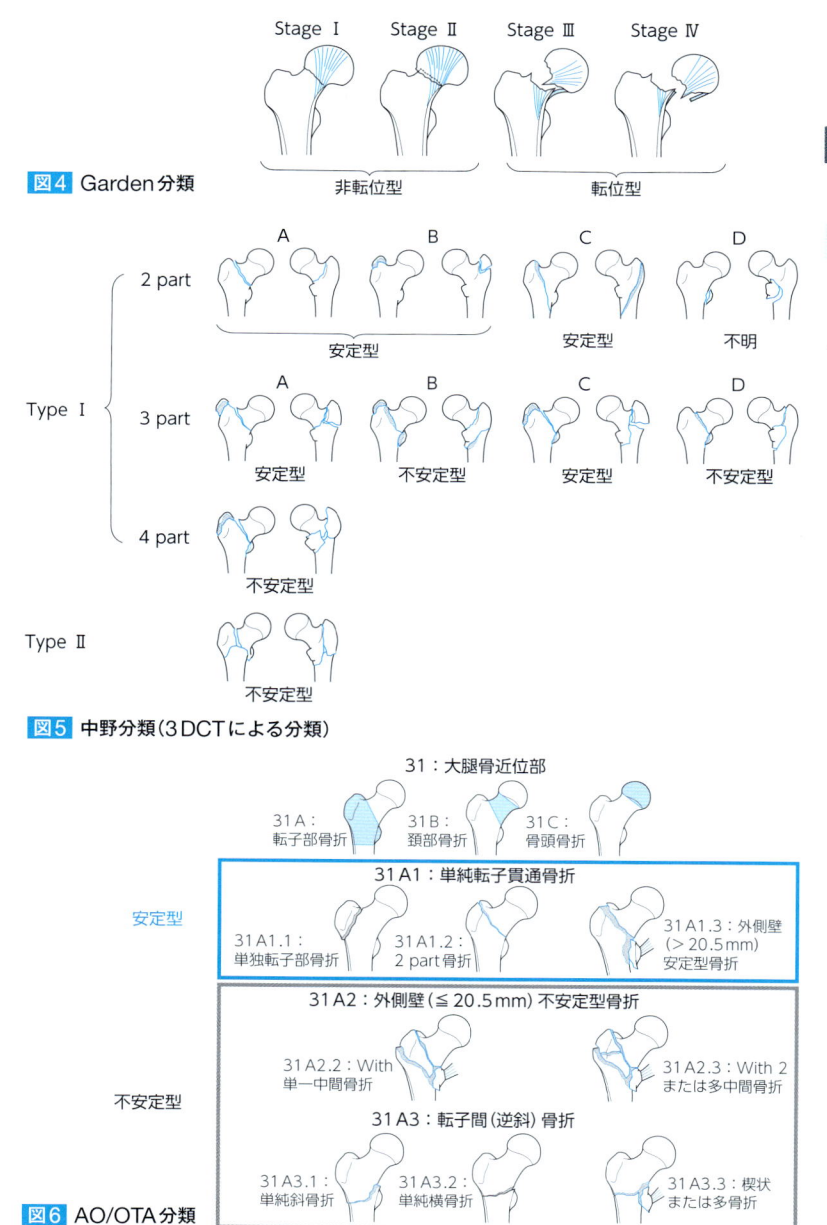

図4　Garden分類

非転位型　　　転位型

Type Ⅰ
　2 part
　　安定型　　　安定型　　不明

　3 part
　　安定型　　不安定型　　安定型　　不安定型

　4 part
　　不安定型

Type Ⅱ
　　不安定型

図5　中野分類（3DCTによる分類）

31：大腿骨近位部

31A：　　31B：　　31C：
転子部骨折　頚部骨折　骨頭骨折

安定型

31A1：単純転子貫通骨折

31A1.1：　　31A1.2：　　31A1.3：外側壁
単独転子部骨折　2 part骨折　　　（＞20.5mm）
　　　　　　　　　　　　　　　　安定型骨折

不安定型

31A2：外側壁（≦20.5mm）不安定型骨折

31A2.2：With　　　　　　　31A2.3：With 2
単一中間骨折　　　　　　　または多中間骨折

31A3：転子間（逆斜）骨折

31A3.1：　　31A3.2：　　31A3.3：楔状
単純斜骨折　単純横骨折　　または多骨折

図6　AO/OTA分類

❻ インプラントを選択しよう

- ●大腿骨頚部骨折，転子部骨折の治療はいずれも手術療法が原則．
- ●高齢者の場合，長期臥床に伴う廃用症候群が問題となるため，できる限り，手術療法を行い，術後早期からリハビリテーションを開始するのが望ましい．
- ●患者の全身状態により手術療法が困難な場合や，骨折型（大転子のみの骨折など）によって保存療法を選択することがある．

▶大腿骨頚部骨折

- ●**非転位型**：骨接合術［cannulated cancellous screw，sliding hip screw（SHS，図7a）］．
- ●**転位型**：人工骨頭置換術（図7b），受傷前の活動性が高い場合は人工股関節全置換術．

▶大腿骨転子部骨折

- ●骨接合術（SHS，髄内釘，図8）
  - ➡SHSと髄内釘は，転子部骨折に対して両者の臨床成績の差は明らかではない．しかし，不安定型骨折に対しては髄内釘が偽関節やカットアウトリスクが少ない．

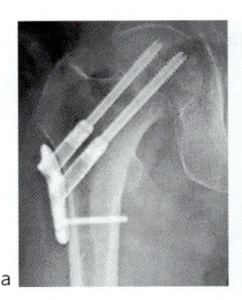 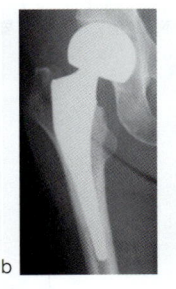 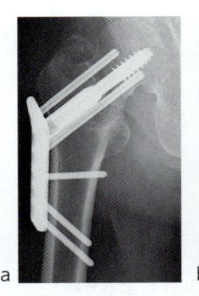 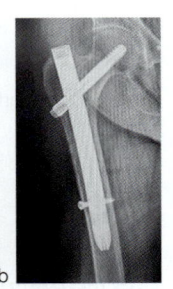

a　　　　　　　　　　b　　　　　　　　　a　　　　　　　　　　b

図7 大腿骨頚部骨折での手術療法　　　　　**図8** 大腿骨転子部骨折での手術療法

a：SHS，b：人工骨頭置換術．　　　　　　　a：SHS，b：髄内釘．

note

- ●2022年4月の診療報酬改定で，大腿骨近位部骨折患者に対する「二次性骨折予防継続管理料」，さらに「緊急整復固定加算」「緊急挿入加算」が新設された．
- ●大腿骨近位部骨折の手術療法は早期に行うほど，機能予後，生命予後が良好であることが知られている．入院後できるだけ早期（受傷48時間以内）に，しっかりとした全身状態の評価を行ったうえで適切な手術を行うことでこの加算を算定できる．
- ●院内ガイドラインおよびマニュアル，内科との連携のための受診基準，そして多職種連携，つまり多職種による骨粗鬆症リエゾンサービスが大切．
  - ➡イングランドとスコットランドにおける加算の導入（スコットランドは未導入）が，大腿骨近位部骨折患者の治療結果にどのような影響を与えたかを評価した論文がある．その結果，手術の迅速な実施率が向上し，死亡率が低下し，入院期間も短縮した．この研究結果を受けて，日本にも同様の制度が導入された．

［大﨑祐寿，乾　貴博］

大腿骨近位部骨折
インプラント周囲骨折では骨折部と緩みに注目しよう

⚠ Check Point

- ✔ 骨折部・緩みの評価のためにCTは必須.
- ✔ ステム周囲に緩みがあれば入れ替え.
- ✔ 緩みがなければ骨接合.

❶ どのような骨折か知ろう

- ●超高齢社会を迎え，人工骨頭置換術や人工股関節全置換術後のインプラント周囲骨折が増えている．
- ●骨折部位とステムとの位置関係，緩みの有無などで保存療法，手術療法（骨接合術または再置換術）の治療方針が決まる．

❷ 検査について確認しよう

- ●**単純X線検査**：股関節2方向（正面・軸位）．骨折線が遠位にあれば，大腿骨全長にわたるプレート設置の可能性があり，大腿骨2方向を追加する．正確な術前計画のために健側は膝蓋骨正面で撮影する．
- ●**単純CT**：骨接合術をする場合，大腿全体を固定することもあるため大腿骨全体を撮影範囲に含める．
- ●画像検査で以下③〜⑤を確認する．

❸ 骨折部の位置をVancouver分類に当てはめよう

- ●Vancouver分類（図1）：
  - ・ステムのレベルでの骨折があればtype Bであり，ステムの緩みがなければtype B1，緩みがあればtype B2に分類される．
  - ・緩みの有無の判断は難しく，後述のBaba分類を参考にする．
  - ・Type B3は残存骨量が乏しい場合．

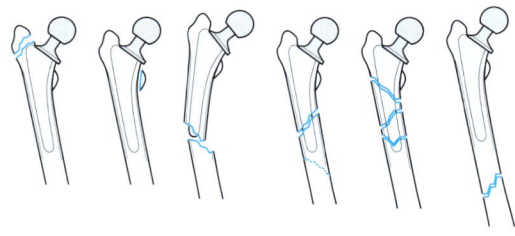

図1 Vancouver分類　　Type　　A_G　　A_L　　B1　　B2　　B3　　C

❹ インプラント機材を確認し，Baba分類に当てはめよう

▶インプラント確認事項
- インプラントのメーカーおよび機種.
- セメント使用の有無.
- セメント不使用ならポーラス部の位置（近位固定または遠位固定か）.
- 手術を受けた時期（術後早期であり骨癒合していなければステム入れ替え，術後から時間が経過していれば抜去困難となる可能性がある）.
- アプローチ.

▶ Baba分類（図2）
- セメント不使用なら type 1，セメント使用していれば type 2.

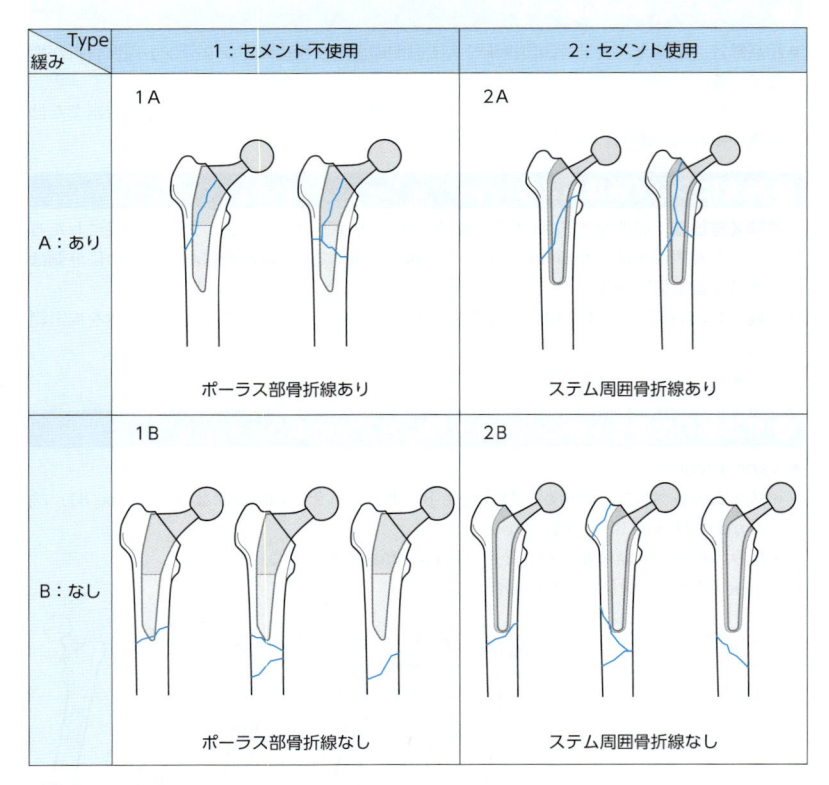

Type 緩み	1：セメント不使用	2：セメント使用
A：あり	1A ポーラス部骨折線あり	2A ステム周囲骨折線あり
B：なし	1B ポーラス部骨折線なし	2B ステム周囲骨折線なし

図2 Baba分類

セメント不使用でポーラス部に骨折線があれば type 1A，セメント使用しインプラント周囲に骨折線があれば type 2A として緩みがあると判断する.

❺ 治療方針を確認しよう

● Vancouver 分類，Baba 分類を参考に治療方針を決定する（図3）.

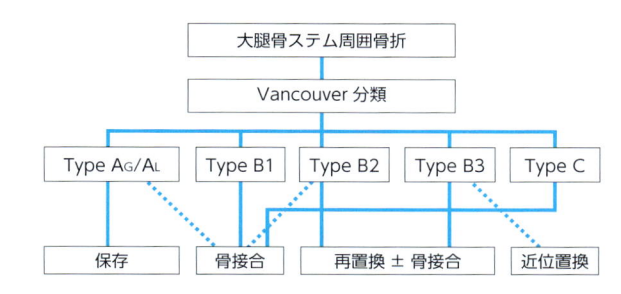

図3 ステム周囲骨折の際の治療方針

Vancouver 分類 type B1，B2 で判断に悩む際には Baba 分類を参考にする.

❻ 合併症とその特徴を知ろう

● **神経血管障害**：転位したインプラントや骨片が神経血管を損傷することがある.
● **深部静脈血栓症**：フットポンプや弾性ストッキング，患部以外のリハビリテーションなどで予防.
● 出血リスクよりも深部静脈血栓症リスクが上回る場合には薬物的予防も考慮する.
● **脱臼**：脱臼肢位に注意する.
　・**前方系アプローチ**：股関節伸展・外旋.
　・**後方系アプローチ**：股間節屈曲・内転・内旋.

❼ 保存療法の適応を知ろう

● Vancouver 分類 type A_G/A_L が適応となる.
● **Type A_G**：大転子骨折であり保存療法を選択することが多い. 年齢や活動量に応じて，深屈曲動作制限や外転筋力強化禁止，荷重制限などを行う. 骨片が大きい場合や跛行を伴う場合，転位 2 cm 以上の場合などは手術を検討する.
● **Type A_L**：小転子骨折であり腸腰筋による裂離骨折. 保存療法を選択し疼痛の範囲内で制限なしとしている.

［谷田部幸平，乾　貴博］

大腿骨近位部骨折
インプラント周囲骨折以外の治療方針を立てよう

! Check Point

✔ 大腿骨頚部骨折では，非転位型では骨接合術，転位型では人工物置換を行う．

✔ 転子部骨折では，sliding hip screw（SHS）または髄内釘固定による骨接合術を行う．

✔ 治療方針を立てる．

❶ 頚部骨折の治療方針を立てよう

▶非転位型：骨接合術

● Pauwels 分類を参考にして使用インプラントを決める．

● Pauwels 分類：

　・Type Ⅰ，Ⅱ：角度安定性はなくてもよい．

　・Type Ⅲ：角度安定性が必要．

● 非転位型でも Pauwels 分類 type Ⅲ（垂直剪断型）や前額面剪断型は転位しやすく角度安定性があるインプラントが望ましい（図1）．

● 骨頭骨片が20°以上後屈している場合は術後転位や骨頭壊死，偽関節リスクが高いため人工物置換がよい．

▶転位型：人工物置換

● 高齢者では一般的に人工骨頭置換術を選択する．

● ステムの固定様式と形態を選択する必要がある．

● セメントステムかノンセメントステムかを選ぶ必要がある．また，ノンセメントステムでは近位固定型ステムもしくは遠位固定型ステムかを選ぶ必要がある．

● Dorr 分類（図2）：

　・大腿骨骨幹部の皮質が厚く髄腔が狭い type A，大腿骨骨幹部の皮質が薄く髄腔が広い type C，その中間の type B に分類され，type A よりも type C のほうが骨質が悪い．

　・Type A, B：近位固定型のステムが大腿骨近位髄腔形状に適合する．

　・Type C：骨質が悪いため予防的に輪状締結ワイヤリングを行ったうえで近位固定型を使用したり，遠位固定型を用いたりする．

● 術中骨折のリスクはセメント非使用例で多いため，骨脆弱例やステム適合不良例ではセメントステムが望ましい．

● 骨頭径・ステムサイズはテンプレートを当てて決める．

● 骨頭径は軟骨分も加味し実測よりも1〜2mm大きめにする．

● 脚長・オフセットが健側と合うようにネック長や種類を調整する．

● 髄腔が細い症例や太すぎる症例ではインプラントのオプションサイズが必要になる．

● 術前計画を立てるために，メジャー入りの両股関節X線正面像を撮影して，大きさを確認しておくことが大切．

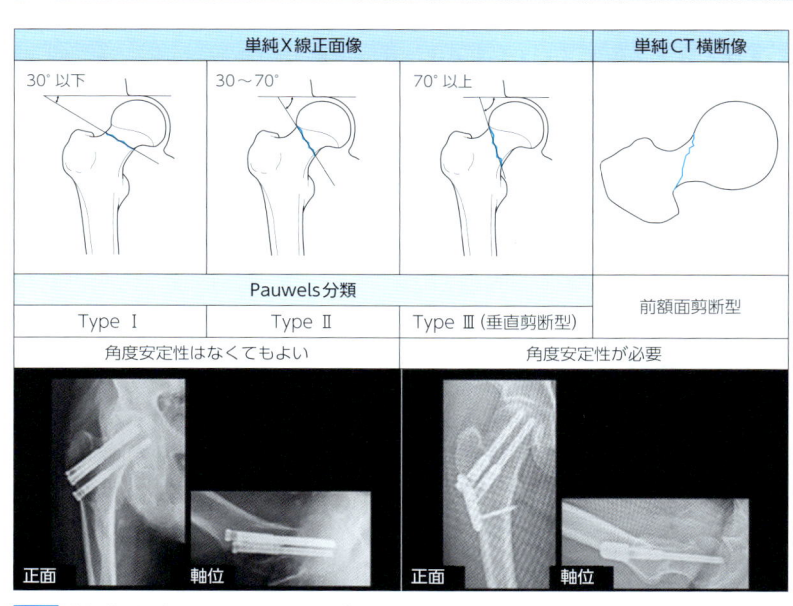

図1 非転位型頚部骨折におけるインプラント選択

単純X線像は角度安定性があるものとないもの一例.

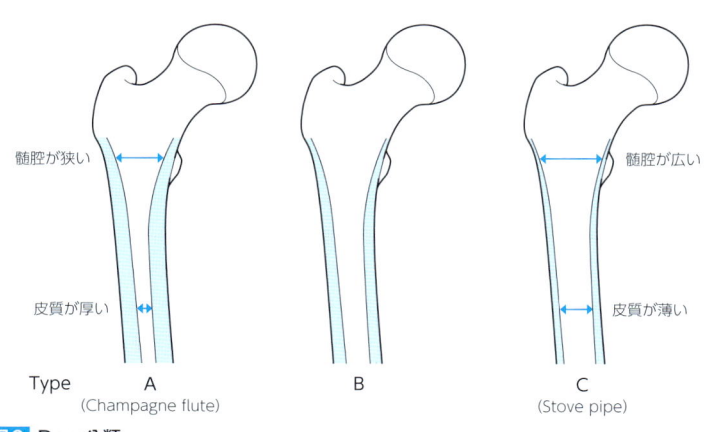

図2 Dorr分類

髄腔の形状によってインプラント選択を考える.

> **note**
> ● CT画像で骨頭径を計測すると正確性が増す.

❷ 転子部骨折の治療方針を立てよう

▶ SHSまたは髄内釘を使用する

- **SHS**：
  - インプラント設置前に主骨片同士の骨性接触が得られている必要がある．
  - 術中操作において外側壁が薄いAO/OTA分類31A2の場合はバレル挿入部の骨折をきたしやすいため，AO/OTA分類31A1がよい適応となる（☞p.136）．
  - そのほかのタイプでも手術手技とインプラント選択（サポートプレートの併用）によって使用することもある．

- **髄内釘**：
  - 巨大後内側骨片，頚基部骨折，逆斜骨折，外側壁骨折といった不安定型には，髄内釘での固定が推奨される．
  - 健側のX線像から，髄内釘の頚体角・太さ・ラグスクリュー挿入位置と長さを計画しておく．
  - 髄腔が狭いと髄内釘が挿入不可能なこともあり，その場合はSHSを使用する．
  - ラグスクリュー挿入部と骨折線がつながる場合，髄内釘の髄腔内占拠率が低い場合，骨折部内側と遠位横止めスクリューとの距離が近い場合などは，sagittal swing motionの予防のため，遠位横止めスクリューは2本挿入することが望ましい．

> **note**
>
> - AO/OTA分類31A3や小転子骨片が大きい（小転子骨性隆起頂点から骨片最遠位端までの距離が4cm以上）場合は，骨折線と遠位横止めスクリューとの長さを確保して固定性を得るために，ショートネイルよりも長い髄内釘を使用する．

［谷田部幸平，乾　貴博］

大腿骨骨幹部骨折
貧血や脂肪塞栓に注意しよう

! Check Point

✔ 高エネルギー外傷では全身状態が安定しなければDCOとしての創外固定や直達牽引をする.
✔ 高齢者では非定型大腿骨骨折に注意する.
✔ 貧血や脂肪塞栓，大腿骨頚部骨折などの合併症を念頭に置いて治療する.

❶ 疫学を知ろう

● 二峰性であり，15〜25歳の男性，75歳以上の女性に多い[1].
● **若年者**：高エネルギー外傷による受傷が多い.
● **高齢者**：立位の高さからの転倒による脆弱性骨折が多い. 近年は骨吸収抑制薬［ビスフォスフォネート（bisphosphonate；BP）製剤］の長期投与や大腿骨外弯変形による非定型大腿骨骨折が増えてきているため，高齢者では内服歴や健側の大腿骨X線像を確認する.

note

● 小児で大腿骨骨幹部骨折を受傷している場合は，虐待の可能性を疑う.
● 2歳未満では全例で全身のX線検査をする.
● 2歳以上でも全身を診察し，疑えば画像撮影を追加する.
● 頭蓋骨骨折や多発肋骨骨折，骨幹端部の骨折は特徴的な所見.
● 虐待を疑えば絶対に帰宅させず，小児科医師やソーシャルワーカーなど多職種と連携をとる(☞p.350).

❷ 解剖を知ろう

● 小転子から遠位5cm以内での骨幹部骨折を転子下骨折という.
● 大腿骨骨幹部骨折と大腿骨転子下骨折では転位様式が異なる(図1).
● **大腿骨骨幹部骨折**：近位骨片は屈曲外旋し，遠位骨片は伸展短縮する.
● **大腿骨転子下骨折**：近位骨片は屈曲外転外旋し，遠位骨片は内転短縮する[1].

❸ 検査を知ろう

▶ 単純X線検査

● 大腿骨2方向を撮影する.
● 骨折がある場合には，比較および術前計画のために健側の大腿骨2方向も撮影する. その際は，メジャー入りでオーダーするとよい.

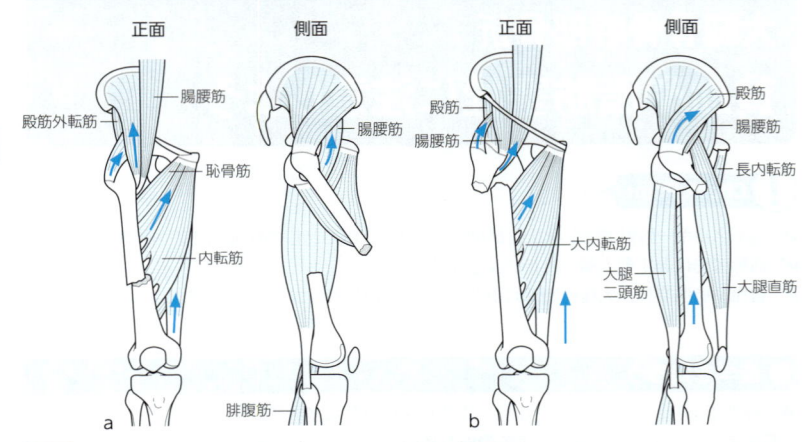

図1 大腿骨骨幹部骨折と大腿骨転子下骨折の転移様式の違い

a：大腿骨骨幹部骨折の転位，b：大腿骨転子下骨折の転位．

▶単純CT

- 大腿骨条件で撮影する．
- 大腿骨骨幹部骨折は比較的高頻度で大腿骨頚部骨折を併存しているため，大腿骨骨幹部骨折を診断した際は必ずCTを撮影し，頚部骨折の有無を判断する．

▶造影CT

- 血管損傷を疑う所見があれば追加する．
- 大腿骨遠位に近い骨折では膝窩動脈損傷に注意する．

❹ 高エネルギー外傷に伴う大腿骨骨幹部骨折について知ろう

▶ Early total care（ETC）

- 大腿骨骨幹部骨折では呼吸器合併症（acute respiratory-distress syndromeや脂肪塞栓，肺炎）が問題[2]であり，早期内固定よってこれらのリスクを軽減することをETCという．

▶ Damage control orthopaedics（DCO）

- 高エネルギー外傷により重度胸腹部外傷や外傷性脳損傷などを伴う場合やバイタルが不安定な場合には，急性期に侵襲の大きい確定的治療をすると患者を危険にさらすこともある．そのような場合に短時間かつ少ない侵襲でできる創外固定を行い，患者の全身状態を安定化させ二期的に確定的治療をするという概念をDCOという．

▶どのように手術タイミングを見極めるか

- ETC，DCOのどちらを選ぶかの1つの指標として，受傷後36時間以内にアシドーシスが改善［lactate＜4.0mmol/L，pH＞7.25，base excess（BE）＜5.5mmol/L］した場合にはETCを行い，アシドーシスが続いている場合には，DCOとして創外固定を行う early appropriate care（EAC）protocal[3]という戦略がある．しかし，これは血液ガスデータのみを指標としている戦略であり，実際には全身の重症度や，各施設で対応可能な治療方法などから，総合的に判断する．

- 高エネルギー外傷に伴う大腿骨骨幹部骨折では，血液検査（貧血，凝固，アシドーシス）や全身状態評価（呼吸状態，血圧）を繰り返し行い，手術方法やタイミングを考えなければならない．

▶直達牽引

- 全身状態の不良や，手術枠や準備物品などの影響で創外固定をすることが難しければ直達牽引をする．
- 大腿骨骨幹部骨折の最終内固定は髄内釘で行うことが多いため，直達牽引のKirschner鋼線（K-wire）は脛骨近位に刺入する．

❺ 高齢者の非定型大腿骨骨幹部骨折について知ろう

- 骨吸収抑制薬を長期投与している患者や大腿骨外弯変形が著しい患者は非定型大腿骨骨折を起こすことがある（図2，☞p.369）．
- 非定型大腿骨転子下骨折は遷延癒合や偽関節リスクが高く，通常の骨幹部骨折よりも厳密な整復が必要とされる．
- 骨折を生じていなくても荷重時痛や歩行時痛などの前駆症状があれば切迫骨折の可能性があり，予防的髄内釘をすることがある．
- 骨折時は必ず対側の痛みの有無も確認する．

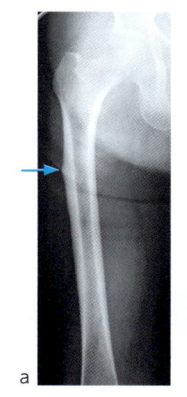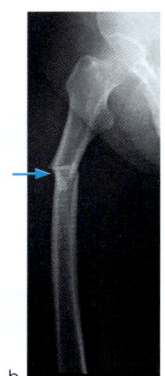

図2　非定型大腿骨骨折

BP製剤を長期内服していた85歳，女性．
右大腿近位部痛があり独歩で受診．手術を勧めたが同意を得られず経過観察している最中に転倒して完全骨折を生じた．
a：受診時のX線像．皮質骨の肥厚がある（矢印）．
b：骨折後のX線像．軽微な外傷による骨折（矢印）．両側皮質骨を貫通し，横骨折で粉砕はない．

> **note　非定型大腿骨骨幹部骨折の診断基準[4)]**
>
> - 下記5項目のうち少なくとも4項目を満たせば診断がつくが，1つでもあれば疑うとよい．
>   ① 非外傷性または軽微な外傷（立位の高さからの転倒程度）による骨折．
>   ② 骨折線は外側皮質骨から始まり，多くは横骨折．大腿骨内側に及ぶ場合には斜め方向になる場合もある．
>   ③ 完全骨折では両側皮質骨を貫通し，内側スパイクできることがある．不完全骨折では外側のみに生じる．
>   ④ 骨折は粉砕なしか，あってもわずかな粉砕のみ．
>   ⑤ 骨折部の外側皮質骨に，限局性の皮質骨の肥厚がある．

❻ 合併症を知ろう

- **貧血**：大腿骨骨幹部骨折における出血量は閉鎖性骨折で1,000〜2,000 mL. 開放骨折ではその1.5倍以上の出血が予想される.
- **脂肪塞栓**：長管骨の外傷受傷後は注意. Gurdの診断基準（表1）を参考にするが, 非特異的なものが多く他疾患との鑑別を要する.
- **軟部組織損傷**：膝関節の半月損傷や十字靱帯損傷を合併することがある.
- **同側大腿骨頚部骨折**：骨幹部骨折の10%程度に合併する.

表1 Gurdの診断基準

大基準1項目, 小基準4項目以上で臨床診断となる. これら以外にも非特異的な症状や検査結果が多い.

大基準（3項目）	点状出血斑（皮膚や網膜） 呼吸器症状および胸部X線所見（びまん性両側性浸潤影, 吹雪様陰影） 頭部外傷によらない脳・神経症状
小基準（8項目）	頻脈, 発熱, 網膜変化（脂肪滴または出血斑）, 尿変化（無尿または乏尿, 脂肪滴）, ヘモグロビン値の急激な低下, 血小板数の急激な低下, 血沈値の亢進, 喀痰中の脂肪滴

（文献5を参考に作成）

❼ 治療をしよう

- **髄内釘**：手術侵襲, 力学的強度の面から第一選択の治療. 骨折部位および骨片に挿入できるスクリュー本数から, 順行性または逆行性を選択する.
- **プレート**：髄腔狭小・弯曲などにより髄内釘挿入困難と予想される場合や, 人工関節術後のインプラント周囲骨折の場合, 髄内釘の補強として追加固定をする場合などに使用する.

❽ 後療法を知ろう

- 内固定後, 可動域訓練は制限しないことが多い. 骨折型によって荷重時期は異なり, 横骨折は早期荷重が可能であるが, 長斜骨折や粉砕骨折, 開放骨折などでは3〜6週間の免荷をする.

[谷田部幸平, 中川知郎]

大腿骨遠位部骨折
AO/OTA分類から治療方針を立てよう

! Check Point

✔ 高エネルギー外傷で変形や粉砕が強い場合は受傷早期に創外固定する.

✔ AO/OTA分類は治療方針を立てるのに役立つ.

✔ 靱帯損傷や神経血管損傷の可能性を忘れない.

❶ 概要を知ろう

● 大腿骨遠位部骨折（顆部骨折，顆上骨折を含む）は大腿骨骨折の約6％を占める.

● 高齢者の脆弱性骨折と若年者の高エネルギー外傷という2つの異なる患者群で構成される.

● 骨折だけではなく，重要な軟部組織（十字靱帯や側副靱帯など）や神経血管を損傷している可能性がある.

● AO/OTAにより骨折の形態を正しく認識し，適切な治療方針を選択する.

❷ 解剖と転位方向を知ろう

● 典型的な転位は，内反・短縮・伸展であり，顆部骨片は回旋を伴うこともある.

▶単純X線検査

● 正面像（図1a）：

　・遠位骨片は大内転筋によって内側に転位し内反する.

　・転位が軽度な場合や骨折部外側の粉砕がある場合は外反することもある.

● 側面像（図1b）：

　・大腿四頭筋とハムストリングスによって骨折部は短縮し，腓腹筋によって遠位骨片は牽引され，伸展変形する.

　・高エネルギー外傷では，顆部骨片が骨折部で嵌入，屈曲する場合もある.

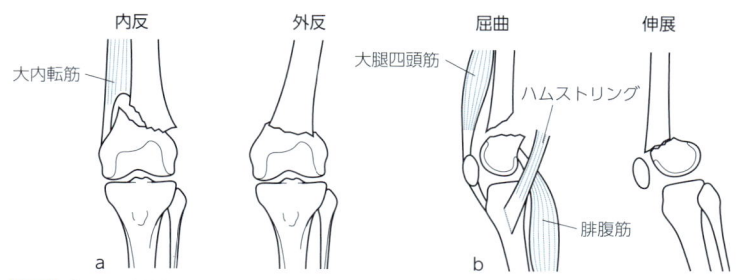

図1 大腿骨遠位部骨折

a：正面像. 典型的な転位は，内反変形である. 転位が高度な場合や骨折部外側の粉砕がある場合には外反変形することもある.

b：側面像. 典型的な転位は，短縮・伸展変形である. 高エネルギー外傷では，屈曲する場合もある.

❸ 合併症を知ろう

●**神経血管障害**：
- 神経損傷は1％，主要血管損傷は約3％で浅大腿および深大腿動脈損傷が多い．
- 膝窩動脈損傷がないかも注意する．
- 転位した骨片が神経血管を損傷することもある．
- 足関節上腕血圧比（ankle brachial index；ABI）の左右差や，hard signやsoft sign（☞p.16）がある場合には血管造影検査を検討する．

---

note

- 大腿神経や坐骨神経（腓骨神経，脛骨神経）障害の有無を確認する．
- 骨折していれば大腿挙上は困難．足関節背屈で腓骨神経，足関節底屈で脛骨神経の運動障害を確認する．
- 感覚障害（大腿前面：大腿神経，下腿外側：腓骨神経，下腿後面：脛骨神経）も確認する（図2）．

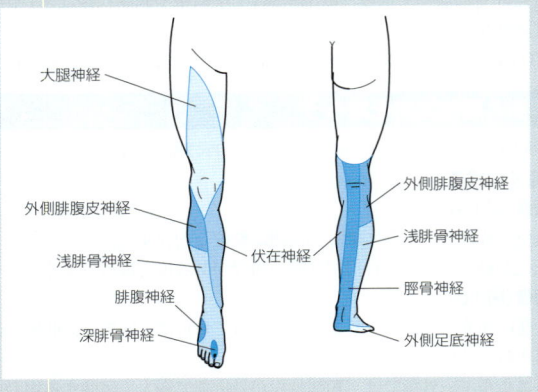

図2 大腿・坐骨神経の支配領域

●**膝関節脱臼**：
- 脱臼が自然整復された可能性（複合靱帯損傷や腓骨神経麻痺など）があれば，膝窩動脈損傷を合併している場合がある．
- 受傷直後～1週程度で血栓症が起きる可能性があるため，繰り返しhard signやsoft signがないか確認し，疑わしければABI測定や血管造影検査，下肢造影CTなどをする．

●**靱帯損傷**：
- 十字靱帯や側副靱帯の損傷を疑う所見（裂離骨片や骨折だけでは説明がつきづらい関節血症，膝のぐらつき）があればMRI撮影する．
- 内固定が終わってからLachman testや内反・外反ストレステストなどを改めてすることも重要．

●**二次性変形性膝関節症**：予防するために関節面および下肢機能軸の解剖学的再建をする．

❹ 検査を知ろう

▶ 単純X線検査
- 術前計画用のメジャーを入れて撮影する.
- 膝関節2方向(インプラント設置予定位置まで撮影範囲に含まれているとよい).
- 逆行性髄内釘や長いプレート固定をする場合は大腿骨2方向も必要となる.
- 健側の大腿骨X線像(パテラフォワードで撮影する).

▶ 膝関節単純CT
- Hoffa骨折のような冠状面の骨折は,大腿骨骨折のうち0.65%にみられる.
- 関節内骨折であり絶対的安定性のある固定をする.
- 単純X線像で見逃しやすいがCTでは容易に診断できる.

▶ 造影CT
- 血管損傷を疑う所見があれば追加する.

❺ 治療をしよう

- 初期対応時は外固定として大腿近位から足関節までのスプリント固定をする.
- 不安定性による疼痛が強ければ,直達牽引をしてもよい.
- 高齢者で骨脆弱性がある場合にはKirschner鋼線(K-wire)によるカットアウトに注意する.

▶ 創外固定
- 高エネルギー外傷で変形や粉砕が強い場合や他合併損傷の治療を急ぐ場合には創外固定をする.
- 最終的な固定法としてプレートまたは髄内釘を選択するが,その際の内固定材料と干渉しない位置にハーフピンを挿入する必要がある.
- 創外固定の適応として以下が挙げられる.
  - ・関節内骨折で転位の大きい症例.
  - ・多発外傷に伴う症例.
  - ・軟部組織損傷の強い症例,もしくは骨折部の不安定性により損傷が進行していく可能性のある症例(開放骨折を含む).
  - ・Floating knee(脛骨骨折も伴う).

▶ AO/OTA分類(図3)
- 最終的内固定の治療方針を立てるためにAO/OTA分類をする.
- Type A：関節外骨折でありアライメントを直す.
- Type B：部分関節内骨折であり関節面を解剖学的に再建する.
- Type C：完全関節内骨折であり,関節面を解剖学的に再建し,アライメントを直す.
- 上記を治療目標とし,次のように最終内固定材料を選択することが多い.
- **逆行性髄内釘**：type A2,A3,C1(C2,C3では関節面骨片を髄内釘の顆部スクリューや独立した他スクリューで固定できる場合などには考慮する).

	A1	A2	A3
Type A			
	B1	B2	B3
Type B			
	C1	C2	C3
Type C			

図3 AO/OTA分類

- **プレート**：type B1，B2，B3，C2，C3．若年者で関節軟骨の損傷を避けたい症例や遠位骨片に髄内釘の遠位横止めスクリューが入らない（入っても少ない）type AおよびC1．
- **スクリュー**：type B2，B3（type B3は冠状面の骨折であり，Hoffa骨片を含む．必要に応じてプレート固定を併用する）．

❻ 後療法を知ろう

- 強固な固定ができれば，可動域訓練は制限しない．
- 荷重に関してもインプラントによる固定力に応じて決める．
- 固定力と仮骨形成に応じて術後3～6週で部分荷重開始し，術後3カ月では全荷重にできることが多い．

[谷田部幸平，乾　貴博]

膝蓋骨骨折
保存は伸展位で, 手術はtension band wiring固定をしよう

Ⅲ

① 骨折―四肢

(!) Check Point

✔ 膝蓋骨は人体で最大の種子骨であり, 膝伸展機能において重要な役割を果たしている.
✔ 全骨折の1%で, その約半分は転位がなく伸展機構は無傷のまま.
✔ 主原因は直達外力で, 大腿四頭筋に働く強い収縮も関与している.

❶ 診察時の特徴を知ろう

● 膝蓋骨前面に強い疼痛を訴える.
● 関節血症を生じ, 膝関節の自動伸展が難しい.
● 膝蓋骨は皮下に存在するため転位がある場合は陥凹を触知することができる.
● 大腿四頭筋腱, 膝蓋腱, 内側膝蓋大腿靱帯, 外側膝蓋大腿靱帯が付着している(図1).

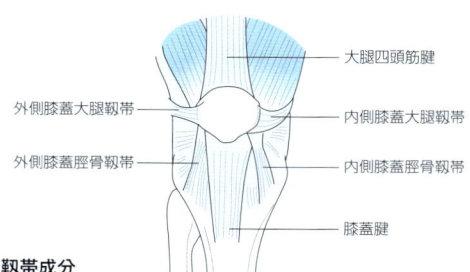

外側膝蓋大腿靱帯
外側膝蓋脛骨靱帯
大腿四頭筋腱
内側膝蓋大腿靱帯
内側膝蓋脛骨靱帯
膝蓋腱

図1 膝蓋骨とそれに付着する靱帯成分

❷ 骨折とわかったら画像検査をしよう

● **単純X線検査**：3方向(標準的な膝伸展2方向＋膝蓋骨軸射像が有効).
● **CT**：関節面の適合性などの詳細についての評価に適している.

❸ 分類を知ろう

● AO/OTA分類(図2).

関節外	34A1 剥離		
部分関節内	34B1 外側	34B2 内側	
完全関節内	34C1 単純	34C2 楔状	34C3 粉砕

図2 AO/OTA分類

❹ 保存療法について知ろう

- ●**適応**：縦割れ，膝蓋骨前方の骨膜・靱帯成分の連続性がある場合．
- ●自動伸展できる場合は，伸展機構は無傷．
- ●膝伸展位で大腿上部から下腿下端までの固定（ニーブレースなど，☞p.393）を4〜6週行う．
- ●垂直荷重は許可する．

❺ 手術療法について知ろう

- ●**目的**：
  - ・**膝伸展機構の獲得**：短期的な目標．
  - ・**膝蓋大腿関節の整復**：長期的には二次性関節症の予防となる．
- ●**適応**：
  - ・4mm以上の骨片転位．
  - ・2mm以上の関節面の段差．
  - ・自動膝伸展機能が不可．
- ●関節面や転位した骨片を整復し，骨折型に準じて固定方法を選択する．
- ●関節面の整復が重要．
- ●汎用性の高いtension band wiring（TBW）固定（cerclage compression wiring固定，**図3a**）を行うのが基本．
- ●**プレート固定（図3b）は合併症が少ない優れた固定方法で，粉砕骨折のみならず単純骨折でも有用．**
  - ➡帝京大学医学部附属病院外傷センターでは2025年から第一選択．
- ●そのほかスクリュー固定，リングピン固定，suture anchor固定，縫合修復固定などがある．
- ●固定力に応じて早期（術直後〜3週）から他動で可動域訓練を行う．

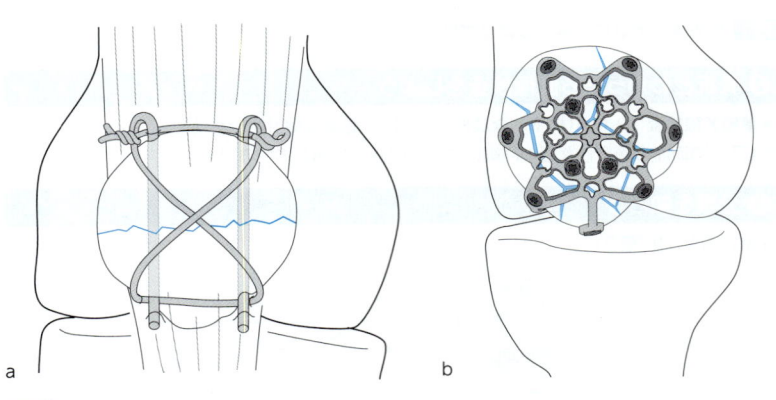

a

b

図3 **手術療法**

a：tension band wiring固定，b：プレート固定．

❻ 合併症とその特徴を知ろう

- **可動域制限**：最も多い合併症. 早期からの関節運動が推奨されている.
- **術後膝前部痛**：TBW固定に合併することが多い.
- **感染**：TBW固定と比べ，プレート固定での合併は少ない.
- **外傷後二次性関節症**：関節面の不適合によりリスクが高くなる.

- 二分膝蓋骨と混同してはならない.
- **二分膝蓋骨**：多くは近位外側の分画にあり，人口の2〜3％にみられ，50％は両側.

[坂巻裕太，武川竜久]

膝蓋骨骨折
Tension band wiring固定を極めよう

! Check Point

✔ 膝蓋骨骨折の治療目標は膝伸展機構と膝蓋大腿関節の再建.

✔ Tension band wiring(TBW)固定は膝を長期間固定することなく，早期から可動域訓練ができる.

✔ TBW固定はKirschner鋼線（K-wire）の適切な刺入位置と，うまくソフトワイヤーを締結することが大事.

❶ TBW固定のメカニズムを知ろう

● 弯曲のある構造物の長軸方向に負荷がかかると伸長側と圧迫側が存在する.

● 伸長側となる膝蓋骨にワイヤリングを設置することで伸長力を圧迫力に変換することができる（図1）.
　➡ この理論は近年否定されつつある.

● 膝蓋骨以外に肘頭骨折，足関節内果骨折，上腕骨大結節骨折などでも利用される（足関節内果骨折は正確には関節運動に伴って圧迫力は増加しない）.

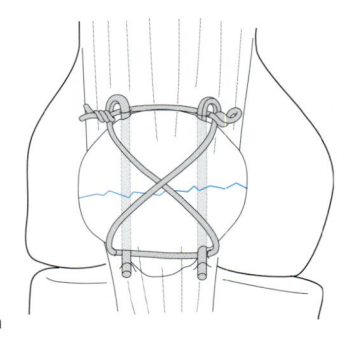
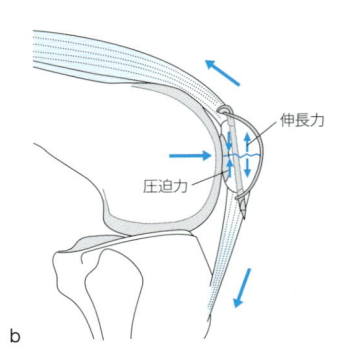

a   b

図1 TBW固定

a：正面，b：側面.

伸長力

圧迫力

❷ K-wireの適切な刺入位置を知ろう

● **深さ**：K-wireは前方（浅いところ）に設置しすぎると固定力が弱くなり，またカットアウトのリスクも高くなる. 膝蓋骨前面から5mm以上深いところに刺入するのがよい（図2a）.

● **平行に刺入したK-wire同士の距離**：遠くなると固定力が低下するため，離しすぎないようにする（図2b）.

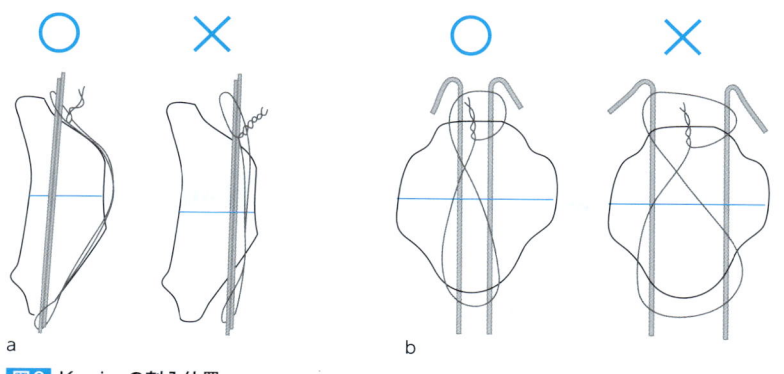

図2 K-wireの刺入位置

a：深さのよい例（左）と悪い例（右），b：K-wire同士の距離のよい例（左）と悪い例（右）．

❸ K-wireを適切に刺入しよう

● 伸展位で整復してパテラ鉗子で保持したら，膝下に三角枕などを置いて膝を軽度屈曲位にしてK-wireを刺入することで，刺入が浅くならないようにする．

❹ ソフトワイヤーをうまく締結しよう

● 1.0〜1.25 mmの太さのものを使用する．それより細いと固定力が悪くなる．
● 16〜18G針を利用してK-wireの背側を通し，骨にできるだけ近い位置を通り，8の字に配置する（図3a）．
● 8の字を締結するノットは各K-wireと交差し，隣接する角に計2カ所作製する．
● ノットは均等に引き上げながら緩みがなくなるまで3回以上渦巻くように作製し，片側だけが渦巻くことがないようにする（図3b, c）．
● 一度緩みがなくなった段階で膝関節屈伸運動を行い，再度緩みがなくなるまで締め上げ，この時点で整復位損失がないことをX線像で確認しておくと安全．

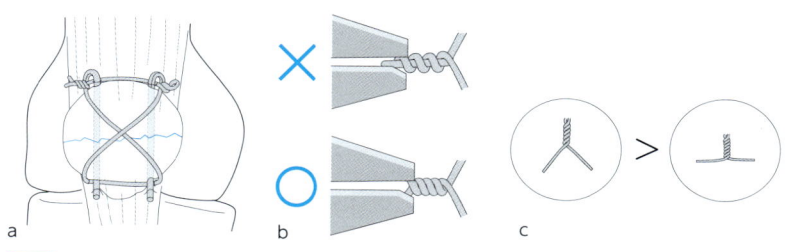

図3 ソフトワイヤーの締結方法

a：ノットは2カ所作製する．
b：ノットは片側だけではなく，両側が均等に渦巻くようにする．
c：ノットは180°開きながらではなく，引き上げながら作製する．

note **ソフトワイヤーを0の字で固定する場合はK-wire刺入位置に注意する**

● 0の字での固定はねじれに対する強度が強いことがわかっているが，K-wireを浅い外側に入れてしまうと固定力が悪くなるので注意が必要.

❺ K-wire断端の処理に気を使おう

● K-wireの近位端を鋭に切除し，できるだけ180°に折り曲げ，先端を背側に回して骨に打ち込むことでK-wireがバックアウトしにくくなるようにする.
● 遠位端はK-wire長が膝蓋骨長の1.25倍以上の長さとならないように切除することで，軟部組織への刺激を最小限にする.

❻ 一般的な後療法を知ろう

● 術直後から膝伸展位外固定での全荷重歩行を許可できることが多い.
● 術後1週のX線像で問題なければ自動運動での可動域訓練を開始できることが多い.

［坂巻裕太，武川竜久］

脛骨プラトー骨折
AO/OTA分類，Schatzker分類を使って術前計画を立てよう

! Check Point

✔ 頻度は外側プラトー骨折のほうが内側プラトー骨折より高い．

✔ 外側プラトー骨折は関節面陥凹型，内側プラトー骨折は剪断型骨折が多い．

✔ 膝窩動脈損傷，コンパートメント症候群を見逃してはいけない．

❶ 解剖を知ろう

● 靱帯，半月板，血管の把握は診断の際に重要（図1）．

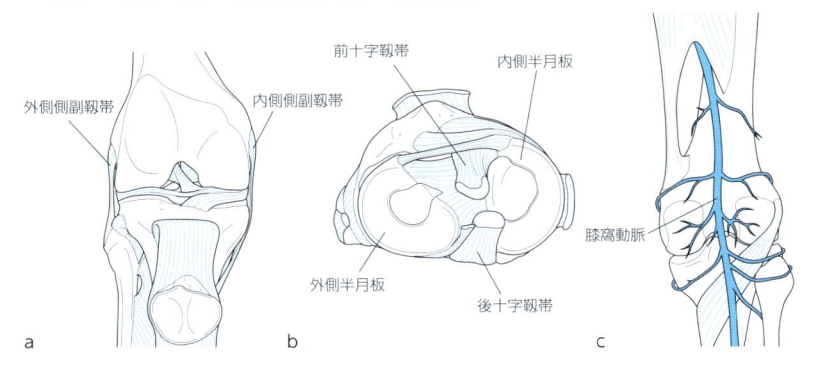

図1 診断に必要な解剖

a：膝関節前面，b：脛骨プラトー関節面，c：膝関節後面．

❷ 合併症：単純X線像には映らない合併損傷を覚えよう

▶ **血管損傷，コンパートメント症候群を見逃してはいけない**

● **膝靱帯損傷**：Schatzker分類で重症であるほど頻度が高い．内固定後に不安定性を確認する．

● **半月板損傷**：高エネルギー外傷で受傷した症例の9%に合併．

● **コンパートメント症候群**（☞ p.163，286）：全骨折の7%に合併．Schatzker分類で重症であるほど頻度が高い．

● **膝窩動脈損傷**：挟撃損傷，脱臼を伴う症例では要注意．

❸ 画像検査：検査所見を正確に捉えよう

▶ **単純X線検査**

● **膝関節**：正面＋側面の2方向（図2）．

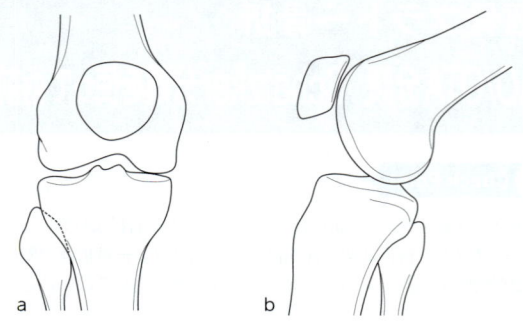

図2 正しい膝関節単純X線像

a：正面像．膝蓋骨が大腿骨顆部の中央に位置する．腓骨頭が半分脛骨と重なる．
b：側面像．大腿骨内側顆と外側顆が重なる．

▶CT

- 横断像とMPR（前額断・矢状断再構築画像）．
- 関節面がみえる3DCTの作成も依頼しておく．

❹ 分類と治療方針：AO/OTA分類とSchatzker分類を覚えよう

- AO/OTA分類（図3）．
- Schatzker分類（図4）．

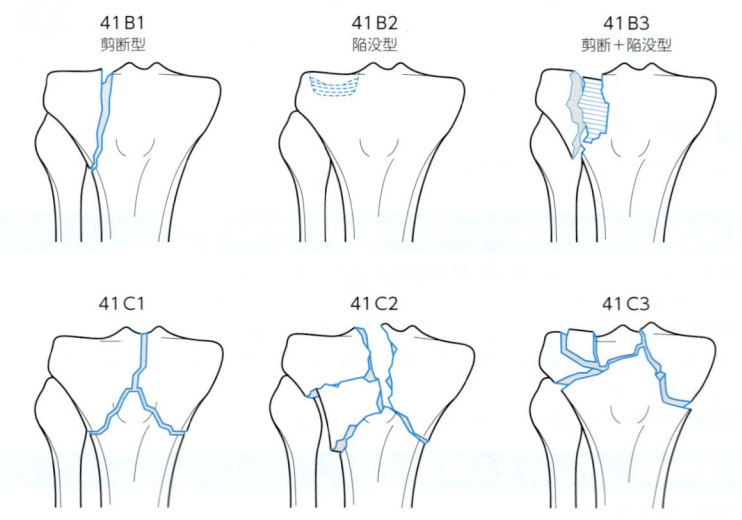

図3 AO/OTA分類

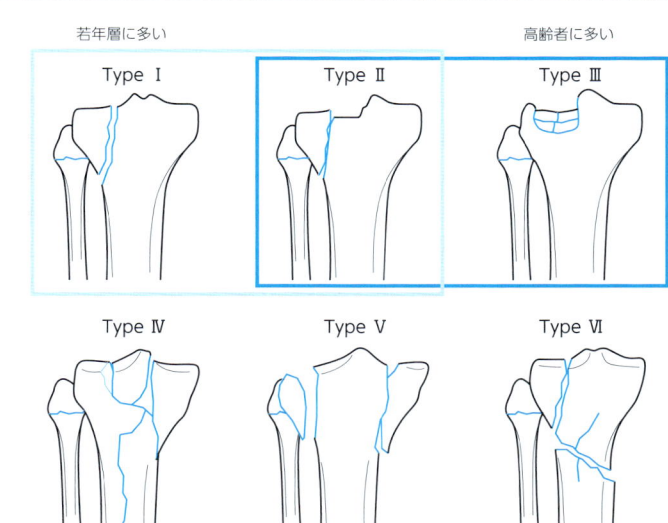

若年層に多い　　　　　　　　　　　　　　　高齢者に多い

Type Ⅰ　　　　Type Ⅱ　　　　Type Ⅲ

Type Ⅳ　　　　Type Ⅴ　　　　Type Ⅵ

図4 Schatzker分類

Type Ⅰ：外側顆分離型
Type Ⅱ：外側顆分離陥没型
Type Ⅲ：外側顆陥没型
Type Ⅳ：内側顆分離＋陥没型
Type Ⅴ：両顆骨折
Type Ⅵ：骨幹端に達する骨折

❺ 手術までの手順：分類に応じて術前計画を立てよう

▶身体診察
- 血管損傷，コンパートメント症候群，そのほか軟部組織損傷の有無を評価する．

▶画像評価
- 単純X線検査，CT（場合によっては造影CT）→手術適応を確認する．
- 手術適応：
  - ・関節面の2mm以上のstep off（段差）．
  - ・関節面の5mm以上のwidening（幅の広がり）．
  - ・膝関節の5°以上の内反・外反変形．

▶待機的手術ならスプリントまたはニーブレースで外固定，挙上クーリングをして腫脹の管理
- 頻回に身体所見を確認し，軟部組織の状態が悪化（緊満感，水泡形成，皮膚の色調不良など）するようならば緊急的に一時的創外固定術を検討する．

❻ 手術計画を立てよう

- 検査画像を熟読し，固定すべき骨片とその順番を決める．

- ●インプラントの選択：
  - ・**剪断型骨折**：プレートまたはスクリュー．
  - ・**陥没型骨折**：プレートまたはスクリュー．人工骨も用意が必要．
- ●アプローチ：
  - ・前外側（図5a）．
  - ・内側・後内側（図5b）．
  - ・後方（図5c）．

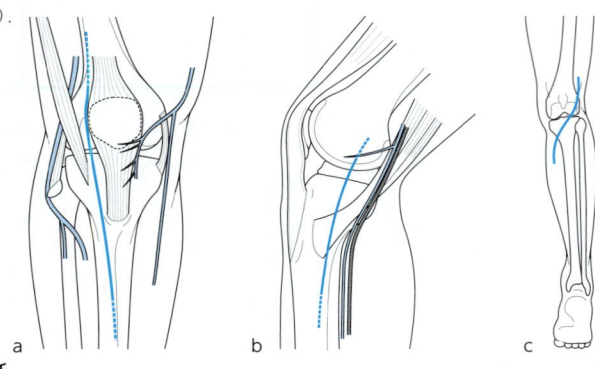

図5 アプローチ

a：前外側，b：内側・後内側，c：後方．

- ●体位：
  - ・前外側アプローチ，内側・後内側アプローチ→仰臥位．
  - ・後方アプローチ→伏臥位．

note **膝関節単純X線像での内側プラトーと外側プラトーの見え方**（図6）

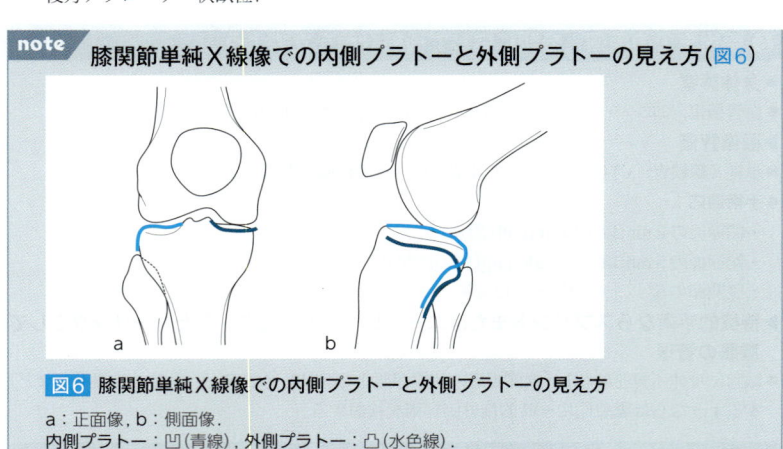

図6 膝関節単純X線像での内側プラトーと外側プラトーの見え方

a：正面像，b：側面像．
内側プラトー：凹（青線），外側プラトー：凸（水色線）．

［佐藤寿充，中山雄平］

脛骨プラトー骨折
コンパートメント症候群に注意しよう

！ Check Point

✔ 下腿には4つの筋区画（コンパートメント）がある．

✔ 麻痺や血流障害が起きてからでは手遅れ．5PのPainで気付く必要がある．

✔ 6～8時間以内には筋膜切開が必要．

❶ 解剖：4つの筋区画を覚えよう

● 4つの筋区画（図1）：
　・**前方**：前脛骨筋，長母趾伸筋，長趾伸筋．
　・**外側**：長・短腓骨筋．
　・**浅後方**：ヒラメ筋，腓腹筋．
　・**深後方**：後脛骨筋，長趾屈筋，長母趾屈筋．

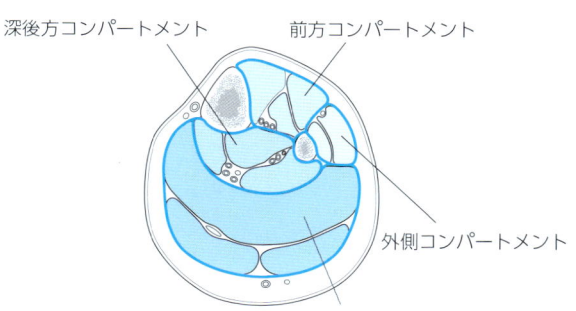

深後方コンパートメント　　前方コンパートメント

外側コンパートメント

浅後方コンパートメント

図1 筋区画（コンパートメント）

❷ 診断：身体所見では5Pに注目しよう

● 5P（pain：疼痛，pallor：蒼白，pulseless：脈拍消失，paresthesia：感覚障害，paralysis：麻痺）
　➡ Painがはじめの症状．ここで気付く必要がある．

● 基本的には身体所見で診断をつける．

▶筋区画内圧を計る

● メーカーの計測器があれば簡便．なければAライン用の圧モニターを用意（☞ p.414）．

● 収縮期血圧－筋区画内圧＝灌流圧 Δ P＜30 mmHg
　➡ 筋膜切開が必要．

▶損傷がひどければ創外固定を躊躇しない

- 高エネルギー外傷.
- AO/OTA分類やSchatzker分類で重症な骨折型（AO/OTA分類type C, Schatzker分類type Ⅴ・Ⅵなど）はコンパートメント症候群のリスクとなる.
  - ➡創外固定でアライメントを修正し，軟部組織のダメージコントロールをする（図2）.

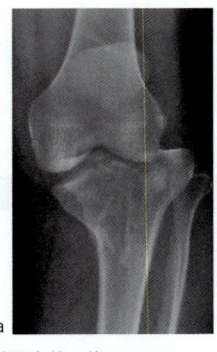 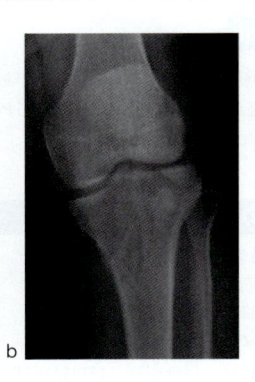

図2 創外固定前・後

a：創外固定前.
b：創外固定後. 短縮・アライメントが矯正されている.

［佐藤寿充，中山雄平］

コラム

骨折の整復と人工骨について

❶ 骨折の整復の仕方を知ろう

- X線像で転位のある（ずれている）骨折をみたときに，まずは「どこに骨折線があるのか」「どうしてこのようにずれているのか」を考える．それはつまり「どの部位にどのような外力が働いたか」という①「骨折が生じた機序」を考えることである．また，骨には必ず筋肉と靭帯が付着しており，伸縮性のあるこれら軟部組織の牽引力のバランスによっても転位の方向が決まる．つまり②「骨折部の周囲にある軟部組織」を知らなければならない．

- 骨折部を整復する際には，①＋②の結果としての転位を想定して整復操作を加える．具体的には，骨折部周囲の軟部組織によって必ず短縮方向に力が働いているため，牽引力をかけて短縮を取り除き骨片同士の間隙を開いた後に，一方の骨片がもう一方の骨片を乗り越えるように外力を加えて整復する．整復後に再転位しないように，元の転位と逆方向への圧迫力をかけて整復位を保持する（図1）．整復操作は愛護的な操作に努め，乱暴な操作を繰り返すことは決してしてはならない．局所の状態を悪化させるだけでなく，患者の心理的にも恐怖と不安を残す．

- 橈骨遠位端骨折や小児の肘周囲・前腕骨骨折などでは，非観血的整復（徒手整復）とキャスト固定による保存療法のよい適用である．

- 骨盤骨折や大腿骨骨折は徒手では整復困難のため，術前や術中に直達牽引による強力な牽引力をかけることや，骨折部を開けて直接骨折部を操作する観血的整復が必要となる．観血的整復においては何種類もの骨鉗子，スクリュー，プレートなどのデバイスを用いた整復テクニックがある（成書を参照）．

- いずれの骨折でも，神経ブロックによる除痛や全身麻酔下での筋弛緩薬の使用は，骨折の整復の一助となる．

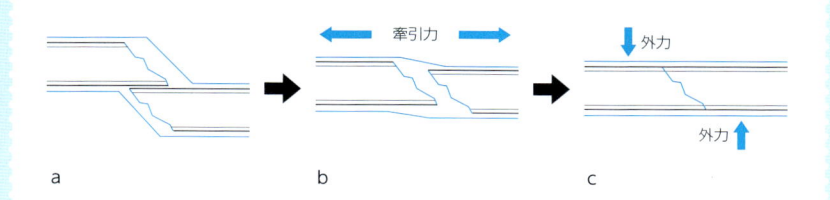

a　　　　　　　　　　b　　　　　　　　　　c

図1　整復の仕方

a：骨折時．骨折部周囲の軟部組織の緊張により，短縮する力が働いている．
b：牽引．軟部組織の緊張を上回る外力で牽引し，短縮を取る．
c：整復位保持．元の位置に整復し，再転位しない方向に外力をかける．

❷ 人工骨を知ろう

- 骨折部が粉砕している骨折，受傷から時間が経っている骨折，重度の粗鬆骨である骨折は，整復後に骨折部に骨欠損を生じていることがしばしばある．わずかな骨欠損であればそのまま放っておいても骨癒合を期待できるが，骨欠損が大きくなると骨形成が不十分な状態が持続し，いずれ偽関節となるリスクがある．そのため，骨欠損部に人工骨を移植することで骨癒合を期待する．

- どれくらいの骨欠損があった場合に人工骨を移植するべきか知りたいところであるが，骨折の部位，年齢，併存症，骨折部の安定性などに影響されるため一概にはいえず，個々の症例ごとの検討が必要である．

- 人工「骨」というものの，いずれの人工骨も「骨そのもの」ではなく「骨芽細胞がやってきて成熟して骨細胞になるための足場となるもの」である．そのため，人工骨を移植しても，周囲の骨・軟部組織の血流が悪ければ（＝死んだ細胞ならば）骨折部は骨癒合せずに偽関節となる．そのため，人工骨は髄腔内の骨欠損部への移植や，全周性の骨欠損であれば自家骨との併用が望ましい．

- 素材の種類として主に α-リン酸三カルシウム（α-TCP），β-リン酸三カルシウム（β-TCP），ハイドロキシアパタイト（HA），これらを混合したもの，気孔率の違い（≒硬さの違い）などがある．形状の種類としては，ブロック状，顆粒状，ペースト状［Biopex®-R MVP（HOYA Technosurgical 社）など］，綿状などさまざまな種類がある（図2）．いずれも骨欠損部を補う素材として非常に有用であるが，欠損部の骨の状態と各種人工骨の特徴を理解して適用をよく考えなければ，高価な医療用材料を無駄にするだけで，骨折を治癒させることはできない．

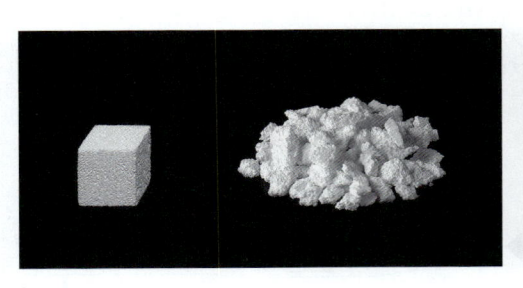
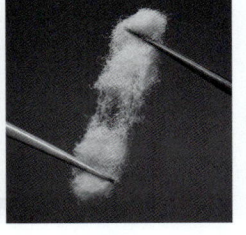

a　　　（オリンパス テルモ バイオマテリアル株式会社よりご提供）　　　b　　（ORTHOREBIRTH 株式会社よりご提供）

図2　人工骨の種類
a：ブロック状・顆粒状人工骨（オスフェリオン®）．
b：綿状人工骨（レボシス-J®）．

［佐々木　源］

脛骨骨幹部骨折
コンパートメント症候群に注意しよう

! Check Point

✔ 前腕・下腿の外傷や外固定，虚血肢の血行再開通後の筋再灌流により発生する．

✔ 急激発症の5P徴候を絶対に見逃さない．

✔ 臨床症状や筋区画内圧は，繰り返し評価する．人工呼吸器管理中や意識障害がある場合は，本人が症状を訴えられないため積極的に筋区画内圧測定を行う．

✔ コンパートメント症候群（☞p.286）を見逃すと，重篤な後遺症を残し，訴訟の原因となることがある．

❶ コンパートメント症候群の発症機序を知ろう

● Arteriovenous pressure gradient theory（図1）[1]：

・過剰な間質圧が毛細血管や組織還流の低下を招き最終的に組織虚血に至るとする説．

・外傷や虚血後の筋再灌流による筋腫脹，外固定による相対的な筋圧迫

➡血液や組織液の貯留により，弾力性に乏しい硬い筋膜内に血液や組織液が貯留することにより，筋コンパートメント内圧が上昇する．

➡静脈還流が阻害され，さらに体液が滲出，内圧上昇する．

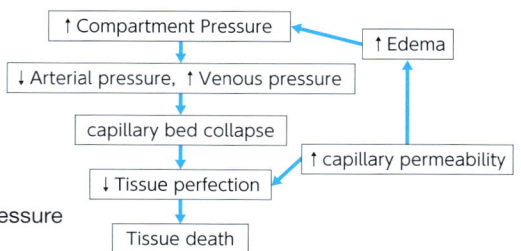

図1 Arteriovenous pressure gradient theory

note　筋区画（図2）

前方コンパートメント：①前脛骨筋，②長趾伸筋，③長母趾伸筋，深腓骨神経，前脛骨動脈．
外側コンパートメント：④長腓骨筋，短腓骨筋，浅腓骨神経．
浅後方コンパートメント：⑤ヒラメ筋，⑥腓腹筋．
深後方コンパートメント：⑦後脛骨筋，⑧長趾屈筋，⑨長母趾屈筋，脛骨神経，後脛骨動脈，腓骨動脈．

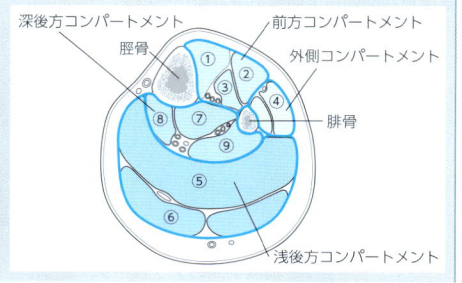

❷ 臨床症状を知ろう

- 損傷の程度に見合わない強い疼痛と局所の緊満が早期診断に最も重要.
- 5P：pain（疼痛），pallor（蒼白），pulseless（脈拍消失），paresthesia（感覚障害），paralysis（麻痺）.
- 数十分〜数時間単位で急激に発症する.
- Pain（疼痛）・paresthesia（感覚障害）・paralysis（麻痺）は通常の骨折でも頻繁に生じうるが，5Pのうち，1つでも存在する場合は，コンパートメント症候群を念頭に置いて診察する.

❸ 筋区画内圧の測定方法を知ろう

- Aラインを用いる（☞p.414）.
- **診断基準**：
  - ①筋区画内圧≧30〜40 mmHg.
  - ②筋区画内圧≧（拡張期血圧）−（20〜30 mmHg）.

❹ 治療方法を知ろう

- **治療手順**：
  - ①外固定の解除.
  - ②減張筋膜切開による除圧.
- 筋膜切開は1つまたはそれ以上の皮膚切開から展開し，すべての筋コンパートメントを開放する（図3）[1, 4].
- 切開創は開放したままとし，Shoe-lace法（図4）あるいは局所陰圧閉鎖療法（negative pressure wound therapy；NPWT）管理（細胞外浮腫の早期改善に寄与，図5）[5]，またはその両者を併用する.
- 腫脹の改善をみて，単純閉創または植皮術を行う.
- **禁忌**：重篤な凝固異常（大量出血の可能性）.
- **合併症**：創傷治癒遅延，疼痛，整容面の問題，神経障害，永続的な筋力低下，慢性静脈還流障害.
- **予後**：筋膜切開のタイミングによる筋力完全回復の比率[6]
  - ・12時間以内→68％.
  - ・12時間以降→8％.
- **虚血時間別の下腿筋の壊死率について**[7]：
  - ・3時間→20％.
  - ・4時間→30％.
  - ・5時間→90％.

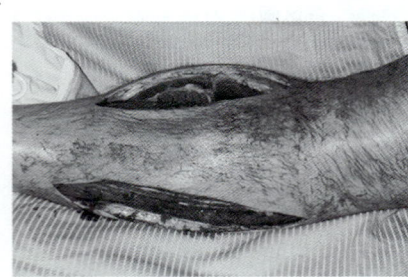

図3 筋膜切開のアプローチ

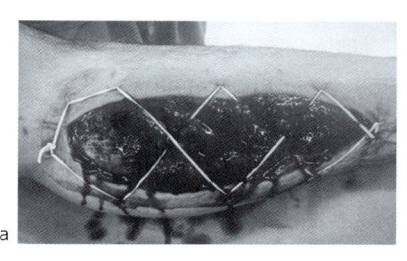

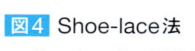 図4 Shoe-lace法

a：Shoe-lace法．初回手術後，徐々に紐を締めて創部の面積を小さくしていく．
b：単純閉創．紐で締め切れれば最終的に閉創も可能．

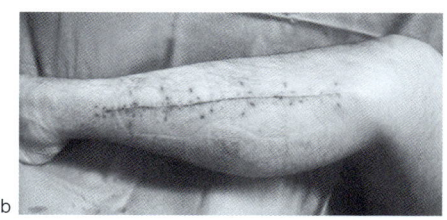

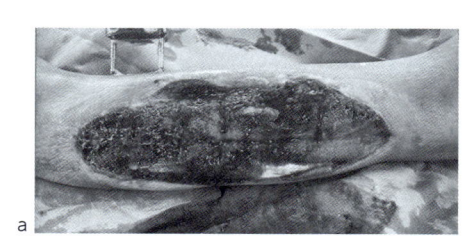

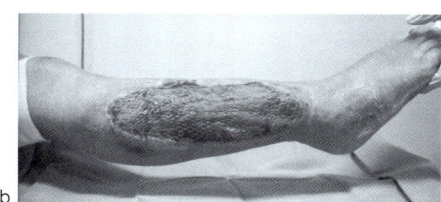

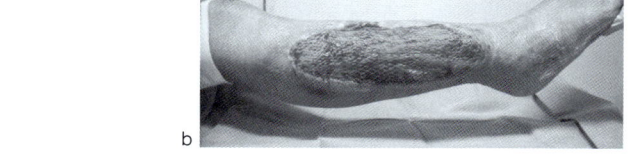

図5 NPWT

a：NPWTのフォームをはずしたところ．創の表面に肉芽増生がみられる．
b：分層植皮直後．皮膚は生着している．
c：分層植皮して2カ月後．生着完了している．

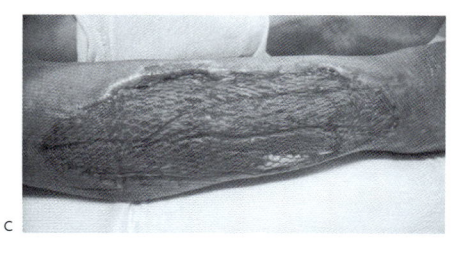

note 他部位の筋膜切開（図6）

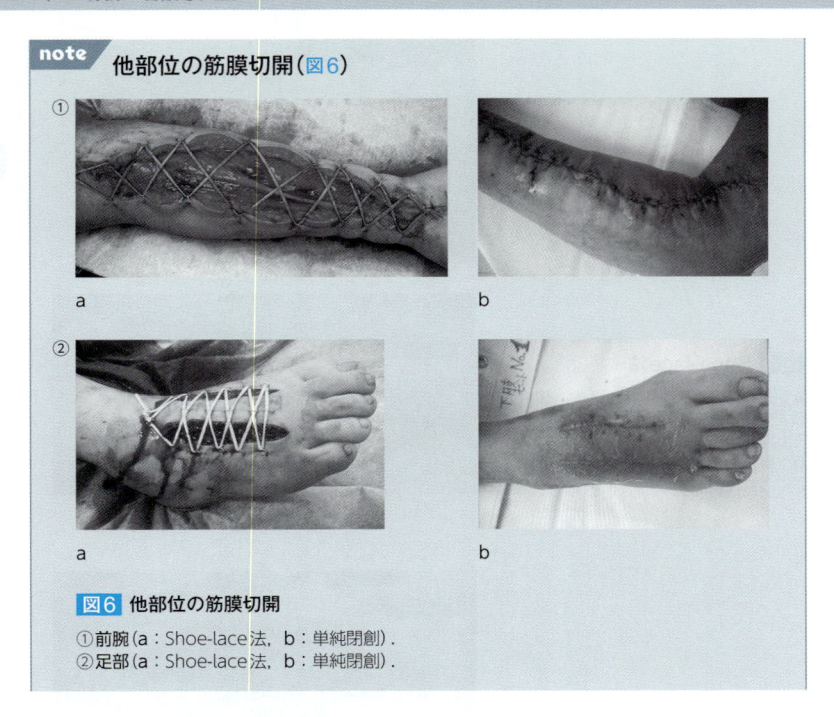

図6 他部位の筋膜切開

①前腕（a：Shoe-lace法，b：単純閉創）．
②足部（a：Shoe-lace法，b：単純閉創）．

note NPWTは減張切開後の管理に使ってもよいのか？

- 減張切開後の創管理法であるShoe-lace法に，NPWTを併用する方法が報告されている．細胞外浮腫の早期改善に寄与する[5]との報告もあるが，むしろ創治癒を遅延させる可能性がある[8]との報告もあり，必ずしも使用しなければならないものではない．

［荒川郷彦，佐々木　源］

脛骨骨幹部骨折
Maisonneuve骨折を見逃さないようにしよう

！ Check Point

✔ 腓骨近位部骨折を伴う足関節骨折の珍しい型.

✔ 全足関節骨折の3.5〜7.0%. 初診時の見落としは14.3〜44.8%.

✔ 足関節を痛がっていても，Maisonneuve骨折を疑う場合は下腿のX線2方向撮影する.

❶ Maisonneuve骨折の受傷機転を知ろう

● Maisonneuve骨折はAO/OTA分類 44C3に分類されている.

● 完全には解明されていないが，Lauge-Hansen分類 pronation-external rotation（PER）型が有力である（図1， ☞p.183）[1].

● Maisonneuve骨折は，足部回内（pronation）と距骨外旋（external rotation）によって起こるとされている（図2）.

・Stage 1：足関節内側の靱帯が距骨に牽引され，三角靱帯損傷あるいは内果骨折を起こす.

・Stage 2：距骨が外旋し，腓骨にぶつかることにより，前下脛腓靱帯（anteroinferior tibiofibular ligament；AITFL）を損傷またはChaput-Tillaux骨折を起こす.

・Stage 3：さらに腓骨が外側へ圧迫され，骨間靱帯（interosseous membrane；IOM）が断裂する.

・Stage 4：腓骨近位部で骨折する.

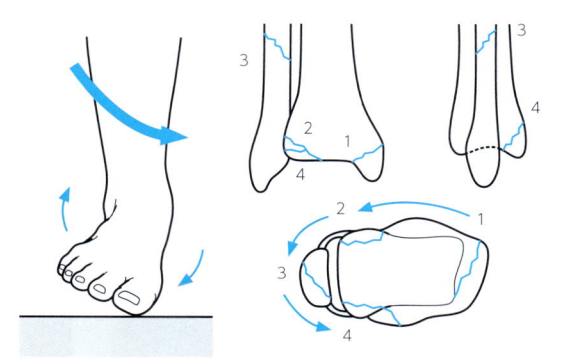

図1 Lauge-Hansen分類PER型

Stage 1：三角靱帯損傷または内果の横骨折.
Stage 2：前脛腓骨靱帯・骨幹膜損傷，裂離骨折.
Stage 3：前脛腓靱帯結合部レベルより近位の螺旋骨折または斜骨折.
Stage 4：後脛腓靱帯損傷または後果骨折.

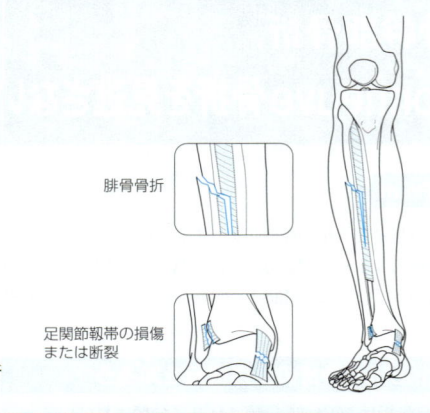

図2 Maisonneuve骨折

❷ Maisonneuve骨折の手術を知ろう（図3）

- 損傷した組織をそれぞれ修復し，足関節の安定を得る．
- 足関節は腓骨と脛骨と距骨の3つの骨で「ほぞ型」に構成され安定している．それぞれの骨の間の，骨性と靱帯性の安定性を考える必要がある．
  ①腓骨の短縮の整復固定：腓骨近位部骨折部の整復固定は，解剖学的構造のために困難なことが多い．
  ②内果骨折の整復固定または三角靱帯の修復（骨折はないが関節不安定がある場合）．
  ③脛腓間の固定．

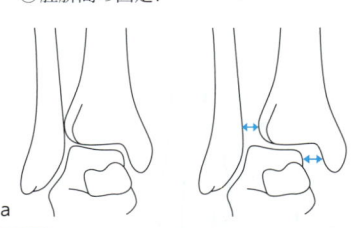
a

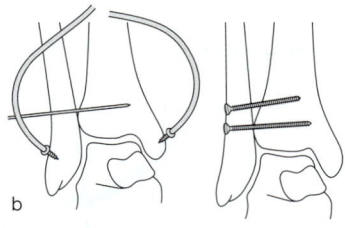
b

図3 Maisonneuve骨折の手術

a：不安定の評価．ストレスのない状態（左）で安定しているようにみえても，ストレスを加えると遠位脛腓関節および内側関節裂隙の開大（右）がみられ，見逃されやすい．
b：足関節の両側をperiarticular鉗子で締めて，遠位脛腓間関節と内側関節裂隙の開大を矯正する．その状態で脛骨腓骨間にガイドワイヤーを通す（左）．その後，スクリューを挿入して遠位脛腓間関節が開かないように固定する（右）．
c：遠位脛腓間関節に人工靱帯を通して最大限引き締めて固定する．脛骨内果骨折があればスクリューやワイヤーで固定する．
d：Two-hole Tubular plate fixation in Teikyo Trauma center（通称"TTTT"）．腓骨は近位部で骨折しているためスクリューや人工靱帯の固定だけでは上下方向の安定性は不十分と考え，帝京大学医学部附属病院ではプレート越しにロッキングスクリュー固定を行っている．

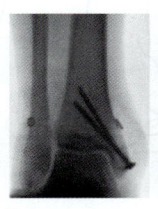
c

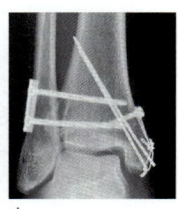
d

note 　**腓骨の整復について**

- 上記の通り，Maisonneuve骨折を含む足関節骨折の整復には腓骨の正確な整復が非常に大事．
- そこで，腓骨の正確な整復の指標になるものが「Weberの3つの指標」であり，術中にこれらの指標を確認する（図4）[2, 3]．
  ①Weber circle/ball（"dime sign"）：距骨関節面の外側から腓骨筋腱がある腓骨遠位端の凹部までは，切れ目ない円形（Weber ball）を呈する．
  ②Weber nose（"Menard Shenton line of the ankle"）：腓骨内側の出っ張り（nose）は脛骨の軟骨下骨の高さに必ず位置する．
  ③Medial clear space（equal to superior clear space）：内側に限らず関節裂隙幅はすべて並行．

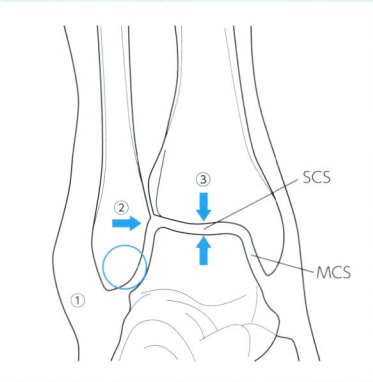

図4　Weberの3つの指標
①Weber circle/ball，②Weber nose，③Medial clear space.

［荒川郷彦，佐々木　源］

コラム
Floating knee

- Floating knee：同じ下肢で大腿骨と脛骨の両方が同時に骨折している状態.
- Blake と McBryde（1975）によって提唱された概念[1].
- Fraser の分類（1978，図1）が有名.

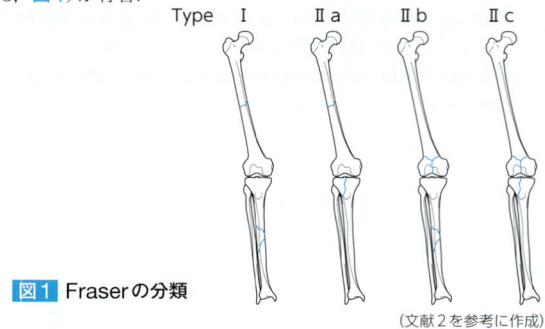

Type Ⅰ　　Ⅱa　　Ⅱb　　Ⅱc

図1 Fraser の分類

（文献2を参考に作成）

- 一般的に高エネルギーの外傷によって引き起こされる[3]（膝窩動脈損傷7%，重度開放骨折69%，切断9〜27%，膝関節周囲靱帯損傷19%）.
- 多発外傷のことが多く，全身管理と適切な外科的介入が必要[3]（一時的創外固定を含む段階的治療を考慮する）.
- 大腿骨および脛骨に対して，それぞれ適切な内固定法（プレート，髄内釘）を選択する[3].
- 骨幹部骨折に対しては，原則として髄内釘を使用する.
- 関節内骨折であっても，単純であればプレート併用の髄内釘を考慮する.
- 一般的には大腿骨の固定を優先する.
- Fraser type Ⅰ では，大腿骨に逆行性，下腿骨に suprapatellar approach で髄内釘を使用することで，軟部組織侵襲を軽減する.

> **note** Floating って何？
> - 「Floating」という用語は，整形外科の文献において，関節の上下にある骨の破壊と不連続という共通の特徴をもち，ある特定のパターンの骨格損傷を表すのに用いられる.
> - 現在，12カ所（clavicle, shoulder, arm, elbow, forearm, radius, metacarpal, hip, knee, fibula, ankle, metatarsal）に用いられているようである[4].

［黒住健人］

脛骨天蓋骨折（ピロン骨折）
軟部組織損傷の評価をしよう

！ Check Point

✔ 整形外科医にとって最も難しい骨折．

✔ 超高齢社会の到来に伴い，低エネルギー受傷の脛骨天蓋骨折（ピロン骨折）が増加している．

✔ 軟部組織状態が治療方針に大きく影響する．

❶ 脛骨天蓋骨折の受傷のメカニズムを知ろう

● 距骨が脛骨天蓋に衝突して生じる軸圧型損傷が一般的．

● 足関節果部骨折に比べて高エネルギーで生じる．

● まれに，足関節果部骨折同様，回旋外力を主として生じる低エネルギー外傷（posterior pilonなど）がある．

● 足の受傷肢位によって骨折型が変わる（図1）．

● 関節面と骨幹端部が，さまざまな程度で粉砕すること，軟部組織損傷を伴うことが特徴．

● 初診時に，皮膚状態をよく観察すること．開放創の有無，腫脹の程度，水疱の有無，水疱の性状をみることはもちろん，写真として記録を残す．

● 特に，転位した骨片が下から皮膚を突き上げている部分がないかをみることが大切．その状態を放置すると，皮膚を突き破り開放骨折となることや，皮膚血流を悪化させて皮膚壊死を生じる場合がある．

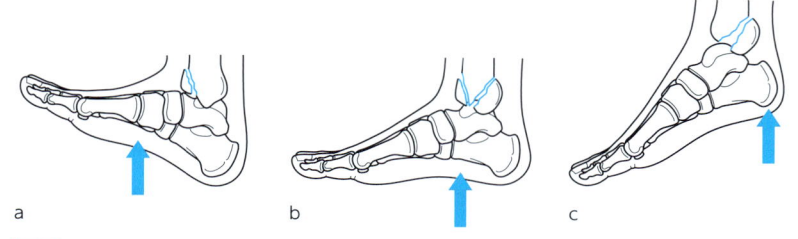

図1 足の肢位と骨折型

a：足関節背屈位→前方骨折，b：中間位→前後の骨折，c：底屈位→後方の骨折．

❷ 脛骨天蓋骨折の治療上の注意点・特徴を知ろう

● **軟部組織合併症**：表在組織合併症（8〜20％），深部組織合併症（9〜18.6％）．

● **骨髄炎**：2〜55％．

● **偽関節**：骨幹端部に多い（0〜21％）．

● **切断**：骨髄炎・偽関節の結果（0〜8％）．

- **外傷後変形性関節症**：脛骨天蓋骨折受傷後に外傷後変形性関節症となった患者のうち，足関節固定術を要するものが13％であった．
- **コンパートメント症候群**（☞p.286）：脛骨天蓋骨折全体では比較的まれではあるが，骨幹部や骨幹端に骨折線が及ぶ場合には合併する可能性が高くなるため注意が必要（12.5％）．

> **note**
> - 脛骨天蓋骨折は関節面の正確な整復が必要であり，また軟部組織の脆弱性もあることから，手術が最も難しい骨折．
> - 合併症発生率が高いことを，術者と患者がともに理解して治療にあたるべき．

❸ 軟部組織合併症を起こしやすい特徴を知ろう

- **年齢・体型**：高齢・やせ型では皮膚が脆弱．肥満では感染に注意する．
- **既往歴・併存症**：悪性腫瘍や自己免疫性疾患が併存する場合の皮膚は脆弱．
- **内服薬**：ステロイド内服の有無を確認する．
- **喫煙歴**：感染の原因となる．

❹ 軟部組織評価のポイントを知ろう

- **開放創**：開放骨折であれば，早期の抗菌薬投与，洗浄デブリドマンをする．
- **変形**：強い変形の結果，皮膚の緊張が強くなり壊死しそうな皮膚はないか．
- **腫脹**：緊満はないか．水疱ができていないか．
- **水疱**：骨折に伴い，軟部組織が損傷することで，漿液性成分が漏出し，漿液性水疱が形成される．また軟部組織損傷がひどい場合には，血性水疱が形成される．
- **皮膚の色調**：骨片が皮膚を突き上げるような場合，皮膚が発赤，白色化，最終的には壊死して黒色化する．特に内側から前方にかけての皮膚が要注意．

> **note**
> - 軟部組織の状態が，手術時期と手術のアプローチ方法を決める大事な要素．
> - 診察時は必ず軟部組織の写真を撮り，軟部組織状態をチームで共有する．

❺ 軟部組織損傷とそのリスクへの対応方法を知ろう

- **水疱の取り扱い**：保護フィルムで保護し，その上から水疱内の液体を穿刺し，水疱となった上皮を破らないようにして，その下で上皮化するのを待つ．血性水疱の場合は，漿液性の水疱と異なり，皮下組織へのダメージが大きいと考える．
- **RICE処置を徹底する**：腫脹を軽減させる（☞p.248）．
- **内固定は焦らない**：腫脹がしっかりと改善してから内固定手術に臨む．しかし受傷後3週を過ぎると一気に整復が難しくなる．
- **軟部保護のための一時的創外固定術**：骨折部を安定化させ，腫脹を軽減させる．
- **ロバートジョーンズ包帯固定**：伸縮包帯，綿包帯，弾性包帯というように多層の包帯法は腫脹を軽減させる．

note　内固定に向けての流れ

①軟部組織の状態の把握：ほとんどの場合一時的創外固定を要する．

②腫脹が改善している，水疱が治癒している，壊死皮膚や，開放創の評価（受傷から約1〜2週間様子をみることが多い）．

③創外固定をしている場合は，ピンサイト感染の有無．

④軟部組織から考える術前計画

考えるべきこと

・骨折型

・最終固定方法（インプラントの種類，設置位置）

・関節内骨片へのアプローチ方法

上記を踏まえて

・必要なアプローチ・軟部組織損傷のない皮膚からのアプローチが可能か，複数のアプローチ皮膚切開の間の距離が近くなり過ぎないかを確認．

・一般的には，前内側，前外側，外側，後外側，後内側，内側アプローチがある（図2）．

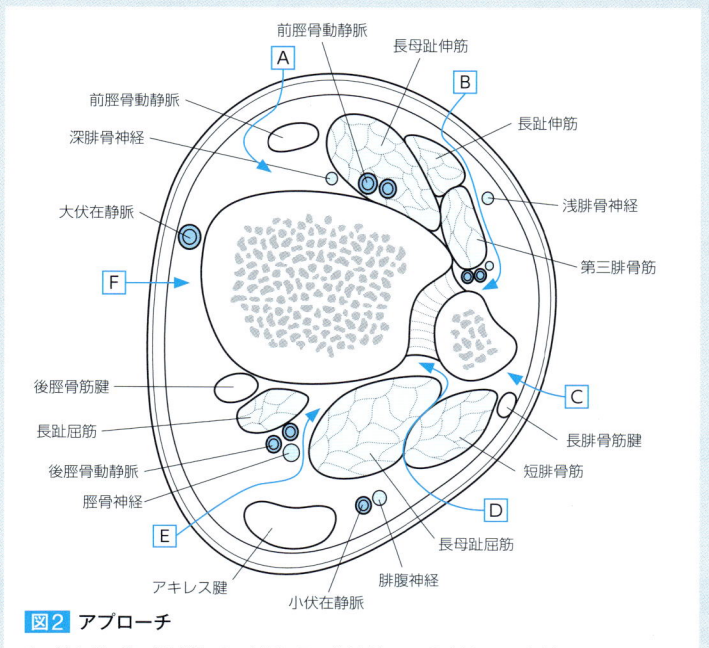

図2　アプローチ

A：前内側，B：前外側，C：外側，D：後外側，E：後内側，F：内側．

［日髙　洋，松井健太郎］

脛骨天蓋骨折（ピロン骨折）
Mortiseを意識して整復しよう

⚠ Check Point

✔ 関節内骨折として足関節mortiseを解剖学的に再建し，強固に内固定することで外傷後の変形性関節症を予防する．

✔ 近年の超高齢社会を反映し，骨粗鬆症を背景とする高齢者の低エネルギーでの受傷もみられる[1]．

✔ 自分や自分の施設でこの骨折を治せるのか，と自問する．

❶ 足関節単純Ｘ線検査の評価ポイントを知ろう

● 外果，内果，脛骨天蓋による「mortise（ほぞ穴）」とよばれる骨性構造がある．

● 単純Ｘ線mortise viewで「mortise（ほぞ穴）」がきれいか，そこに「tenon（ほぞ）」である距骨がきれいにはまっているかを下記の点に注意してみる（図1）[2]．

　① Ball signが保たれているか．

　② Weber noseの高さが脛骨天蓋関節面レベルにある．

　③ Equal joint line：superior clear space（SCS）と内側関節裂隙（medial clear space；MCS）の幅が同じ，関節面が平行．

● Tibiofibular overlap（TFO）とtibiofibular clear space（TFCS，関節面から10cmの高さ）で脛腓間の関係性をみる（④）．

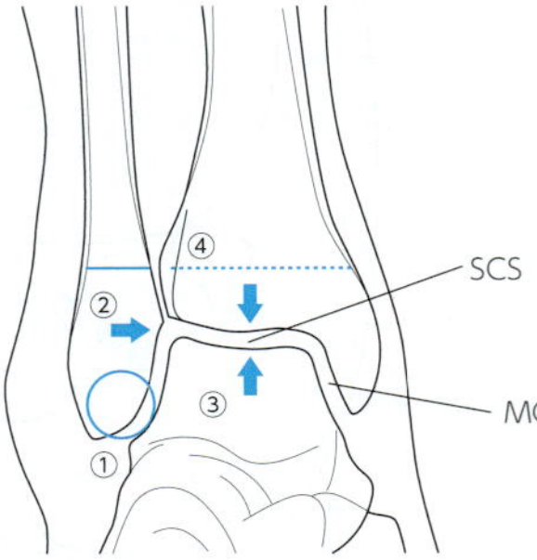

図1 Mortise viewでの評価ポイント
① Weber ball（ball sign），② Weber nose，
③ SCSとMCSの幅が同じで関節面が並行，
④ TFO（点線）とTFCS（実線）の関係性．

SCS
MCS

❷ 術前画像診断をしよう

▶単純Ｘ線検査

● 足関節：単純3方向（正面，側面，mortise view）．

● 術前に必ず健側を撮る．

● 教科書的にmortise viewは足関節15°内旋位で撮像と記載があるが，MCSがきれいに抜けて，SCSと同幅で平行に抜けてみえるように撮ることが重要．

▶**受傷時の患側単純X線検査でみるべきところ**

●**骨折部が内反型か，外反型か**[4]：
- ・受傷時の単純X線像で判断する．
- ・腓骨骨折は，内反型では単純，外反型では粉砕することが多い．
- ・**内反変形**：脛骨内側プレートが第一選択．
- ・**外反変形**：脛骨前外側プレート，内側プレートでもよい．

●**関節外か，関節内か**：
- ・関節内であれば完全関節内か，部分関節内か．
- ・AO/OTA分類に従い，骨折を評価，分類する（図2）．

●細かい分析はCTで行う．

▶**術前CT検査**

●**いつ撮るのか**[3]：
- ・基本は創外固定後（Span）に撮影（Scan）して，プランを立てる（Plan）
- ➡合言葉は「Span，Scan，Plan！」（☞p.51）．

●**典型的な骨折のライン**：
- ・ピロンマップを知っておく（骨折線がどの位置に生じるか調べたもの，図3）[1]．
- ・主骨折線はY型になることが多い．

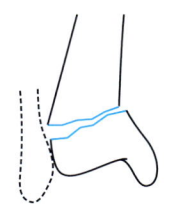
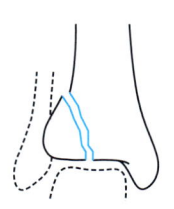
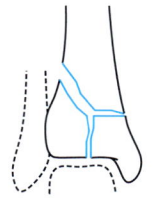

43A：関節外　　　　　　43B：部分関節内　　　　　43C：完全関節内

図2 脛骨天蓋骨折のAO/OTA分類

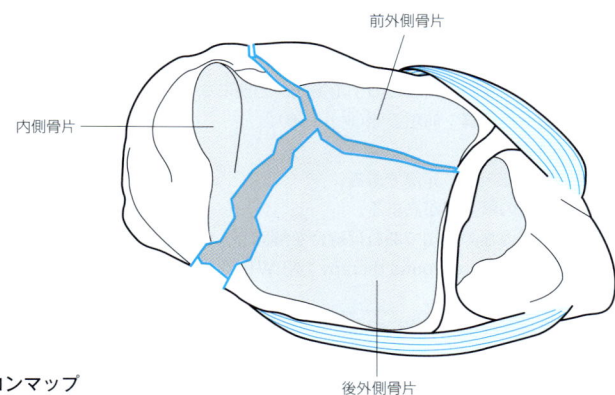

前外側骨片

内側骨片

後外側骨片

図3 ピロンマップ

❸ 実際の治療方法を知ろう

- まず創外固定を行う．軟部組織状態が改善し，腫脹軽減後に内固定を行う「段階的治療」が基本．
- 創外固定後は腫脹軽減を図るように，患者，スタッフを指導する．
- 腫脹軽減のために，ロバートジョーンズ包帯固定を行う．
  ➡ こまめに軟部組織を観察しwrinkle sign（皮膚に皺がみられる）が出るのを待つ．
- 創外固定を増し締めする．
- 最終固定は，プレート固定が基本である．特殊な状況で，髄内釘固定，イリザロフ創外固定が選択肢になる．

❹ 手術中のmortise viewを重要視しよう[4, 5]

- 健側との比較が大事：必ず術前に健側画像を撮像する．
- 整復の基本的戦略：
  ① 腓骨の解剖学的整復．
  ② 腓骨遠位と靱帯でつながっている脛骨天蓋前外側，後外側骨片を指標にして脛骨天蓋，内側骨片を整復．
- 術中の整復評価は，透視，直視が基本．
- 透視は，前述した指標を健側同等にすることが目標になる．
- 麻酔下に健側透視mortise viewでWeber noseを明瞭に描出しておく．これが，腓骨と脛骨天蓋の関係性の指標として大切．
- 手術アプローチにはさまざまな方法があり，複数の皮膚切開，複数回手術が必要となることも多い．高度な分析と判断が必要になるため，自分や自分の施設でこの骨折を治せるのかと自問すること．

❺ 合併症とその特徴を知ろう[6]

- **外傷後変形性足関節症**：
  ・最も多い長期合併症．
  ・正確な発症頻度は不明．
  ・内外反変形がなければ，まずは保存療法が適応できるが，内外反変形がある場合は，早期に変形矯正を伴う固定術などの手術療法が必要になることが多い．
- **コンパートメント症候群**：前項参照（☞ p.176）．
- **皮膚壊死（5〜17%）**：
  ・足関節周辺は軟部組織が菲薄である．
  ・閉創時には皮膚の緊張度が高まる．
  ・皮膚縫合後に阻血性の色調であれば縫合を解除し，wet dressingもしくは局所陰圧閉鎖療法（negative pressure wound therapy；NPWT）を併用し，二次的創閉鎖を選択せざるをえない場合がある．
  ・軟部組織の破綻が深部感染症につながる場合がある．
- **骨髄炎**：
  ・すでに骨癒合している場合には感染症の治療，インプラントの抜去を行う．

・癒合していない場合は適切なデブリドマンの後に抗菌薬配合のセメントを使用し，感染が落ち着いてから再度骨癒合をねらう．

・抗菌薬の継続期間はレジメンにもよるが6〜12週が一般的である．

●**偽関節（0〜16%）**：原因としては不適切な固定（不安定性など），感染，血流低下（喫煙など），薬剤によるものが多い．

note

● ピロン骨折は軟部組織の取り扱い，骨折の整復内固定のどちらも難易度が高い骨折．

● 一時的創外固定術を行い腫脹が消退するまで待機する．待つことも治療の一環．

● その間に手術計画を立てる．そのうえで自分や自分の施設でこの骨折を治せるのかと自問することが大切．

● 無理だと判断した場合は専門施設に転院させる．

［坂巻裕太，松井健太郎］

果部骨折
骨折形態から靱帯損傷を推察しよう

! Check Point

✔ 足関節果部骨折は全骨折の10％を占める.
✔ 足関節を捻ることで骨折が生じるが，捻る方向でさまざまな骨折型がある.
✔ 分類を知ることによって画像所見の見落としを防ぎ，併存する靱帯損傷の診断に役立つ.

❶ まずは聴取・診察をしよう

● 受傷時の「足の肢位」と「捻った方向」を聴取する．後述する Lauge-Hansen 分類で受傷機転から生じる骨折と靱帯損傷を推測する.
● 受傷時に加わった外力の大きさを聴取する．外力が大きいと軟部組織損傷がひどい可能性がある.
● 診察では圧痛部位，皮膚状態（開放創・皮膚の緊張・水疱の有無）をみる．外力が大きいと足関節周囲以外にも腓骨骨幹部や近位部にも骨折が起きることもあるので注意．前医のスプリントや包帯は，一度はずして診察をする.

❷ 聴取・診察ができたら画像検査をしよう

● 単純X線検査：足関節3方向（正面像，側面像，mortise view）．Mortise view は足関節15°内旋位で撮影し，内外側，距踵関節の関節面がすべて平行で同幅にみえることが正常（第4趾が前方を向くように撮像する）.
● CT：骨折の転位や粉砕の程度・後果骨片の大きさ・裂離骨片の評価，遠位脛腓関係をみる.

❸ 分類しよう

▶ Denis-Weber 分類（図1）＝ AO/OTA 分類

● AO/OTA 分類では44に分類される.
● さらに腓骨骨折の位置と脛骨腓骨間結合（シンデスモーシス）の関係により44 A，B，Cに分類される.

Type A	Type B	Type C

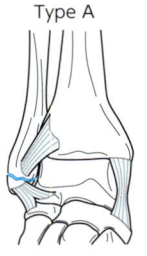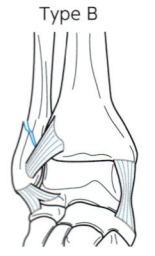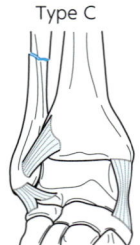

図1 Denis-Weber 分類

▶ Lauge-Hansen分類（図2）

● 受傷時の足部肢位がpronation（回内）なのかsupination（回外）か．その肢位でどのように捻ったか［adduction（内転），abduction（外転），external rotation（外旋）］で以下の4つに分類する．

・Supination-external rotation（SER）：最も多く，44Bになる．
・Supination-adduction（SA）：44Aの形態になる．
・Pronation-external rotation（PER）：PAとともに44C腓骨骨折になる．
・Pronation-abduction（PA）：PERと同じ．

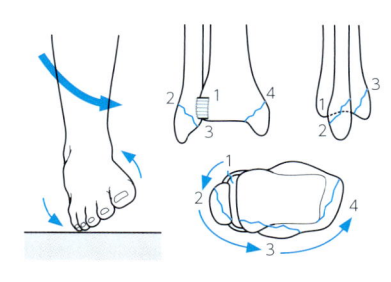

回外-外旋（SER）損傷
Stage 1：前脛腓靱帯損傷またはその付近部の裂離骨折．
Stage 2：脛腓靱帯結合部レベルの螺旋骨折．
Stage 3：後脛腓靱帯損傷または後果骨折．
Stage 4：三角靱帯損傷または内果の横骨折．

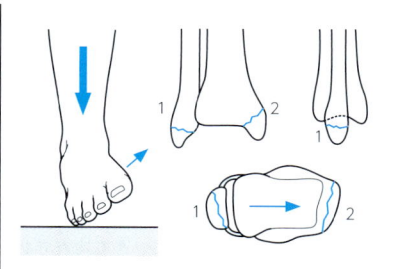

回外-内転（SA）損傷
Stage 1：外果の横骨折または外側靱帯損傷．
Stage 2：内果の垂直骨折．

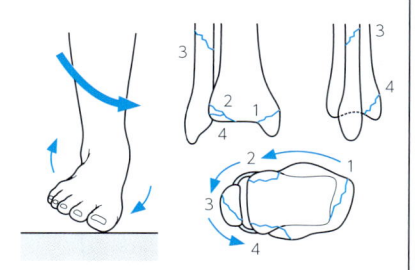

回内-外旋（PER）損傷
Stage 1：三角靱帯損傷または内果の横骨折．
Stage 2：前脛腓靱帯・骨間膜損傷．裂離骨折．
Stage 3：前脛腓靱帯結合部レベルより近位の螺旋骨折または斜骨折．
Stage 4：後脛腓靱帯損傷または後果骨折．

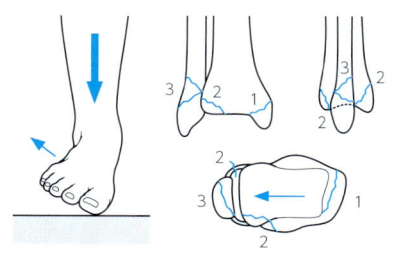

回内-外転（PA）損傷
Stage 1：三角靱帯損傷または内果の横骨折．
Stage 2：前後脛腓靱帯損傷．後果骨折
Stage 3：脛腓骨靱帯結合部レベルの斜骨折または粉砕骨折．

図2 Lauge-Hansen分類

❹ 治療選択について知ろう

▶手術の目的

- 果部骨折は関節内骨折であり,足関節のmortise構造が破綻することが問題.
- 転位があるもの,不安定なものは手術適応.一見転位がなくても両果,三果骨折は手術適応となることが多い.
- 関節内骨折の治療原則に従って手術をする.すなわち,解剖学的整復,絶対的安定性による内固定を行い,早期可動域訓練につなげる.

▶保存療法の適応

- 転位がなく,安定している骨折.
- 外果単独骨折のうち,受傷時mortise viewでmedial clear space(MCS)開大がない場合,後述するストレステストでもMCS開大がない場合は,安定している骨折と考え,受傷直後から荷重を許可する積極的保存療法の適応となる.
- **ストレステスト**:外旋ストレステスト・荷重での撮影・MRI・gravity stress viewなどがある
- Gravity stress view(図3):
  - ・患側下の側臥位で行う.足部の重さで足関節に外反外旋ストレスがかかる.
  - ・外来で痛みなく簡便にできる検査であり,感度71〜100%,特異度88〜92%と報告がある.
  - ・MCSのカットオフ値はいまだに一定の見解がない
  - ➡Gravity testの陽性・陰性と三角靱帯部の圧痛の有無が一致すると感度,特異度ともに高い(図4).

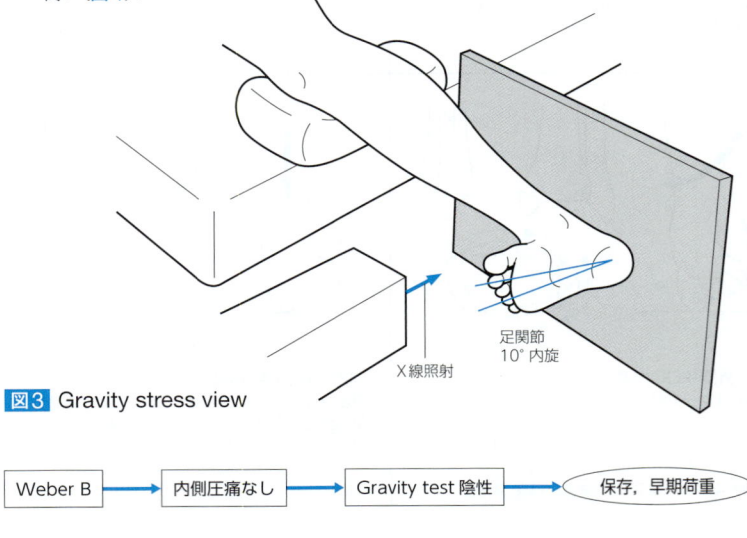

足関節
10°内旋

X線照射

図3 Gravity stress view

| Weber B | → | 内側圧痛なし | → | Gravity test 陰性 | → | 保存,早期荷重 |

図4 保存療法の適応の流れ

❺ 実際の治療方法を知ろう

▶手術療法

● 不安定型の場合の治療選択肢：

- ・**外果44A**：プレート固定，スクリュー固定，cerclage compression wiring（CCW）固定，
  靱帯縫合．

　　 44B：プレート固定．

　　 44C：プレート固定，脛腓間固定のみ．

- ・**内果**：スクリュー固定，CCW固定．
- ・**後果**：スクリュー固定，プレート固定．
- ・**脛腓間**：スクリュー固定，スーチャーボタン固定．

● 詳しくは，手術方法の成書を参照．

▶保存療法

● **安定型の場合**：スプリントもしくは装具固定．

● 疼痛に応じて外固定と松葉杖を処方する．

● 受傷直後から痛みがひどくない程度の範囲での荷重歩行を許可し，外固定と松葉杖使用も患者自身の症状に合わせて調整させる．

● 数週間で疼痛なく歩行できるようになることが多いが，画像上の骨折癒合には3〜4カ月を要する．

❻ 合併症とその特徴を知ろう

● 高齢者足関節果部骨折では，手術療法に伴う合併症発生率が高いことが知られている．

● 同様に，糖尿病患者，喫煙者でも合併症発生率が高い．

● これら患者群では，関節内骨折の治療原則と異なるtibio-talo-calcaneal（TTC）fusionなどの治療方法を選択する場合がある．

［坂巻裕太，松井健太郎］

足部骨折
第5中足骨近位部骨折を細分類して治療方法を決めよう

! Check Point

✔ 第5中足骨近位部骨折の部位ごとの名称と治療方針を知る．
✔ 受傷機転，経過から新鮮骨折か疲労骨折を見極める．
✔ 単純X線像で偽関節の評価をする．

❶ 第5中足骨近位部骨折の部位による分類と受傷時期による分類を知ろう

▶ Lawrence分類（図1）
● 部位による分類．

▶ Torg分類（図2）
● 骨折の治癒段階による単純X線像の分類．

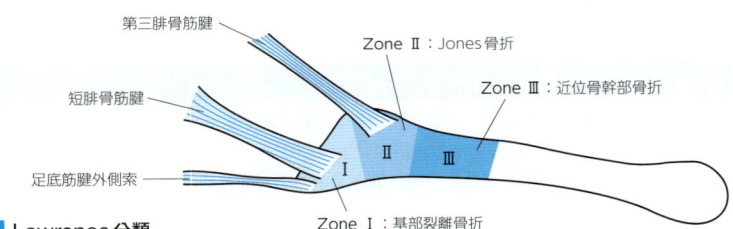

第三腓骨筋腱

短腓骨筋腱

足底筋腱外側索

Zone Ⅱ：Jones骨折

Zone Ⅲ：近位骨幹部骨折

Zone Ⅰ：基部裂離骨折

図1 Lawrence分類

Zone Ⅰ：基部裂離骨折．新鮮骨折が多い．
Zone Ⅱ：Jones骨折．新鮮骨折，疲労骨折ともに生じる．
Zone Ⅲ：近位骨幹部骨折．疲労骨折が多い．

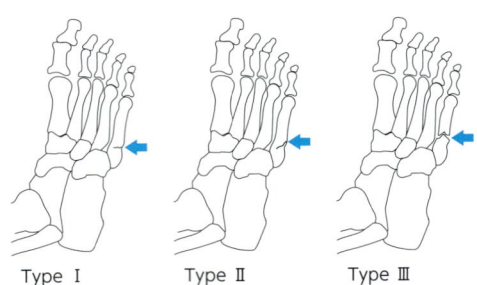

Type Ⅰ　　　　Type Ⅱ　　　　Type Ⅲ

図2 Torg分類

Type Ⅰ：新鮮骨．骨折線が細く，髄腔部分の骨硬化像なし．
Type Ⅱ：遷延癒合．骨折線が開大し，髄腔部分の骨硬化像あり．
Type Ⅲ：偽関節．髄腔部分が骨硬化像により完全に閉鎖．

（文献1を参考に作成）

❷ 第5中足骨近位部zone Ⅰの骨折に特徴的な受傷機転を知ろう

- **受傷機転**：足部の内がえしで短腓骨筋に牽引力がかかることにより起きる裂離骨折．足関節捻挫と同様の受傷機転．
- **身体所見**：第5中足骨近位部（体表から触れる）に圧痛と腫脹がある．
- 基本的には保存療法．
- **保存療法**：疼痛に応じた外固定を行い，早期荷重を許可してよい．

❸ 第5中足骨近位部zone Ⅱ，Ⅲの骨折では，急性期の骨折か疲労骨折なのかを評価しよう

- 疲労骨折は，スポーツ選手の繰り返される運動負荷により生じる．
- **問診**：疼痛出現の時期，突然発症なのか徐々に疼痛が顕在化してきたのかを聞く．
- **身体所見**：急性期の骨折では，骨折部の圧痛や発赤，腫脹がみられる．疲労骨折では，局所の圧痛のみで，骨折急性期でみられる発赤や腫脹などの炎症所見を呈することは少ない．
- 基本的には手術療法．
- 転位のほとんどない骨折や活動性の低い患者では，保存療法を選択することもある．
- 保存療法は，手術療法と比較して偽関節や遷延癒合率が高く，スポーツ復帰への期間も長い．

▶**画像検査**
- **単純X線検査**：足部正面・側面・斜位像の3方向．骨の輪郭に途絶・段差がないか評価する．疲労骨折では，周囲の皮質骨の肥厚や髄腔部分の骨硬化像がみられることがある．
- **単純CT**：骨折線の走行や骨折部の転位，髄腔部分の骨硬化の程度など，詳細な評価ができる．
- **単純MRI**：初期の疲労骨折において，X線像やCTで骨折線がはっきりしない場合に有用．

---

note　**第5中足骨近位部zone Ⅱ，Ⅲの手術方法**（表1）

- 疲労骨折では髄腔が骨硬化により狭窄している場合もあるため，スクリュー挿入の際に骨折部が開かないよう髄腔をしっかりドリリングし，できる限り太いスクリューを入れる（図3）．

表1 第5中足骨近位部zone Ⅱ，Ⅲの手術法

Lawrence分類	新鮮骨折	偽関節・疲労骨折
Zone Ⅱ	Cerclage compression wiring	髄内スクリュー（＋骨移植）
Zone Ⅲ	Cerclage compression wiring，髄内スクリュー	髄内スクリュー（＋骨移植）

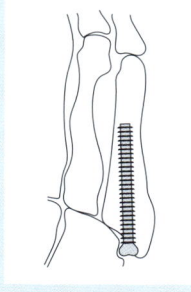

図3 髄内スクリュー

［尾島広野，松井健太郎］

足部骨折

解剖学的特徴を理解し，リスフラン関節脱臼骨折の評価をしよう

!　Check Point

✔ リスフラン関節の安定性に関与する解剖学的構造を知る．

✔ 受傷機転と身体所見からリスフラン関節脱臼を疑い，必要に応じて単純X線荷重位撮影やストレス撮影をする．

✔ リスフラン関節脱臼の画像評価と分類をする．

❶ リスフラン関節の解剖学的特徴を知ろう

▶骨構造（図1）

● 内側・中間・外側楔状骨に挟まれたほぞ穴構造に，第2中足骨基部が嵌りこみ骨性に安定した構造になっている．

● 楔状骨（内側・中間・外側），立方骨，中足骨（第1～5）がそれぞれリスフラン関節，足根間関節，近位中足骨間関節を形成し，第2中足骨近位部を頂点とする足部の縦アーチと横アーチを形成している．

● 外側列は，内側列よりも可動性がある．

▶靱帯構造

● 足根中足靱帯，中足靱帯，足根靱帯でつながっている．

● **リスフラン靱帯**：内側楔状骨-第2中足骨間の最も強靱な靱帯．

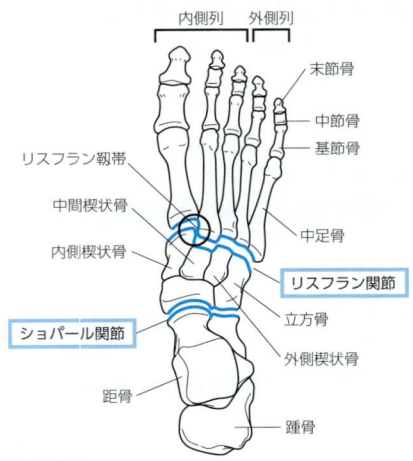

図1　リスフラン関節の解剖

III

① 骨折—四肢

❷ リスフラン関節脱臼骨折の受傷機転と画像評価のポイントを知ろう

- **受傷機転**：介達外力（足関節底屈位で足部長軸方向の力が加わる，前足部の強制外転など）による受傷が典型的（図2）．直達外力（重量物が足に落下など）による受傷もある．
- **身体所見**：
  - ・足部の腫脹と圧痛があり，足底部の皮下出血がみられることもある．
  - ・高度の腫脹と緊満，強い自発痛，足趾他動伸展時の強い疼痛があれば足部コンパートメント症候群を強く疑う．
  - ・軟部組織の挫滅や色調不良，水疱形成などの軟部組織評価と神経血管障害の評価を必ず行う．

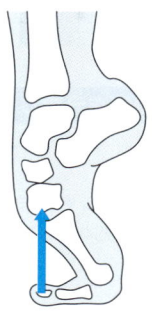

図2 介達外力による受傷機転

▶画像検査

- ● **単純X線検査（図3）**：足部正面・側面・斜位像の3方向±立位正面・側面像．
  - ・**正面像**：内側楔状骨-第2中足骨間（リスフラン靱帯部分）の離開．
    内側楔状骨と第1中足骨の適合性．
    中間楔状骨内側皮質と第2中足骨内側皮質の連続性を評価する．
  - ・**側面像**：中足背側皮質と楔状骨背側皮質の連続性を評価する．
  - ・**斜位像**：中間楔状骨外側皮質と第2中足骨外側皮質，外側楔状骨外側皮質と第3中足骨の外側皮質，立方骨内側皮質と第4中足骨の内側皮質の連続性を評価する．
  - ・**Fleck sign**：内側楔状骨-第2楔状骨間に小骨片がみられること．リスフラン靱帯付着部の裂離骨折の所見．
  - ・**立位撮影**：明らかに非荷重位X線像で脱臼・亜脱臼している場合は不要．
    内側楔状骨-第2中足骨間の軽微な離開を疑うsubtle injuryでは，診断に有用．
    このような損傷は，非荷重位X線検査では脱臼が自然整復されていることもあり，非荷重位X線検査で20%の見落としがある．
- ● **ストレス撮影**：疼痛により荷重できない場合には麻酔下で行う．
  足部回内外や内外転のストレス撮影で，2mm以上の転位は不安定性を示唆する所見．
- ● **単純CT**：横断面で横アーチの形態評価を行う．亜脱臼や関節内骨折，底側の骨折や裂離骨折の詳細な評価に有用．
- ● **MRI**：新鮮靱帯損傷の評価に有用．動的な評価はできない．

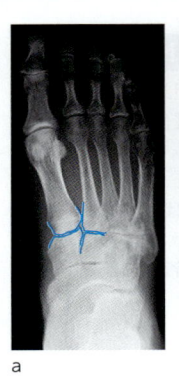
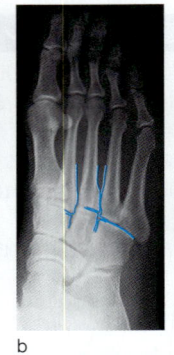
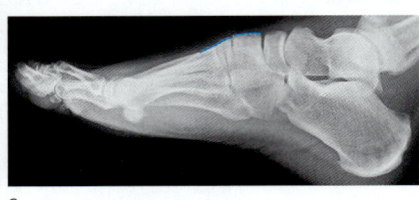

a　　　　　　b

c

図3 足部の単純X線像

a：正面像，b：斜位像，c：側面像.

❸ リスフラン関節脱臼を分類し，治療方法を知ろう

▶分類

● Hardcastle分類（図4）：
- ・Type A（全型）：リスフラン靱帯すべての脱臼.
- ・Type B（部分型）：部分的なリスフラン靱帯脱臼.
- ・Type C（分枝型）：第1中足骨と第2〜5中足骨間の離開.

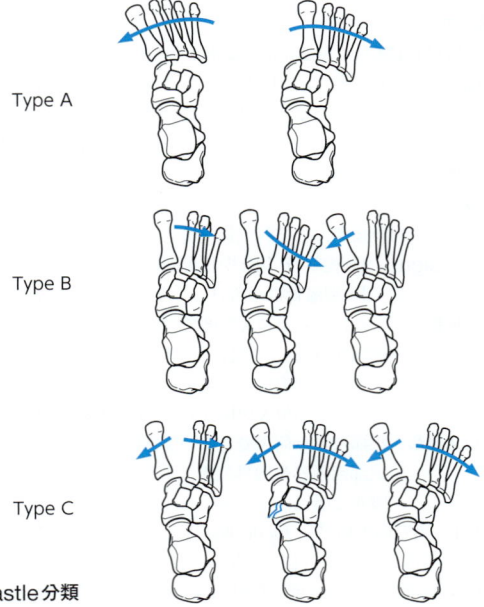

Type A

Type B

Type C

図4 Hardcastle分類

- Nunley分類（図5）：リスフラン靱帯損傷の分類.
  - Stage Ⅰ：リスフラン靱帯の損傷があるが第1中足骨と第2中足骨間に離開なし.
  - Stage Ⅱ：リスフラン靱帯の断裂があり第1中足骨と第2中足骨間に2〜5mm離開あり. アーチの高さは低下なし.
  - Stage Ⅲ：リスフラン靱帯の断裂があり第1中足骨と第2中足骨間に2〜5mm離開あり. 内側アーチの高さに低下あり.

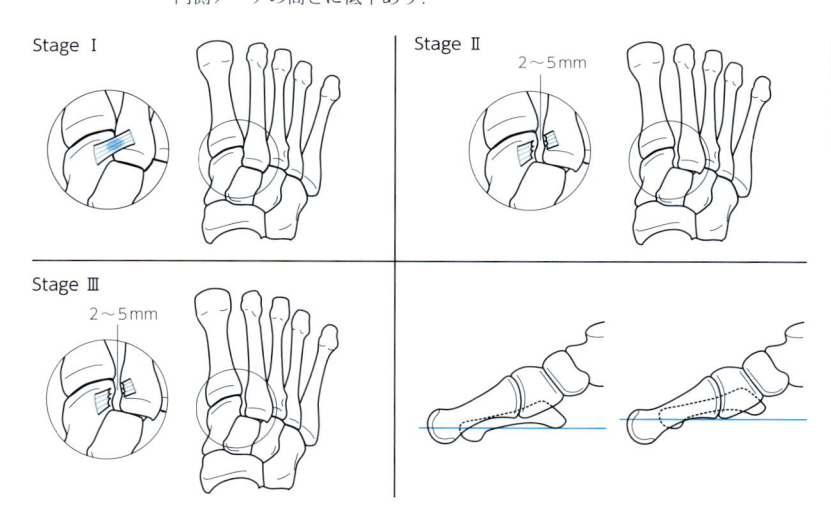

図5 Nunley分類　　　　　　　　　　　　　　　　　　　　（文献1を参考に作成）

▶**治療**
- 脱臼は前足部への循環障害のリスクがあり，早期に整復を行う.
- 基本的には内固定術（スクリュー固定，プレート固定など）を要する.
- 軟部組織状態が改善してから内固定術を行う.
- 安定型（ストレス撮影で転位が2mm以下）では保存療法とすることもある.

---

note

- リスフラン関節脱臼骨折に楔状骨骨折，立方骨骨折が合併することが多い.
- **立方骨骨折**：
  - 中足部全体が強制外転し，中足骨と踵骨に挟まれて圧潰して受傷するため，nutcracker fracture（くるみ割り骨折）とよばれる.
  - 骨折の粉砕がある場合は，内側，外側支柱の長さを保つための一時的創外固定や，架橋プレート固定が必要となる場合がある.

［尾島広野，松井健太郎］

踵骨骨折
踵骨骨折の読影のポイントを知ろう

! Check Point

✔ 踵骨骨折は全骨折のうち2%だが，足根骨骨折の60%と多い．

✔ 高所からの転落や飛び降り事故で多いため，受傷機転から疑い，見逃さないようにする．

✔ 骨粗鬆症患者では階段を踏みはずすなどの低エネルギー外傷でも骨折する．

❶ 踵骨の解剖を知ろう

● 踵骨は足根骨のなかで最大の骨．

● 関節面が4つある（踵立方関節，前距踵関節，中距踵関節，後距踵関節，図1）．

● 踵骨の後方にはアキレス腱，底側には足底腱膜が付着し，下腿三頭筋の筋力を前足部に伝える支点の役割を担っている．

▶踵骨に起始・停止する筋肉

● **小趾外転筋**：踵骨，踵骨隆起．

● **足底方形筋**：踵骨底側．

● **短趾屈筋**：踵骨外側〜背側．

● **母趾外転筋**：踵骨隆起の内側．

● **短趾伸筋**：踵骨外側〜背側．

● **腓腹筋**：踵骨後面．

● **ヒラメ筋**：踵骨後面．

▶踵骨周囲の靱帯（図2）

● 足根洞の奥には距間距踵靱帯があり，距骨と踵骨をつなぎ止めている．

● 足根洞には浅腓骨神経と腓腹神経の分枝が分布している．

▶腓腹神経の走行（図3）

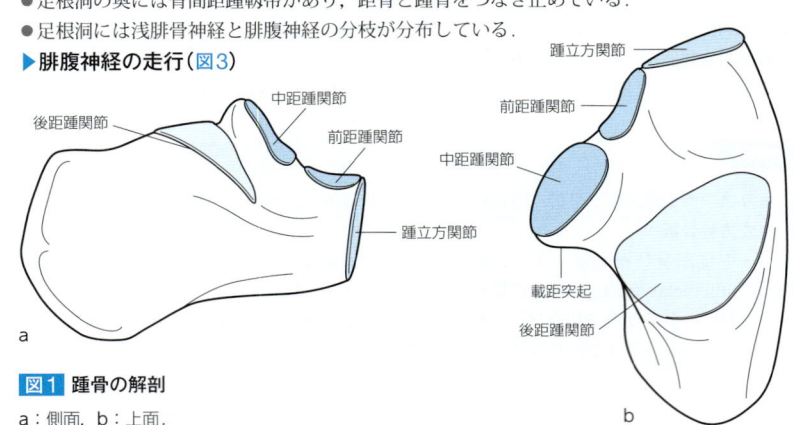

図1 踵骨の解剖

a：側面，b：上面．

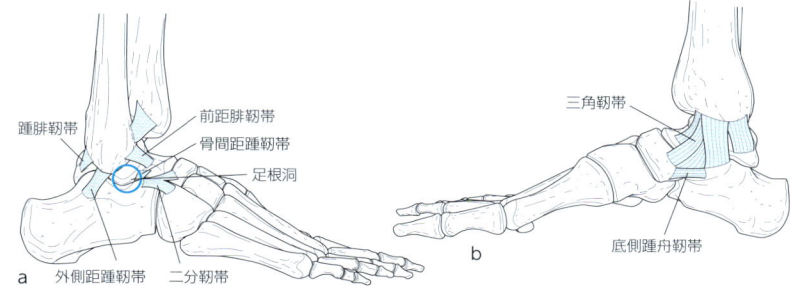

図2　踵骨周囲の靭帯

a：外側，b：内側．

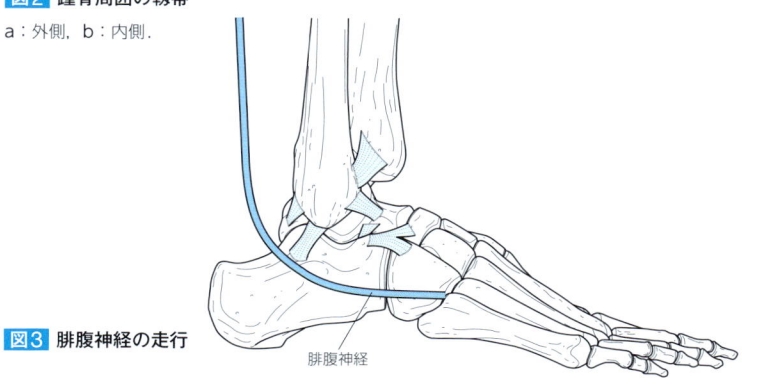

図3　腓腹神経の走行

腓腹神経

❷ 併存する外傷に注意しよう

- 転落による受傷が多いため，下記の外傷がないか注意する．
  - ・脊椎骨折．
  - ・ほかの下肢外傷．
  - ・反対側の踵骨骨折．

❸ 皮膚所見をしっかりみて適切な急性期の対応をしよう

▶後方皮膚損傷

- 踵骨嘴状骨折では，アキレス腱に引っ張られる踵骨隆起骨片が，皮膚をなかから押し上げることにより，踵後方の皮膚障害が生じる．
- この骨折では，後方皮膚をしっかりと観察し，皮膚障害の可能性があれば緊急手術を要する．

▶水疱

- 骨折に伴う腫脹により水疱を生じることがある．

▶コンパートメント症候群

- 足部コンパートメント症候群を生じることがある．

❹ X線像ではBöhler角の評価をしよう

- ●**単純X線像**：足部3方向（足部側面像，踵骨軸位像，Anthonsen像，図4）．
  - ・**側面像**：Essex-Lopresti分類（Tongue typeかJoint depression typeか），Böhler角，Gissane角を評価する．
  - ・**軸位像**：外側壁の膨隆や内反変形，横幅の拡大の程度を確認する．
  - ・**Anthonsen像**：側面像より後距踵関節面を明瞭に評価できる．
- ●踵骨骨折と診断したら，術前計画と骨折形態の詳細評価のために健側のX線像，CTを撮影する．

▶Essex-Lopresti分類（図5）
- ●X線像における分類はEssex-Lopresti分類が簡便で使いやすい．
- ●後距踵関節の関節内骨折と関節外骨折を分類したうえで，関節内骨折を舌状型（tongue type）と陥没型骨折（joint depression type）に分ける．

▶Böhler角（図4a）
- ●踵骨隆起最上点と距骨下関節最上点を結んだ線と，距骨下関節最上点と踵骨前方突起を結んだ線のなす角．
- ●**正常値**：25〜40°（20°以下であれば踵骨骨折を疑う）[2]．

▶Gissane角（Crucial angle of Gissane）
- ●前中距踵関節と後距踵関節のなす角．
- ●**正常値**：95〜105°．

▶Sanders分類（図6）
- ●CTにおける分類はSanders分類が用いられる．
- ●冠状断像で後距踵関節が最大幅となるスライスで骨折線の場所を外側からA，B，Cと定義する．
- ●骨折線の数と部位を組み合わせた分類．

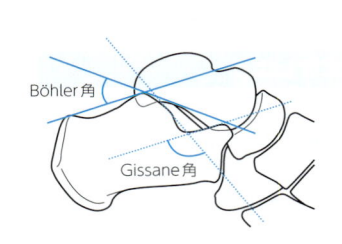
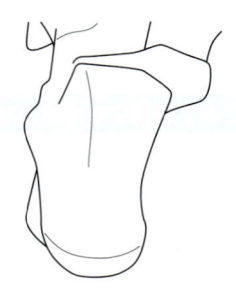
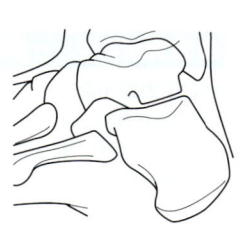

a   b   c

図4 後足部のX線像

a：側面像，b：軸位像，c：Anthonsen像．

関節外骨折

A：踵骨隆起骨折

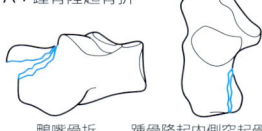

鴨嘴骨折　　　踵骨隆起内側突起骨折

B：踵立方関節に骨折線が及ぶもの

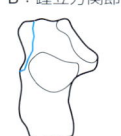

関節内骨折

A：転移のないもの　　B：舌状型　　　C：陥没型

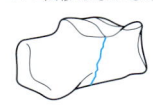

D：載距突起単独骨折　　E：粉砕型

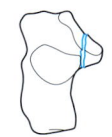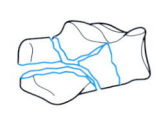

図5 Essex-Lopresti分類

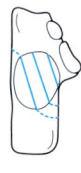

A：lateral
B：central
C：medial

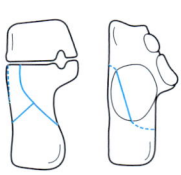

Type ⅡA

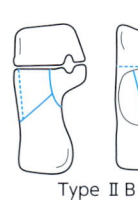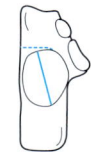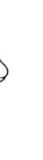

Type ⅡB

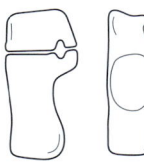

Type ⅡC

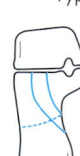

Type ⅢAB

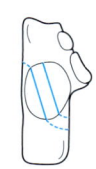

Type ⅢBC

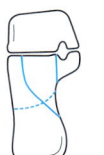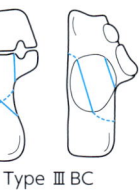

Type ⅢAC

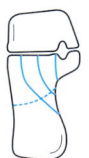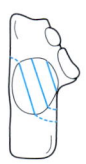

Type Ⅳ

図6 Sanders分類

Type Ⅰ：骨折線の数にかかわらず，
　　　　 転位のないもの．
Type Ⅱ：1本の骨折線．
Type Ⅲ：2本の骨折線．
Type Ⅱ：3本の骨折線．

❺ 患者背景を考慮し保存療法か手術療法かを見極めよう

▶保存療法の適応[6]

- 転位のない骨折.
- 転位1cm未満の関節外骨折.
- 踵立方関節25%未満の踵骨前方突起骨折.

▶緊急手術の適応

- 開放骨折.
- コンパートメント症候群を発症した場合.
- 後方皮膚損傷を伴う嘴状骨折(図7).

▶内固定術の適応

- 若年者の転位のある関節内骨折(将来的な変形性関節症や底屈筋力低下, 腓骨筋腱炎防止のため).
- 高齢者, 喫煙歴, 糖尿病, 末梢血管障害では手術合併症発生率が高いため, 手術適応を慎重に検討する[6].

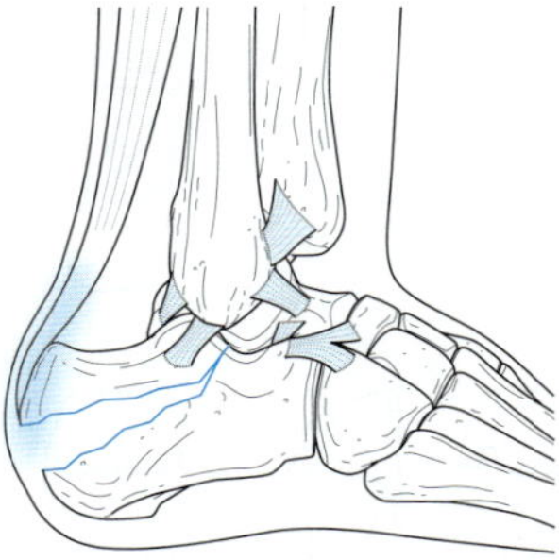

図7 後方皮膚損傷を伴う嘴状骨折

❻ 術中の整復位の確認にはAntonsen像よりBroden's viewをみよう

- 術中の整復位の確認には下記の5項目をみる必要がある.
  - ① Böhler角(tuber angle of Böhler)
  - ② Gissane角(Crucial angle of Gissane)
  - ③後距踵関節面
  - ④外側壁の膨隆
  - ⑤内反変形
- ①と②は側面像で確認する.
- ③(後距踵関節面)の整復は通常のX線撮影ではAntonsen像で確認するが, その撮影肢位から術中の使用は困難.
  - ➡術中の後距踵関節面の描出にはBroden's viewを用いる.
- ④と⑤は軸位像で確認することができる.

▶Antonsen像の撮影肢位(図8)

- 踵を上げて足部の軸を40°外旋させる.
- 術中の使用は難しい場合が多い.

▶ **Broden's view**（図9）

● 下肢を中間位から30〜40°内旋させ，足関節は90°とする．

● Cアームを頭側に向けて10°の傾きで入射し，40°まで振って連続的にみることで術中の後距踵関節面の整復位の確認ができる．

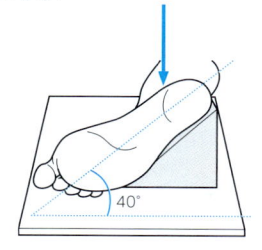

図8 Antonsen像の撮影肢位

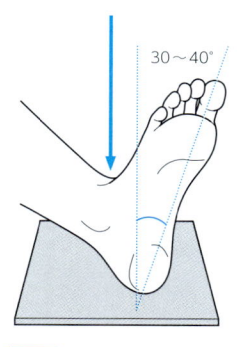

図9 Broden's view

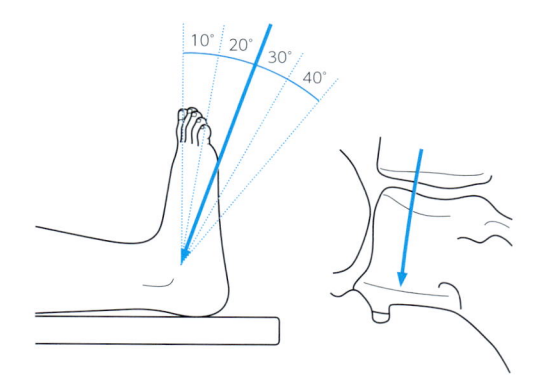

［徳重智仁，松井健太郎］

コラム　偽関節
骨折がいつまで待っても癒合しない! さて, どうしよう?

❶ 偽関節について知ろう

▶偽関節の定義
- 偽関節：一般的に骨癒合する時期になっても骨癒合しておらず，治癒機転が完全に停止または停滞した状態[1]. 骨癒合不全と同義.
- 患者背景や合併損傷によって判定時期は前後するため，明確な期間の定義は不可能（例：開放骨折は約3カ月遅れる）
  - ➡「偽関節」の診断は非常に難しい！
  - ➡骨折の治癒過程が停止または停滞していることを疑い，その原因を探ることが大切である.
- 実際の臨床では，偽関節の原因が明らかな場合は速やかに対応を行い，保存的に経過をみる場合では受傷から6～9カ月を目安にすべきである[2].

▶偽関節の種類
- 非感染性偽関節の分類（表1）.

表1 Weber分類と偽関節の原因

		生物活性	
		良	悪
力学的安定性	安定	Union	Atrophic
	不安定	Hypertrophic	Atrophic

※感染でも偽関節は起こりうる→感染性偽関節.

- **増殖性偽関節（Hypertrophic non-union, 図1）**：
  - ・固定性不良を背景とした偽関節.
  - ・生物活性は良好で，偽関節周囲に仮骨の形成がみられる.
  - ・インプラントの緩みがみられることが多い.
  - ・インプラント周囲のlooseningや折損がないかX線像を凝視して確認する.
  - ・上肢では固定性があまりに不良であるとatrophic nonunionに至ることもある.

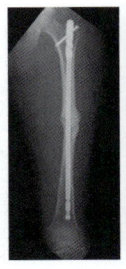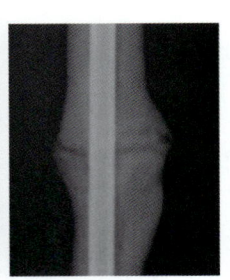

図1 増殖性偽関節
（Hypertrophic non-union）

（『骨折合併症　Nonunion, Malunion, FRI, PTOA』より転載）

- **萎縮性偽関節**[non hypertrophic（atrophic）non-union，図2]：
  - ・生物活性不良を背景とした偽関節．
  - ・インプラントの緩みはないことが多い．
  - ・開放骨折や，骨折部周囲の軟部組織損傷（術中操作を含む）などで骨折部の血流低下に伴い生じるとされる．
- **感染性偽関節**（Infected non-union）：
  - ・骨折部の感染を背景とした偽関節．
  - ・血液検査が正常でも微小感染の可能性があり，偽関節症例では常に鑑別に挙げる必要がある．

▶偽関節の身体所見

- 偽関節部の圧痛，運動痛．
- インプラントが折損していない場合は，不安定性はわからないことが多い．
- 感染性偽関節の場合は炎症所見（局所の発赤・熱感・腫脹），瘻孔形成や排膿の有無を確認する．微小感染が原因の場合は，外見上はっきりとした感染徴候がわからないこともある．
- すべての偽関節症例において感染の鑑別は必須である．

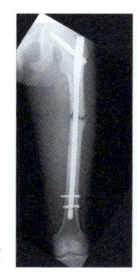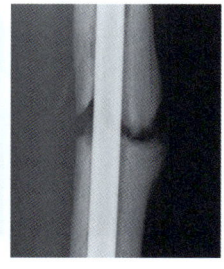

図2　萎縮性偽関節

（『骨折合併症　Nonunion, Malunion, FRI, PTOA』より転載）

❷ 偽関節の治療を知ろう

▶増殖性偽関節（Hypertrophic non-union）

- 固定性不良が背景→固定性を向上させる（強度の高いインプラントへの変更，固定材料の追加）．
- 髄内釘の入れ替え（図3）・プレート再固定・またはその組み合わせ．

▶萎縮性偽関節（Atrophic non-union）

- 生物活性不良が背景→生物活性を向上させる（自家海綿骨移植あるいは偽関節部の新鮮化，図4）
- Chipping（図5）：偽関節部を粉砕することで新鮮化する．
- Decortication（図6）：偽関節部の皮質骨間を割って層を作り，その層に海綿骨を移植する．

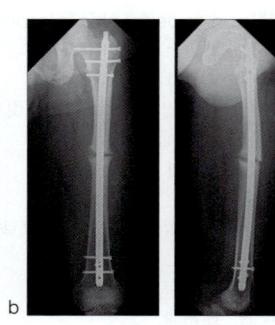

図3 髄内釘の入れ替え　　　（『骨折合併症　Nonunion，Malunion，FRI，PTOA』より転載）

a：直径10mm．受傷1年で典型的なhypertrophic nonunionになっている．
b：直径13mm．3mm太い髄内釘に交換した．

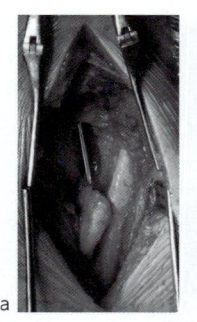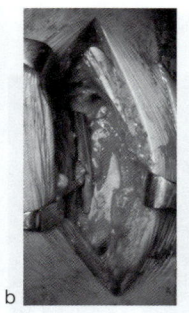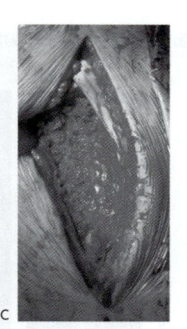

図4 自家海綿骨移植　　　（『骨折合併症　Nonunion，Malunion，FRI，PTOA』より転載）

線維性肉芽組織を掻爬後（a），新しい髄内釘に交換し（b），自家海綿骨を移植した（c）．

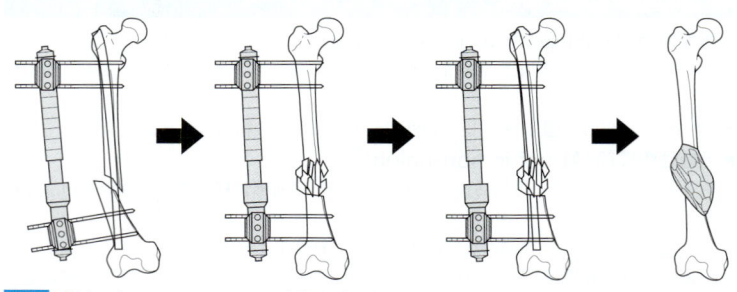

図5 Chipping　　　（『骨折合併症　Nonunion, Malunion, FRI, PTOA』を参考に作成）

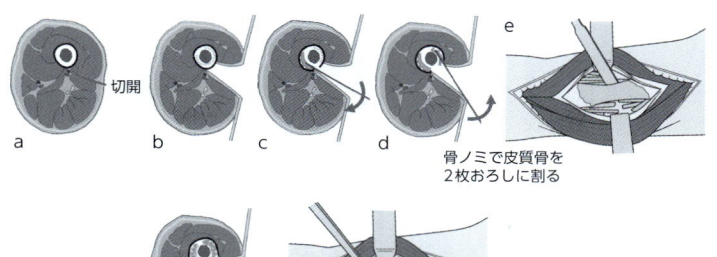

図6 Decoration （『骨折合併症 Nonunion, Malunion, FRI, PTOA』より転載）

筋間中隔から進入して大腿骨に達して（a），点線の範囲の皮質を割っていく（b〜e）．遊離骨片を作らずに骨を割り，できたスペースに自家海綿骨を移植する（f, g）．

骨ノミで皮質骨を
2枚おろしに割る

割った皮質骨の間に
自家海綿骨を移植する

▶感染性偽関節（Infected non-union）

●徹底的なデブリドマン：
- ・壊死や血流のない骨はすべて除去する．
- ・除去範囲は paprika sign で骨の血流を確認する（図7）．

●巨大骨欠損の再建法：

● Bone transport 法（骨移動術，図8）：
- ・リング型の Ilizarov 創外固定器を用いた再建法．
- ・長管骨の近位または遠位（骨欠損部の反対側）で骨切りし，骨切り部を 1 mm/ 日の速度で骨欠損部に向けて移動させていく．
- ・理論上はどれだけ大きい骨欠損にも対応できる自家再生能を用いた手術方法である反面，非常に長期間の創外固定期間を要し，創外固定器のピンサイト感染など術後の管理が大変である．

●血管柄付き骨移植：
- ・ドナーサイトから栄養血管をつけた状態で大きな骨組織を採取し，レシピエントサイトに移植する．
- ・レシピエントサイトで栄養血管の吻合が必要．同時に軟部組織を付けることもできる．
- ・マイクロサージャリーの技術が必要で，実施可能な施設が限られる．

● Masquelet 法（Induced membrane technique，図9）：
- ・骨セメントを用いた二段階の骨再建法．
- ・1st stage：壊死／感染した組織を除去し，その結果生じた骨欠損は抗菌薬含有セメントで充填．その後，6〜8週待機．
- ・2nd stage：セメントを除去し，セメント周囲に形成された induced membrane（血流に富んだ膜様組織）内に骨移植[＝自家海綿骨（＋人工骨）]を行う．

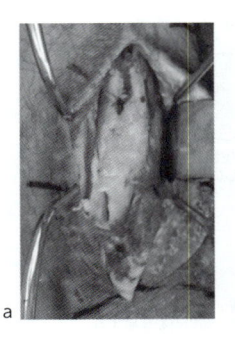
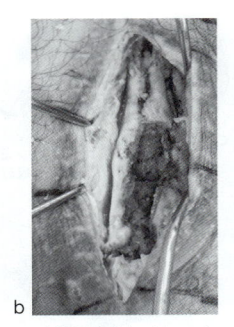
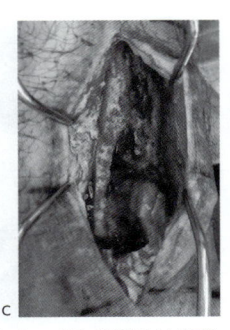

（『骨折合併症　Nonunion，Malunion，FRI，PTOA』より転載）

図7 デブリドマンとpaprika sign

a：デブリドマン前，b：デブリドマン後（駆血中），c：駆血解除後．

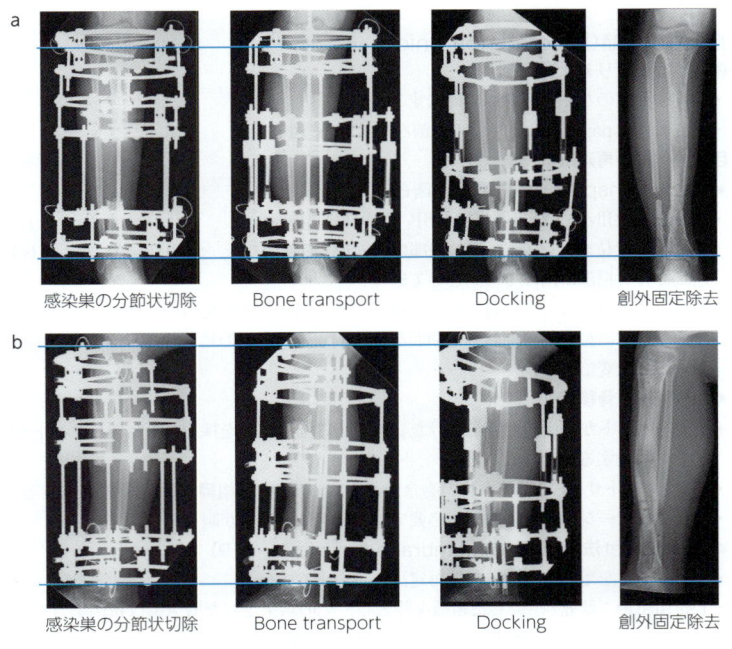

感染巣の分節状切除　　Bone transport　　Docking　　創外固定除去

感染巣の分節状切除　　Bone transport　　Docking　　創外固定除去

図8 Bone transport法　　（『骨折合併症　Nonunion，Malunion，FRI，PTOA』より転載）

a：正面像，b：側面像．

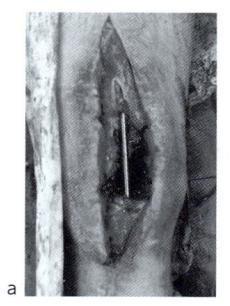 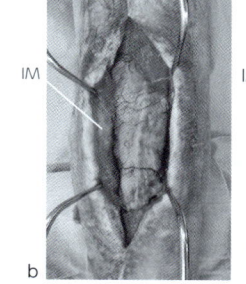 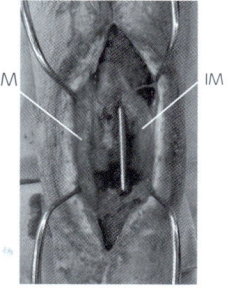

IM

IM

IM

図9 Masquelet法

（『骨折合併症　Nonunion, Malunion, FRI, PTOA』より転載）

IM：induced membrane
a：初回デブリドマン後．血流の悪い組織をすべて除去する．この欠損部に骨セメントを充填する．
b：2nd stage.
　左：骨セメント除去前．セメント周囲に膜様組織の形成がみられる．
　右：骨セメント除去後．膜様組織内に自家海綿骨（＋人工骨）を移植すると，いずれ骨癒合が得られる．

［荒川郷彦，佐々木　源］

Ⅲ-① 参考文献

開放骨折の評価をしよう（p.58 ～ 60）

1) Tornetta P 3rd, Ricci WM, et al. Rockwood and Green's Fractures in Adults 9th ed. Wolter Kluwer；2020. p483-529.
2) Thomas PR, BuckleyRE, et al. AO骨折治療法 第2版. 糸満盛憲, 田中　正, 編. ほか. 医学書院；2010.
3) 土田芳彦. 重度四肢外傷の標準的治療. 南江堂；2017.
4) Feliciano DV, Moore FA, et al. Evaluation and Management of Peripheral Vascular Injury. Part 1. Western Trauma Association/Critical Decisions in Trauma. J Trauma 2011；70:1551-6.

開放骨折−手術室に行くまでにすべきことを覚えよう（p.61 ～ 62）

1) Nanchahal J, Nayagam D, et al. The Standards for the Management of Open Fractures of the Lower Limb. Royal Society of Medicine Press Ltd；2009.
2) Carsenti-Etesse H, Doyon F, et al. Epidemiology of bacterial infection during management of open leg fractures. Eur J Clin Microbiol Infect Dis 1999；18：315-23.
3) Suzuki T, Inui T, et al. Type III Gustilo–Anderson open fracture does not justify routine prophylactic Gram-negative antibiotic coverage. Sci Rep 2023；13：7085.

開放骨折−鉄則を理解し正しい初期治療をしよう（p.63 ～ 65）

1) 土田芳彦. 重度四肢外傷の標準的治療. 南江堂；2017. p12-6.
2) Tornetta Ⅲ P, Ricci WM, et al. Rockwood and Green Fractures in Adults 9th ed. Wolters Kluwer；2020. p483-529.
3) Thomas PR, Buckley RE, et al. AO骨折治療法 第2版. 糸満盛憲, 田中　正, 編. ほか. 医学書院；2010.
4) 対比地加奈子, 土田芳彦, ほか. 下腿骨幹部開放骨折 Gustilo type IIIA/IIIB 境界領域の治療戦略. 骨折 2019；41：1528-33.
5) Liu X, Zhang H, et al. Negative pressure wound therapy versus conventional wound dressings in treatment of open fractures: A systematic review and meta-analysis. Int J Surg 2018；53：72-9.

鎖骨骨折−保存療法と手術療法を適切に選択しよう（p.67 ～ 69）

1) Tornetta Ⅲ P, Ricci WM, et al. Rockwood and Green Fractures in Adults 9th ed. Wolters Kluwer；2020. p1009-63.
2) Thomas PR, Buckley RE, et al. AO Principles of Fracture Management 2nd ed. Thieme；2007. p557-71.

鎖骨骨折−保存療法のプロトコールを知ろう：鎖骨骨幹部・遠位端骨折（p.70 ～ 71）

1) Qin M, Zhao S, et al. Open reduction and plate fixation compared with non-surgical treatment for displaced midshaft clavicle fracture: A meta-analysis of randomized clinical trials. Medicine（Baltimore）2019；98：e15638.
2) Clement ND, Goudie EB, et al. Smoking status and the Disabilities of the Arm Shoulder and Hand score are early predictors of symptomatic nonunion of displaced midshaft fractures of the clavicle. Bone Joint J 2016；98-B：125-130.
3) Tornetta Ⅲ P, Ricci WM, et al. Rockwood and Green Fractures in Adults 9th ed. Wolters Kluwer；2020. p1009-63.

肩甲骨骨折−肩甲骨骨折を見逃さないようにしよう（p.72 ～ 74）

1) Tornetta P 3rd, Ricci WM, et al. Rockwood and Green's Fractures in Adults 9th ed. Wolter Kluwer；2020. p976-33.
2) Goss TP. Scapular Fractures and Dislocations：Diagnosis and Treatment. J Am Acad Orthop Surg 1995；3：22-33.
3) Berritto D, Pinto A, et al. Scapular fractures：a common diagnostic pitfall. Acta Biomed 2018；89：102-9.
4) 冨士川恭輔, 鳥巣岳彦, 編. 骨折・脱臼 改訂第4版. 南山堂；2018. p703-20.

肩甲骨骨折−肩甲骨骨折を治療しよう（p.75 ～ 77）

1) 冨士川恭輔, 鳥巣岳彦, 編. 骨折・脱臼 改訂第4版. 南山堂；2018. p703-20.
2) Tornetta P 3rd, Ricci WM, et al. Rockwood and Green's Fractures in Adults 9th ed. Wolter Kluwer；2020. p976-33.
3) Owens BD, Goss TP. The floating shoulder. J Bone Joint Surg Br 2006；88：1419-24.

コラム　フレイルチェスト（p.78 ～ 79）

1) 日本外傷学会, 日本救急医学会, 監. 日本外傷学会外傷初期診療ガイドライン改訂第6版編集委員会, 編. 改訂第6版　外傷初期診療ガイドライン JATEC. へるす出版；2021. p75-90.
2) Vana PG, Neubauer DC, et al. Contemporary management of flail chest. Am Surg 2014；80：527-35.
3) Dehghan N, Nauth A, et al. O Operative vs Nonoperative Treatment of Acute Unstable Chest Wall Injuries: A Randomized Clinical Trial. JAMA Surg 2022；157：983-90.

上腕骨近位端骨折 – 手術適応を見極められるようになろう（p.80 〜 84）

1) Tornetta P 3rd, Ricci WM, et al., eds. Rockwood and Green's Fractures in Adults 9th. wolthers Kluwer；2020.
2) Buckley RE, Moran CG, et al. AO Principles of Fracture Management 3rd ed. Georg Thieme Verlag；2017.
3) Hettrich CM, Boraiah S, et al. Quantitative assessment of the vascularity of the proximal part of the humerus. J Bone Joint Surg Am 2010；92：943-8.
4) 渡部欣忍．当直でよく診る骨折・脱臼・捻挫．日本医事新報社；2017.
5) Hertel R, Hempfing A, et al. Predictors of humeral head ischemia after intracapsular fracture of the proximal humerus. J Shoulder Elbow Surg 2004；13：427-33.
6) Neer CS 2nd. Four-segment classification of proximal humeral fractures：purpose and reliable use. J Shoulder Elbow Surg 2002；11：389-400.
7) Papalia AG, Romeo PV, et al. Trends in the treatment of proximal humerus fractures from 2010 to 2020. J Shoulder Elbow Surg 2024；33：e49-57.
8) Walter N, Szymski D, et al. Proximal Humerus Fractures in the Elderly U.S. Population：A Cross-Sectional Study of Treatment Trends and Comparison of Complication Rates after Joint Replacement, Open Reduction and Internal Fixation, and Non-Surgical Management. J Clin Med 2023；12：3506.
9) Baker HP, Gutbrod J, et al. Management of Proximal Humerus Fractures in Adults-A Scoping Review. J Clin Med 2022；11：6140.
10) Mutch JAJ, Rouleau DM, et al. Accurate Measurement of Greater Tuberosity Displacement Without Computed Tomography: Validation of a Method on Plain Radiography to Guide Surgical Treatment. J Orthop Trauma 2014；28：445-51.
11) Perry KJ. Proximal Humerus Fractures. Orthopaedics Trauma Association（OTA）. https://ota.org/sites/files/2021-06/UE%204%20Proximal%20Humerus.pdf.
12) Shahien A, Likine EF, et al. Not All Proximal Humerus Fractures Do Well Without Surgery：Anterior Translation Predicts the Need for Surgery. J Orthop Trauma 2023；37：366-9.
13) 石黒　隆．上腕骨近位端骨折に対する保存的治療：下垂位での早期運動療法について．関節外科 2023；42：1070-86.
14) Rangan A, Handoll H, et al. Surgical vs nonsurgical treatment of adults with displaced fractures of the proximal humerus: the PROFHER randomized clinical trial. JAMA 2015；10：1037-47.
15) 玉井和哉．上腕骨近位端骨折：分類と治療法選択．整外 Surg Tech 2018；8：270-5.
16) Adeyemo A, Bertha N, et al. Implant Selection for Proximal Humerus Fractures. Orthop Clin North Am 2021；52：167-75.
17) 小林尚史．上腕骨近位端骨折に対するプレート固定法の適応と実際．整外 Surg Tech 2018；8：27-35.
18) Haws BE, Samborski SA, et al. Risk factors for loss of reduction following locked plate fixation of proximal humerus fractures in older adults. Injury 2023；54：567-72.
19) 井上尚美．髄内釘固定．渡部欣忍，編．骨折治療　手術アプローチがよくわかる髄内釘・プレート固定．羊土社；2024. p47-55.
20) 守屋秀一．髄内釘法の適応と実際．整外 Surg Tech 2018；8：292-300.
21) Fraser AN, Bjørdal J, et al. Reverse Shoulder Arthroplasty Is Superior to Plate Fixation at 2 Years for Displaced Proximal Humeral Fractures in the Elderly：A Multicenter Randomized Controlled Trial. J Bone Joint Surg Am 2020；102：477-85.

上腕骨骨幹部骨折 – 上腕の解剖と治療方法を知ろう（p.85 〜 89）

1) Pidhorz L. Acute and chronic humeral shaft fractures in adults. Orthop Traumatol Surg Res 2015；101：S41-9.
2) Apivatthakakul T, Arpornchayanon O, et al. Minimally invasive plate osteosynthesis（MIPO）of the humeral shaft fracture: Is it possible? A cadaveric study and preliminary report. Injury 2005；36：530-8.
3) Sarmiento A, Latta L, et al. The role of soft tissue in the stabilization of tibial fractures. Clin Orthop Relat Res 1974；105：116-29.
4) Buckley RE, Moran CG, et al. 田中　正，澤口　毅，日本語版編．AO 法骨折治療　第 3 版．医学書院；2020. p579-93.
5) Hely MA, Reid WGJ et al. The Sydney multicenter study of Parkinson's disease：the inevitability of dementia at 20 years. Mov Disord 2008；23：837-44.
6) Hohmann E, Glatt V, et al. Minimally invasive plating versus either open reduction and plate fixation or intramedullary nailing of humeral shaft fractures：a systematic review and meta-analysis of randomizer trials. J Shoulder Elbow Surg 2016；25：1634-42.
7) Pidhorz L. Acute and chronic humeral shaft fractures in adults. Orthop Traumatol Surg Res 2015；101：S41-9.

上腕骨遠位部骨折 – 肘関節の機能を知り，適切な治療をしよう（p.90 〜 92）

1) Robinson CM, Hill RMF, et al. Adult distal humeral metaphyseal fractures：epidemiology and results of treatment. J Orthop Trauma 2003；17：38-41.

2) Morrey BF, Askew LJ, et al. A biomechanical study of normal functional elbow motion. J Bone Joint Surg Am 1981 ; 63 : 872-7.
3) Sardelli M, Tashjian RZ, et al. Functional elbow range of motion for contemporary tasks. J Bone Joint Surg Am 2011 ; 93 : 471-7.
4) Tornetta P 3rd, Ricci WM, et al. Distal Humerus Fractures. Rockwood and Green's Fractures in Adults 9th ed. Wolter Kluwer ; 2020. p1347-413.
5) Pidhorz L, Alligand-Perrin P, et al. Distal humerus fracture in the elderly : does conservative treatment still have a role?. Orthop Traumatol Surg Res 2013 ; 99 : 903-7.
6) 織田 崇 . 上腕骨遠位部骨折 . 高平尚伸，和田卓郎，編 . 年代別四肢骨折治療のアプローチ . 南江堂 ; 2022. p232-6.
7) Lauder A, Richard MJ. Management of distal humerus fractures. Eur J Orthop Surg Traumatol 2020 ; 30 : 745-62.
8) Eastwood WJ. THE T-SHAPED FRACTURE OF THE LOWER END OF THE HUMERUS. J Bone Joint Surg Br 1937 ; 19 : 364-9.
9) Brown RF, Morgan RG. Intercondylar T-shaped fractures of the humerus. Results in ten cases treated by early mobilisation. J Bone Joint Surg Br 1971 ; 53 : 425-8.
10) Hazra ROD, Lill H, et al. Fracture-pattern-related therapy concepts in distal humeral fractures. Obere Extrem 2018 ; 13 : 23-32.
11) Dubey R, Sadigale V, et al. Transosseous fixation of intercondylar fracture of lower end humerus by tension band wiring technique. Int J Med Sci Public Health 2014 ; 3 : 305-7.
12) Mehlhoff TL, Bennett JB. Distal humeral fractures : fixation versus arthroplasty. J Shoulder Elbow Surg 2011 ; 20 : S97-106.

尺骨近位部骨折 - 肘関節脱臼骨折の対処方法を知ろう（p.93 ～ 96）

1) 井樋英二，津村 弘，監 . 田中 栄，高木理彰，ほか編 . 標準整形外科学 第 15 版 . 医学書院 ; 2023.
2) Reichel LM, Milam GS, et al. Elbow lateral collateral ligament injuries. J Hand Surg Am 2013 ; 38 : 184-201.
3) 土田芳彦 . 重度肘関節外傷の治療戦略 . 整外 Surg Tech 2022 ; 12 : 277-83.
4) Powell AJ, Farhan-Alanie OM, et al. The treatment of olecranon fractures in adults. Musculoskelet Surg 2017 ; 101 : 1-9.
5) Ates Y, Atlihan D, et al. Current concepts in the treatment of fractures of the radial head, the olecranon and the coronoid. J Bone Joint Surg Am 1996 ; 78 : 969.
6) Tornetta P 3rd, Ricci WM, et al. Rockwood and Green's Fractures in Adults 9th ed. Wolter Kluwer ; 2020.
7) Hak DJ, Golladay GJ. Olecranon fractures : treatment options. J Am Acad Orthop Surg 2000 ; 8 : 266-75.
8) 森谷史朗，今谷潤也，ほか . 肘頭脱臼骨折の新分類 . 骨折 2019 ; 41 : 1181-8.
9) 対比地加奈子，土田芳彦 . 肘頭脱臼骨折 . 整外 Surg Tech 2022 ; 12 : 302-13.
10) O'Driscoll SW, Jupiter JB, et al. Difficult elbow fractures: pearls and pitfalls. Instr Course Lect 2003 ; 52 : 113-34.
11) 今谷潤也，編 . 秋田恵一，二村昭元，編集協力 . 肘関節手術のすべて . メジカルビュー社 ; 2015.
12) Regan W, Morrey B. Fractures of the coronoid process of the ulna. J Bone Joint Surg Am 1989 ; 71 : 1348-54.
13) 佐藤和生 . 鈎状突起骨折 . 整外 Surg Tech 2022 ; 12 : 292-301.

橈骨近位部骨折 - 橈骨近位端骨折の分類と手術適応を知ろう（p.97 ～ 98）

1) van Riet RP, Morrey BF, et al. Associated injuries complicating radial head fractures: a demographic study. Clin Orthop Relat Res 2005 ; 441 : 351-5.
2) An KN, Zobitz MZ, at al. Biomechanics of the elbow. The Elbow and its Disorders Fourth Edition. Elsevier ; 2008. p39-63.
3) Hotchkiss RN. Displaced Fractures of the Radial Head: Internal Fixation or Excision? J Am Acad Orthop Surg 1997 ; 5 : 1-10.
4) Eyeberg BA, Mckee MD. Indications and Clinical Results of Radial Head Replacement: Has Anything Changed? J Orthop Trauma. 2019 ; 33 : S1-S6.
5) Itamura J, Roidis N, et al. Radial head fractures: MRI evaluation of associated injuries. J Shoulder Elbow Surg 2005 ; 14 : 421-4.

橈骨 / 尺骨骨幹部骨折 - 骨折治療は絶対的安定性を目指そう（p.99 ～ 103）

1) Adams JE. Forearm Instability : Anatomy, Biomechanics, and Treatment Options. J Hand Surg Am 2017 ; 42 : 47-52.
2) Grottkau BE, Epps HR, et al. Compartment syndrome in children and adolescents. J Pediatr Surg 2005 ; 40 : 678-82.
3) Sauder DJ, Athwal GS. Management of isolated ulnar shaft fractures. Hand Clin 2007 ; 23 : 179-84.
4) Marcheix PS, Delclauxet S, et al. Pre- and postoperative complications of adult forearm fractures treated with plate fixation. Orthop Traumatol Surg Res 2016 ; 102 : 781-4.

橈骨／尺骨骨幹部骨折 – 尺骨骨幹部骨折では橈骨頭脱臼（Monteggia 骨折）を疑おう（p.104 ～ 107）

1) Rehim SA, Maynard MA, et al. Monteggia fracture dislocations：a historical review. J Hand Surg Am 2014；39：1384-94.
2) Beutel BG. Monteggia fractures in pediatric and adult populations. Orthopedics 2012；35：138-44.
3) Ring D, Jupiter JB, et al. Monteggia Fractures in Adults. J Bone Joint Surg Am 1998；80：1733-44.
4) Leonidou A, Pagkalos J, et al. Pediatric Monteggia fractures: a single-center study of the management of 40 patients. J Pediatr Orthop 2012；32：352-6.
5) Konrad GG, Kundel K, et al. Monteggia fractures in adults: long-term results and prognostic factors. J Bone Joint Surg Br 2007；89：354-60.

橈骨／尺骨骨幹部骨折 – 橈骨骨幹部骨折では遠位橈尺関節脱臼（Galeazzi 骨折）を疑おう（p.108 ～ 110）

1) Atesok KI, Jupiter JB, et al. Galeazzi fracture. J Am Acad Orthop Surg 2011；19：623-33.
2) Walsh HP, McLaren CA et al. Galeazzi fractures in children. J Bone Joint Surg Br 1987；69：730-3.
3) Rettig ME, Raskin KB. Galeazzi fracture-dislocation: A new treatment-oriented classification. J Hand Surg Am 2001；26：228-35.
4) O Marès. Distal radioulnar joint instability. Hand Surg Rehabil 2017；36：305-13.
5) Moore TM, Klein JP, et al. Results of compression-plating of closed Galeazzi fractures. J Bone Joint Surg Am 1985；67：1015-21.

橈骨遠位端骨折 – 橈骨遠位端骨折を骨折型で分類しよう（p.112 ～ 116）

1) 日本整形外科学会，日本手外科学会，監．日本整形外科学会診療ガイドライン委員会，日本整形外科学会橈骨遠位端骨折診療ガイドライン策定委員会，編．橈骨遠位端骨折診療ガイドライン 2017　改訂第 2 版．南江堂；2017.
2) Tornetta P 3rd, Ricci WM, et al. Rockwood and Green's Fractures in Adults 9th ed. Wolter Kluwer；2020. p1134-230.
3) Buckely RE, Moran CG, et al. AO Principles of Fracture Management, 3rd ed. Georg Thieme Verlag；2017. p644-67.
4) 斎藤英彦，吉津孝衛，編．三角線維軟骨および遠位橈尺関節損傷．手外科診療ハンドブック　改訂第 2 版．南江堂；2014. p177-81.
5) 帖佐悦男．手の骨折と脱臼；橈骨遠位端骨折．井樋英二，津村　弘，監．田中　栄，高木理彰，ほか編．標準整形外科学　第 15 版．医学書院；2023. p807-9.

橈骨遠位端骨折 – 治療の適応と方法を知ろう（p.117 ～ 120）

1) 日本整形外科学会，日本手外科学会，監．日本整形外科学会診療ガイドライン委員会，日本整形外科学会橈骨遠位端骨折診療ガイドライン策定委員会，編．橈骨遠位端骨折診療ガイドライン 2017　改訂第 2 版．南江堂；2017.
2) 福島成欣，編．当直で役に立つ！シーネ・ギプス固定の基本　虎の巻．日本医事新報社；2020.
3) Çamur S, Bayram S, et al. Clinical outcomes comparison of distal radius fractures between two conservative treatment methods：Below-arm cast versus reverse sugar tong splint. J Orthop Sci 2021；26：804-11.
4) 今谷潤也．橈骨遠位端骨折．関節外科 2019；33：125-34.
5) Buckely RE, Moran CG, et al. AO Principles of Fracture Management, 3rd ed. Georg Thieme Verlag；2017. p644-67.
6) 外間　浩．橈骨遠位端骨折に対するプレート，ピンニング．OS NOW Instruction 2：上肢の骨折・脱臼　手技のコツ＆トラブルシューティング．メジカルビュー社；2007. p120-35.
7) Riddick AP, Hickey B, et al. Accuracy of the skyline view for detecting dorsal cortical penetration during volar distal radius fixation. J Hand Surg Eur Vol 2012；37：407-11.

手根骨骨折 – 手根骨骨折を見逃さないようにしよう（p.122 ～ 126）

1) Wolfe SW, Pederson WC, et al. Green's Operative Hand Surgery, 8th ed., in 2 vols. Elsevier；2022.
2) Bhashyam AR, Mudgal C. Scaphoid and Carpal Bone Fracture: The Difficult Cases and Approach to Management. Hand Clin 2023；39：265–77.
3) Urch EY, Lee SK. Carpal fractures other than scaphoid. Clin Sports Med 2015；34：51–67.
4) Sabbagh MD, Morsy M, et al. Diagnosis and Management of Acute Scaphoid Fractures. Hand Clin 2019；35：259-69.
5) Compson JP, Waterman JK, et al. The radiological anatomy of the scaphoid. Part 2: Radiology. J Hand Surg Br 1997；22：8-15.
6) Russe O. Fracture of the carpal navicular. Diagnosis, non-operative treatment, and operative treatment. J Bone Joint Surg Am 1960；42-A：759-68.
7) 井樋英二，津村　弘，監．田中　栄，高木理彰，ほか編．標準整形外科学 第 15 版．医学書院；2023.

Ⅲ

①　骨折ｌ四肢

手指骨折・脱臼 – 開放創があっても落ち着いて評価しよう（p.127 ～ 128）

1) Alfort H, Kieseritzky JV, et al. Finger fractures: Epidemiology and treatment based on 21341 fractures from the Swedish Fracture register. PLoS One 2023；18：e0288506. doi: 10.1371/journal.pone.0288506.
2) Tornetta Ⅲ P, Ricci WM, et al. Rockwood, Green & Wilkins' Fractures, 9th ed. In Adults & Children Package, in 3 vols. Wolters Kluwer；2020.
3) Pafitanis G, Chen HC. The Pinprick Test: Key Considerations in Execution of Skin Flap Perfusion Testing. Plast Reconstr Surg Glob Open 2019；7：e2370. doi: 10.1097/GOX.0000000000002370.

手指骨折・脱臼 – 脱臼整復は解剖学的知識を想像しながらしよう（p.129 ～ 131）

1) Wolfe SW, Pederson WC, et al. Green's Operative Hand Surgery, 6th ed., in 2 vols. Churchill Livingstone；2010.
2) 牧 裕, 金谷文則, ほか編. 手外科診療ハンドブック 改訂第3版. 南江堂；2022.

手指骨折・脱臼 – 手指骨関節内骨折の手術適応を見極めよう（p.132 ～ 134）

1) Yamanaka K, Sasaki T. Treatment of mallet fractures using compression fixation pins. J Hand Surg Br 1999；24：358-60.
2) Chamseddine AH, Jawish R, et al. Irreducible volar dislocation of the proximal interphalangeal finger joint. Chir Main 2009；28：255-9.
3) Caggiano NM, Harper CM, et al. Management of Proximal Interphalangeal Joint Fracture Dislocations. Hand Clin 2018；34：149-65.
4) Jahss SA. FRACTURES OF THE METACARPALS: A New Method of Reduction and Immobilization. The Journal of Bone & Joint Surgery 1938；20：178-86
5) Bradford CH, Dolphin JA. Fractures of the hand and wrist. Hand Surgery. The Williams and Wilkins company；1966. p134-7.

大腿骨近位部骨折 – 下肢の短縮と外旋をみたら疑おう（p.135 ～ 138）

1) 日本整形外科学会, 日本骨折治療学会, 監. 日本整形外科学会診療ガイドライン委員会, 大腿骨頚部/転子部骨折診療ガイドライン策定委員会, 編. 大腿骨頚部/転子部骨折診療ガイドライン2021 改訂第3版. 南江堂；2021.
2) Buckley RE, Moran CG, et al. 田中 正, 澤口 毅, 日本語版編. AO法骨折治療［英語版Web付録付き］第3版. 医学書院；2020.
3) 中野哲雄. 大腿骨転子部骨折. 冨士川恭輔, 鳥巣岳彦, 編. 骨折・脱臼 第3版. 南山堂；2012. p857-66.
4) Cannon J, Silvestri S, et al. Imaging choices in occult hip fracture. J Emerg Med 2009；37：144-52.
5) Metcalfe D, Zogg CK, et al. Pay for performance and hip fracture outcomes: an interrupted time series and difference-in-differences analysis in England and Scotland. Bone Joint J 2019；101-B：1015-23.

大腿骨近位部骨折 – インプラント周囲骨折では骨頭部と緩みに注目しよう（p.139 ～ 141）

1) Ducan CP, Masri BA. Fractures of the femur after hip replacement. Instr Course Lect 1995；44：293-304.
2) Baba T, Homma Y, et al. New classification focusing on implant designs useful for setting therapeutic strategy for periprosthetic femoral fractures. Int Orthop 2015；39：1-5.
3) 馬場智規, 編. インプラント周囲骨折を極める. 全日本病院出版会；2023. p12-27.
4) 馬場智規, ほか. 整形外科サージカルテクニック 下肢のインプラント周囲骨折. メディカ出版；2019. p12-17.
5) Javad P, et al. 整形外科領域の静脈血栓塞栓症（VTE）における国際コンセンサス；2023. p182.

大腿骨近位部骨折 – インプラント周囲骨折以外の治療方針を立てよう（p.142 ～ 144）

1) 日本整形外科学会, 日本骨折治療学会, 監. 日本整形外科学会診療ガイドライン委員会, 大腿骨頚部/転子部骨折診療ガイドライン策定委員会, 編. 大腿骨頚部/転子部骨折診療ガイドライン2021 改訂第3版. 南江堂；2021.
2) 上原健敬. —大腿骨近位部骨折—大腿骨頚部骨折／［COLUMN］大腿骨骨幹部骨折に合併する近位部骨折. 臨整外 2021；56：526-529.
3) 稲葉 裕, 神野哲也, ほか編. BHA・THA 人工股関節置換術パーフェクト. 羊土社；2021. p28-35.
4) Garden RS. Low-angle fixation in fractures of the femoral neck. J Bone Joint Surg Br 1961; 43-B：647-63.
5) Bartoníček J. Pauwels' classification of femoral neck fractures: correct interpretation of the original. J Orthop Trauma 2001；15：358-60.
6) Dorr LD, Faugere MC, at al. Structural and cellular assessment of bone quality of proximal femur. Bone 1993；14：231-42.
7) 福田文雄. 不安定型大腿骨転子部骨折の定義. 整外 Surg Tech 2019；9：6-10.
8) 寺田忠司. ショート, ミドル, ロングネイルの使い分け. 整外 Surg Tech 2019；9：54-61.

大腿骨骨幹部骨折 – 貧血や脂肪塞栓に注意しよう（p.145 ～ 148）

1) Tornetta Ⅲ P, Ricci WM, et al. Rockwood and Green Fractures in Adults 9th ed. Wolters Kluwer；2020. p2356-429.

2） Bone LB, Johnson KD, et al. Early versus delayed stabilization of femoral fractures. A prospective randomized study. J Bone Joint Surg Am 1989；71：336-40.

3） Vallier HA, Wang X, et al. Timing of orthopaedic surgery in multiple trauma patients: development of a protocol for early appropriate care. J Orthop Trauma 2013；27：543-51.

4） Shane E, Burr D, et al. Atypical subtrochanteric and diaphyseal femoral fractures: second report of a task force of the American Society for Bone and Mineral Research. J Bone Miner Res 2014；29：1-23.

5） Shaikh N. Emergency management of fat embolism syndrome. J Emerg Trauma Shock 2009；2：29-33.

大腿骨遠位部骨折 -AO/OTA 分類から治療方針を立てよう（p.149 ～ 152）

1） 渡部欣忍，編．新 OS NEXUS No.7 下肢の骨折手術②膝～足部．メジカルビュー社；2023. p2-25.

2） 小西浩允．大腿骨遠位部骨折 /[COLUMN] どんなときも膝窩動脈損傷に注意．臨整外 2021；56：553-7.

3） 前川尚宜．膝関節外傷のプライマリケア．MB Orthopaedics 2016；29：49-58.

4） Tornetta Ⅲ P, Ricci WM, et al. Rockwood and Green Fractures in Adults 9th ed. Wolters Kluwer；2020. p2432-71.

5） Patel PB, Tejwani NC. The Hoffa fracture: Coronal fracture of the femoral condyle a review of literature. J Orthop 2018；15：726-31.

膝蓋骨骨折 - 保存は伸展位で，手術は tension band wiring 固定をしよう（p.153 ～ 155）

1） Steinmetz S, Brügger A, et al. Practical guidelines for the treatment of patellar fractures in adults. Swiss Med Wkly 2020；150：w20165.

2） Chloros GD, Kotsarinis G, et al. What's new in the management of patella fractures? Injury 2022；53：1730-6.

3） Berninger MT, Korthaus A, et al. Analysis of postoperative complications 5 years after osteosynthesis of patella fractures - a retrospective, multicenter cohort study. Eur J Trauma Emerg Surg 2024；50：1691-9.

4） Raja BS, Jain A, et al. Plate osteosynthesis in patellar fractures: a systematic review and meta-analysis. Eur J Orthop Surg Traumatol 2022；32：1627-40.

5） Neumann-Langen MV, Sontheimer V, et al. Incidence of postoperative complications in patellar fractures related to different methods of osteosynthesis procedures - a retrospective cohort study. BMC Musculoskelet Disord 2023；24：871.

膝蓋骨骨折 -Tension band wiring 固定を極めよう（p.156 ～ 158）

1） Melvin JS, Mehta S. Patellar fractures in adults. J Am Acad Orthop Surg 2011；19：198-207.

2） Maden M, Dulgeroglu AM, et al. Does pin configuration matter in modified tension band wiring for transverse patellar fracture? A biomechanical study. Knee 2022；39：300-7.

3） Ling M, Zhan S, et al. Where should Kirschner wires be placed when fixing patella fracture with modified tension-band wiring? A finite element analysis. J Orthop Surg Res 2019；14：14.

4） Ali M, Kuiper J, et al. Biomechanical analysis of tension band wiring（TBW）of transverse fractures of patella. Chin J Traumatol 2016；19：225-8.

5） Hsu K, Chang W, et al. Factors affecting the outcomes of modified tension band wiring techniques in transverse patellar fractures. Injury 2017；48：2800-6.

脛骨プラトー骨折 -AO/OTA 分類，Schatzker 分類を使って術前計画を立てよう（p.159 ～ 162）

1） 坂井建雄，松村讓兒，監訳．プロメテウス解剖学アトラス　解剖学総論 / 運動器系　第 3 版．医学書院；2017.

2） Marchand LS, Working ZM, et al. Compartment Syndrome in Tibial Plateau Fractures: Do Previously Established Predictors Have External Validity. J Orthop Trauma 2020；34：238-43.

3） Shepherd L, Abdollahi, et al. The prevalence of soft tissue injuries in nonoperative tibial plateau fractures as determined by magnetic resonance imaging. J Orthop Trauma 2002；16：628-31.

4） Tornetta Ⅲ P, Ricci WM, et al. Rockwood and Green Fractures in Adults 9th ed. Wolters Kluwer；2020. p2622-86.

脛骨プラトー骨折 - コンバートメント症候群に注意しよう（p.163 ～ 164）

1） 松野丈夫，中村利孝，ほか編．標準整形外科学　第 12 版．医学書院；2014.

2） Tornetta Ⅲ P, Ricci WM, et al. Rockwood and Green Fractures in Adults 9th ed. Wolters Kluwer；2020. p2622-86.

脛骨骨幹部骨折 - コンバートメント症候群に注意しよう（p.167 ～ 170）

1） Via AG, Oliva F, et al. Acute compartment syndrome. Muscles Ligaments Tendons J 2015；5：18-22.

2） Schmidt AH. Acute Compartment Syndrome. Orthop Clin North Am 2016；47：517-25.

3） Ahluwalia A, Tiwari K, et al. Acute compartment syndrome in the limb. Br J Hosp Med (Lond) 2020；81：1-6.

Ⅲ

①
骨折 - 四肢

4) Kakagia D, Karadimas EJ, et al. Wound closure of leg fasciotomy: comparison of vacuum-assisted closure versus shoelace technique. A randomised study. Injury 2014；45：890-3.

5) Yang CC, Chang DS, et al. Vacuum-assisted closure for fasciotomy wounds following compartment syndrome of the leg. J Surg Orthop Adv 2006；15：19-23.

6) Sheridan GW, Matsen FA 3rd. Fasciotomy in the treatment of the acute compartment syndrome. J Bone Joint Surg Am 1976；58：112-5.

7) Labbe R, Lindsay T, et al. The extent and distribution of skeletal muscle necrosis after graded periods of complete ischemia. J Vasc Surg 1987；6：152-7.

8) Kakagia D, Karadimas EJ, et al. Wound closure of leg fasciotomy: comparison of vacuum-assisted closure versus shoelace technique. A randomised study. Injury 2014；45：890-3.

脛骨骨幹部骨折 -Maisonneuve 骨折を見逃さないようにしよう（p.171 ～ 173）

1) Bartoníček J, Rammelt S, et al. Maisonneuve Fractures of the Ankle：A Critical Analysis Review. JBJS Rev 2022；10.

2) Weber BG. Lengthening osteotomy of the fibula to correct a widened mortice of the ankle after fracture. Int Orthop 1981；4：289-93.

3) Futamura K, Baba T, et al. Malreduction of syndesmosis injury associated with malleolar ankle fracture can be avoided using Weber's three indexes in the mortise view. Injury 2017；48：954-9.

コラム　Floating knee（p.174）

1) Blake R, McBryde A Jr. The floating knee: ipsilateral fractures of the tibia and femur. South Med J 1975；68：13-16.

2) Fraser RD, Hunter GA, et al. Ipsilateral fracture of the femur and tibia. J Bone Joint Surg Br 1978；60-B：510-5.

3) Muñoz Vives J, Bel JC, et al. The floating knee: a review on ipsilateral femoral and tibial fractures. EFORT Open Rev；1：375-82.

4) Mohamed SO, Ju W, et al. The term "floating" used in traumatic orthopedics. Medicine（Baltimore）2019；98：e14497.

脛骨天蓋骨折（ピロン骨折）- 軟部組織損傷の評価をしよう（p.175 ～ 177）

1) Tornetta P 3rd, Ricci WM, et al. Rockwood and Green's Fractures in Adults 9th ed. Vol.2. Wolter Kluwer；2020. p2752-70.

2) 中山雄平 . ピロン骨折の治療を始める前に . 整外 Surg Tech 2020；10：12-6.

3) 冨士川恭輔, 鳥巣岳彦, 編 . 骨折・脱臼　改訂 4 版 . 南山堂；2018. p1186-15.

脛骨天蓋骨折（ピロン骨折）-Mortise を意識して整復しよう（p.178 ～ 181）

1) 金子和夫 . 足関節部の骨折と脱臼；脛骨天蓋骨折（ピロン骨折）. 井樋栄二, 吉川秀樹, ほか編 . 標準整形外科学　第 14 版 . 医学書院；2020. p.819-821.

2) 中川知郎 . 足関節果部骨折治療のミニマムマストとコントロバーシー . 整外 Surg Tech 2023；13：12-18.

3) 衣笠清人, 野坂光司, ほか . ピロン骨折 . 足の外科学会, 監 . 明日の足診療シリーズⅣ　足の外傷絞扼性神経障害, 糖尿病足の診かた . 全日本病院出版会；2023. p84-104.

4) 衣笠清人, 最上敦彦, ほか . Pilon 骨折 . 渡部欣忍, 編 . スタンダード骨折手術治療　下肢 . メジカルビュー社；2021. p356-83.

5) Buckely RE, Moran CG, et al. 田中　正, 澤口　毅, 日本語版編 . AO 法骨折治療　第 3 版 . 医学書院；2020.

6) Barei DP. Tibial Pilon Fractures. Tornetta P 3rd, Ricci WM, et al. Rockwood and Green's Fractures in Adults 9th ed. Wolter Kluwer；2020. p2752-821.

果部骨折 - 骨折形態から靱帯損傷を推察しよう（p.182 ～ 185）

1) 金子和夫 . 足関節部の骨折と脱臼 . 井樋栄二, 吉川秀樹ほか編 . 標準整形外科学　第 14 版 . 医学書院；2020. p818-9.

2) Buckley RE, Moran CG, et al. 田中　正, 澤口　毅, 日本語版編 . AO 法骨折治療　第 3 版 . 医学書院；2020. p893-920.

3) 日本足の外科学会, 監 . 明日の足診療シリーズⅣ　足の外傷・絞扼性神経障害, 糖尿病足の診かた . 全日本病院出版会；2023. p53-83.

4) 中川智郎 . 足関節果部骨折治療のミニマムマストとコントロバーシー . 整形外科 Surg Tech 2023；13：12-18.

5) 小野瀬雄道 . 治療方針決定のために必要な分類法 . 整形外科 Surg Tech 2023；13：19-27.

6) 松井健太郎, 小林　誠, ほか . 足関節外果単独骨折に早期荷重を許可した保存療法の治療成績 . 日整会誌 2018；92：S900.

足部骨折 - 第 5 中足骨近位部骨折を細分類して治療方法を決めよう（p.186 ～ 187）

1) Porter DA, Duncan M, et al. Fifth metatarsal Jones fracture fixation with a 4.5-mm cannulated stainless steel screw in the competitive and recreational athlete：a clinical and radiographic evaluation. Am J Sports Med 2005；33：726-33.

2) Yates J, Feeley I, et al. Jones fracture of the fifth metatarsal：is operative intervention justified? A systematic review of the literature and meta-analysis of results. Foot（Edinb）2015；25：251-7.

3) Cheung CN, Lui TH. Proximal Fifth Metatarsal Fractures：Anatomy, Classification, Treatment and Complications. Arch Trauma Res 2016；5：e33298.

4) Lawrence SJ, Botte MJ. Jones' fractures and related fractures of the proximal fifth metatarsal. Foot Ankle 1993；14：358-65.

5) Smidt KP, Massey P. 5th Metatarsal Fracture. StatPearls［Internet］2023；Treasure Island（FL）：StatPearls Publishing；2024.

足部骨折 – 解剖学的特徴を理解し，リスフラン関節脱臼骨折の評価をしよう（p.188 ～ 191）

1) Nunley JA, Vertullo CJ. Classification, investigation, and management of midfoot sprains: Lisfranc injuries in the athlete. Am J Sports Med 2002；30：871-8.

2) Thompson MC, Mormino MA. Injury to the tarsometatarsal joint complex. J Am Acad Orthop Surg 2003；11：260-7.

3) Myerson MS, Cerrato RA. Current management of tarsometatarsal injuries in the athlete. J Bone Joint Surg Am 2008；90：2522-33.

4) Buckely RE, Moran CG, et al. 田中　正，澤口　毅，日本語版編．AO法骨折治療　第3版．医学書院；2020. p942-54.

踵骨骨折 – 踵骨骨折の読影のポイントを知ろう（p.192 ～ 197）

1) Keener BJ, Sizensky JA. The anatomy of the calcaneus and surrounding structures. Foot Ankle Clin 2005；10：413-24.

2) Isaacs JD, Baba M, et al. T The diagnostic accuracy of Böhler's angle in fractures of the calcaneus. J Emerg Med 2013；45：879-84.

3) Essex-Lopresti P. The mechanism, reduction technique, and results in fractures of the OS calcis. Br J Surg 1952；39：395-419.

4) Sanders R, Fortin P et al. Operative treatment in 120 displaced intraarticular calcaneal fractures. Results using a prognostic computed tomography scan classification. Clin Orthop Relat Res 1993；290：87-95.

5) Ding L, He Z, et al. Risk factors for postoperative wound complications of calcaneal fractures following plate fixation. Foot Ankle Int 2013；34：1238-44.

6) I Tornetta P 3rd, Ricci WM, et al. Rockwood and Green's Fractures in Adults 9th ed. Wolter Kluwer；2020. 2930-61.

7) 金丸明博．術中イメージの使い方と整復の確認方法．整形外科 Surg Tech 2023；13：442-8.

コラム　偽関節　骨折がいつまで待っても癒合しない！ さて，どうしよう？（p.198 ～ 203）

1) 渡部欣忍，竹中信之．遷延癒合・偽関節．救急医学 2009；33：907-12.

2) 渡部欣忍．偽関節の定義・原因・分類・診断．関節外科 2023；42：6-16.

3) 渡部欣忍．骨折合併症　Nonunion, Malunion, FRI, PTOA—骨折治療の物理学と生物学．メジカルビュー社；2023.

骨盤骨折
いち早く不安定型骨盤骨折を判断しよう

> **! Check Point**

✔ 骨盤骨折は，骨盤輪骨折と寛骨臼骨折の2種類に分けられる（両者の合併骨折もある）．骨盤輪骨折は致死率が10〜30％と高く生命にかかわる．寛骨臼骨折は股関節の機能予後に影響する関節内骨折．

✔ 交通事故や墜落などの高エネルギー外傷と高齢者の転倒などの低エネルギー外傷に大別される．高エネルギー外傷，ショックバイタルの場合は，常に骨盤骨折の存在を念頭に置く．

✔ 初療での用手的骨盤不安定性評価法は，骨折部を動揺させ，出血を助長するため推奨しない．

❶ 解剖：骨と靱帯の関係を知ろう

● 骨盤輪は寛骨（腸骨＋恥骨＋坐骨）と仙骨が靱帯成分で強固に連結してリング状構造となっている（図1）．

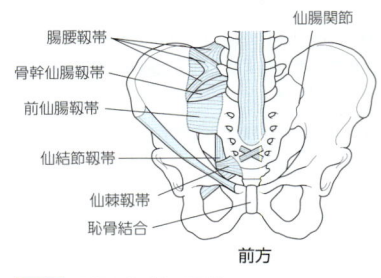
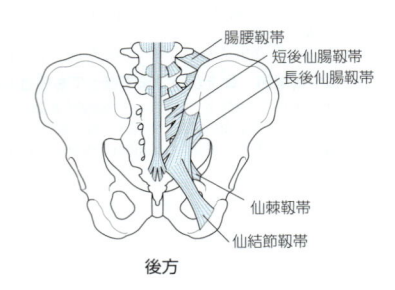

前方

後方

図1 骨盤と靱帯の関係
特に後方の靱帯成分が安定性に寄与する．

❷ 画像検査：単純骨盤X線正面像やCTで不安定性骨盤骨折を診断しよう

● 骨盤輪はリング状構造をしているため，1カ所損傷をみつけたらほかにもう1カ所損傷がないかを疑う．

● 特に後方成分の骨折や仙腸関節脱臼は見逃しやすいので注意を要する．

● 一見軽微な損傷にみえる場合でも，CT撮影時のベルトやペルビックバインダーなどを装着している場合の画像では骨折部の転位が過小評価されることがあるので，不安定性を疑う場合は麻酔下ストレス検査（examination under anesthesia；EUA）による動的診断を検討する．

❸ 分類：AO/OTA分類とYoung-Burgess分類を知ろう

- AO/OTA分類（図2）.
- Young-Burgess分類（図3）.

61A　安定型 骨盤輪の輪状構造が保たれ，後方成分の破綻はない	61B　部分不安定型 内旋・外旋方向への回旋不安定性を伴う垂直方向の安定性は保たれる		61C　完全不安定型 前方・後方ともに破綻 回旋・垂直方向に対し不安定	
A1：裂離骨折	B1：片側後方成分の不完全損傷.転移が少なく回旋不安定がない		C1：片側後方成分の完全損傷（APC3，VS）	
A2：腸骨翼骨折	B2：片側後方成分の不完全損傷.片側の回旋不安定あり（LC1-2，APC2）		C2：片側後方成分の完全損傷.対側後方成分の不完全損傷（LC3）	
A3：仙骨・尾骨骨折	B3：両側後方成分の不完全燃焼.両側の回旋不安定あり		C3：両側後方成分の完全損傷（APC3，VS）	

図2 AO/OTA分類

損傷形態による分類.カッコ内は相当するYoung-Burgess分類.

側方圧迫型 (lateral compression；LC)			
	LC1 仙骨圧迫骨折	LC2 仙骨骨折，後仙腸靱帯損傷，腸骨骨折（crescent fracture）	LC3 LC1 or 2 ＋対側の外旋（APC） Windswept pelvis
前後圧迫型 (anterior posterior compression；APC)			
	APC1 後方成分は安定 恥骨結合離開は 2.5 cm 未満	APC2 回旋不安定あり 恥骨結合離開は 2.5〜4 cm，仙腸関節前方のみ開大	APC3 後方成分の完全破綻 仙腸関節脱臼
垂直剪断型 (vertical shear；VS)			
	片側骨盤の垂直方向の転位．前方は恥骨結合離開もしくは恥坐骨骨折．後方は腸骨骨折，仙腸関節脱臼，仙骨骨折のいずれかの損傷		
複合型 (combined mechanism；CM)	上記の複合損傷		

図3 Young-Burgess 分類

受傷時の外力方向と不安定性によって分類．矢印（➡）は外力のかかる方向を示す．LC1 と APC1 は基本的に安定型であり多くは保存療法が可能．そのほかは不安定型であり手術が必要．

❹ 初期治療：初期治療における固定方法と止血方法を知ろう

▶骨折部の安定化

● シーツラッピング（図4）．

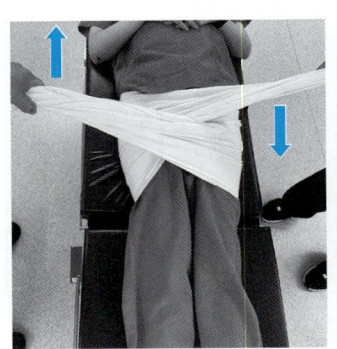
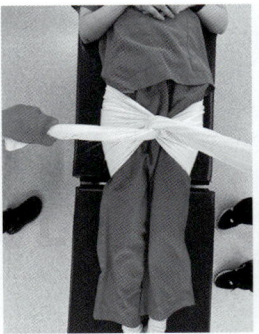
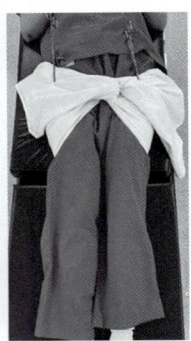

図4 シーツラッピング

シーツの端をお互いに引っ張りながら，矢印の方向に捻じり鉗子で固定する．

- ●簡易型骨盤外固定器具(ペルビックバインダー，図5)．
- ●シーツラッピング，ペルビックバインダーは，腸骨翼ではなく大転子の高さで巻くのがポイント．
- ●創外固定(図6)．

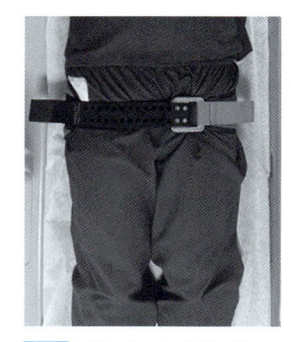

図5 ペルビックバインダー

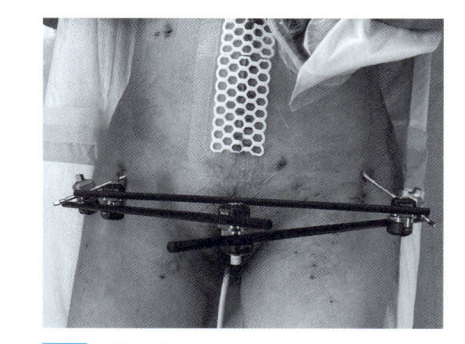

図6 創外固定

▶出血に対する止血方法

- ●経カテーテル動脈塞栓術(transcatheter arterial embolization；TAE)：動脈性出血に対し有効．塞栓物質やコイルで塞栓して止血する．内腸骨動脈を塞栓する非選択的塞栓術と末梢の動脈に対する選択的塞栓術がある．
- ●経皮的大動脈遮断(intra-aortic balloon occlusion；IABO/resuscitative endovascular balloon occlusion of the aorta；REBOA)：大腿動脈から挿入した専用のバルーンカテーテルを下行大動脈で拡張させ血流を遮断し止血を図る方法．長期のバルーン拡張は臓器虚血に陥るため，可及的早期にバルーンを縮小させる必要がある．
- ●後腹膜パッキング：下腹部を切開し，後腹膜骨盤腔にガーゼタオルなどを詰め込みパッキングすることで静脈性出血に対する止血をする．
- ●これらの方法は，場合によっては組み合わせて止血をする．
- ●緊急で実施可能な止血方法は施設ごとに異なるため，あらかじめ院内でプロトコールを確認しておく．

❺ 合併症：生命予後にかかわる合併症を見逃さないようにしよう

▶合併損傷

- ●胸部損傷(63％)，長管骨骨折(50％)，頭部損傷(40％)，脊椎骨折(25％)，腹腔内または泌尿生殖器損傷(16.5％)という報告もある．

▶出血性ショック

- ●一般に1,000〜3,000mL程度出血する．
- ●**出血源**：骨，骨盤静脈叢，主要な静脈および動脈とその分枝．
- ●静脈系の出血に対しては，骨盤の安定化が効果的．

▶開放骨折

- 骨折部が皮膚，腟，直腸などを介し外界と交通していることがある．
- 2～4％とまれな損傷だが見逃しやすく，感染して敗血症に陥るおそれがあり，致死率は 4～45％といわれている．
- CTや単純X線像での会陰周辺のガス像，直腸鏡・腟鏡検査が診断の一助となる．

▶血管損傷

- 鈍的骨盤外傷の50％に造影剤の血管外漏出があり，血管損傷例の20％に血管閉塞を伴っていた．
- 転位した骨片による血管損傷の可能性もあり，術前に血管と骨片の位置関係を評価することが重要．

［大田聡美，中山雄平］

骨盤骨折
骨盤単純Ｘ線像の読影をしよう

！ Check Point

✔ 外傷初療において骨盤単純Ｘ線検査は重要な検査であり，primary survey では正面像の
みで不安定骨盤骨折の有無を判断する．

❶ 骨盤単純Ｘ線正面像の読影：順序を決めてチェックするポイントをルーティン化しよう

● 全体像→前方成分→後方成分→寛骨臼．

▶全体像（図1）
①腰椎棘突起が中央に並んでいる．
②腸骨翼の大きさの左右差．
③腸骨翼，大腿骨頭の高さの左右差．

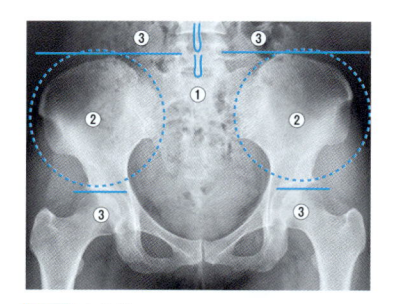

図1 全体像

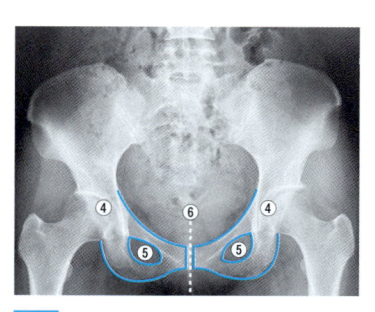

図2 前方成分

▶前方成分（図2）
④恥骨・坐骨骨折の有無．
⑤閉鎖孔の左右差．
⑥恥骨結合の離開の有無（白点線）．

▶後方成分（図3）
⑦腸骨骨折の有無．
⑧仙腸関節の左右差．
⑨仙骨骨折の有無．
⑩L5横突起骨折の有無．

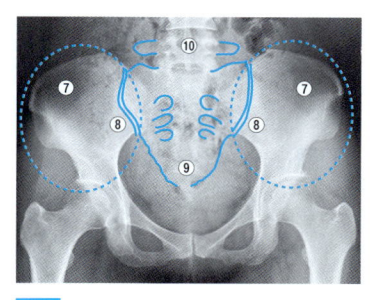

図3 後方成分

> **note**
> ● 高齢者の骨盤輪骨折は，腸管ガスや骨粗鬆症の影響で後方要素の損傷の判断が困難．
> ● 前方要素の損傷があれば，必ずCT撮影を追加し後方要素の評価をする．

▶寛骨臼（図4）

● 下記①～⑥の左右差を確認する．
　①恥骨腸骨線（iliopectineal line＝前柱）
　②坐骨腸骨線（ilioischial line＝後柱）
　③涙痕（teardrop；寛骨臼内壁）
　④臼蓋前壁辺縁
　⑤臼蓋後壁辺縁
　⑥臼蓋荷重部

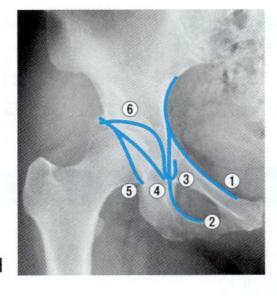

図4 正常な右寛骨臼

❷ 実際の骨盤単純Ⅹ線正面像で確認しよう

● 安定型骨盤輪骨折（図5）．
● 不安定型骨盤輪骨折（図6）．

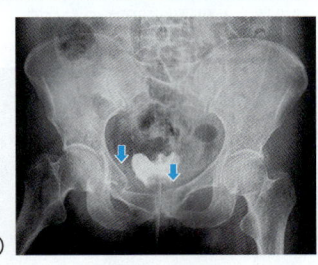

図5 安定型骨盤輪骨折
（右恥坐骨骨折，左恥骨骨折）

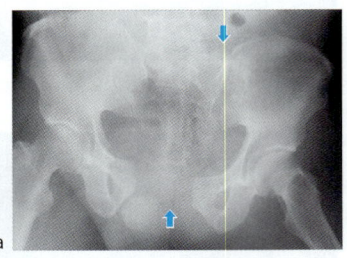

図6 不安定型骨盤輪骨折
a：恥骨結合離開，左仙腸関節脱臼．
b：両側恥坐骨骨折，左仙骨骨折．

［大田聡美，中山雄平］

骨盤骨折
骨盤骨折に伴う血管損傷に対処しよう

！ Check Point

✔ 骨盤骨折に伴う出血には，静脈性出血（90％）と動脈性出血（10％）がある．

✔ 出血性ショック症例の44〜76％に動脈性出血を伴う．

✔ 造影CTで造影剤の血管外漏出（extravasation）があれば緊急IVRチームに連絡する．

❶ 解剖：内腸骨動脈と外腸骨動脈の走行を知ろう

● 内腸骨動脈は前枝と後枝に分かれる（図1）．

● 一般的に，前枝は臍動脈，閉鎖動脈，精管動脈／子宮動脈，下膀胱動脈，中直腸動脈，内陰部動脈を分枝後に下殿動脈となる．後枝は，腸腰動脈，外側仙骨動脈を分枝後に上殿動脈となり大坐骨切痕から殿筋へ向かう（図2）．ただし，分枝パターンは複数のバリエーションがある．

● 外腸骨動脈は，鼠径靱帯の深部を通り，大腿動脈となる．

● 骨盤骨折で損傷する頻度が高いのは，内腸骨動脈の分枝である上殿動脈と内陰部動脈．

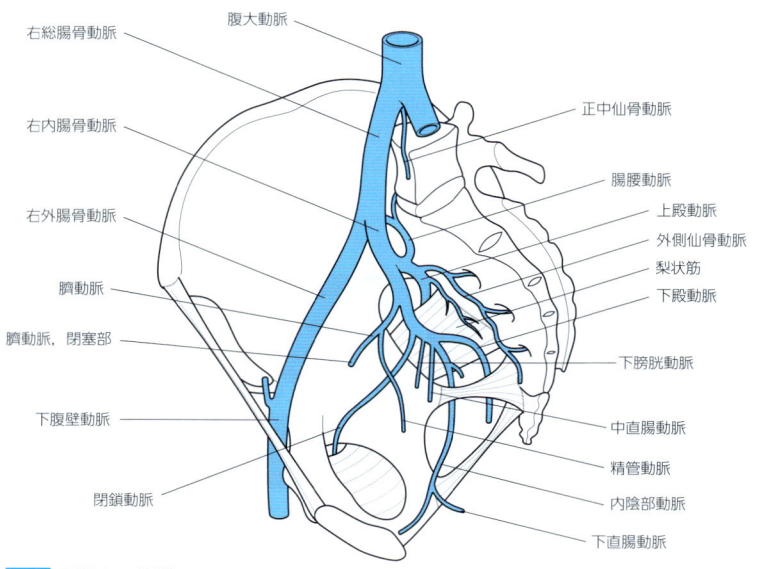

右総腸骨動脈
右内腸骨動脈
右外腸骨動脈
臍動脈
臍動脈，閉塞部
下腹壁動脈
閉鎖動脈

腹大動脈
正中仙骨動脈
腸腰動脈
上殿動脈
外側仙骨動脈
梨状筋
下殿動脈
下膀胱動脈
中直腸動脈
精管動脈
内陰部動脈
下直腸動脈

図1 骨盤内の動脈

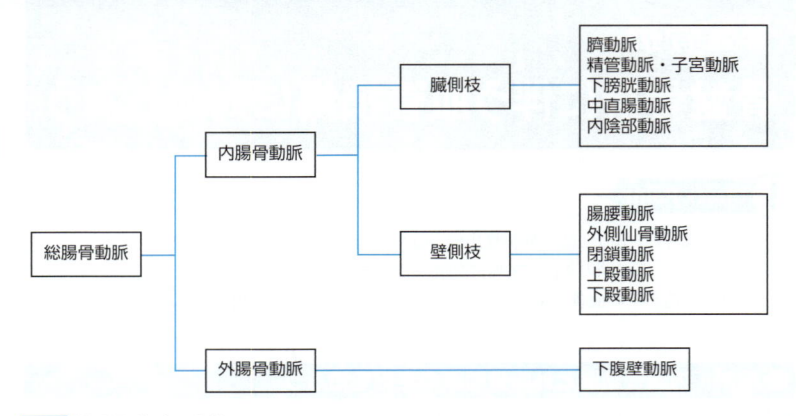

図2 総腸骨動脈の分枝

❷ 造影CT：造影剤の血管外漏出を見逃さないようにしよう

- **適応**：骨折部の骨片と造影剤の血管外漏出は画像上の鑑別が難しく，造影に先立って単純CTを撮影して比較することが望ましいが，高エネルギー外傷の場合は被ばく量や撮影時間の短縮を考慮し造影CTのみを行うこともある．ただし，頭部外傷の評価では頭部単純撮影が必須なため，造影CTのタイミングを考慮する必要がある．
- 近年は重症患者に対しpan scanによる全身CTを撮影する施設が増えており，施設ごとに撮影プロトコールを決めておくことが望ましい．
- 撮影中は，循環動態の変動や急変に対処できるよう常にモニタリングする．
- **撮影条件**：単純撮影，造影早期相early phase（動脈優位相），造影遅延相 delay phase（静脈優位相），平衡相（臓器への血流を評価する）で撮影する．
- 血管外漏出像（図3），血管の造影の左右差，造影不良などがある場合も血管損傷を疑う．
- 血管の途絶（図4）や，仮性動脈瘤として観察される場合もある．

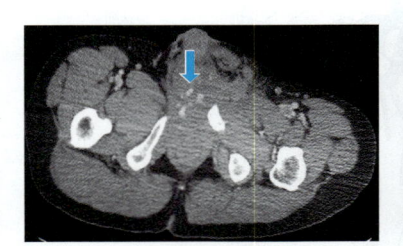

図3 造影剤の血管外漏出像（矢印）

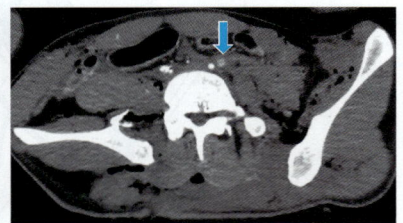

図4 血管の途絶像（矢印）

❸ TAE：普段から緊急IVRチームと連携をとろう

- TAE：経カテーテル動脈塞栓術（transcatheter arterial embolization）．
- 適応：造影CTで骨盤内の動脈損傷を疑う場合．
- 動脈性出血の診断に有用であり，動脈性出血を85〜100％の確率で止血可能．
- 内腸骨動脈の本幹を塞栓する非選択的塞栓術と末梢の動脈に対する選択的塞栓術がある．
- 内腸骨動脈の非選択的塞栓は，広範な出血に対し効果的であり，手技も簡便で短時間で実施可能．ただし，虚血性合併症の発生頻度や重症度の上昇，側副路を介した再出血が懸念されるため，より出血部に近い選択的塞栓が望ましい．
- 非選択的塞栓術と選択的塞栓術のリスク・ベネフィットのバランスを考慮し，患者の全身状態をIVRチームと共有しながら最大限効果的な塞栓方策を迅速かつ的確に決定する．

❹ TAEの合併症：手術療法にもかかわる重要な合併症を知ろう

- 殿筋壊死，直腸壊死，膀胱尿管壊死，膀胱直腸機能障害，下肢神経障害，勃起不全など性機能障害，仙骨部褥瘡やそのほかの皮膚潰瘍など．
- 骨折に対する内固定術後深部感染が増えるという報告もある．

> **note**
>
> - 選択的塞栓術は非選択的内腸骨塞栓術と比較して殿筋壊死が少ないという報告がある．ただし，重度骨盤損傷では受傷時の軟部組織損傷（Morel-Lavallee lesion；軟部組織に剪断力が加わり皮下組織が深層の筋膜から剥離する損傷）によって皮膚壊死や殿筋壊死が生じることもあり，経時的に軟部組織の状態に注意を払う（図4，5）．

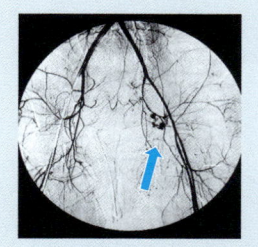

図4　血管造影での血管外漏出（矢印）

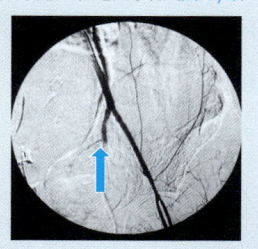

図5　左内腸骨動脈に対するTAE施行後
血管外漏出は消失している（矢印）．

［大田聡美，中山雄平］

骨盤骨折

寛骨臼骨折の初期対応をしよう

(!) Check Point

✔ まずは全身状態を安定化させる.
✔ 寛骨臼の単純X線像の見方, 分類を知る.
✔ 直達牽引も考える.

❶ 寛骨臼骨折の初期対応の流れを知ろう

● **全身状態の評価**：寛骨臼骨折では全身状態が不良になる程度の出血をきたすことは少ないが, 血管損傷を伴う場合には骨盤輪骨折同様に出血に対する対応を要する.
● 全身状態が不良の場合には, 『いち早く不安定型骨盤骨折を判断しよう』の項(☞p.212)を参照し, 対応する.
● **骨折部の評価**：骨盤正面, 両斜位の単純X線像, CTで評価する.

❷ 寛骨臼骨折の解剖と単純X線像の撮影方法・見方を知ろう

● **JudetとLetournelらにより提唱された外科的寛骨臼の概念**：前柱, 後柱, 臼蓋に大別(図1)[1].
● 2つの骨柱と臼蓋の前壁, 後壁の損傷から骨折を分類する.
● 分類にあたり, 単純X線像において以下のランドマークを確認する(図2).

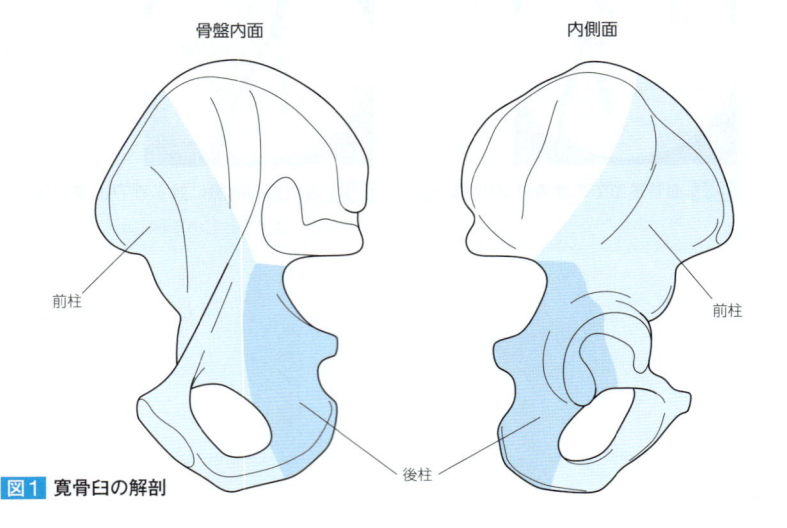

骨盤内面　　　　　　　　　　　内側面

前柱　　　　　　　　　　　　　前柱

後柱

図1 寛骨臼の解剖

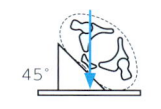 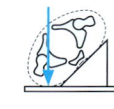

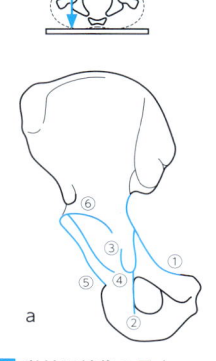 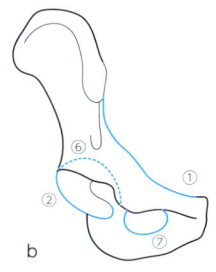 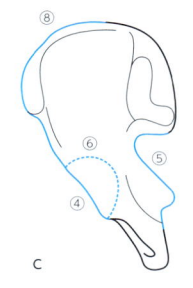

③
骨折―骨盤

図2 単純X線像の見方　　　　　　　　　　　　　　（文献2を参考に作成）

①恥骨腸骨線(iliopectineal line)，②坐骨腸骨線(ilioischial line)，③涙痕(teardrop；寛骨臼内壁)，
④前壁辺縁(anterior lip)，⑤後壁辺縁(posterior lip)，⑥臼蓋荷重部(roof)，⑦閉鎖孔，⑧腸骨翼．
a：前後像．
b：閉鎖口斜位像(obturator oblique view)．
c：iliac oblique view.

❸ 寛骨臼骨折の分類を知ろう

● Judet-Letournel 分類 (図3)：Judet と Letournel が提唱した寛骨臼骨折の分類法であり，
　5つの基本骨折型と5つの複合骨折型に分けられる[1]．

基本骨折

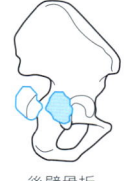 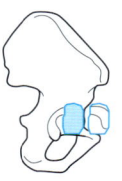 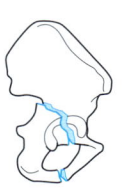 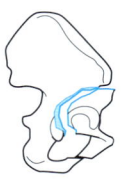 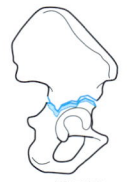

後壁骨折　　　　　　前壁骨折　　　　　　後柱骨折　　　　　　前柱骨折　　　　　　横骨折

複合骨折

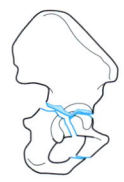 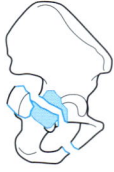 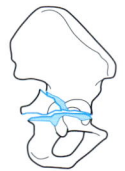 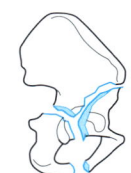 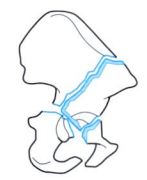

T型骨折　　　　後壁＋後柱骨折　　　横＋後壁骨折　　　前壁／柱＋後方半横骨折　　両柱骨折

図3 Judet-Letournel 分類　　　　　　　　　　（文献1を参考に作成）

❹ 寛骨臼骨折の合併損傷を知ろう

- **血管損傷**：骨盤輪骨折に比較すればまれであるが，バイタルが安定しない場合には血管損傷を考慮する．上殿動脈，腸腰動脈，閉鎖動脈，外腸骨動脈，corona mortisの損傷が多く，出血性ショックの原因となり，しばしば経カテーテル動脈塞栓術（transcatheter arterial embolization；TAE）が必要になる．
- **神経損傷**：後方脱臼に伴う，坐骨神経損傷が多く，腓骨神経領域の麻痺が多い[3]．
- **股関節脱臼**：可及的早期に整復する．整復位が保持できない場合は直達牽引を行う．

❺ 寛骨臼骨折の治療を知ろう

- 脱臼を伴うものは可及的早期に整復する．
- 関節面に3mm以上の転位があるものや，脱臼骨折で整復が不可能なもの，整復後も不安定性が残るもの，関節面の陥没，関節内骨片の嵌頓があるもの[4]，後壁骨折で後壁の横径の40〜50％を超えるものは内固定術の適応とされる[5]．
- 手術までの待機期間の安静，整復位保持，保存療法の目的で牽引を行うことが多い．

❻ 寛骨臼骨折の牽引について知ろう

- **牽引の必要性の評価**：
  - ・荷重部の転位が大きい場合．
  - ・容易に再脱臼する場合．
  - ・局所の安静を保つ場合．
- **方法**（☞p.405）：
  - ・直達牽引は大腿骨遠位より行う．
  - ・大腿骨骨折を伴う際には大腿骨の内固定後に牽引を行うか，創外固定を装着後に牽引する．
  - ・大腿遠位に開放創があるなどの際には下腿近位からの牽引を検討するが膝関節への影響を考慮しできるだけ避ける．
  - ・**重錘**：8〜10kgもしくは体重の1/10kg程度[1,6]．

[日髙　洋，本田哲史]

骨盤骨折

脆弱性骨盤輪骨折も忘れないようにしよう

! Check Point

✔ 高齢者の低エネルギーによる骨盤骨折.

✔ 高齢者の転倒外傷は大腿骨近位部骨折，圧迫骨折だけでなく脆弱性骨盤輪骨折も考える.

✔ 脆弱性骨盤輪骨折でも出血性ショックをきたしうる.

❶ 脆弱性骨盤輪骨折の診断方法を知ろう[1, 2]

● **身体所見**：股関節周囲の圧痛，腰背部痛，仙骨部の圧痛，叩打痛，恥骨結合の圧痛，骨盤側方圧迫時の仙腸関節部の疼痛.

● **単純X線検査**：骨盤正面，インレット像，アウトレット像.

● **CT**：骨盤輪後方の骨折の診断に有用.

● **MRI**：不顕性骨折を診断できる.

note　脆弱性骨盤輪骨折の診断について[2]

● 単純X線検査では恥骨骨折の診断が可能ではあるが，後方成分の骨折は診断が難しい. そのため単純X線検査で恥骨骨折が診断された場合，CTを撮影することが推奨される. ただし，CTでも17％の骨折が見逃される[3]とも報告されており，患者の疼痛や臨床所見を合わせてMRIの撮影を検討する.

❷ 脆弱性骨盤輪骨折の分類を知ろう[2, 4]

● Rommens分類（図1）.

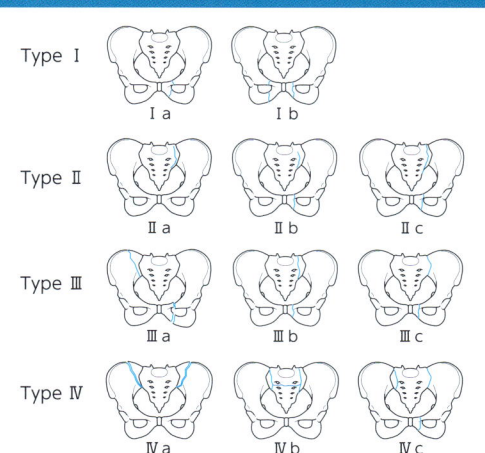

Type Ⅰ
Ⅰa　　Ⅰb

Type Ⅱ
Ⅱa　　Ⅱb　　Ⅱc

Type Ⅲ
Ⅲa　　Ⅲb　　Ⅲc

Type Ⅳ
Ⅳa　　Ⅳb　　Ⅳc

図1 Rommens分類

Type	Sub	前方損傷局在	前方損傷	後方損傷局在	後方の転位	後方損傷
Ⅰ	a	片側	恥骨枝and/or坐骨枝	損傷なし	―	損傷なし
	b	両側				
Ⅱ	a	片側・両側	損傷なし	片側	転位なし	仙骨骨折
	b		恥骨枝and坐骨枝	片側・両側		仙骨前方皮質のみの骨折 / 仙骨骨挫傷
	c					仙骨の完全骨折 / （仙骨後方皮質に骨折が及ぶ） / 仙腸関節離開 / 腸骨骨折
Ⅲ	a	片側・両側	恥骨枝and坐骨枝完全骨折恥骨結合離開	片側	転位あり	腸骨骨折
	b					仙腸骨折
	c					仙骨
Ⅳ	a	問わない	問わない	両側	転位あり	腸骨骨折 / 仙腸関節離開
	b					仙骨骨折
	c					複合骨折

図1 Rommens分類のつづき

（文献2を参考に作成）

> **note　脆弱性骨盤輪骨折の経過**[2,5]
>
> ● 脆弱性骨盤輪骨折は自然経過のなかで，転位が増強したり，新たな骨折が出現したり，不安定性が強い骨折型に変化していくことがある（骨折の進展：fracture progression）．
> ● 受傷直後あるいは疼痛出現後早期に来院した患者は転位のないtypeⅠ，Ⅱの状態で来院することが多いのに対し，時間を経てから来院した患者は骨折が転位，進行し，typeⅢ，Ⅳの状態に進展していることが多い．

❸ 脆弱性骨盤輪骨折の合併症を知ろう

● **出血性ショック**：まれではあるが，閉鎖動静脈などが破綻することでショック状態になることがある．また，その場合経カテーテル動脈塞栓術（transcatheter arterial embolization；TAE）での止血が必要になることがある．
● **誤嚥性肺炎・尿路感染症・褥瘡**：離床できないことにより発症し，さらなる日常生活動作（activities of daily living；ADL）低下の原因となる．

❹ 脆弱性骨盤輪骨折の治療方法を知ろう

● 脆弱性骨盤輪骨折は大腿骨近位部骨折や腰椎圧迫骨折などと同様に，疼痛により離床が困難となることがある．
● 長期間の臥床により，ADLが低下し，合併症（誤嚥性肺炎，尿路感染症，せん妄，認知症の発症・増悪など）を生じることがある．
● 臥床期間の長期化が予想される場合には手術療法による除痛も検討する．
● **保存療法**：安静・疼痛コントロール・痛みに応じた離床．
● **手術療法**：経皮スクリュー固定，プレート固定，脊椎インプラントによる固定など．
● 手術適応については骨折型，患者の年齢，手術侵襲，生活環境などを勘案し慎重に決定する．

［日髙　洋，本田哲史］

Ⅲ - ② 参考文献

骨盤骨折 - いち早く不安定型骨盤骨折を判断しよう（p.212 ～ 216）

1) Demetriades D, Karaiskakis M, et al. Pelevis fractures：eppidemiology and predictores of assoxiated abdominal injuries and outcomes. J Am Coll Surg 2002；195：1-10.
2) Tornetta Ⅲ P, Ricci WM, et al. Rockwood and Green Fractures in Adults 9th ed. Wolters Kluwer；2020. p.1963-2072.
3) Biffl WL, Smith WR, et al. Evolution of a multidisciplinary clinical pathway for the management of unstable patients with pelvic fractures. Ann Surg 2001；233：843-50.
4) Hermans E, Edwards MJR, et al. Open pelvic fracture：the killing fracture? J Orthop Surg Res 2018；13：83.
5) Uyeda J, Anderson SW, et al. Pelvic CT angiography：application to blunt trauma using 64MDCT. Emerg Radiol 2010；17：131-7.

骨盤骨折 - 骨盤単純 X 線像の読影をしよう（p.217 ～ 218）

1) 日本外傷学会，日本救急医学会，監. 日本外傷学会外傷初期診療ガイドライン改訂第 6 版編集委員会，編. 改訂第 6 版　外傷初期診療ガイドライン JATEC. へるす出版；2021.p123-4.

骨盤骨折 - 骨盤骨折に伴う血管損傷に対処しよう（p.219 ～ 221）

1) Geeraerts T, Chhor V, et al. Clinical review: initial management of blunt pelvic trauma patients with haemodynamic instability. Crit Care 2007；11：204-12.
2) Balogh Z, Caldwell E, et al. Institutional practice guidelines on management of pelvic fracture-related hemodynamic instability: do they make a difference? J Trauma 2005；58：778-82.
3) 塩山靖和，江頭秀哲，ほか. 骨盤骨折に対する IVR 施行医のためのガイドライン 2017. 日本インターベンショナルラジオロジー学会雑誌 2019；33：461-71.
4) Auerbach AD, Rehman S, et al. Selective transcatheter arterial embolization of the internal iliac artery does not cause gluteal necrosis in pelvic trauma patients. J Orthop Trauma 2012；26：290-5.

骨盤骨折 - 寛骨臼骨折の初期対応をしよう（p.222 ～ 224）

1) Judet R, Judet J, et al：Fractures of the acetabulum. Classification and surgical approaches for open reduction：PRELIMINARY REPORT. J Bone Joint Surg Am 1964；46-A：1615-46.
2) 小久保安朗，杉田大輔，ほか. 寛骨臼骨折の診断と治療戦略. 別冊整形外 2016；1：68-73.
3) 澤口　毅，監. 最上敦彦，普久原朝海，ほか編. 骨盤骨折：寛骨臼骨折・骨盤輪骨折の手術手技. メディカ出版；2020.p12-20.
4) 白濱正博. 寛骨臼骨折. Orthopaedics 2011；24：41-50.
5) Moed BR, Ajibade DA, et al. Computed tomography as a predictor of hip stability status in posterior wall fractures of the acetabulum. J Orthop Trauma 2009；23：7-15.
6) 普久原朝海. 骨盤輪・寛骨臼骨折. 臨整外 2021；56：605-11.

骨盤骨折 - 脆弱性骨盤輪骨折も忘れないようにしよう（p.225 ～ 228）

1) 堀江直行. 脆弱性骨盤輪骨折の診断. Orthopaedics 2023；36：7-17.
2) 本田哲史，鈴木　卓. 脆弱性骨盤輪骨折の診断と治療 update：いつ手術をきめて，どう固定するか. 整形・災害外科 2024；67：579-87.
3) Nüchtern JV, Hartel MJ, et al. Significance of clinical examination, CT and MRI scan in the diagnosis of posterior pelvic ring fractures. Injury 2015；46：315-9.
4) Rommens PM, Hofmann A. Comprehensive classification of fragility fractures of the pelvic ring：Recommendations for surgical treatment. Injury 2013；44：1733-44.
5) Rommens PM, Arand C, et al. Progress of instability in fragility fractures of the pelvis：An observation study. Injury 2019；50：1996-73.

脊椎損傷（上位頚椎損傷）
損傷を見逃さないようにしよう

❗ Check Point

✔ 高齢者の低エネルギー外傷で多く（高齢者頚椎損傷の7割は上位頚椎），見逃されやすい．

✔ 外傷で後頚部痛があれば頚椎CT撮影，もしくは頚椎X線検査3方向（正面，側面，開口位）．

✔ 上位頚椎損傷があれば椎骨動脈損傷を疑いCTAもしくはMRAを撮影する．

✔ 小児の環軸椎回旋位固定で特徴的なcock-robin positionを知っておく．

❶ 環椎と軸椎の解剖の特徴を知ろう

● **軸椎**：後頚部正中の毛髪の生え際に触れる大きな棘突起．

● **環椎横靱帯**：環椎の左右の外側塊の間に張り，その前面中央には線維軟骨を帯びて歯突起と関節をなし，歯突起の後方への移動を防ぐ（図1）．

● **椎骨動脈**：軸椎で水平方向に外側に走行した後，上行し環椎横突孔を通り抜けて内側後方に走行してから上行し頭蓋内に入る（図2）．

● V3およびV2セグメントは椎骨動脈損傷の好発部位．

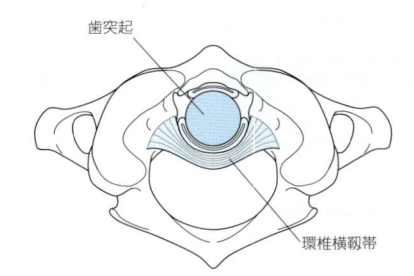

歯突起

環椎横靱帯

図1 環椎横靱帯

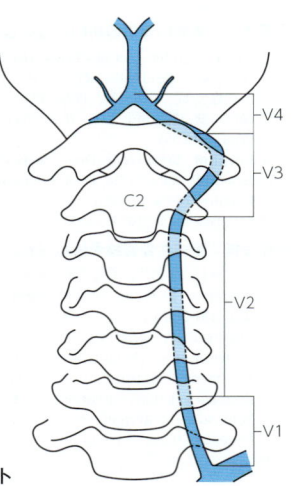

V4

V3

C2

V2

V1

図2 椎骨動脈の走行とセグメント

❷ 画像の特徴を知ろう

● **X線側面像**：アライメント（環椎歯突起間距離および環椎後結節と軸椎歯突起の位置関係），軸椎歯突起骨折，軸椎関節突起間骨折をみる（図3）．

● **X線開口位像**：必ず撮影し上位頚椎を評価する．環椎外側塊の転位と軸椎正面像をみる（図4）．

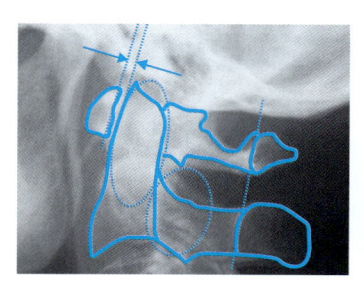

図3 頚椎X線側面像の上位頚椎部

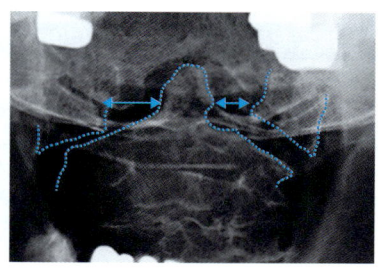

図4 頚椎X線開口位像

- CTA/MRA：椎骨動脈損傷の狭窄や閉塞がないか評価する．
- MRI：脊髄の変形や髄内信号変化，靭帯，椎間板，動脈，後咽頭腔などを評価する．
- 環椎破裂骨折，軸椎歯突起骨折，軸椎関節突起間骨折，環軸椎回旋位固定の特徴を知っておく（④〜⑦を参照）．

❸ 損傷が安定型か不安定型か見極めよう

- **安定型**：保存療法（頚椎カラーやハローベスト固定，☞p.408）．
- **不安定型**：手術療法［頚椎カラー，ハローベスト固定もしくは頭蓋直達牽引（☞p.406）で手術待機→脊椎固定術］．

❹ 環椎破裂骨折（Jefferson骨折）を見逃さないようにしよう

- Jefferson骨折（図5）：環椎前弓と後弓の骨折．
- 上位頚椎損傷の10〜20%．軸圧力損傷で受傷する．
- X線像（側面と開口位），CT（軸位）で明らか．
- **横靭帯損傷の有無を評価**：両側外側塊の転位の和≧6.9mm→不安定損傷（Spenceの法則，図6）．
- **横靭帯損傷のない安定損傷の治療**：頚椎カラーで固定する．
- **横靭帯損傷を伴う不安定損傷の治療**：直達牽引＋ハローベスト，環軸椎固定術や後頭頚椎固定術．

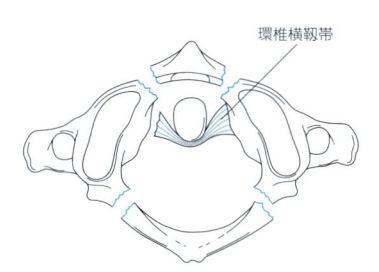

環椎横靭帯

図5 Jefferson骨折

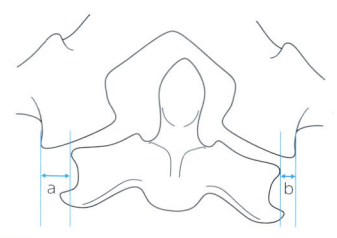

図6 Spenceの法則

両側の外側塊の転位の和（a＋b）が6.9mm以上→横靭帯損傷（不安定損傷）．

❺ 軸椎歯突起骨折を診断し適切に治療しよう

- 全頚椎損傷の8〜18％. 脊髄損傷の合併は少なく10〜20％だが脱臼骨折の場合は致死的.
- Anderson and D'Alonzo分類（図7）で治療方針を決める.
- Type Ⅱ（歯突起基部骨折）：5 mm以上の転位，整復位保持困難であれば偽関節率が高く手術療法となる. 転位が少ない場合はハローベスト固定での治療が選択される場合もある.
- Type Ⅲ：骨折部が椎体におよびC1/2関節をさまざま程度に含む.

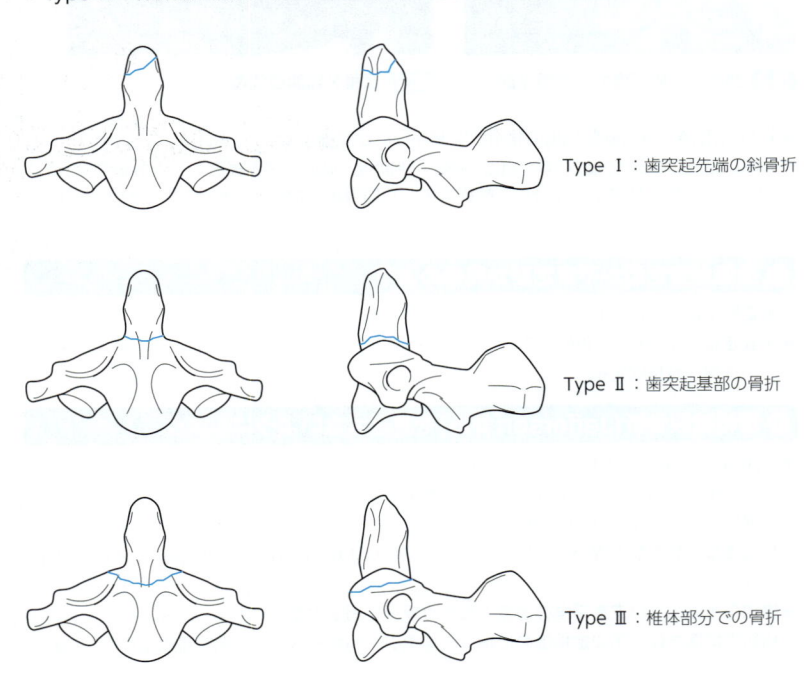

Type Ⅰ：歯突起先端の斜骨折

Type Ⅱ：歯突起基部の骨折

Type Ⅲ：椎体部分での骨折

図7 軸椎歯突起骨折のAnderson and D'Alonzo分類

❻ 軸椎関節突起間骨折（Hangman骨折）を診断し適切に治療しよう

- 上位頚椎損傷のうち最も頻度の高い骨折.
- Levine and Edwards分類（図8）で治療方針を決める.
- Type Ⅰ：過伸展＋軸圧による損傷. 転位は3 mm以下. 安定損傷であり頚椎カラー固定.
- Type Ⅱ：最も多い. 過伸展＋軸圧に続く強い屈曲による損傷. 10°以下の後弯変形と3 mm以上の転位. 牽引により整復する. ハローベスト固定もしくは転位の程度によって手術療法.
- Type ⅡA：屈曲伸延損傷. 前縦靱帯が残存. 牽引で転位が増悪. ハローベスト固定.
- Type Ⅲ：まれ. 屈曲＋圧迫による損傷. 手術療法.

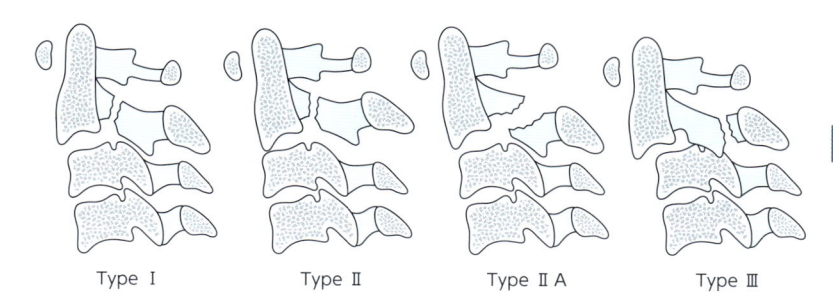

| Type Ⅰ | Type Ⅱ | Type Ⅱ A | Type Ⅲ |

図8 Levine and Edwards分類

❼ 環軸椎回旋位固定を診断し適切に治療しよう

- Grisel症候群ともよばれる.
- 学童期までの小児に好発する.
- 軽微な外傷, 上気道感染, 口腔・咽頭の手術の後などを契機に発症する.
- Cock-robin position（図9, ☞p.104）という特徴的な斜頚位をとる.
- 機能的CT撮影（中間位, 左右回旋位）で評価する.
- ほとんどの場合, 保存療法（ソフトカラー固定, 場合によってはグリソン牽引）で完治する.

［村尾允弥, 石井桂輔］

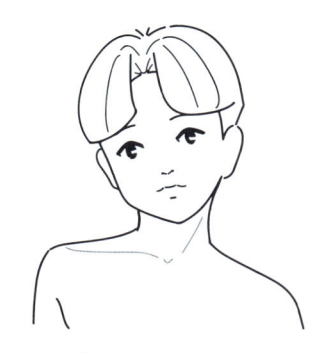

図9 Cock-robin position

脊椎損傷（中下位頚椎損傷）

損傷形態，椎間関節の安定性，神経損傷を確認しよう

！ Check Point

✔ 椎間関節脱臼を見逃さないようにする．
✔ 椎間関節脱臼に伴う椎骨動脈損傷を見逃さないようにする．
✔ SLICで評価する．

❶ 疫学を知ろう

- ●**受傷機転**：交通事故，墜落，転落が多い．スポーツ関連（スノーボード，自転車）．
- ●全頚椎損傷の7割程度を占める．

❷ 画像検査で病態を把握しよう

- ●有症状者では必ずCT検査を行う．
- ●椎間関節脱臼，横突孔に骨折がある場合はCTAで椎骨動脈を評価する．
- ●単純X線側面像あるいはCT矢状断像のポイント（図1）．
- ●頚髄損傷および中後方成分への骨折が疑われる場合は気道および循環の安定を確認したうえ，MRI検査で評価する．
- ●びまん性特発性骨増殖症（diffuse idiopathic skeletal hyperostosis；DISH）である場合は不安定性が強い可能性があり要注意．

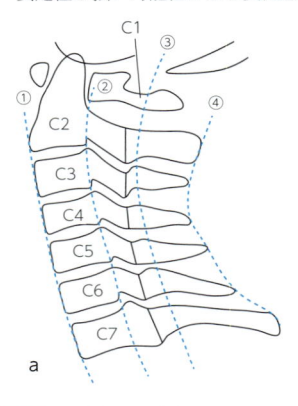
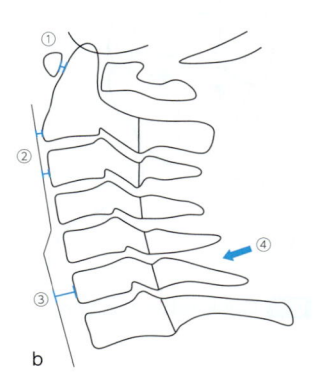

図1 画像検査のポイント

a：頚椎アライメントの4つのライン（①椎体前面ライン，②椎体後面ライン，③脊柱管後面ライン，④棘突起ライン）．
b：軟部組織の4つの距離（①環椎歯突起間距離：正常成人3mm以下，小児5mm以下，②後咽頭腔幅：正常7mm以下，③気管後腔幅：正常22mm以下，④棘突起間の開き）＊頚椎軟部組織の距離（成人）の覚え方：「さんしちにじゅういち」．頭側から3→7→22（21）．

❸ 併存損傷を見逃さないようにしよう

- **頚髄損傷**：特に頭部外傷，意識障害，多発外傷例では治療介入が遅れ重症化することもあるため正確な所見がとれるようになるまでは頚椎カラーを装着しておく．
- **頚髄損傷に伴う循環障害，呼吸障害**：neurogenic shock，腹式呼吸など．
- **後咽頭間隙拡大（血腫）に伴う気道狭窄の可能性**：stridorに注意．
- **椎骨動脈損傷（vertebral artery injury；VAI）**：椎間関節脱臼，横突孔骨折，完全麻痺例の場合は注意．

❹ 椎骨動脈損傷について知ろう

- VAIの24％に脳幹・小脳症状（めまい，嘔吐など）が出現，8％が死亡．
- **発症時期**：受傷後8時間〜12日（遅発性に突然症状が出現する）．
- 確定診断には血管造影検査が必要なことが多く脳神経外科にコンサルトする．

❺ AO spine subaxial injury classification systemで評価しよう

- AO spine subaxial injury classification system：
  - 頚椎のC3〜C7における損傷を分類するシステムで，損傷の程度を評価し，治療方針を決定するのに有用．
  - 骨折の形態や椎間関節の状態に基づいて，type A（安定），type B（不安定），type C（重度の不安定）に分けられる．

❻ 損傷形態，椎間板靱帯複合体損傷，神経組織損傷を評価し，SLICで治療方針を決めよう

- **SLIC**：Subaxial cervical spine injury classification（表1）．

表1 SLICによる治療方針

3つのカテゴリの点数の合計で治療方針を決定する．
①＋②＋③＝0〜3点：保存療法，4点：保存または手術，5点以上：手術療法を推奨．

① 損傷形態	
圧迫	1
破裂	4
伸延損傷	3
回旋または変形損傷（椎間関節脱臼，不安定型teardrop，高度屈曲圧迫損傷）	4
② 複合靱帯椎間板損傷	
損傷なし	0
明確ではないが損傷の可能性あり（棘突起間の開大，MRIでの信号変化のみ）	1
損傷あり（前方椎間板腔の開大，facet perch，椎間関節脱臼）：椎間関節面の接触面≦50％ or 2mm以上の解離，11°以上の角状変形	2
③ 神経学的な状態	
正常	0
神経根損傷	1
完全脊髄損傷	2
不完全脊髄損傷	3
持続する脊髄圧迫	+1

● 一般に神経損傷がない前方要素（椎体，椎間板，前および後縦靱帯）または後方要素（椎間関節，黄色靱帯，椎弓，棘突起，棘間・棘上靱帯）の単独損傷は外固定により治療可能．

● 前方要素，後方要素とも損傷されている脱臼骨折や破裂骨折は手術適応となる．

［村尾允弥，石井桂輔］

脊椎損傷（胸腰椎損傷）
神経学的評価と画像評価をしよう

! Check Point

✔ 神経学的評価では，下肢の運動と感覚だけでなく，肛門の収縮や会陰部の感覚を評価する．

✔ AO/OTA分類（AO spine thoracolumbar injury classification system）で評価する．

✔ DISHを見逃さないようにする．

✔ OVFでは長い胸腰椎装具を用いる．

❶ 受傷機転を把握しよう

● 高エネルギー外傷か，低エネルギー外傷か．

● 垂直外力か，屈曲か，伸展か．

❷ 正確に神経学的評価をしよう

● ASIA機能評価尺度（ASIA impairment scale；AIS）でAISと神経学的高位（neurological level of injury；NLI）を明らかにする（☞ p.239）．

● 胸腰椎移行部の損傷では脊髄円錐部が損傷される可能性があり（図1），下肢麻痺がなくても排尿排便障害を生じていることがあり，肛門の収縮や会陰部の感覚の評価を必ず実施する．

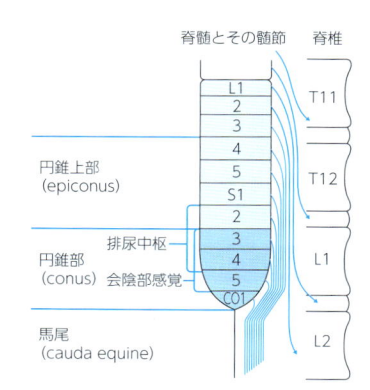

図1 胸腰椎移行部の脊椎と脊髄髄節

❸ 正確に画像を評価しよう

● AO spine thoracolumbar injury classification systemで損傷を評価する（図2）．

● AO/OTA分類type C，B，およびA4とA3の一部は手術適応となる．

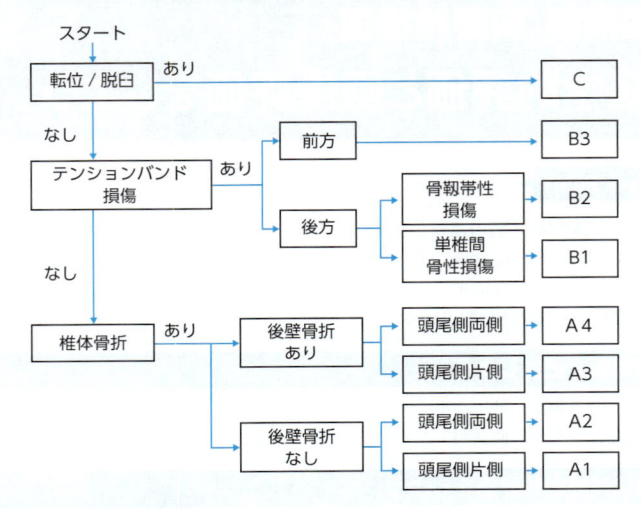

図2 AO/OTA分類（骨折形態分類）のアルゴリズム

❹ DISHを見逃さないようにしよう

- DISH：特発性びまん性骨増殖症（diffuse idiopathic skeletal hyperostosis）.
- Resnickの基準：
  ① 石灰化または骨化が4椎体以上ある.
  ② 椎間板腔が比較的保たれている.
  ③ 椎間関節が保たれており，仙腸関節には骨性強直がない.
- 高齢男性に多く，糖尿病や肥満と関連がある.
- 転倒などの軽微な外力で，椎体前方が開大する伸展型損傷（B3）を生じる（図3a）.
- 不安定な骨折であることが多く，見逃されると遅発性脊髄損傷や偽関節となる.
- 手術では頭尾側3椎ずつの広範囲の後方固定がなされることが多い（図3b）.

❺ OVFを評価して治療しよう

- OVF：骨粗鬆症性椎体骨折（osteoporotic vertebral fracture）.
- 神経障害がないか評価する→神経障害があれば入院や手術療法を検討する.
- 画像を評価して保存療法が適切か見極める→頭尾側両側の終板損傷，後壁の著しい損傷，椎弓根骨折，テンションバンドの損傷などがあると保存療法が失敗する可能性がある.
- 新鮮骨折と陳旧性骨折を判別するために，胸腰椎移行部を臥位と立位（もしくは座位）の単純X線側面像で比較して，変形の増大がみられれば新鮮骨折と判断する（図4）.
- 新鮮骨折はMRIで椎体内のT1強調低信号領域，STIR高信号領域として信号変化がみられる（図5）. 椎体ではなく椎弓根を中心に異常信号がある場合は転移性骨腫瘍を疑う.
- 保存療法ではジュエット型装具（図6）などの長い胸腰椎硬性装具の使用が望ましい.

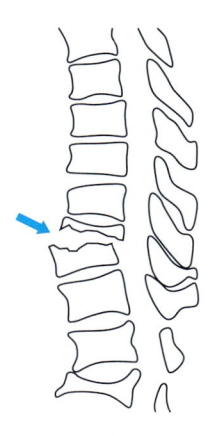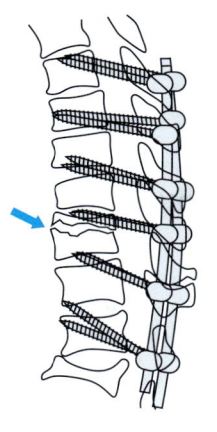

図3 DISH を伴う第10胸椎骨折

➡：骨折部
a：CT矢状断像．
b：術後X線側面像．スクリューの固定性を高めるために頭側終板を
貫くようにスクリューが挿入されている．

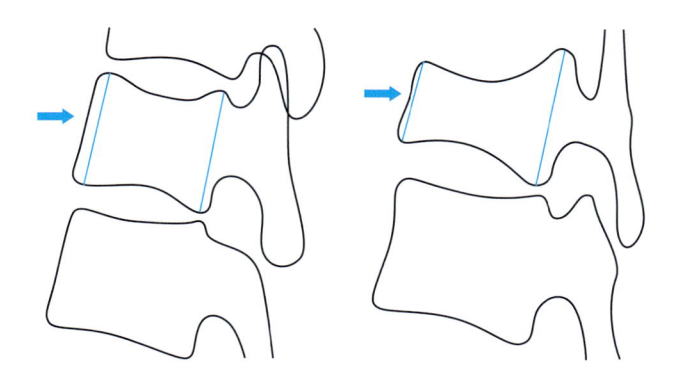

図4 骨粗鬆症椎体骨折の単純X線胸腰椎移行部側面像

臥位ではみられない椎体の楔状変形が立位で明らかとなる（矢印）．
a：臥位，b：立位．

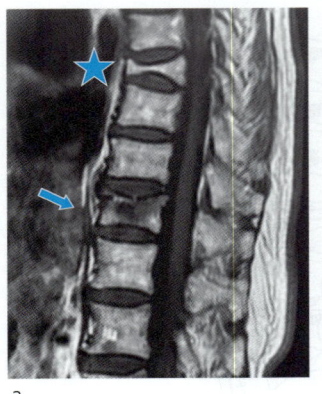 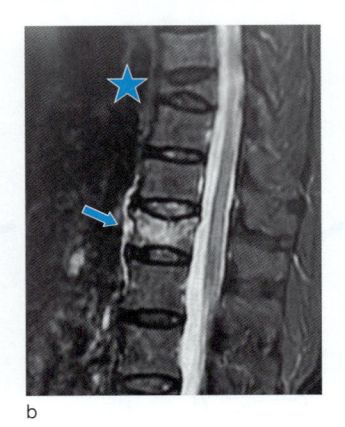

a b

図5 MRI

★：T8陳旧性骨折，➡：T11新鮮骨折．
a：T1強調像，b：STIR像．

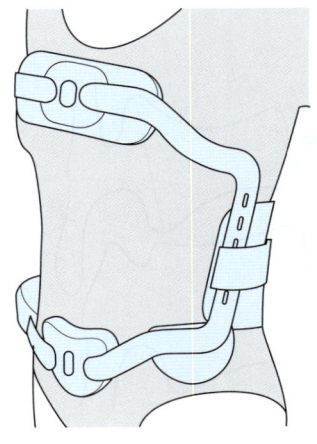

図6 ジュエット型装具

胸骨部と恥骨部に対して前方から，胸腰椎部に対して
後方から支えて，前屈を制限すること目的とする．

[村尾允弥，石井桂輔]

脊髄損傷
機能評価ではAISとNLIを確認しよう

(!) Check Point

✔ 脊髄損傷患者の神経学的評価には，国際基準のASIA機能評価尺度を用いる．

✔ 神経学的損傷の重症度はAIS，高位はNLIを記載する．

✔ 上級医に脊髄損傷患者の状態を報告する際には，必ずAISとNLIを伝える．

✔ Key muscleとkey sensory pointを記憶する．

❶ ASIA機能尺度を知ろう

● **ASIA機能障害尺度（ASIA impairment scale；AIS）**：米国脊髄損傷協会（American Spinal Injury Association；ASIA）によって開発された脊髄損傷の世界標準の重症度分類法．

● 脊髄損傷を機能が残存する神経学的高位（neurological level of injury；NLI）と神経学的損傷の重症度で評価して分類する．

● AISは以下の五段階で評価する（表1）．

表1 ASIA機能障害尺度

Grade A	完全麻痺	S4，S5髄節まで運動感覚が完全に喪失
Grade B	不完全麻痺	損傷部以下の運動完全麻痺 感覚は障害レベル以下からS4〜5髄節まで残存
Grade C	運動不全麻痺	運動機能は残存 損傷部位下の半数以上の筋力はMMT0〜2
Grade D	運動不全麻痺	運動機能は残存 損傷部位下の半数以上の筋力はMMT3以上
Grade E	正常	運動感覚ともに正常

❷ AIS判定の流れを知ろう

▶正確な筋力の評価

● 高位に対応するkey muscle（表2）を徒手筋力テスト（manual muscle testing；MMT）で評価する．

● MMTは筋力を評価するスケールで6段階に分けられる（表3）．

● 両側で筋力を評価する．

● 徒手抵抗は各筋の筋力の反対方向にゆっくりと加えていき，最大の筋力を引き出すように検査を行う．

▶正確な感覚の診察

● 高位に対応するkey sensory point（表4）の痛覚と触覚を両側で確認する．

表2 Key muscle

C5	肘関節屈曲
C6	手関節背屈
C7	肘関節伸展
C8	中指末節屈曲
T1	小指外転
L2	股関節屈曲
L3	膝関節伸展
L4	足関節背屈
L5	母趾背屈
S1	足関節底屈

表3 徒手筋力テスト（MMT）

5	Normal	十分な抵抗に抗って完全に動く
4	good	中等度の抵抗に抗って完全に動く
3	Fair	重力に抗って全可動域が動く
2	Poor	重力を除外すれば全可動域が動く
1	Trace	筋収縮はみられるが関節は動かない
0	Zero	筋収縮がまったくみられない

表4 重要な key sensory point

C2	後頭隆起から1cm外側
C3	鎖骨正中線の鎖骨上縁
C4	肩鎖関節上端
C5	肘関節外側
C6	母指近位背側
C7	中指近位背側
C8	小指近位背側
T1	上腕骨内側上顆
T2	腋窩の頂点
T4	第4肋間鎖骨中線上（乳頭周囲）
T6	剣状突起
T10	第10肋間鎖骨中線上（臍部周囲）
T12	鼡径靱帯の中間点（鼡径部）
L1	T12とL1の感覚点の中間点
L2	鼡径靱帯と大腿骨内側部の中間点を結んだ大腿部前面
L3	大腿骨内側顆
L4	内果
L5	第3趾中足趾節関節（metatarsophalangeal joint；MP関節）の足背部
S1	踵骨の外側
S2	膝窩の中間点
S3	坐骨結節
S4〜5	肛門周囲；粘膜皮膚接合部の外側1cm未満

- 触覚は，視覚を遮断して，先を細くした綿で1cm以内の範囲に触れる.
- 痛覚は安全ピンの尖った場所と尖っていない場所の区別ができるかを確かめる.
- 触覚と痛覚の感じ方を三段階で評価する.
  0＝なし.
  1＝少し感じる，感覚低下または感覚過敏.
  2＝正常の三段階で評価する.

▶ NLIの決定

- NLI：機能が保たれている最も尾側の髄節高位（最下位正常機能髄節）.
- Motor level：筋力がMMT3以上で，その上位筋の筋力がすべてMMT5であるkey muscleの高位.
- Sensory level：触覚と痛覚が共にすべて正常の最も尾側の高位.
- 左右のmotor level，sensory levelのうち最も頭側の高位がNLIとなる.
- 例えばC6以下の麻痺があればNLIはC5と表現することになる.

▶仙髄領域の評価

- 運動は肛門括約筋の随意収縮（voluntary anal contraction；VAC）を確認する.
- VACがあれば下肢の動きがなくても運動不全麻痺と判定する.
- 感覚は肛門周囲の触覚，痛覚だけではなく，肛門直腸壁の感覚（deep anal pressure；DAP）も検査する.
- DAP：肛門に指を挿入して，肛門直腸壁を押すことで感じる圧覚のこと.
- 肛門周囲の触覚，感覚がなくなっていても，DAPがあれば感覚が残存していると判定する.

▶AISの判定

- AIS A：仙髄領域の運動感覚完全麻痺であれば完全麻痺.
- AIS B：仙髄領域を含む損傷行為より下位に感覚のみ残存.
- AIS CとDは残存筋力で評価する.
- AIS C：NLIより下位のkey muscleで，MMT3以上が半数未満.
- AIS D：NLIより下位のkey muscleで，半数以上のkey muscleの筋力がMMT3以上.

▶ASIの評価

- 下に示した表を埋めていくことで，上記の評価を行うことができる（図1）[1].

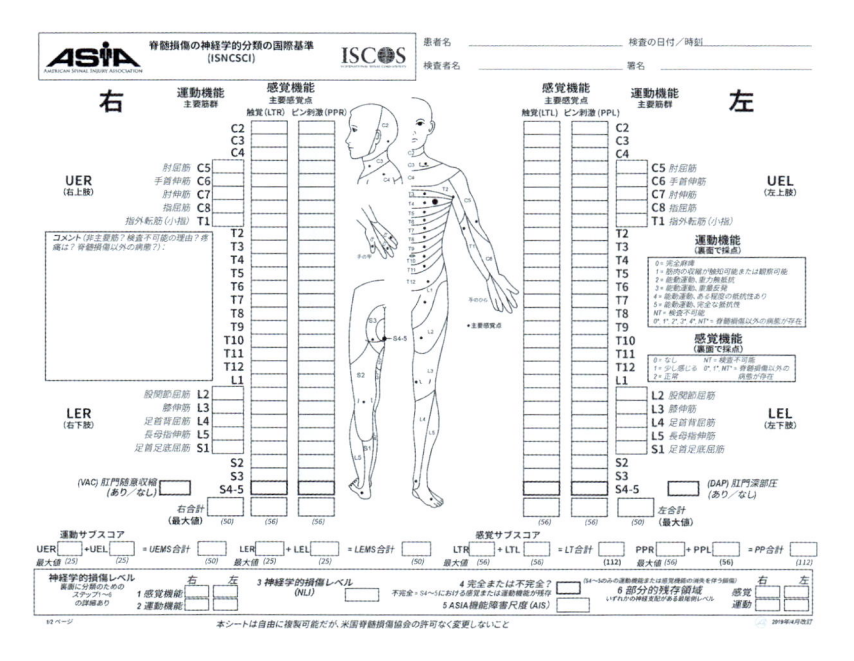

（https://asia-spinalinjury.org/wp-content/uploads/2021/07/ASIA-ISNCSCI-SIDES-1-2_July-2021.pdf から転載）

図1　脊髄損傷の神経学的分類の国際基準（ISNCSCI）

筋機能評価

0 = 完全麻痺

1 = 筋肉の収縮が触知可能または観察可能

2 = 重力負荷がなければ全可動範囲(ROM)の能動運動可能

3 = 重力負荷に逆らって全可動範囲(ROM)の能動運動可能

4 = 重力負荷に逆らい、また筋肉の特定位置で中程度の抵抗負荷がある状態でも全可動範囲(ROM)の能動運動可能

5 =(正常)重力負荷に逆らい、また完全な抵抗負荷がある状態でも、他に障害がない人で予想される機能的筋肉の位置で全可動範囲(ROM)の能動運動可能

NT = テスト不能(すなわち、固定、患者の重症度が判定できないほどの重度の疼痛、四肢切断、又は正常ROMの50%を超える拘縮のため)

0*、1*、2*、3*、4*、NT* = 脊髄損傷以外の病態が存在*

感覚の評価

0 = なし 1 = 少し感じる、感覚低下/感覚障害又は過敏症のいずれか

2 = 正常 NT = テスト不能

0*、1*、NT* = 脊髄損傷以外の病態が存在*

注記:異常な運動および感覚スコアは、脊髄損傷以外の病態による障害を示すために「」の印を付ける必要があります。脊髄損傷以外の病態は、スコアが分類目的でどのように評価されるかについての情報と一緒にコメント欄に記録される必要があります(少なくとも正常/異常の分類)。

非主要筋肉をテストする場合:

AISで明らかにB分類の患者では、損傷を最も正確に分類する(AISでBとCを区別する)ために、両側の運動をレベルより3レベルを超えて低い非主要筋機能を検査する必要があります。

運動	ルートレベル
肩:屈曲、伸展、外転、内転、 内旋および外旋 **肘**:回外	C5
肘:回内 **手首**:屈曲	C6
指:近位関節の屈曲、伸展 **親指**:親指面での屈曲、伸展、外転	C7
指:MCP関節の屈曲 **親指**:手のひらに垂直な対立、内転、外転 手のひらに垂直	C8
指:人差し指の外転	T1
股:屈曲	L2
股:外旋	L3
股:伸展、外転、内旋 **膝**:屈曲 **足首**:内がえしと外がえし **つま先**:MPとIP伸展	L4
母趾とつま先:DIPとPIPの屈曲及び外転	L5
母趾:内転	S1

ASIA機能障害尺度(AIS)

A = 完全麻痺。仙骨分節S4~5に感覚または運動機能が残存していない状態。

B = 感覚不全麻痺。運動機能は麻痺しているが、感覚は神経学的レベルより下位に残存し、S4~5の仙骨分節を含み(S4~5の触覚またはピン刺激)、もしくは深部肛門圧を検査に反応する)、かつ体のいずれかの側面で、運動レベルより3レベルを超えて低い運動機能が残存しない状態。

C = 運動不全麻痺。随意肛門収縮(VAC)のある場合、または患者が感覚不全麻痺の基準を満たし(LT、PPまたはDAPによって、最も尾側仙骨部分節S4~5の大半で感覚機能が残存する)、かつ体のいずれかの側面で、同運動動レベルがグレード3レベルを超えて低い運動機能が一部の側面で残存する状態。

(これに含まれる主要または非主要筋機能により、運動不全麻痺状態を定義する)AISがCの場合、単一神経学的レベルより下位の主要な筋機能の半分未満の筋肉がグレード3以上。

D = 運動不全麻痺。上記定義上で単一神経学的レベル下位の主要な筋機能の少なくとも半分(半分以上)がグレード3以上の筋機能を有する運動不全麻痺状態。

E = 正常。ISNCSCIを用いて検査した感覚と運動機能が全項目で正常と評価され、患者に以前は欠陥があった場合、AISグレードはEです。初期の脊髄損傷がない場合は、AISの評価はされません。

NDの使用:感覚、運動及びNLIレベル、ASIA機能障害尺度グレード、及び/又は部分的保存域(ZPP)が検査結果に基づいて決定できない場合に記録する。

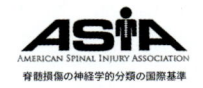

ASIA
AMERICAN SPINAL INJURY ASSOCIATION

脊髄損傷の神経学的分類の国際基準

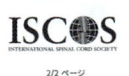

ISCOS
INTERNATIONAL SPINAL CORD SOCIETY

2/2 ページ

分類のステップ

SCI患者の分類を決定するには、以下の順序が推奨される。

1 左右の感覚レベルを測定する。

感覚レベルは、ピン刺激及び(/軽触覚の両方に対して、最も尾側の無傷の皮膚分節である。

2 左右の運動レベルを測定する。

背側位検査で最低でもグレード3で、それ以上の分節の主要な筋機能が無傷(グレード5)と判断される、最も下位の主要な筋機能と定義される。

注:損傷すべき筋節がない領域では、それ以上の運動機能が正常であれば、運動レベルは感覚レベルと同じと推定される。

3 神経学的損傷レベル(NLI)を決定する。

これは、正常な(完全な)感覚機能および反射力(3以上)筋機能微徴を有する脊髄の最尾部を指す。NLIは、ステップ1と2で決定される、最も尾側の知覚と運動レベルである。

4 損傷が完全か不完全かを判断する。

(すなわち、仙骨温存の有無)

随意肛門収縮=なし、かつ全のS4-5感覚スコアが0そして深部肛門圧=0、しもれは肛門部温存=なし。それら両方の場合、損傷は不完全である。

5 ASIA 機能障害尺度(AIS)のグレードを判定する。

損傷は完全麻痺ですか?「はい」である場合、AIS=A

　　いいえ↓

損傷は運動完全麻痺ですか?「はい」である場合、AIS=B

　　いいえ↓（いいえ＝患者が知覚不全麻痺に分類されている場合、随意肛門収縮または運動機能が当該体側で、運動レベルより3レベルを超えて低い）

神経学的損傷レベルより下位の主要筋群の少なくとも半分(半分以上)がグレード3以上、それよりも良好ですか?

　　いいえ↓　　　　　はい↓
　　AIS=C　　　　　AIS=D

感覚及び運動機能が全ての分節で正常であれば、AIS=E

注記:AIS E は、SCI が確認された患者が正常な機能を回復した場合の追跡検査に用いる。最初の検査で障害が認められなければ、患者は神経学的に正常であり、ASIA 機能障害尺度は適用されない

6 部分的残存域(ZPP)を決定する。

ZPPは、最も下部の仙骨分節S4-S5に運動機能(VAC)または感覚機能ありが(DAPなし、LTなし、およびPPP感覚なし)損傷にのみ多少ともまれ、部分的に神経支配が残存する感覚または運動域での皮膚分節および部節を指す。仙骨の感覚機能温存では運動ZPPは適用できないものの、ワークシートのブロックに「NA」が記録される。したがって、VACが存在する場合、運動ZPPは適用されず、「NA」と表記される。

図1 脊髄損傷の神経学的分類の国際基準(ISNCSCI)つづき

[山本泰之,石井桂輔]

脊髄損傷
骨傷のない（非骨傷性）頚髄損傷の特徴を知ろう

！ Check Point

✔ 非骨傷性頚髄損傷の疾患概念を理解する．
✔ 手術適応に明確な基準はないが，手術を考慮する症例を見逃さない．
✔ 頚髄損傷の合併症を理解する．

❶ 非骨傷性頚髄損傷の特徴を知ろう

● **非骨傷性頚髄損傷**：画像上，頚椎の脱臼や骨折といった骨傷のない頚髄損傷．
● 高齢者の転倒などの軽微な受傷機転で生じることが多い．
● 頚髄損傷の約半数．
● 高齢者（65歳以上）頚髄損傷のうち約7割．
● 頚椎の脊柱管狭窄を有する高齢者の頚椎過伸展で受傷する．
● 好発部位はC3/4椎間．
● 非骨傷頚髄損傷は中心性頚髄損傷であることが多い．
● 中心性頚髄損傷は神経障害が下肢よりも上肢で著しい不完全麻痺を呈する．

❷ 非骨傷性頚髄損傷の診察のポイントを知ろう

● 受傷前の頚髄症．
● 受傷時の飲酒状況．
● 前額部，顔面の挫創．
● 神経障害の評価，経時的な変化（繰り返し診察する）．
● 糖尿病，抗血小板薬や抗凝固薬内服．

❸ 画像の評価ポイントを知ろう

● 診察で非骨傷性頚髄損傷を疑ったらCTを撮影する
　➡ 椎間関節の亜脱臼や骨折，棘突起骨折，椎体尾側隅角の小骨折，びまん性特発性骨増殖症（diffuse idiopathic skeletal hyperostosis；DISH）を確認する．
● MRIも撮影する．
● MRIで脊髄内の信号変化があれば頚髄損傷を強く疑う．
● MRIでは以下の事項も確認する（図1）．
　・後縦靱帯骨化症（ossification of posterior longitudinal ligament；OPLL）や黄色靱帯の肥厚などの発育性狭窄による脊髄の変形．
　・椎間板の損傷→不安定性を疑う．
　・椎間関節の血腫→不安定性を疑う．
　・椎体前方の血腫→切迫する気道狭窄を疑う．

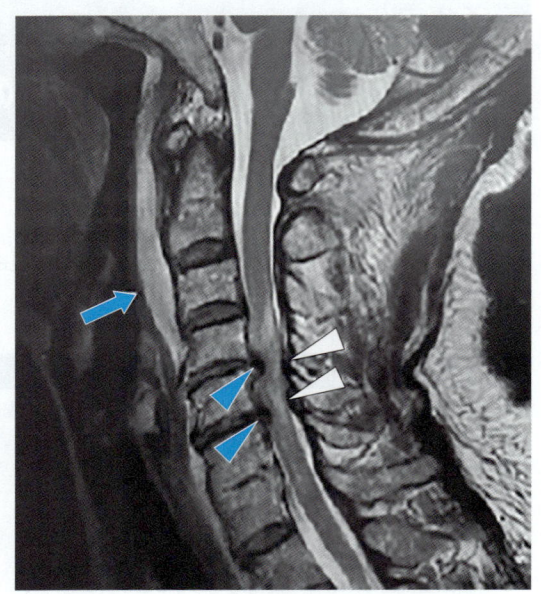

図1 非骨傷性頚髄損傷例の MRI T2強調矢状断像

C4/5高位を中心として脊髄内に高信号域がある.
➡：椎体前方（咽頭後部）の血種.
▶：椎間板の膨隆.
▷：黄色靱帯の肥厚.

- 動的単純X線検査
  - ➡不安定性を確認するために座位中間位側面像あるいは後屈位側面像を撮影する. その場合，医師の監視のもと患者の状態を十分に確認しながら注意深く行う.

④ 非骨傷性頚髄損傷を治療しよう

- 急性期の治療方針は議論のあるところで，施設により異なるのが現状. われわれの方針を以下に示す.
- ASIA機能障害尺度（ASIA Impairment Scale；AIS，☞p.239）grade A,B,C：緊急手術（椎弓形成術などの除圧術，不安定性があれば除圧固定術を考慮する）.
- AIS grade D：保存療法. 中心性頚髄損傷では立て膝ができるとAIS grade Dであることが多い. 神経学的所見が経時的に増悪する場合，受傷前から頚髄症がある場合，OPLLなどで脊髄の圧迫変形が高度な場合は，緊急あるいは待機的に手術を検討する.

⑤ 頚髄損傷の合併症を知ろう

- **肺炎**：頚髄損傷で胸郭の呼吸筋麻痺をきたし，無気肺，肺炎などを起こしやすい.
- **尿路感染症**：神経因性膀胱で排尿障害をきたし，長期間の膀胱留置カテーテル使用に関連して尿路感染をきたす.
- 深部静脈血栓症，肺塞栓症.
- **褥瘡**：仙骨部，踵が好発部位.

［山本泰之，石井桂輔］

コラム

頚椎捻挫，頚椎保護，頚椎カラーをはずす基準

● 頚椎捻挫は交通事故で多い．わが国では交通事故件数は減少傾向とはいえ，年間約30万件の交通事故が発生している．頚椎捻挫は救急外来で本当によく遭遇する．追突された車に乗っていた人が後頚部痛を訴えて，画像検査と神経学的検査で異常がなければ頚椎捻挫と診断されることが多い．救急外来では，頚椎保護のために頚椎カラーを装着して鎮痛薬を処方し紹介状を書いて（もしくは次回外来の予約をとって）帰宅を許可し，翌日以降の整形外科外来受診を促す．カラーをつけた患者が受診した場合，その頚椎カラーはいつはずしたらいいのだろう？

● 受傷機転の外力の大きさ（車の損傷の程度など）や画像所見，身体所見，疼痛の程度などから頚椎不安定性に問題なしと確信できれば，すぐに頚椎カラーをはずしてよいだろう．Ricciardiらは軟性頚椎カラーが疼痛管理や頚椎可動域改善に対する効果を無作為化対照試験の系統的レビューで評価した[1]．その結果，頚椎カラーの有効性は認められなかったとしている．

● そもそも，救急外来で頚椎捻挫に対して軟性頚椎カラーを使用しないほうがいいという主張もある．Mouradらは，追突事故後の頚椎捻挫患者2,162名を対象とした後方視的観察研究[2]で，カラーを装着された患者の8.4％（n=156/1,847），装着されなかった患者の2.5％（n=8/315）が3カ月以内に救急外来を再受診し（p<0.001），交絡因子で調整したオッズ比は3.418，傾向スコアマッチング後のオッズ比は4.314で，カラー装着は，救急外来再来の独立した潜在的危険因子で，推奨されない行為であるとしている．

● しかしながら，患者に「なにもしてくれなかった」と後でいわれるおそれや，診断の不確実性（そもそもCTを撮影しない限り骨折は否定できない）の問題もあり，救急外来で頚椎カラーを処方するのはやむをえないと思われる．その後の診療で，患者の様態を見極めながら可及的速やかにカラーをはずすしかないのではなかろうか．個人的には，患者が痛みなく真上と真下を見ることができ，さらに左右に回旋しても痛くなければカラー除去を勧めている．

［石井桂輔］

Ⅲ-③ 参考文献

脊髄損傷 - 機能評価では AIS と NLI を確認しよう（p.239 ～ 242）

1）American Spinal Injury Association. 脊髄損傷の神経学的分類の国際基準（ISNCSCI）. https://asia-spinalinjury.org/wp-content/uploads/2021/07/ASIA-ISNCSCI-SIDES-1-2_July-2021.pdf.
2）Rüdiger Rupp, Fin Biering-Sørensen, et al. International Standards for Neurological Classification of Spinal Cord Injury: Revised 2019. Top Spinal Cord Inj Rehabil 2021；22：1-22.
3）河野　修, 弓削　至. 麻痺の評価とその予後. 前田　健, 河野　修, 編. 脊椎脊髄損傷アドバンス 改訂第 2 版. 南江堂；2023. p19-38.
4）岩崎幹季. 脊椎・脊髄損傷. 脊椎脊髄病学 第 2 版. 金原出版；2016.

コラム　頚椎捻挫，頚椎保護，頚椎カラーをはずす基準（p.245）

1）Ricciardi L, Stifano V, et al. The role of non-rigid cervical collar in pain relief and functional restoration after whiplash injury: a systematic review and a pooled analysis of randomized controlled trials. Eur Spine J 2019；28：1821-8.
2）Mourad F, Rossettini G, et al. Use of Soft Cervical Collar among Whiplash Patients in Two Italian Emergency Departments Is Associated with Persistence of Symptoms: A Propensity Score Matching Analysis. Healthcare（Basel）2021；9：1363.

IV

軟部組織（分類・方針）

軟部組織総論

！Check Point

✔ RICE処置の基本を知る.
✔ 捻挫でもスプリント固定してよい.

❶ 総論

- **軟部組織**：骨格以外の皮膚，脂肪組織，筋肉，腱，靱帯などの結合組織および血管，末梢神経組織の総称.
- 一般的な軟部組織損傷としては，日常生活やスポーツ活動で受傷する捻挫，打撲，筋挫傷（肉ばなれ），腱や靱帯の損傷などがある.

❷ 一般的な軟部組織損傷に対する診断および初期治療を知ろう

▶診断

- 受傷機転や身体所見に基づいて多くは診断可能.
- 受傷時の外力の方向や圧痛部位を確認し，解剖学的に損傷部を推察して診断する.
- 視診上の所見（皮下出血，水泡，挫創の有無や大きさなど），神経・血管損傷の有無を評価しカルテに記載する.
- 必要に応じて画像検査をする.
- 単純X線検査では不顕性骨折や裂離骨折に注意する.
- MRIは，筋肉，腱，靱帯などの軟部組織損傷の診断や骨挫傷（外傷に伴う骨髄の浮腫性変化）の診断に有用. ただし，救急外来ではMRIによる靱帯損傷などの確定診断をする必要性は低いので，適切な初期治療を実施して後日整形外科へ紹介する.

▶初期治療

- RICE処置が非常に効果的.
- **Rest（安静）**：安静により損傷組織の代謝要求を低下させ，損傷部の血流増加による出血や腫脹を防ぐ.
- **Ice（冷却）**：組織温度の低下により血管収縮が生じて出血を抑制する. また，神経伝導速度を低下させることで鎮痛を促進する. 氷嚢で1回10〜20分間，1日に数回冷却する. タオルなどを挟んで，氷を直接皮膚に当てないようにする.
- **Compression（圧迫）**：腫脹と出血を防ぐために，弾性包帯を巻いて圧迫する. ただし，包帯は転がすように優しく巻き，過度に圧迫しないようにする.
- **Elevation（挙上）**：安静にしている間は患部を心臓よりも挙上する. 挙上することで局所の毛細血管内圧が下がり，出血および腫脹を軽減させる.
- **外固定**：RICEには含まれていないが，疼痛や腫脹が強い場合および靱帯や腱損傷があり不安定性を伴う場合などは，隣接関節を含めてスプリント固定することで効果的な安静と疼痛の改善が期待できる.

- **下肢の疼痛で荷重歩行困難な場合**：松葉杖の使用や免荷を指示する.
- **帰宅時の説明**：不顕性骨折の可能性を説明する.疼痛に応じて経口鎮痛剤を処方し，翌日整形外科受診を指示する.

❸ 救急外来における捻挫の初期治療を知ろう

- **捻挫**：関節に対して生理的な可動域を超える力が加わり，関節の構成体である靱帯や関節包が損傷されること.
- 重症度に応じて3段階に分類される（表1）.

表1 捻挫の重症度分類

Grade Ⅰ	軽度	靱帯の軽微な損傷.疼痛や圧痛は軽度で腫脹はほとんどない.関節不安定性はない
Grade Ⅱ	中等度	靱帯の部分断裂.強い腫脹，圧痛および局所の皮下出血を伴う.関節不安定性がある
Grade Ⅲ	重度	靱帯の完全断裂.強い腫脹，圧痛および皮下出血を伴う.著しい関節不安定性がある

▶ 初期治療

- 重症度にかかわらずRICE処置をする.
- **Grade Ⅰの場合**：弾性包帯による圧迫もしくは専用バンデージ，サポーターなどで2週間程度固定する.
- **Grade Ⅱ以上の場合**：関節不安定性が生じるためキャストやスプリントで外固定をする（図1）.下肢の捻挫で疼痛が強く歩行が困難場合には，松葉杖を使用し免荷を指示する.
- **帰宅時の説明**：不顕性骨折の可能性を説明する.疼痛に応じて経口鎮痛薬を処方し，翌日整形外科受診を指示する.

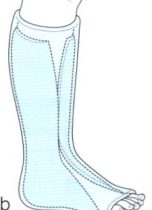

図1 Grade Ⅱ以上の足関節捻挫に対する
L字splint固定とU字（sugar-tong）
splint固定

a：L字splint固定.
b：U字splint固定.

note

- 受傷直後は疼痛や腫脹によって関節不安定性が明らかではないことが多いため，疼痛や腫脹が強い場合はGrade Ⅱ以上である可能性を考慮し，積極的にスプリント固定をする.

［中山雄平］

Ⅳ 軟部組織（分類・方針）

皮膚損傷：創傷処置
創処置の基本である創傷の評価をしよう

! Check Point

✔ 創傷の評価を行う手順とポイントを理解して診察する.
✔ 異物の有無の確認を適切な方法で行う.

❶ 評価の手順を知ろう

● 以下の手順で評価する.
　①バイタルサインを測定して全身状態が問題ないことを確認する.
　②一般的な問診（既往歴・併存症や内服歴など）とともに，受傷機転を聴取する.
　③創部を観察する. 大きな目立つ外傷があるとそれ以外の外傷を見逃すことがあるので気を付ける. 必要であればゾンデなどを使用する. 患者の疼痛が強く評価が困難な場合には適宜鎮痛を図る.
　④観察が終わったら，緊急性のある場合を除いてきちんとカルテに記述する（☞p.13）. 事件や事故では治療前の状態が後日重要な証拠として提出を求められることもあるため，対応可能な病院であればデジタルカメラで写真を撮影し電子カルテに取り込んでおく.
　⑤必要であればX線像を撮影し，骨傷も精査する.
　⑥深部の創内異物が疑われる受傷機転の症例などでは，X線検査で骨傷だけでなく異物についても確認する（X線検査で異物が確認された場合は処置終了後にもX線像を撮影し，異物を除去しきれているかを確認する）. 小さなガラス片やプラスチック，小さな木材などはX線検査で確認できないことが多いが，超音波検査で確認できることもある.

❷ 創部の観察におけるポイントを知ろう

● **創部の存在する場所**：前額部，頤部，右前腕橈側，左示指中節部背側など.
● **創傷の種類**：擦過傷，挫創，切創，剥脱創，刺創，イヌ咬傷など.
● **創傷の大きさ**：○cm×○cm，鶏卵大，手掌面大など.
● **創の深さ**：真皮まで，脂肪組織に達する，筋膜に達する，骨膜に達するなど（図1）.
● **活動性の出血の有無**：拍動性の出血がある，拍動性ではないが著しい量の出血があるなど.
● **神経血管損傷を疑う所見の有無**：右手関節以遠で橈骨神経領域の知覚の低下がある，左示指指尖部で阻血が疑われるなど.
● **汚染や異物の有無**：砂粒の汚染がある，ガラス片がある，工具の油で黒く汚染されているなど.

note 「創」と「傷」の違い

● **創**：開放性損傷.
● **傷**：非開放性損傷.
● 詳しくはコラムを参照（☞p.295）.

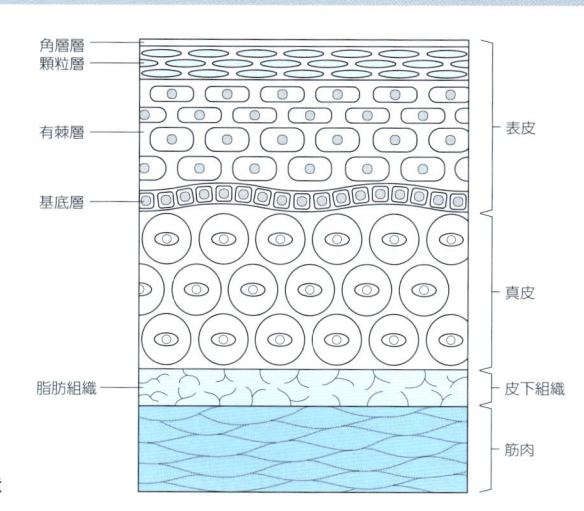

角層層
顆粒層
有棘層
基底層
脂肪組織

表皮
真皮
皮下組織
筋肉

図1　皮膚の構造

❸ 注意すべき合併症を知ろう

- 創（縫合処置を必要とする外傷）の処置で問題となるのは異物の残存と処置後の感染．
- 創内に異物，特に土壌，木材，植物の棘などの有機異物が残存した場合，高率に感染を合併する．
- 真皮や真皮直下に砂粒や金属片などの異物がある場合，数カ月の経過を経て色素沈着することがある（外傷性刺青）．
- ヒトを含む動物咬傷でも多くが感染を合併する．通常の創傷よりも入念な洗浄とデブリドマンが必要とされる（☞p.255，257）．

> **note**
>
> - 創の正確な評価は創傷治療において最も重要なポイントであり基本的事項だが，中堅医師でも目を引く大きな創に気を取られて落とし穴にはまることがある．
> - 作業中の事故や交通事故などで外力が比較的大きい受傷機転の場合，深部に大きな死腔を形成していたり，思わぬ神経損傷を合併していたりすることもある．
> - 処置時には記述されず，数日経過してから発覚するような不幸な事態を避けるために，日頃から創の正確な観察と評価を一連の流れとして行う癖をつけておく．

［山本　音，御任大輔］

皮膚損傷：創傷処置
初療時の処置では十分な洗浄とデブリドマンを常に心がけよう

Check Point

✔ 創の部位と大きさによって，局所麻酔薬の濃度やエピネフリン添加の有無を使い分ける．

✔ 創の評価に基づいた洗浄，デブリドマンをする．

✔ 縫合に使う糸は種類と太さの使い分けを理解する．

❶ 創処置の手順を知ろう

● 基本は麻酔→洗浄→デブリドマン→縫合→ドレッシングの順序．

● 出血が多い場合はまず挙上と圧迫で一次止血を試みる．その後出血点を同定し，縫合糸で集束結紮するかバイポーラを用いて焼灼止血する．

● 阻血が疑われる症例では緊急で血行再建が必要となる場合があるため上級医に相談する．

❷ 麻酔薬・麻酔方法を知ろう

● ER（emergency room）での創部の麻酔には通常1％リドカインを使用する．

● 局所麻酔薬中毒を生じるリドカインの極量は約4 mg/kg，体重60 kgの患者では約240 mg（添付文書上は1回の投与で最高用量200 mgまでと記載）．20 ccでは量が不足する場合，生理食塩水で半分に希釈して投与量を増やすか，あらかじめ0.5％で調剤されたリドカインを使用する．

● 1％エピネフリン添加のものは創部の止血とともに局所麻酔効果時間が延伸されるため便利．ただし指趾，耳などの投与禁忌部位について理解したうえで使用する．

❸ 洗浄，デブリドマンをしよう

● 生理食塩水や水道水を用いて十分に創を洗浄する．

● 工具作業中の受傷症例では創内にオイルやグリスなどが付着している．これらは通常の生理食塩水や水道水では容易に除去されないため，中性洗剤や手指スクラブ用の洗剤などの界面活性剤を併用して洗浄する．

● 土壌・海水による汚染の症例は感染リスクが高いため，より入念に洗浄する．

● 肉眼的な汚れや異物を除去した後に壊死組織をデブリドマンする．

❹ 縫合をしよう

● 基本はモノフィラメントの合成糸を用いたlayer to layerの縫合が基本．

● ブレードの縫合糸や絹糸は，特に創内部で使用した場合に線維間で細菌が増殖し感染リスクとなりうると考えられている．

● 創内部では吸収糸を，創表面では非吸収糸を用いる．

● 皮膚の縫合では真皮縫合を行うことで瘢痕を最小限にすることができる．しかし手技に自

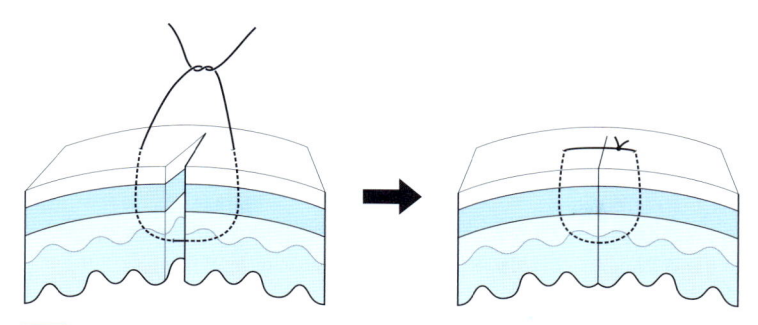

図1 皮膚の縫合

信がない場合，皮膚全層を単結紮で縫合するだけでもよい（図1）．

- 皮膚表面の縫合に用いる糸の太さは創縁を合わせたときの皮膚の緊張度を基に選択する．目安として顔面では5-0・6-0，四肢では4-0・5-0，体幹部では3-0・4-0を用いることが多い．頭部（有毛部）では縫合糸痕が目立たないためスキンステープラーを用いる．
- 縫合糸痕は縫合糸が皮膚にかける張力と縫合糸の太さに左右され，張力が少ないほど，太さが細いほど生じにくい．しかし必要張力が不足したり，不必要に細い縫合糸を用いたりすると処置後に創が離開し，表層から常在細菌が層内に侵入し感染を生じる．
- 整容性が問題となる部位の創でははじめの縫合から専門科医師に手技を依頼するか，処置後に早めに専門科を受診させる．

❺ ドレッシングをしよう

- 縫合後は創部の清潔を保つためにドレッシング材で被覆する．
- 過度な緊張なく完全に閉創できた場合，創外表面は約48時間で癒合して上皮が再生し外部からの汚染や細菌の侵入に抵抗可能となる[1]．
- 清潔なガーゼを当てて医療用テープで皮膚に固定する．死腔を生じている，または創が深い症例では深部の体液貯留を予防するため創部を軽く圧迫するようにガーゼ量を調整する．
- 創部が小さく出血もほとんどないような症例ではパッド付きフィルムでよい．
- 皮膚欠損が大きく閉創しきれない症例では，露出した創の壊死を予防するためにワセリン基材の軟膏を塗布する．
- ERに物品の準備があれば，創のガーゼへの固着を予防するためにシリコン性のメッシュやフィルムで被覆した上からガーゼを当てる．

❻ 後療法を知ろう

- 処置後に帰宅させる場合は数日を目安に近医でドレッシング材の交換をしてもらうよう説明する．ただし感染のリスクが高い症例ではタイトフォローが望ましい．
- 48時間以降で線維芽細胞が増殖を開始し，およそ2週間程度かけて機械的な引張強度が健常部と同等以上となっていく[1]．したがって，この期間は創に過度な緊張や圧迫が加わらないように創部の安静を保つよう説明する．

note

● ERでの創洗浄において，必要な洗浄量についてエビデンスのある研究はないが，肉眼的に見えるすべての汚染や異物が除去されるまで，少なくとも1,000 mL以上は用いて洗浄をする．汚染創では洗いすぎるということはない．

● ERでは正確な組織のviabilityの評価（将来的に壊死組織となりうるか）を見極めるのが難しい症例もある．

● 明らかな壊死組織はデブリドマンすべきだが，組織に余裕のない部位や機能的に障害が残りうる部位においては初療時ではなく後日demarcationがついてからデブリドマンを計画する．

［山本　音，御任大輔］

皮膚損傷：創傷処置
汚染が強い創は感染を念頭に置いて処置しよう

! Check Point

✔ 外傷による創は手術創と異なり，汚染による感染のリスクが相対的に高い．
✔ 感染対策には入念な洗浄，デブリドマン，ドレナージが有効．

❶ 処置後に感染しやすい創を知ろう

●以下のような感染のリスクが高い創では，通常の創よりも入念な洗浄とデブリドマン，あるいは処置後の管理が求められる．
 ・土壌，海水など細菌が豊富に存在する媒体に曝露されて汚染された創．
 ・（ヒトを含む）動物咬傷．
 ・木材，植物の棘などの（特に有機的な）異物が創内に残存した創．
 ・死腔を形成し深部に滲出液が貯留するような創．
 ・処置時の止血が不十分で深部に血腫が生じるような創．
 ・そのほかに糖尿病や肝硬変，ステロイド内服中など易感染性の素因をもつ患者の創．

❷ 感染リスクが高い創ではドレナージが必要かを考えよう

●感染は細菌抵抗性のない組織に一定量の細菌が付着し増殖することで生じる．
●創傷処置時に問題となるのは洗浄不足（菌量が多い），デブリドマン不足（深部異物や残存した壊死組織への感染），ドレナージ不足（深部に貯留した体液への感染）．
●動物咬傷，内部に大きな死腔がある症例，汚染が強い症例ではドレーンを留置する．
●ドレーンの種類はチューブ型やブレイク型などの閉鎖式が望ましい（表1）．
●閉鎖式ドレーンの留置が困難な顔面や四肢末梢ではペンローズ型，紙縒（こより）にしたナイロン糸などを使用する．
●特にネコや蛇などの細く長い歯牙を持つ動物による咬傷は，入り口が狭く奥行きが深いため洗浄不足となりやすく，さらに深部のドレナージが不十分な状態で表層が癒合してしまうため深部に膿瘍を形成し感染が周辺に波及しやすい．

❸ 汚染創に伴う合併症としての感染を知ろう

●皮膚軟部組織の感染症には，菌増殖の主座によって名前がつけられているものがある．
 ・**皮膚表層のもの**：丹毒（境界が明瞭で赤みが強い）．
 ・**皮膚深層から脂肪組織のもの**：蜂窩織炎（境界が不明瞭で圧痛と腫脹を伴う）．
 ・**浅/深筋膜**：壊死性筋膜炎（体表の赤みは目立たないが疼痛と圧痛が強く，ときに水疱形成を伴う）．➡会陰部の場合はフルニエ壊疽とよばれる．
 ・**皮下組織（ガス産生菌の場合）**：ガス壊疽（握雪感，悪臭）．
●詳細は感染の項を参照（☞p.292）．

表1 ドレーンの種類

ドレーンの形状	名前	形状	断面
フィルム型ドレーン	ペンローズ型		
	板型（フィルム型）		
チューブ型ドレーン	－		
ブレイク型ドレーン	－		

note

- 洗浄，デブリドマン，ドレナージをしっかりとしていても感染してしまう症例もある．
- 汚染が強い創部の処置後には，注意事項として感染のリスクがあること，感染を疑う徴候があれば予約外でも受診するように説明する．
- 感染発症後はいかに早く感染巣を除去し，効果的な抗菌薬を投与できるかが感染創の治療に大きな影響を与える．

［尾島広野，御任大輔］

皮膚損傷：創傷処置
汚染の強い創には抗菌薬や破傷風ワクチンの予防投与をしよう

! Check Point

✔ 創処置後に抗菌薬内服が必要な場合と，薬剤の選択を知る．
✔ 破傷風ワクチンを投与する必要のある患者と創を知る．

---

❶ 創の汚染度と頻用される内服抗菌薬を知ろう

- **汚染なし**：抗菌薬なし．
- **少し汚染**：第1世代セフェム［セファクロム（CCL），セファレキシン（CEX）］あるいはクリンダマイシンリン酸エステル（CLDM）．
- **強い汚染**：β-ラクタマーゼ阻害薬配合ペニシリン［アンピシリン（AMPC）/クラブラン酸（CVA）］あるいはCLDMなど．

❷ 破傷風について知ろう

▶破傷風の特徴
- **グラム陽性桿菌，嫌気性菌**：土壌に広く存在．
- **潜伏期**：3〜21日（10日前後が多い，発症が早いほど重症になる）．
- **症状**：全身倦怠感，頭痛，強直性痙攣など．

▶予防
- 免疫療法（表1）．

表1 破傷風予防のための免疫治療

創の状況 破傷風 トキソイドの接種歴		受傷後6時間以内で，浅く，汚染のない創	受傷後6時間以上，不潔な場所での受傷，深い創，刺創，肉眼的汚染創，組織の血流不全，感染創
不明 2回以下		トキソイド0.5mL	トキソイド0.5mL TIG*250〜500単位
3回以上	最終接種から10年以上		トキソイド0.5mL
	10年未満	不要	

＊：抗破傷風ヒト免疫グロブリン（human tetanus immune globulin；TIG）

❸ 創部が感染した場合の処置を知ろう

- 初期菌量によるが,動物咬傷や異物による感染では数日,血腫など深部の体液への感染では1週間程度で症状が出現することが多い.
- いわゆる炎症の四徴候(腫脹,発赤,熱感,疼痛)を訴える.
- 創部の所見から感染が疑われる症例では,まず抜糸と創部の観察をする.必要であれば深部の組織を細菌検査に提出したり,追加の画像検査をしたりする.
- 創深部の所見やグラム染色所見などから感染が強く疑われる場合には,受傷機転などから細菌を想定しempiricな抗菌薬の投与を開始する(詳細は成書を参照).
- 発熱などの全身症状を伴う場合には菌血症を考慮した検査治療をする.

---

note 予防的抗菌薬投与について

- 汚染も骨傷もない開放創に対しての,予防的抗菌薬投与の有効性に関するエビデンスはまだ確立しておらず,コンセンサスは得られていない.

[尾島広野,御任大輔]

筋・腱損傷
腱損傷の診断とzone分類について知ろう

> **(!) Check Point**

✔ 前腕以遠の開放創では，神経血管損傷とともに腱損傷の有無を必ず確認する．

✔ 解剖とzone分類を正しく理解することで，どの筋肉・腱が損傷されているか検討ができる．

✔ 診察ではtrick motionを防ぐために，しっかり隣接関節を把持して身体所見をとる．

❶ 解剖を知ろう

▶屈筋腱の解剖（図1）

● 浅筋層：

　・橈側手根屈筋（flexor carpi radialis；FCR）：手関節の屈曲と橈屈．

　・尺側手根屈筋（flexor carpi ulnaris；FCU）：手関節の屈曲と尺屈．

　・円回内筋（pronator teres；PTM）：前腕の回内・肘関節の屈曲．

　・長掌筋（palmaris longus；PL）：手関節の屈曲．

● 中間筋層：

　・浅指屈筋（flexor digitorum superficialis；FDS）：示指〜小指の中手指節関節（metacarpophalangeal joint；MP関節）・近位指節間関節（proximal interphalangeal joint；PIP関節）の屈曲．

● 深筋層：

　・深指屈筋（flexor digitorum profundus；FDP）：示指〜小指の遠位指節間関節（distal interphalangeal joint；DIP関節）の屈曲．

　・長母指屈筋（flexor pollicis longus；FPL）：母指MP関節・指節間関節（interphalangeal joint；IP関節）の屈曲．

　・方形回内筋（pronator quadratus；PQ）：前腕の回内．

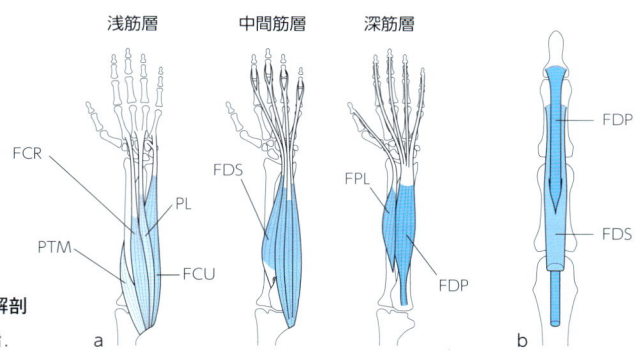

浅筋層　　中間筋層　　深筋層

FCR
PL
PTM
FCU
FDS
FPL
FDP
FDP
FDS

図1　屈筋腱の解剖

a：前腕，b：手指．　　a　　b

▶ 伸筋腱の解剖（図2）

● 伸筋腱：

・手関節レベルで伸筋支帯により6つの区画（コンパートメント）に分かれて走行している．

・手指レベルでは外在筋（EDC，EIP，EDM）と内在筋（骨間筋，虫様筋）から連続する腱が複雑に交差し，主に中央索と側索からなる伸展機構を形成している．

● 第1区画：

・**長母指外転筋**（abductor pollicis longus；APL）：母指の外転．

・**短母指伸筋**（extensor pollicis brevis；EPB）：母指MP関節の伸展．

● 第2区画：

・**長橈側手根伸筋**（extensor carpi radialis longus；ECRL）：手関節背屈と橈屈．

・**短橈側手根伸筋**（extensor carpi radialis brevis；ECRB）：手関節背屈と橈屈．

● 第3区画：

・**長母指伸筋**（extensor pollicis longus；EPL）：母指IP関節の伸展．

● 第4区画：

・**総指伸筋**（extensor digitorum communis；EDC）：手関節背屈と示指〜小指の伸展．

・**固有示指伸筋**（extensor indicis proprius；EIP）：示指の伸展．

● 第5区画：

・**小指伸筋**（extensor digiti minimi；EDM）：小指の伸展．

● 第6区画：

・**尺側手根伸筋**（extensor carpi ulnaris；ECU）：手関節伸展と尺屈．

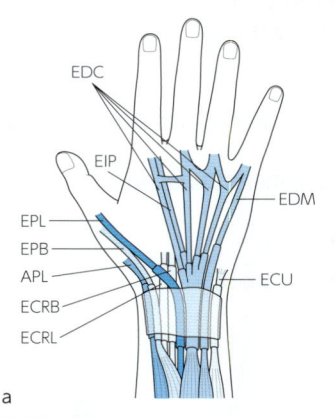
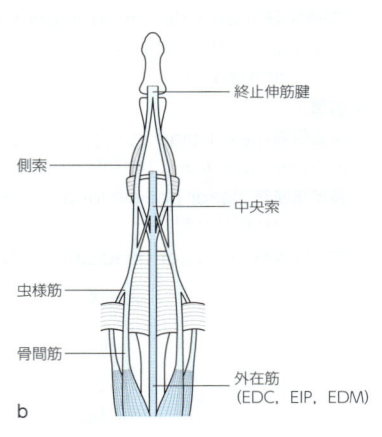

図2 伸筋腱の解剖

a：手関節，b：手指．

❷ 腱損傷のzone分類を知ろう

● 腱損傷には，屈筋腱と伸筋腱それぞれに腱損傷の国際分類がある．

● Zoneごとに損傷されうる腱が想定できるため，分類を覚えておく．

▶屈筋腱損傷の国際分類（zone Ⅰ〜Ⅴ，図3）

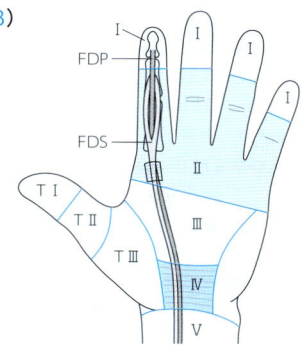

図3 屈筋腱損傷の国際分類

Zone Ⅰ：FDPのみが存在する．
Zone Ⅱ：FDPとFDSが交差するため治療が難しい．No man's landとよばれていた．
Zone Ⅲ：横手根靱帯レベルより遠位．
Zone Ⅳ：横手根靱帯レベル．FDP，FDSに加えFCR，FCUも損傷されうる．
Zone Ⅴ：横手根靱帯レベルより近位．リストカットでの外傷が多い．

note

●Zone Ⅲから近位では神経・血管を含めた多数腱断裂となり，治療の難易度が上がる．

▶伸筋腱損傷の国際分類（図4）

●Zoneは遠位から数え，関節部が奇数で，その間の部分が偶数となる．
●母指はzoneTⅠ〜TⅤまである．

図4 伸筋腱損傷の国際分類

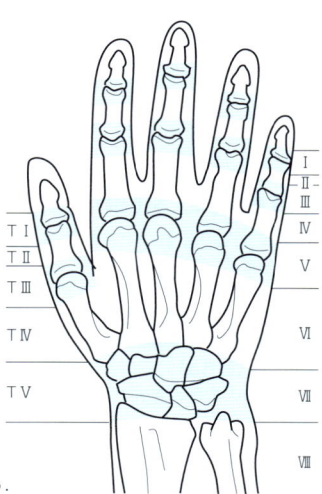

示指〜小指の伸筋腱損傷
Zone Ⅰ：DIP関節レベル．終止伸筋腱が損傷されDIP関節自動伸展不能となる．
Zone Ⅱ：中節骨レベル．終止伸筋腱が損傷されうる．
Zone Ⅲ：PIP関節レベル．側索，中央索が障害されうる．
Zone Ⅳ：基節骨レベル．側索，中央索が障害されうる．
Zone Ⅴ：MP関節レベル．虫様筋，骨間筋，EDC，EIP，EDMが障害されうる．
Zone Ⅵ以遠：EDC，EIP，EDM，ECRB，ECRL，ECU伸筋群が損傷されうる．
Zone Ⅶ：手関節レベル．
Zone Ⅷ：前腕遠位レベル．

母指の伸筋腱損傷
Zone TⅠ：IP関節レベル．EPLが損傷されうる．
Zone TⅡ：基節骨レベル．EPLが損傷されうる．
Zone TⅢ：MP関節レベル．EPL，EPBが損傷されうる．
Zone TⅣ：中節骨レベル．
Zone TⅤ：手関節レベル．EPL，EPB，APLが損傷されうる．

note

●Zone Ⅵから近位では多数腱断裂となりうる．

❸ 腱損傷による代表的な合併症を知ろう

- **ボタン穴変形（図5a）：**
  - ・伸筋腱zone Ⅲ損傷である中央索停止部損傷に合併する．
  - ・PIP屈曲位，側索が徐々に掌側に偏位することでMP・DIP過伸展位になる．
- **スワンネック変形（図5b）：** 伸筋腱zone Ⅰ損傷によりDIP関節屈曲位，PIP関節過伸展位になる．
- **虫様筋プラス（優位）指(lumbrical-plus finger，図5c）：**
  - ・屈筋腱損傷zone Ⅰを放置して生じる．
  - ・FDPは虫様筋と拮抗してDIP関節を屈曲させる．FDP損傷があると手指を屈曲しようとした際に虫様筋が近位に牽引され，手指を屈曲させようとすると逆に伸展してしまう．

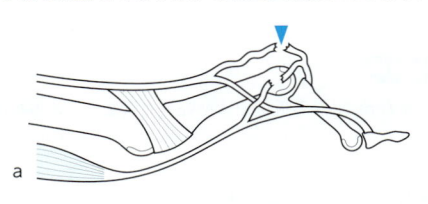

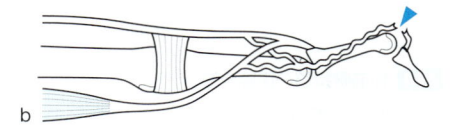

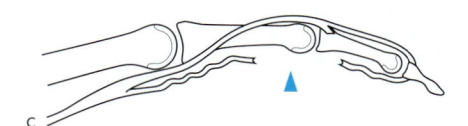

図5 腱損傷による代表的な合併症

a：ボタン穴変形，b：スワンネック変形，
c：虫様筋プラス指．

❹ 各腱の診察法を知ろう

▶ FDP（図6a）
- ●患指の中節部を把持した状態で患者にDIP関節を屈曲してもらう．
- ●屈曲不能であればFDP腱損傷．

▶ FDS（図6b）
- ●患指以外を伸展位で固定し，患者にPIP関節を屈曲してもらう．
- ●屈曲不能であればFDS腱損傷．

▶ FPL（図6c）
- ●母指基節部を把持し，IP関節を屈曲してもらう．
- ●屈曲不能であればFPL腱損傷．

▶ EPL（図6d）

- 手を平面に置いた状態で母指を伸展・外転してもらう.
- Snuff boxの尺側縁にEPL腱を確認できる.

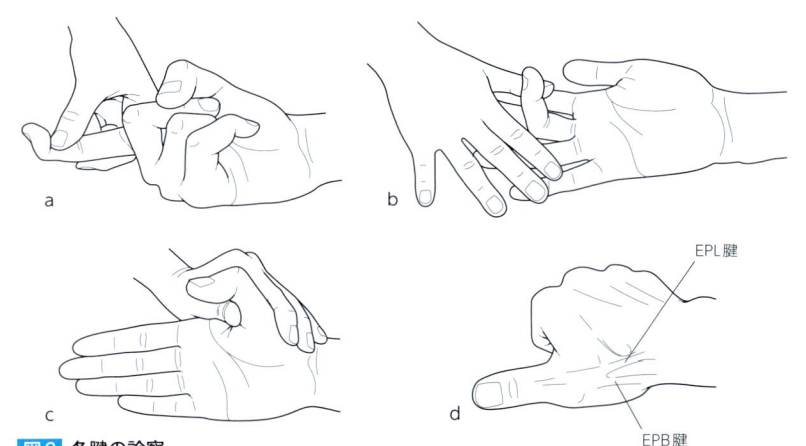

図6 各腱の診察
a：FDP腱，b：FDS腱，c：FPL腱，d：EPL腱.

▶ 中央索停止部

- Elson test（図7）：
  - ・机の角などでPIP関節90°屈曲位を保持する. その状態でDIP関節を自動伸展させる.
  - ・正常ではDIP関節を伸展できないが，中央索断裂では側索に強い力がかかり過伸展となる.

▶ その他有用な検査

- **単純X線検査**：腱付着部の裂離骨折の有無を確認する.
- **超音波検査**：断裂部を動的に描出，同定することができる.

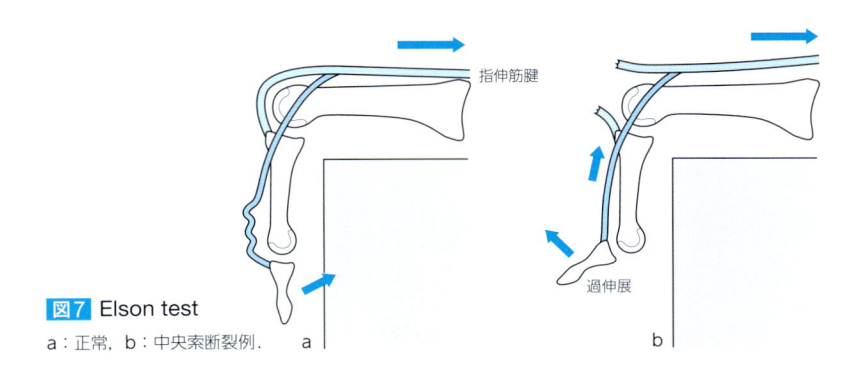

図7 Elson test
a：正常，b：中央索断裂例.

> **note** ## 救急外来での初期対応について
>
> ● 腱損傷から縫合までの時間は
> 　① **一次縫合**：受傷後24時間以内に縫合
> 　② **遷延一次腱縫合**：24〜2週間以内に縫合
> 　③ **二次腱縫合**：2週間以降に縫合
> 　と区別される．
> ● 屈筋腱は遷延一次修復までの待機であれば筋短縮性拘縮の影響をあまり受けない．
> ● 伸筋腱は受傷後2〜3週で縫合困難となるので，可能な限り早期に縫合する．
> ● 救急外来での初療では，手外科医がいる施設であれば一次縫合を検討できるが，不在であれば遷延一次修復を選択することになる．
> 　➡ 初療の際には開放創を感染させずに後の縫合につなげる処置が必要となる．
> ● 実際の初療の際におさえておくべきポイントを下記に列挙する．
> 　・神経血管損傷の合併を必ず確認する．神経損傷や両側の指動脈損傷があれば，直ちに修復可能な専門施設へ紹介する．
> 　・腱鞘や断裂腱のデブリドマンは最小限に留める．
> 　・後日の縫合のために腱断端のマーキングを行う．
> 　・創部の安静と手関節運動に伴う近位断端の退縮予防のために手指〜前腕までスプリント固定し，手外科医へ紹介する．
> ● 屈筋腱断裂では手指・手関節屈曲位で，伸筋腱断裂では伸展位で固定する．

［徳重智仁，佐々木　源］

筋・腱損傷
前十字靱帯損傷はknee in toe outを聴取しよう

Check Point

✔ 前十字靱帯（anterior cruciate ligament；ACL）損傷は，スポーツ中に発生する最も代表的な外傷の1つ．
✔ 膝関節外反＋脛骨外旋（knee in toe out）によって受傷するといわれていたが，近年の動作解析で受傷の結果としてこの肢位になることがわかってきた．

❶ ACLの解剖と役割を知ろう

● ACLは大腿骨外側の顆間窩後方部に起始し，顆間窩を斜走し脛骨顆間隆起に停止する（図1）．
● ACLは大腿骨に対する脛骨の前方制動と回旋制動を担っている．

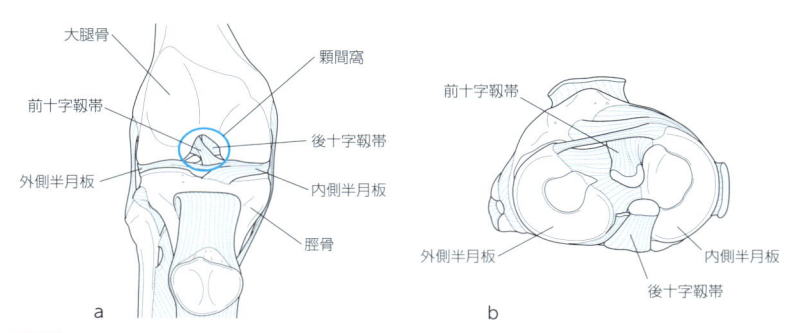

a　　　　　　　　　　　　　　　　　　b

図1 膝関節の解剖

❷ 受傷起点と分類を知ろう

▶受傷機転
● ACL損傷はスポーツ中に発生する最も代表的な膝の外傷の1つ．
● 下腿内旋位で受傷し，ACL損傷が起こった結果として下腿が外旋する．

▶分類
● 受傷機転により，接触型と非接触型の2つに分類される．
● **接触型**：ラグビーや柔道などのコンタクトスポーツで膝に直接的な外力を受けて受傷する．
● **非接触型**：サッカー，バスケットボールなど急なストップ，切り返し動作を要する，いわゆるピボットスポーツでの動作で受傷することが多い．
● そのほか，スポーツ以外でも転倒や交通事故などの外傷に伴う受傷もある．

❸ ACL損傷に特徴的な所見を知ろう

▶問診
- 受傷時の状況に関する詳細な問診を行う．
- 受傷後のknee in toe outの肢位を聴取できる場合や，pop音（何かブチっと切れるような音）とともに痛みを自覚する場合もある．

▶徒手検査
- Lachman test（図2）：
  ・膝軽度屈曲位でハムストリングを弛緩させ，大腿遠位部を片手で把持しながらもう片方の手で脛骨遠位を前方に引き出す．
  ・健常例では，脛骨が大きく前方移動するのと同時に，ACLで脛骨の前方移動が制御される"end point"を確認できるが，ACL損傷があると，end pointが不明瞭になる．

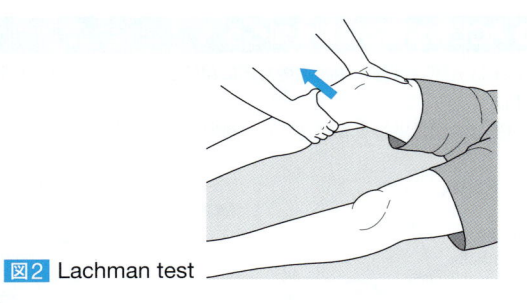

図2 Lachman test

- Pivot shift test（図3）：
  ・膝関節外反，下腿内旋させながら膝を伸展位から屈曲させる．
  ・屈曲約30°で亜脱臼が整復されると陽性．

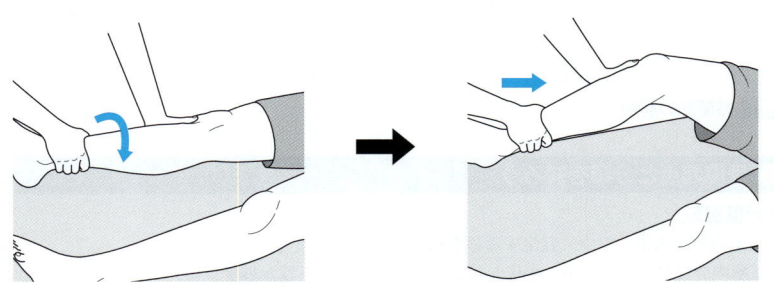

図3 Pivot shift test

- N-test（図4）：
  ・Pivot shift testとは反対に，膝関節屈曲位から伸展させながら膝外反・下腿内旋のストレスを加えて屈曲させる．
  ・屈曲約20°で脛骨が前方に亜脱臼すると陽性．

- **前方引き出しテスト（図5）**：膝関節90°屈曲位で下腿近位を前方に引き出して脛骨の前方移動量の健患差を評価する.

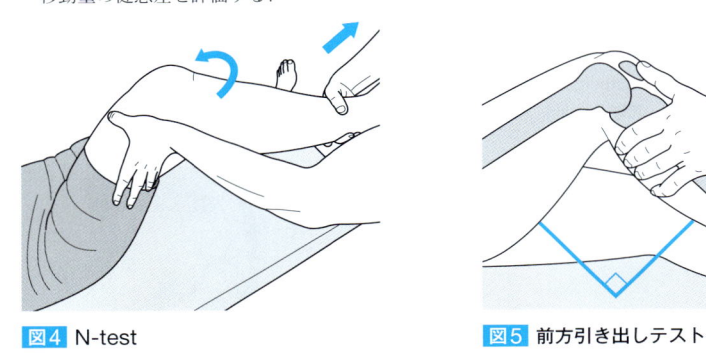

図4 N-test　　**図5** 前方引き出しテスト

❹ ACL損傷の診断に必要な画像検査を知ろう

▶ 単純X線検査

- X線検査でACL損傷の確定診断をすることはできない.
- Segond骨折やlateral femoral notch signなどACL損傷を示唆する間接的なX線所見が報告されており，診断の助けとなる.
- **Segond骨折（図6）**：
  - ・正面像で脛骨プラトー外側にみられる裂離骨折.
  - ・ACL損傷の6〜9％に合併する.
- **Lateral femoral notch sign（図7）**：
  - ・側面像で大腿骨外顆にある深い陥凹.
  - ・ACL損傷の3.2〜26.4％に合併する.

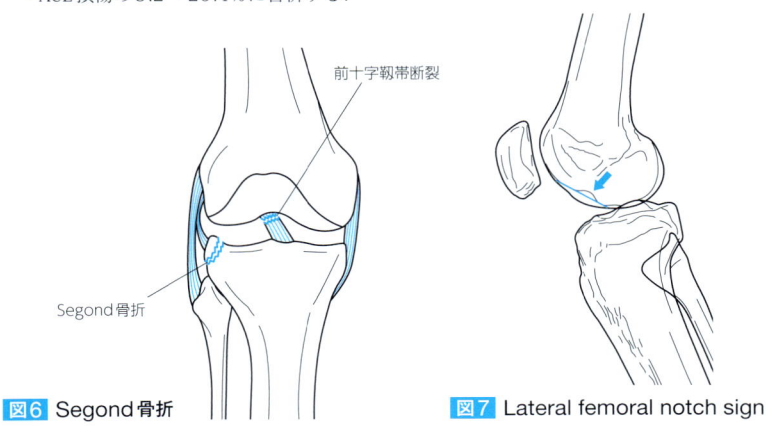

前十字靱帯断裂

Segond骨折

図6 Segond骨折　　**図7** Lateral femoral notch sign

▶MRI（図8）

- ●軟部組織の描出に優れているMRIが診断の精度を高めるのに有用.
- ●感度は87％，特異度は91％.
- ●ACLそのものの損傷が明確でない場合，MRIで脛骨外側プラトー後方の骨挫傷，後十字靱帯（posterior cruciate ligament；PCL）の角度変化，外側半月板後角の変位などの二次的な所見があれば，診断の一助になる.

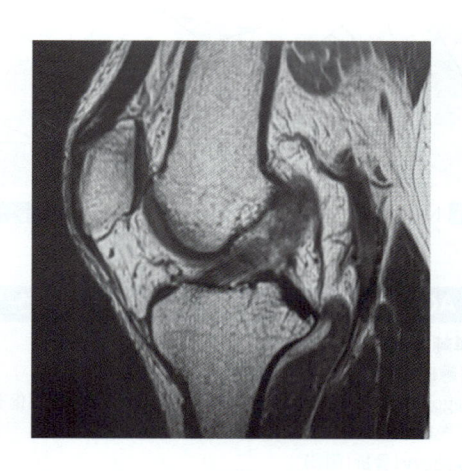

図8 MRI

前十字靱帯の連続性が断たれている.

❺ 保存療法と手術療法について知ろう

▶保存療法

- ●適応：高齢者，スポーツ活動制限ができる患者.
- ●保存療法でのスポーツ復帰率や変形性膝関節症の発生率に有意差はない.
- ●経過観察中に半月板損傷を合併する例がある.

▶手術療法

- ●適応：若く活動性の高い患者.
- ●中高齢者でも手術療法は若年者と同等の結果が得られており，スポーツ復帰の希望や活動性などを考慮して手術適応を決定するべき.

❻ 後療法を知ろう

- ●再建靱帯の強度は低下するため，術後のリハビリテーションは慎重に行う.
- ●帝京大学医学部附属病院では，手術後2週間はニーブレース固定，術翌日から疼痛に応じて荷重許可としている（半月板手術を行った場合には適宜荷重制限を設ける）.
- ●膝関節周囲の筋力トレーニングは可及的に行い，術後4カ月以降にジョギングやスポーツジムでのトレーニングを開始，平均8カ月でのスポーツ復帰を目指している.

［徳重智仁，佐々木　源］

筋 ・ 腱損傷

アキレス腱断裂は底屈位で固定して翌日整形外科を受診させよう

! Check Point

✔ スポーツ活動中の受傷が60〜81％で，最多．

✔ 30〜40歳代に好発するが，高齢層にはスポーツ以外の日常活動中の受傷が多い．

✔ スポーツ歴や受傷機転の問診と，触診での圧痛点の同定が重要．

❶ アキレス腱の損傷機序を知ろう

● 急に強く踏み込む動作やジャンプ動作などで，足関節背屈位の状態で急激に力を入れた場面での受傷が多い．

● スポーツ種目別にはバドミントン，バレーボール，サッカー，テニスなどの球技，ラケット使用競技での発生頻度が高い．

❷ アキレス腱断裂における特徴的な臨床所見を知ろう

▶問診

● 「誰かに後ろから足を蹴られた」「ポーンという音（pop音）がした」などの特徴的な表現をすることがある．

▶身体所見

● アキレス腱断裂部に陥凹があり（図1），走ったり，爪先立ちをしたりすることができなくなる．

● ベタ足歩行は可能であるため，見逃さないように注意が必要．

▶徒手検査

● Thompson test（図2）．

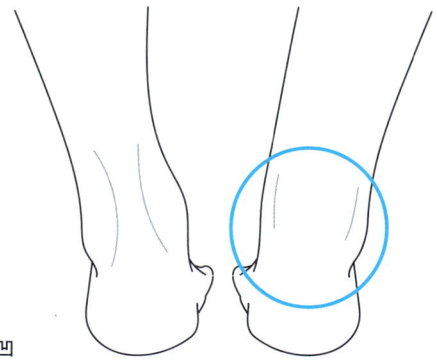

図1 アキレス腱断裂部の陥凹

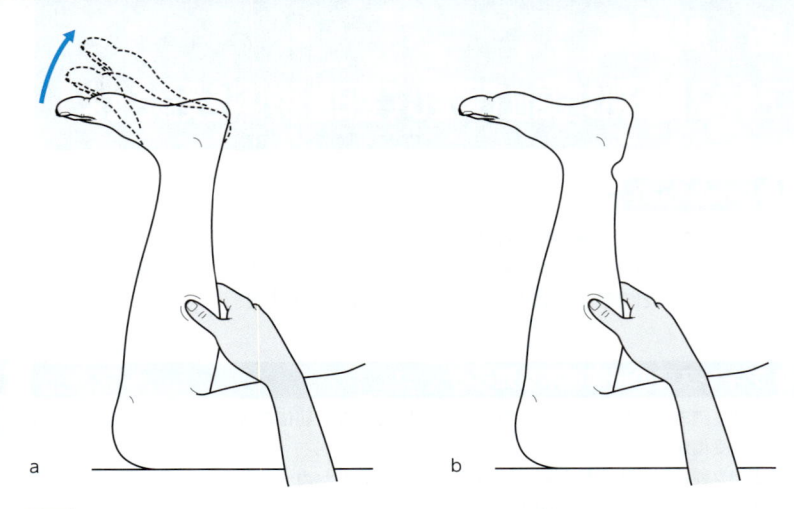

a
b

図2 Thompson test

a：健常例．下腿後面中1/3部を把持すると足関節は底屈する．
b：アキレス腱断裂では足関節は底屈せず，Thompson test陽性．

❸ 診断に有用な検査を知ろう

▶単純X線検査

- 正常の足関節側面像では，アキレス腱の前方に透亮像として観察されるKager triangle（図3a）とよばれる三角形を確認できる．
- アキレス腱断裂時にはこの三角形が不明瞭になる（Kager sign陽性，図3b）．また，アキレス腱付着部の石灰化や踵骨裂離骨折の有無を確認できる．

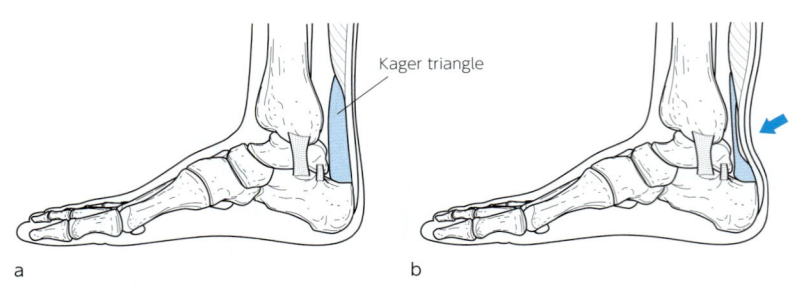

Kager triangle

a
b

図3 Kager triangle

a：健常例，b：Kager sign陽性．

▶超音波検査

- 外来で簡便にできる非侵襲的な検査である.
- 陥凹部に直接エコーを当て，連続性の途絶したアキレス腱を確認できる.
- 患者に足関節の底背屈をしてもらい，腱の動的評価を行うことができる.

▶ MRI

- アキレス腱損傷の形態（断端間の距離，断裂高位，完全断裂か不全断裂か）を全体的に把握するのに有用.

❹ 受傷当日の応急処置をしよう

- 受傷当日は，アキレス腱の断端が近づくように足関節最大底屈位でのキャストもしくはスプリント固定を行い，翌日の整形外科受診を指導する.
- キャスト固定の後は血行障害・神経障害などのギプス障害のリスクについて必ず患者に説明し，症状が出たら早期の医療機関受診を指示する.

❺ 保存療法か手術療法か判断しよう

- 保存療法の適用に関する明確な基準はない.
- 2022年のノルウェーの526例を対象に行われた多施設共同無作為化比較試験[1]では，12カ月時点で保存的治療，直視下手術，低侵襲手術の臨床成績に有意差はないと報告された.
- その一方で，再断裂率は保存的治療群で直視下手術／低侵襲手術群よりやや高く，神経損傷は，直視下手術／低侵襲手術群のほうが保存的治療群より多いと報告された.
- スポーツ復帰に関しての言及はされていない.
- ほかの報告でも，スポーツ復帰時期についてはスポーツ復帰の評価方法が標準化されていないことから，一定の結論は見出せない. ただし，保存療法に比較して手術療法は仕事復帰時期を早めるといわれている.
- 保存療法か手術療法かの選択は，上記の情報に加え，施設のリハビリ環境，患者背景などを考慮して患者とよく話し合って決定する必要がある.

[徳重智仁，佐々木　源]

重度四肢外傷
緊急手術のための術前損傷評価をしよう

! Check Point

✔ 労災，交通事故，墜落外傷などの高エネルギー外傷では多発外傷の可能性を念頭に置く．
✔ 救命処置後の救肢のためには，緊急手術に行くまでの的確かつ迅速な対応が重要．
✔ 四肢損傷部位は肉眼的な開放創の重症度に目を奪われず，随伴する神経・血管損傷を見逃さないようにする．

❶ 救急隊や同伴者（目撃者）からの情報は最大限利用しよう

● 救急隊から来院直後に状況や搬送中のバイタルサインを簡潔に聴取後，患者の救命蘇生処置を優先する．
● 状態がある程度落ち着いた段階で，受傷状況や現場の状態などを詳細に情報収集する．
● 受傷機転，損傷形態，現場での血圧・意識・呼吸状態や，外観上の変形，現場出血量などは，患者重症度や受傷部位の推測に役立つ．また，受傷エピソードは多部位の外傷を合併しているかの参考になる．

❷ 初療室での対応はルーチン化しよう

● 外傷初期診療ガイドライン（Japan Advanced Trauma Evaluation and Care；JATEC™）[1]）に沿った診療で，気道（A），呼吸（B），循環（C），中枢神経（D），体表（E）の順に評価と蘇生をする．
● 全身状態が落ち着いた段階で，局所の損傷に順次対応していく．
● 単独の四肢外傷であれば，中枢部での切断や両側大腿骨骨折，複数の開放骨折などの一部の例外を除くとバイタルサインに大きな影響を及ぼすことは少ない．
● 循環（C）にかかわる評価で四肢外傷による出血が主要因と考えられる場合は，そちらの止血処置を優先する．

▶ 全身診察：ABCDの評価・安定化の後
● 血液検査・輸液・輸血・抗菌薬投与・破傷風トキソイド投与．
● 画像精査（血管損傷を疑う場合，造影CTは必須）・尿道カテーテル留置など．

▶ 血管損傷の評価
● 末梢動脈触知（図1，2），色調や冷感・毛細血管再充満時間（capillary refill time；CRT）を計測する．
● ドプラ血流計，足関節上腕血圧比（ankle brachial index；ABI）の測定（損傷下肢の血圧を上肢の血圧で除して0.9未満が異常）で異常があれば造影CTは必須．
● 必要があれば血管外科やIVRチーム（放射線科）へ相談する．

▶ 軟部組織損傷の評価
● 開放創のサイズ，骨・筋・神経・血管の評価をして，カルテへ記載する．
● デジタルカメラで創部を撮影し記録を残す．

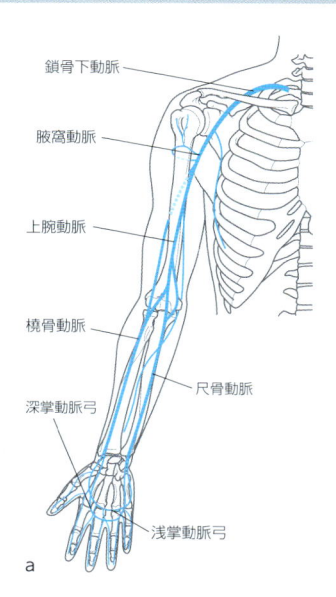

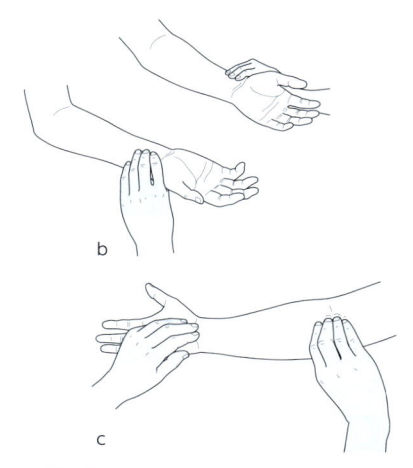

図1　上肢の主要な動脈とその触診法

a：上肢の主要な動脈.
b：橈骨動脈の触診法. 前腕掌橈側を触れる.
c：上腕動脈の触診法. 肘窩正中を触れる.

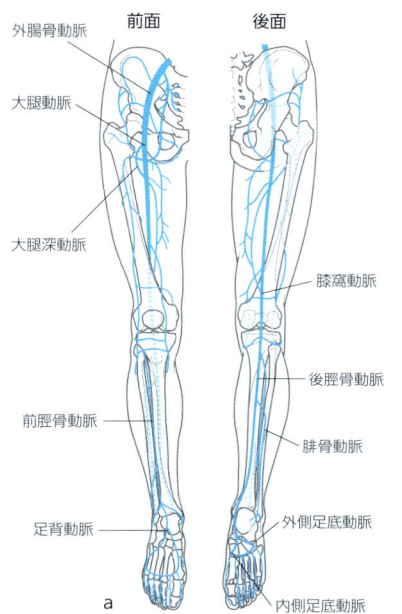

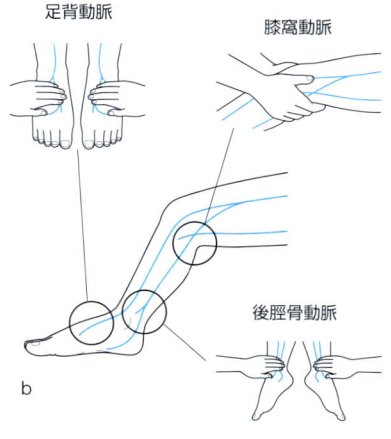

図2　下肢の主要な動脈とその触診法

a：下肢の主要な動脈.
b：触診法. 足背動脈は第2中足骨基部の背側あたりを，膝窩動脈は両手で膝窩の深部を，後脛骨動脈は内果後方を触れる.

IV
軟部組織（分類・方針）

- 神経障害の評価（運動・感覚障害の有無）も可能な限り行う．

▶開放創・骨折部の処置
- 手術室入室まで1時間以上かかり，著明な汚染や明らかな異物がある場合は，救急初療室で汚染創を洗浄し，清潔なガーゼで覆う．
- 不安定な骨折に対しては外固定をする．

❸ 緊急手術の適応を判断しよう

- 手術室に患者を安全に搬送し，予想される手術時間と出血量に対応できるか判断する．
- ショック状態や凝固障害の状態であれば，救命優先で救肢は断念せざるをえない場合もある．
- **緊急手術の適応**：汚染創，高度挫滅創，重度開放骨折，コンパートメント症候群，血管損傷に伴う阻血，切断肢（指）などが代表的な損傷．
- 救命のための蘇生処置で循環（C）の異常の原因が四肢からの出血で，初期治療室では対応困難な場合は緊急手術の適応．

❹ 血管損傷に対する応急処置を知ろう

▶動脈性出血が開放創から明確に見える場合
- 解剖に熟知した医師であれば出血動脈を血管クリップでつまむだけで止血が得られる．
- ただし，血管には神経が随伴していることが多く，医原性損傷を避けるため盲目的な操作は避け，熟練医に任せるべき．

▶圧迫止血困難な場合
- ターニケットの使用を考慮する（図3）．
- 救肢の観点では阻血を助長するため使用は避けたいが，救命のために必要と判断した場合は，出血部の近位部を緊縛して躊躇なく使用する．
- 圧は弱すぎると静脈性出血を助長するため，患者の収縮期血圧を参考に，上肢は+100 mmHg，下肢は2倍を目安とする．
- ターニケット使用開始時間を必ず記録する．

▶血管損傷による阻血の場合
- 損傷動脈が露出していて近位端と遠位端がわかりやすい場合などでは，シャントチューブを留置して一時的に血行を再開させる（図4）[2]．
- ただし，静脈潅流が完全に断たれている場合は戻ってくる血流による静脈性出血が多量となる可能性に留意する．

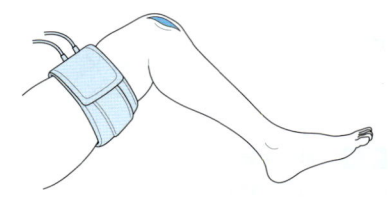

図3 ターニケット使用例
出血部より近位に装着する．

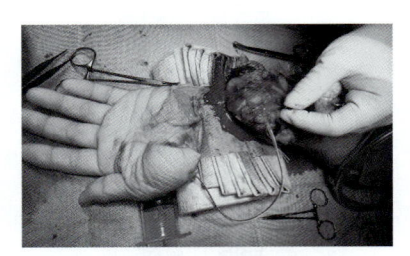

図4 シャントチューブを留置した切断肢

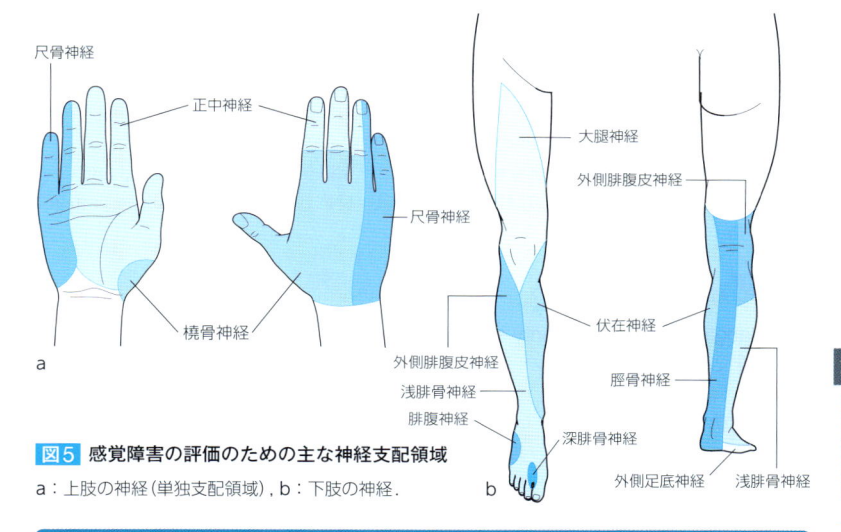

IV

軟部組織（分類・方針）

図5　感覚障害の評価のための主な神経支配領域

a：上肢の神経（単独支配領域），b：下肢の神経．

❺ どの神経が損傷しているのか目星をつけよう

▶運動障害の評価（図5）

● 以下の運動ができない場合は神経障害を疑う．

● **上肢の損傷：**

　・**正中神経**：母指掌側外転，母指指節間関節（interphalangeal joint；IP関節）屈曲．

　・**尺骨神経**：手指の外転，母指内転．

　・**橈骨神経**：手関節背屈，中手指節関節（metacarpophalangeal joint；MP関節）伸展．

● **下肢の損傷：**

　・**脛骨神経**：足関節底屈，母趾屈曲．

　・**総腓骨神経**：足関節背屈，母趾背屈．

❻ 救肢のためのstaged operationという考え方を知ろう

● 損傷が重度となるほど，初回手術は長時間かつ侵襲の大きな手術は避ける．

● 必要最低限の手術をして，次回手術にどのように連携させるか作戦をたてる．

● 徹底的な汚染物質・壊死組織のデブリドマンと出血コントロール，阻血の場合の血流再開が初回手術の第一目標．

● 創外固定やピンニングにより骨折部を安定化させる．

● 外固定は軟部組織の観察ができないため，補助的に用いることを推奨する．

● シャントチューブで血流を再開する場合，骨→動脈→静脈→神経の順に対応していく．神経は次回手術でも構わない．

● 海水，汚水，土壌などにより汚染が高度な場合，完璧なデブリドマンが技術的に困難な場合がある．不十分であると判断したらいったん手術を終了し，second look operationを計画する[3]．

❼ 生命予後や機能予後にかかわる合併症のサインを知ろう

- **虚血再灌流障害**：クレアチンキナーゼ（CK）上昇，高カリウム（K）血症，腎機能障害，アシドーシス，低容量性ショック．
- **コンパートメント症候群**（☞p.286）：強い疼痛，皮膚・筋の緊満．
- **血管の閉塞**：色調蒼白・末梢動脈触知困難（動脈），末梢うっ血（静脈），5P（☞p.286）．
- **創部感染**：創部発赤，滲出液漏出，白血球・C-反応性タンパク（C-reactive protein；CRP）再上昇．

---

note 切断か？再接着か？

- Mangled extremity severity scoring system（MESS, 表1）[4]：
  - 重度四肢外傷の予後予測のスコアリングシステムはいくつもあるが，最も有名で，古くから用いられている．
  - 7点以上で切断が必要といわれているが，このスコアは絶対的なものではなく，7点以上でも救肢できたという報告が多数あり，スコアリングシステムに縛られる必要はない．
- 合併症をはじめとした患者背景を考慮し，治療方針を決定すべきであり，絶対的な判断基準がないところが，重度四肢外傷治療の難しい点である．

表1 MESS

項目	点数
骨・軟部組織損傷	
低エネルギー（刺傷，単純骨折，銃創）	1
中等度エネルギー（開放骨折，多発骨折，脱臼）	2
高エネルギー（近距離からのショットガン，軍用銃による銃創，挫滅創）	3
超高エネルギー（加えて汚染が強く，軟部組織の引き抜きを伴う）	4
四肢の虚血	
脈拍減弱/消失だが灌流障害なし	1*
脈拍消失，capillary refillの減弱	2*
冷感，麻痺，感覚消失，痺れ	3*
ショック	
収縮期血圧が常時＞90mmHg	0
一過性に＜90mmHg	1
持続的に＜90mmHg	2
年齢	
＜30歳	0
30～50歳	1
＞50歳	2

7点以上の場合は切断率が高い．
＊：阻血時間が6時間以上の場合2倍．

［大田聡美，鈴木 卓］

救急外傷におけるターニケットの解除基準

- 戦場やテロの現場で進化したターニケットであるが，わが国では事故や災害など救急医療の現場で四肢の血管損傷による出血性ショックから命を救うために不可欠な道具として広く使用されている．

- 四肢に局所圧迫で十分な止血が得られないような出血がある場合，救急隊によりターニケットが装着された状態で搬入されてくる．整形外傷外科医はそのような血管損傷をみる場面が必ずあり，血管外傷の患者が運ばれた際の初療の対応を知っておく必要がある．

- 実際のターニケット解除は，はじめに圧力調整が可能な空気止血帯へ交換することである．空気止血帯が救急外来に常備してなければ，救急車受け入れ要請の電話を受けた時点で手術室へ連絡して患者搬入前に空気止血帯を取り寄せておく．患者が病院に搬送されたら，まず全身状態や受傷機転の把握をして，ターニケットの装着時間とそのときの状況を聴取する．ターニケットの装着許容時間は2時間とされるが，組織傷害を減らすために阻血時間を極力短くするように努める．

- ターニケットを解除する際には，解除によって何が起こるかを知っていなければならない．少なくとも再出血によるショック状態，虚血再灌流障害に対応できる環境を作っておく．それゆえターニケットを解除するにあたり，以下の条件が必要である．
  - 末梢静脈路の確保（できるだけ太いルートで2本以上が望ましい）．
  - 輸血・輸液の準備，もしくはすでに開始済み．
  - Primary survey（または損傷部位以外のsecondary survey）の終了．
  - 虚血再灌流によって生じる高カリウム血症および心停止への準備（心電図モニター，除細動器および薬剤）．
  - 血行再建のできる上級医，および血管確保・止血のできる物（血管クランプなど）．

- 実際にこれらの項目を達成できる環境は，特に血行再建することまでを考えると，救急初療室から迅速に移動して手術室でターニケットを解除することが望ましい．

［佐々木　源］

手指外傷
指尖部損傷は初療室で処置しよう

! Check Point

- ✔ 指尖部損傷には，さまざまな損傷の状態がある．
- ✔ 指尖部損傷状態のみならず，患者の全身状態および心理的要素や社会的背景を考慮して治療方針を決定する．
- ✔ 乳幼児は2歳が好発年齢．成人よりも予後がよい．

❶ 診察しよう

- ● 損傷された末梢側断端は残っているか，欠損しているか，中枢側と連続性があるか．
- ● 末梢側断端が残っている場合は，感覚や血流は残っているか．
- ● 汚染の程度はどれくらいか（異物の付着はないか）．
- ● 爪・爪床はどれくらい残っているか．
- ● 軟部組織の損傷状態はどうなっているか（鋭的，鈍的，圧挫など）．
- ● 出血の状態はどうか（拍動性の出血，持続的な出血）．
- ● 骨が露出しているか，露出した骨に欠損や汚染はないか．
- ● 損傷部分を残存皮膚で被覆できるか．

note

- ● 損傷状態を指導医と共有するために創部の肉眼写真を必ず記録しておく．

❷ 石川分類について知ろう

- ● **石川分類**（図1）：指の末節の切断の分類．

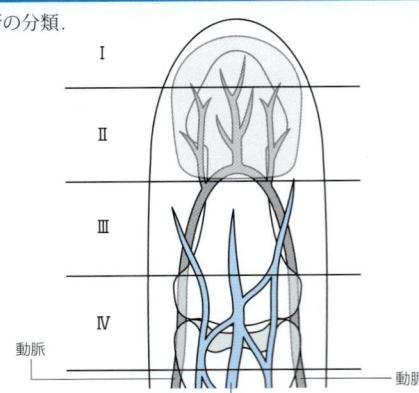

図1 石川分類

Zone Ⅰ：終末枝の分岐レベル．
Zone Ⅱ：終末枝レベル．
Zone Ⅲ：Distal transverse
palmar arch レベル．
Zone Ⅳ：固有指動脈レベル．

❸ 切断指再接着術を行わない場合の治療を知ろう

- **被覆材を用いるwet dressingの方法**：救急外来で治療可能.
- **断端形成術**：救急外来または手術室で治療する.
- **局所皮弁による断端の被覆**：手術室で治療する.

❹ 切断指の再接着術を行う可能性がある処置を知ろう

- 以下の手順で処置する.
  - ①切断された組織が乾燥しないように湿らせたガーゼで包む（生理食塩水が一番よいが水道水でも可）.
  - ②ビニール袋に入れ密封する.
  - ③切断された指の入ったビニール袋を，氷を入れた袋または冷蔵庫（4℃）に入れて保管する.
- 切断指再接着術については別項を参照（☞p.283）.

> **note**
> - 切断された指の断面が障害されるため，生理食塩水に直接浸すことや氷と接触させること，冷凍庫での保存はしてはならない.

❺ 実際に救急外来で治療しよう

- 以下の手順で治療する.
  - ①指神経ブロックによる麻酔を行う（1％キシロカイン®または1％カルボカイン®2〜6mL，☞p.446）.
  - ②創部をまたは常温の生理食塩水で洗浄する.
  - ③創部を観察し，爪床・爪母を含めて挫滅が軽度の部分は可能な限り温存する.
  - ④骨や神経が創面から露出している場合は軟部組織で被覆できる高さまで切除する.

> **note**
> - 開放骨折に準じて治療する.
> - 抗菌薬の投与や，土壌汚染の場合には破傷風ワクチン投与を忘れない.

❻ 創傷被覆材によるwet dressing法か断端形成術かを判断しよう

▶創傷被覆材

- アルミホイル，ポリウレタンフィルム（テガダーム®），ポリウレタンフォーム（ハイドロサイト®）などを使用する.
- 軟膏を塗布する.
- 1cm×1cmまでの創が限界.
- 創傷被覆材の交換は，早期は2〜3回/週，滲出液が減ったら1回/週程度行う.
- 処置時は水道水で創面を洗い流して汚染物質と壊死組織を除去する.

- 指長を比較的保てるが，治療期間に2〜3カ月かかる．
- 小児では，骨が露出していても骨を覆うように肉芽が良好にできるため，機能障害などを残さず被覆されることが多い．

▶断端形成術

- 皮膚で被覆できるところまで，突出した骨を切除する．
- 神経は引っ張り出して鋭的に切離する．
- 爪基部での断端形成の場合は爪母，爪床の切除を行い，新しい爪の伸長をさせない．
- 早期創治癒を得られるが，指長はさらに短縮する．

❼ 皮弁術をしよう

- さまざまな種類があり，機能・整容に優れている．
- 皮弁壊死のリスク（特に高齢者，糖尿病，動脈硬化症，喫煙者など），正常組織を犠牲にするデメリットがある．
- **例**：掌側前進皮弁，逆行性指動脈皮弁による皮膚欠損部の被覆．詳しくは成書を参照．

---

note

- 早期復帰を優先するか，見た目を優先するかなど個々の患者背景やニーズに応じて，患者とよく話し合ったうえで治療方法を決定する．
- 適切な処置を行わないと，壊死の拡大や感染を生じ，治療期間の延長や切断に至ることも心得て治療に臨むこと．

［坂巻裕太，佐々木　源］

手指外傷
切断指を治療しよう

! Check Point

✔ 母指切断を除いて，単独指の切断に伴う機能障害は小さいが，整容面も配慮するべき.

✔ 受傷して，来院した直後から勝負は始まっている. 適切な対応を行い，適切なプランニングを行う. 救急隊から要請を受けたときから準備しておく.

✔ 全身状態（出血性ショックなど）および合併損傷に関しても評価を行う.

✔ 感覚障害や腱の損傷などについても忘れずに確認し，カルテに記載する.

❶ 診察しよう

● 切断指および中枢断端をよく観察する.

● 屈筋腱や伸筋腱の連続性，感覚を確認する.

● 不全切断の場合は，ピンプリックテストで感覚障害の有無と，注射針を刺して出血の有無を確認する（血の出方，血の色を観察する）.

❷ 損傷の種類を知ろう

● **断裁切断**：カッターナイフなどによる鋭的切断. 再接着は9割以上成功率する.

● **挫滅切断**：断端の挫滅を伴う. デブリドマンを要するため，骨短縮や静脈移植が必要となる.

● **引き抜き切断**：動静脈脈，神経，腱組織は広範囲で損傷されている. 機能予後は悪い.

❸ 切断指の評価方法・分類を知ろう

● 切断指の治療方法はさまざまあるため，治療選択に重要な評価方法を知っておく.

● 玉井分類やAllen分類がよく使われている（図1）.

玉井分類
Zone Ⅰ：指先端から爪半月まで.
Zone Ⅱ：爪半月から遠位指節間関節
　　　　　（distal interphalangeal
　　　　　joint；DIP関節）まで.

Allen分類
Zone Ⅰ：爪床より遠位.
Zone Ⅱ：爪床遠位半分.
Zone Ⅲ：爪床近位半分. 末節骨の欠
　　　　　損はない.
Zone Ⅳ：爪半月より近位.

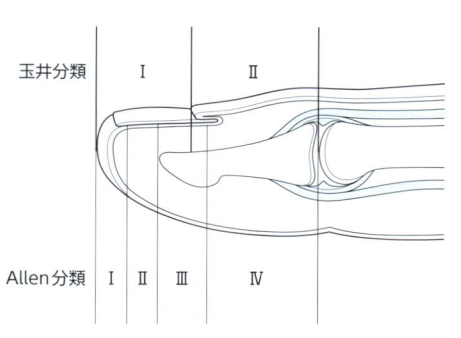

図1 玉井分類・Allen分類

❹ 切断された指の手術に行くまでの間の処理を知ろう

- ●以下の手順で処置する（図2）.
    - ①組織が乾燥しないように湿らせたガーゼで包む（生理食塩水がよい）.
    - ②ビニール袋に入れ密封する.
    - ③切断指の入ったビニール袋を氷の袋か，冷蔵庫（4℃）に入れて保管する.
- ●冷却した状態であれば24時間程度まで待機することが可能. しかし，可能な限り速やかな再接着が望ましい.

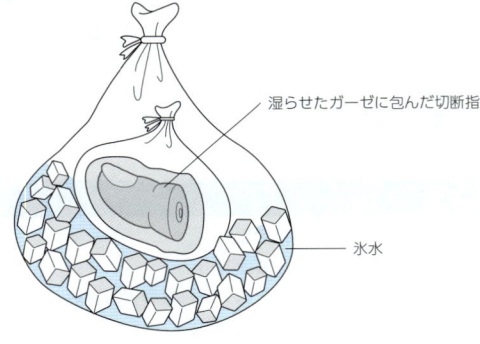

湿らせたガーゼに包んだ切断指

氷水

図2 切断指の処理

> note
> ●生理食塩水に直接浸すことや氷と接触すること，冷凍庫で保存することはしてはいけない. 組織が壊れてしまう.

❺ 切断指治療の目標を知ろう

- ●機能的な長さの維持.
- ●耐久性のある皮膚による被覆.
- ●感覚の維持.
- ●症候性神経症の予防.
- ●隣接関節拘縮の予防.
- ●社会活動への早期復帰.

❻ 術前計画をしよう

- ●**鋭利切断**：損傷組織（骨，血管，神経，屈筋・伸筋腱）の解剖学的修復を目指す.
- ●**挫滅切断**：術前に骨短縮量や血管移植を考えておく. 関節面が挫滅されている場合は関節固定も検討する.
- ●**引き抜き切断**：血管確保や移行術の計画を立てておく.

> note
> ●挫滅切断と引き抜き切断では解剖学的修復ができないため，残った組織で最良の機能保持を考える.

▶**切断指の最小限の修復すべき組織**
- 指節骨.
- 深指屈筋腱，指伸筋腱（関節固定する場合は不要）.
- 指動脈（橈側または尺側の指動脈のどちらか1本でよい）.
- 指神経（示指〜環指では橈側指神経を，母指・小指では尺側の指神経を最低限1本縫合する，可能なら2本縫合する）.
- 指静脈（玉井分類zone II以遠では1本または瀉血，それより近位では2本）.

❼ 手術の実際を知ろう

- 挫滅，汚染組織のデブリドマンを顕微鏡下で行う.
- 基本的には深層から浅層に向けて，骨→腱→神経→血管→皮膚の順に修復を行う. 損傷の状態や，複数指切断では順番が変わることはよくある.
- 指の伸展可動域は二期的な再建で獲得するのが難しいため，伸筋腱の縫合は十分な強度で行う（伸筋腱は薄いため強固な縫合が難しい）.
- 術後の血管閉塞の多くが静脈閉塞.
  ➡可能であれば複数の静脈吻合が望ましい. 指尖部切断を除いて2本以上吻合することが理想的.
- 皮膚縫合は修復血管を圧迫しないように気を付ける. ぴったり密に縫うと圧迫するため，ふんわりとした粗縫合で構わない.
- 術後閉塞は48時間以内に起きることが多いが，7日間は注意して観察する.
- 後療法は，術者や施設の方針によって異なる. 損傷の状態や患者の併存症，アドヒアランスによって適宜調整する. 1週間はベッド上安静とすることが多いが，断裁切断（鋭的損傷）であれば数日後に離床可能なこともある.

❽ 術後管理をしよう

- **水分補給**：1,500 mL/日. 翌日以降は経口摂取量も含めて調節する.
- **血流チェック**：手術当日は2時間ごと，術後1日目は3時間ごと. 以降4時間ごと.
- **愛護的な創処置と保温**：感染徴候がなければ5〜7日目に包交を行う. 血餅が固着しているとガーゼを剥がすときに修復組織を再損傷することがある. 温めた生理食塩水で濡らしながら処置する，非固着性ガーゼとワセリンなど軟膏で保護するなどの工夫をする.
- **禁煙，カフェイン禁止**
- **抗凝固薬の持続投与**：プロスタグランジン120 μ/日の静注，ヘパリン（5,000〜10,000単位/日）の持続投与. 術者や施設によって使用する薬剤・容量は異なる. ウロキナーゼや低分子デキストラン製剤を静注する施設もある.

> **note**
> - 水分補給，血流チェック，愛護的な創処置と保湿，禁煙，カフェイン禁止は遵守.
> - 併存症の管理も重要，患者の病識・理解度の状態もよくみて安静度を適宜指示する.

❾ 合併症を知ろう

- 切断指の壊死，生着不良，術後拘縮，関節可動域制限，感染.

［坂巻裕太，佐々木　源］

デグロービング損傷
軟部組織壊死を起こしやすいため入院させよう

① Check Point

✔ 皮膚への血流が外力により失われた状態で壊死，感染しやすい．

❶ 特徴的な受傷機転を知ろう

- 交通事故で車の下敷きになりタイヤに巻き込まれる．
- 仕事中のベルトコンベアに腕を巻き込まれる．

❷ 用語を使い分けよう

- この領域では類似言語があるため正確に使い分けられるように以下のように定義する．
- **剥皮創（avulsed wound）＝広義のデグロービング**：回転物などにより，皮膚と筋肉や骨の間で剪断力が生じて，血管の穿通枝などがちぎれて生じる皮膚損傷のことをいう．
- **デグロービング損傷（degloving injury，図1）**：剥皮創のなかで開放性のものを狭義のデグロービング（degloving）損傷という．
- **Morel-Lavallee lesion（closed degloving injury，図2）＝デコルマン（decollement）**：
  - 剥皮創のなかで閉鎖性のものをいう．
  - 股関節周囲に最も多く（30.4%），そのほかにも大腿部（20.1%），骨盤（18.6%），膝（15.7%）にもよく発生する傾向にある．まれに腰仙骨領域（3.4%），腹部（1.4%），下腿（1.5%），頭部（0.5%）にも発生することが報告されている[1,2]．

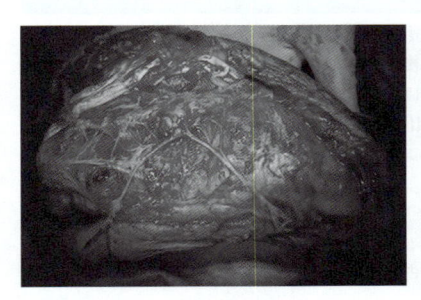

図1 デグロービング損傷

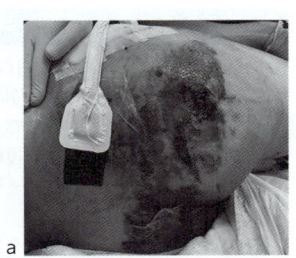

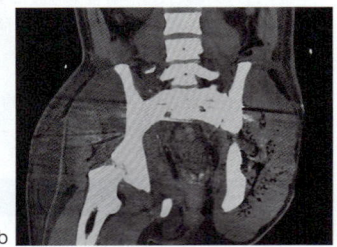

図2 骨盤での Morel-Lavallee lesion
a：身体所見，b：CT.

❸ 所見と診断方法を知ろう

- 受傷機転の聴取と外観により典型的な開放性デグロービング損傷の診断は容易.
- 閉鎖性デグロービング（Morel-Lavallee lesion）の場合はCTやMRIが診断の助けになる.

❹ 治療方法を知ろう

- 皮膚剥皮がどの層で起こっているのか，開放創か閉鎖創かで治療方法が異なる（図3）.
- **筋膜より上の場合（図4a）**：動脈の穿通枝レベルで剪断され，皮膚に血流はない
  - ➡植皮の材料として使えるかもしれない（脂肪を削ぎ落とす）.
- **筋膜ごとの場合（図4b）**：主要動脈が皮膚側に残存していれば血流はあるかもしれない
  - ➡血流があるかどうかは皮膚をデブリドマンしたときに「赤い」出血の有無で判断する.
- デブリドマンは原則周辺から中心部，浅層から深層に向かって，真皮からの出血が確認できる範囲まで行い，数日以内に2〜3回で完遂する.
- 管理中は必ず湿潤環境を保っておく.
- 最終的に皮膚欠損があれば健常皮膚から採皮し植皮術もしくは皮弁術をする.

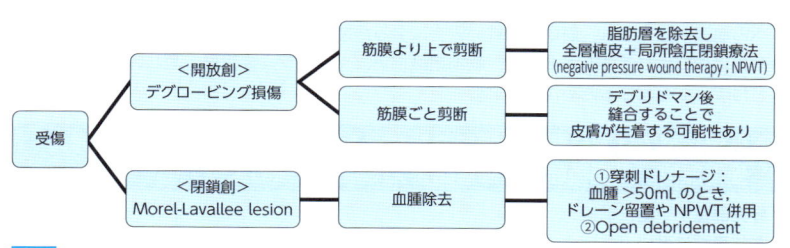

図3 治療のフローチャート

（文献3を参考に作成）

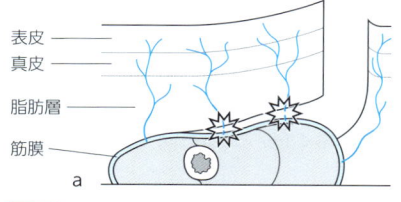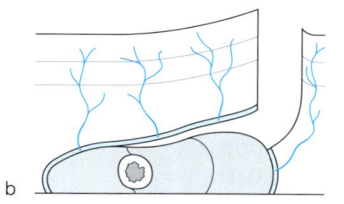

図4 剪断位置による違い

a：筋膜より上の場合，b：筋膜ごとの場合.

❺ 合併症を知ろう

- 皮膚壊死.
- 創部感染.
- 敗血症.

［遠藤成晃，黒住健人］

コンパートメント症候群

腫れ，痛みでコンパートメント症候群を診断しよう

⚠ Check Point

✔ 緊急手術が必要な四肢外傷の急性期合併症の1つ．

✔ 見逃すと重篤な機能障害を生じうるため，速やかに診断しなければならない．

✔ 外傷診療で常に念頭に置くべき病態．

❶ 病態を知ろう

- 四肢にはコンパートメントとよばれる骨，筋膜，筋間中隔などで囲まれた区画があり，そのなかを筋肉，血管，神経が走行している．
- **コンパートメント症候群**：筋区画（コンパートメント）内圧が上昇し，区画内にある組織への血流が障害され，筋壊死や神経障害に至る病態．
- 骨折に伴い生じることが多いが，軟部組織損傷，クラッシュ症候群，激しい運動，血栓などによっても起こるため注意が必要．

❷ 外傷診療では常に頭の片隅にコンパートメント症候群の可能性を考え，受傷部位，受傷機転，年齢を踏まえて疑いを強めよう

- **好発部位**：下腿，前腕．
- **若年男性に多い**．
- 脛骨骨折，高エネルギー外傷による大腿骨骨幹部骨折や前腕の骨折，多発外傷がリスクファクター．
- まれであるが，上腕，大腿，殿部，手部，足部コンパートメント症候群もあり，体のいたる部位で生じる可能性がある．

❸ 腫れと痛みで見極めよう

- 外傷部の緊満感をみて判断する．緊満感が診断上非常に重要であるため，腫れの程度の判断には経験を要する．
- 激しい疼痛を伴う．鎮痛薬が効かない，外傷の程度に見合わないほど痛がる場合は，コンパートメント症候群を疑い，緊満の程度を確認する．
- 神経ブロックなどの麻酔後，意識障害，脊髄損傷などにより，疼痛の表出が正常にできない場合には，特に見逃さないよう局所の緊満感をよくみることが重要．
- 臨床症状として pain（痛み），pallor（蒼白），pulseless（脈拍消失），paresthesia（感覚障害），paralysis（麻痺）の5Pが知られているが，**これは阻血の徴候**．初期診断において重要なのは，局所の**緊満感および疼痛**であり5Pではない．
- 神経障害（感覚障害，麻痺）がある場合，末梢動脈の拍動が消失している場合は，神経損傷，血管損傷の併存を考慮する．

- 重要な補助診断として，区画内の筋肉を他動的に伸展させると疼痛が増強されるpassive stretch pain がある．
- 骨折部を整復して牽引がかかることで区画内圧が上昇するため，整復後（創外固定後，牽引後，内固定後など）の緊満感を確認することも重要．
- 判断に迷う場合は，経過をみることで診断する．

❹ 疑ったら筋区画内圧を測定しよう

- 臨床所見（腫れと疼痛）でコンパートメント症候群を疑ったら，内圧測定を行う．
- 特に，意識障害や鎮静された患者では，内圧測定が客観的な診断基準となる．
- 筋区画内圧測定器を用いて測定する．測定器がなければ，動脈圧モニターを用いて測定する（☞p.414）．
- 筋区画内圧の正常値は10未満．筋区画内圧が，「拡張期血圧－30mmHg」以上の場合に筋膜切開術の適応とする．

❺ 診断したら緊急で筋膜切開（減張切開）をしよう

- 減張切開では，皮膚を含めて目的とする区画全長にわたり筋膜を十分に切開する．
- 血流障害を増悪させるため，ターニケットは用いない．
- 筋膜を切開した後に筋体損傷の程度を観察する．血流の乏しい部分は感染の原因となるためデブリドマンが必要になることがある．
- 最終的な骨折内固定のことを考え，皮膚切開の位置を決める．
- 減張切開後に再度内圧測定し，内圧が低下していることを確認する．

▶下腿

- 下腿には前方，外側，浅後方，深後方の4つの区画がある（図1）．
- 内外側2つの切開を用いることが多い．
- 外側の皮膚切開から前方・外側コンパートメントの筋膜切開を，内側から浅後方，深後方コンパートメントの筋膜切開を行う．

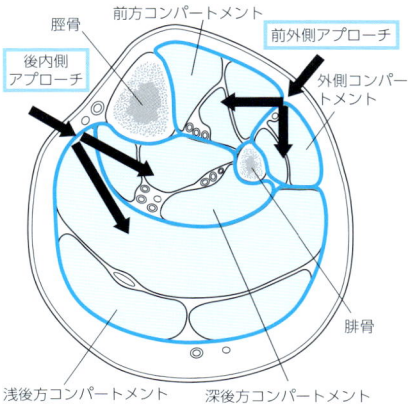

筋膜区分	含まれる筋	含まれる血管・神経	徴候
前方	前脛骨筋 長趾伸筋 長母趾伸筋 第3腓骨筋	深腓骨神経 前脛骨動静脈	第1趾間のしびれ 足関節背屈，足趾の伸展筋力の低下
外側	長腓骨筋 短腓骨筋	浅腓骨神経	内がえしによる疼痛 足背のしびれ 外がえしの筋力の低下
浅後方	腓腹筋 ヒラメ筋 足底筋	—	背屈による疼痛 外側足背のしびれ 足関節底屈の筋力低下
深後方	後脛骨筋 長趾屈筋 長母指屈筋	脛骨神経 後脛骨動静脈 腓骨動静脈	背屈，外がえしによる疼痛 足底のしびれ 内がえし，底屈の筋力低下

図1　下腿のコンパートメント

- 外側では浅腓骨神経を，内側では後脛骨動脈を損傷しないように注意する．

▶**前腕**

- 前腕には掌側，背側，mobile wadの3つのコンパートメントがある．
- 前腕掌側に弯曲した皮膚切開を加え，掌側コンパートメントから手根管までを開放する．
- 掌側コンパートメントを開放するのみで背側，mobile wadの内圧も低下することが多いが，不十分であれば背側の皮膚切開を追加してそれぞれのコンパートメントを開放する．
- 手関節レベルで正中神経掌側枝を損傷しないように注意する．

❻ 創閉鎖はshoe-lace法を用いよう

- 開放創はshoe-lace法を用いて段階的に閉鎖する．
- 閉鎖しきれないときは植皮術を要することもある．
- 局所陰圧閉鎖療法（negative pressure wound therapy；NPWT）も使用するが，術後出血が多くなる場合があるため注意する．

❼ 合併症と予後を知ろう

- 阻血状態が6〜8時間以上続くと，不可逆的状態となり，筋壊死，神経障害による麻痺と拘縮が生じ，予後は不良であるため見逃さないことが重要．
- 小児の上腕骨顆上骨折や成人の前腕部骨折では，前腕屈側の屈筋群に生じる**Volkmann（フォルクマン）拘縮**が起こりうる．
- 陳旧例では，壊死筋の切除，筋のスライディング手術，腱移行術，神経剥離術，神経血管柄付き遊離筋肉移植術などを単独あるいは組み合わせて機能再建術を行う．

［酒井晶子，松井健太郎］

クラッシュ症候群
高カリウム血症の治療を急ごう

! Check Point

✔ 地震による建物の倒壊や，労災，交通事故で起きることが多い．
✔ 通常数時間の圧迫の解除後に生じる．
✔ 圧迫解除後，早期から不整脈や腎不全が生じる可能性がある．

IV
軟部組織（分類・方針）

❶ 圧迫解除前にできる処置を確認しよう

● 重量物圧迫からの救出は近隣住民や消防隊員によって行われることが多く，医療従事者が解除前に立ち会えることは少ない．
● 現場に立ち会うことができたら，解除前に末梢静脈路を確保して生理食塩水などカリウムを含まない点滴を開始し，病状の急変に備える．

❷ 病態を知ろう

● 骨格筋の長時間圧迫による筋肉の虚血と，圧迫解除による再灌流障害の2つの機序で生じる（図1）．
● 虚血により筋肉の細胞膜が障害され，細胞外にカリウムが流出する．また，虚血組織からはカリウムだけでなく炎症性サイトカイン，クレアチニンキナーゼ，ミオグロビンなども放出される．

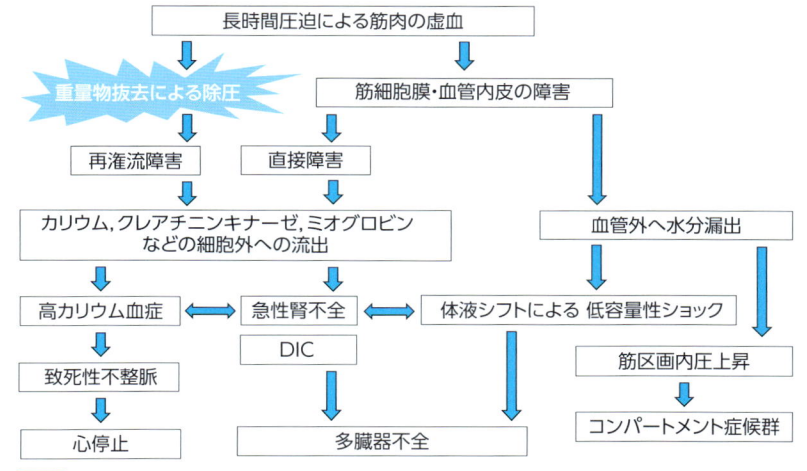

図1 クラッシュ症候群の病態

- 血管透過性の亢進から組織浮腫をきたし，コンパートメント症候群を生じうる.
- 血管内脱水となりショック状態を呈する.
- 血中ミオグロビンは脱水による腎血流量低下と相互作用して急性腎不全を引き起こす.

❸ 急性期に致死的となる原因を知ろう

- 圧迫が解除され放出されたカリウムが全身に循環する. 高カリウム血症により不整脈を引き起こし，心室細動による心停止に至る.
- 筋組織の挫滅を伴っているため，組織から血管内へのカリウム放出は長時間続く.

❹ 参考となる検査所見を知ろう

- 高カリウム血症のほか，低カルシウム血症，高リン血症を呈する.
- 筋組織由来の高クレアチニンキナーゼ血症は必須であり，高ミオグロビン血症やミオグロビン尿（褐色尿）を伴う.
- 血液ガス検査では，代謝性アシドーシスをきたす.

❺ 全身状態に対する配慮をしよう

- 血管内は相対的な低容量となる. 血圧低下だけでなく，ショックの早期症状である蒼白，冷感，皮膚の湿潤などに気付く必要がある.
- 時間尿量の計測は重要で，尿道カテーテルを挿入して，輸液量の調整をする.
- 尿量だけを指標にすると腎機能低下の影響から溢水の状態となりうる.
- 超音波検査を用いた下大静脈径の測定や動脈圧の呼吸性変動などを参考に，血管内容量の総合的評価が必要.

❻ 来院後の初期対応としてするべきことを知ろう

- 高カリウム血症への対策が緊急を要する.
- 心電図や血液ガス検査でカリウム血症を確認するとともに，グルコン酸カルシウム静注やグルコース・インスリン療法（GI療法）などの不整脈予防.
- カリウム低下のため重炭酸水素ナトリウムの投与.
- 血管内脱水や腎不全予防に対する大量輸液は必須であり，輸液製剤としては生理食塩水や1号輸液などカリウムを含有しないものを用いる. 初期には1時間に1.5 L以上の大量輸液が必要となることが多い.

❼ 合併症予防のための治療を開始しよう

- 乏尿性腎不全に至った場合や血中カリウムが進行性に増加する場合は，血液透析を開始するべき.
- 組織浮腫やコンパートメント症候群のほか，肺水腫や急性呼吸促迫症候群（acute respiratory distress syndrome；ARDS）などが生じうる.
- 呼吸状態の悪化から人工呼吸管理が必要となることが多い.

> **note** 　**合併するコンパートメント症候群への対応について**
>
> ● 通常行われるのは筋膜切開であるが，クラッシュ症候群患者への実施に関してコンセンサスは得られていない．
> ● 発症からコンパートメント症候群に気付くまでの経過時間が長くなり，すでに不可逆的な筋壊死に陥っていることが多いことや，実際に筋膜切開を行った場合にコントロール困難な大量滲出液漏出や出血に悩まされることが理由とされる．

❽ 合併症と予後を知ろう

● 急性期の高カリウム血症がコントロールできれば，腎不全や肺水腫などの合併症が問題となる．

● 全身の炎症が遷延すると，播種性血管内凝固症候群（disseminated intravascular coagulation；DIC）や多臓器不全の状態まで悪化することがある．

● 横紋筋融解による急性腎不全のほとんどは可逆性であり，数週から数カ月で腎代替療法から離脱できることが多い．

［酒井晶子，鈴木　卓］

感染
正しく診療と治療をしよう

> (!) **Check Point**

✔ 頻度は高くないが致死性の高い壊死性筋膜炎，ガス壊疽の鑑別が重要．
✔ 壊死性筋膜炎やガス壊疽は壊死性軟部組織感染症（necrotizing soft-tissue infection；NSTI）という呼称で統一されている．

❶ 感染について知ろう（図1）

▶蜂窩織炎
- びまん性潮紅，浮腫，局所熱感．
- **起因菌**：黄色ブドウ球菌，A群 β 溶血性連鎖球菌．
- 外傷，潰瘍，足白癬などに続発して生じることが多い．
- 抗菌薬で治療する（セファゾリン，セフトリアキソン）．

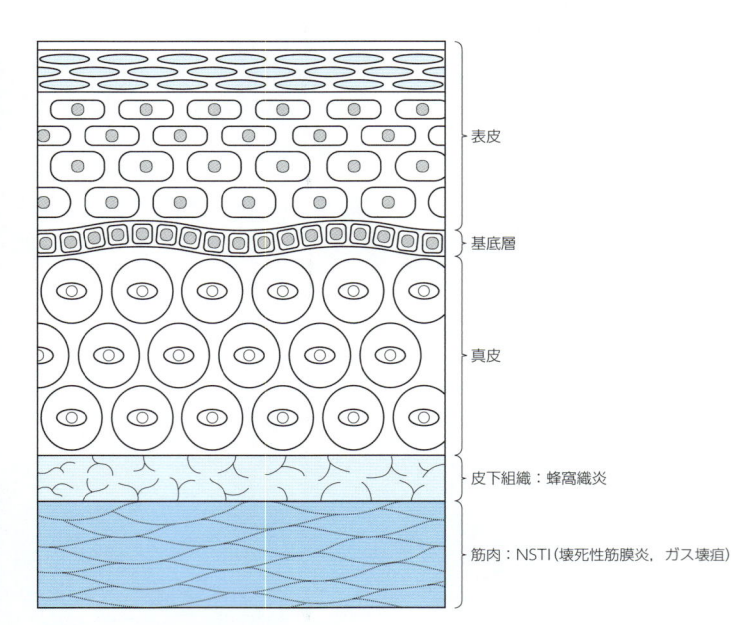

— 表皮
— 基底層
— 真皮
— 皮下組織：蜂窩織炎
— 筋肉：NSTI（壊死性筋膜炎，ガス壊疽）

図1 皮膚断面図と各感染の発生部位

▶壊死性筋膜炎
- 筋膜に沿って急速に拡大，広範な壊死と毒素性ショックを引き起こす（図2）．
- **死亡率**：30〜40％．
- **起因菌**：A群溶血性連鎖球菌，黄色ブドウ球菌，劇症型溶血性連鎖球菌．

▶ガス壊疽
- クロストリジウム属による筋などの軟部組織の壊死性感染症．
- **死亡率**：20〜40％．
- **握雪感**：皮下のガス形成のため．

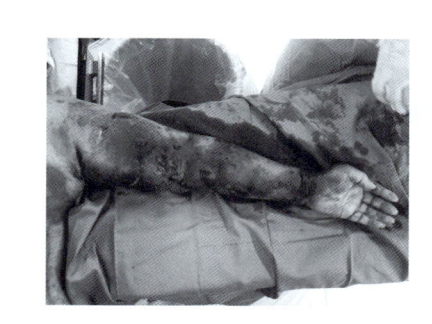

図2　壊死性筋膜炎
強い圧痛，水疱形成（膿ピンク，紫）がある．

❷ NSTIに重要な身体所見を知ろう

- 浮腫（75％），紅斑（72％），激痛（72％），発熱（60％），水疱・壊死（38％）．
- 特に皮膚病変部を超えた激痛はNSTIに特徴的であると多く報告がある．

▶積極的にNSTIを疑う所見
- バイタルサインの異常．
- 表面上の発赤に合わないまたは発赤よりも広範囲の激痛．
- 時間とともに増悪してくる．
- 握雪感・皮膚壊死．

❸ 画像検査をしよう

- **造影CT**：膿瘍，ガス像，筋膜浮腫，筋膜造影効果の評価が可能．
- **（単純＋造影）MRI**：壊死性筋膜炎に対して感度ほぼ100％，特異度86％．
  - ・T2，T2脂肪抑制で深筋膜が3mm以上肥厚している．
  - ・深筋膜が広範囲に傷害されている．
  - ・低信号域がみられる．
  - ・T2脂肪抑制で高信号を示す部位が造影MRIで造影されない．

❹ LRINEC scoreが必ずしも有用とは限らないと知ろう

- **LRINEC score**：laboratory risk indicator for necrotizing fasciitis socre.
- 初療においてLRINEC scoreで正常＝壊死性筋膜炎は除外となりがちだが，実際はスコア ≧6で感度80％，特異度67％とされている．

- 最近では早期発見には向いていないとされており，LRINEC score 0点だが壊死性筋膜炎
あった報告もあるため，参考程度に留める．

❺ NSTIが疑われたら外科的切開をしよう

- ベッドサイドでの試験切開が有効．
- **Finger test**：指で容易に軟部組織が剥がれる．Dish water（濁ったサラサラした液体）が
出てくる．膿はまれ．
- 試験切開で疑わしければ，手術室での洗浄デブリドマンをすぐに行う．6〜12時間以内の
デブリドマンが生存率向上に寄与している．
- 抗菌薬一例（表1）．

表1　抗菌薬一例

起因菌判明前・不明	ピペラシリン／タゾバクタム セフォタキシム
MRSAリスクが高い	バンコマイシン・ダプトマイシン併用を考慮
敗血症性ショック	クリンダマイシン併用を考慮
ガス壊疽	クリンダマイシン併用

note

- 最初は蜂窩織炎と診断しても治療経過によっては画像検査を再評価する．
- 病変部位のマーキングや写真を撮像し，複数の眼で病変部位の拡大有無を共有する．

［坂巻裕太，乾　貴博］

「創」と「傷」

- ●「創」と「傷」はどちらも「きず」を意味するが，定義が異なる．
- ●創：開放性損傷で，皮膚が破綻しているもの．
- ●傷：非開放性損傷で，皮膚の破綻がないもの．
- ●例えば，挫創や刺創は皮膚からの出血がみられるが，挫傷は表面的には出血がみられないイメージである．

［松井健太郎］

打撲・捻挫の対処法

- ●骨折が疑われる場合でも画像で骨折が確認できないことがある．
- ●初回の画像で骨折がわからなくても，後日撮影した画像で判明することもある．
- ●「骨折はありません」と断言せず，経過観察が必要であることを説明することが重要である．

［松井健太郎］

Ⅳ 参考文献

軟部組織総論（p.248 ～ 249）

1) van den Bekerom MPJ, Struijs PA, et al. What is the evidence for rest, ice, compression, and elevation therapy in the treatment of ankle sprains in adults? J Athl Train 2012；47：435-43.
2) Vuurberg G, Hoorntje A, et al. Diagnosis, treatment and prevention of ankle sprains：update of an evidence-based clinical guideline. Br J Sports Med 2018；52：956.

皮膚損傷：創傷処置 – 創処置の基本である創傷の評価をしよう（p.250 ～ 251）

1) 茂木精一，有馬豪，ほか. 創傷・褥瘡・熱傷ガイドライン（2023）-1：創傷一般（第 3 版）. 日皮会誌 2023；133：2519-64.

皮膚損傷：創傷処置 – 初療時の処置では十分な洗浄とデブリドマンを常に心がけよう（p.252 ～ 254）

1) Schultz GS, Chin GA, et al. Principles of wound healing. Mechanisms of Vascular Disease：A Reference Book for Vascular Specialists [Internet]. University of Adelaide Press；2011.
2) KEGG MEDICUS, 医療用医薬品：キシロカイン（2024.5.22）. Kanehisa Laboratories. https://www.kegg.jp/medicus-bin/japic_med?japic_code=00055052.（2024.6.6 閲覧）.
3) Abuodeh Y, Kallel S, et al. What is the recommended volume of irrigating fluid in the emergency department（ED）for open fractures? INTERNATIONAL CONSENSUS MEETING. https://icmphilly.com/questions/what-is-the-recommended-volume-of-irrigating-fluid-in-the-emergency-department-ed-for-open-fractures/.（2024.6.6 閲覧）.

皮膚損傷：創傷処置 – 汚染が強い創は感染を念頭に置いて処置しよう（p.255 ～ 256）

1) 日本形成外科学会，日本創傷外科学会，ほか編. 形成外科診療ガイドライン　第 I 編急性創傷診療ガイドライン. 金原出版；2015. p4-25, 62-82.
2) 炭山嘉伸，有馬陽一，編. 感染症・合併症ゼロを目指す創閉鎖：エビデンスに基づく手術創，救急創傷の閉鎖・開放から創処置まで. 羊土社；2010. p75-9, 96-112.
3) 岡崎　睦. 外傷処置・小手技の技 &Tips：はやく，要領よく，きれいに仕上げる極意. メジカルビュー社；2016. p104.

皮膚損傷：創傷処置 – 汚染の強い創には抗菌薬や破傷風ワクチンの予防投与をしよう（p.257 ～ 258）

1) 日本形成外科学会，日本創傷外科学会，ほか編. 第 I 編：急性創傷診療ガイドライン　5 章：動物咬傷. 形成外科診療ガイドライン 3　2021 年版. 金原出版；2021.
2) 落合武徳，監. 清水孝徳，吉本信也，編. 確実に身につく！縫合・局所麻酔. 羊土社；2009. p73-7, 111-2.
3) 狂犬病対策研究会，編. 狂犬病対応ガイドライン 2001. インフラックス・コム；2001.
4) 山根一和，八木哲也，ほか. 外傷後の破傷風予防のための破傷風トキソイドワクチンおよび抗破傷風ヒト免疫グロブリン投与と破傷風の治療. 感染症情報センター. http://idsc.nih.go.jp/iasr/23/263/dj2632.html.（2024.6.7 閲覧）.

筋・腱損傷 – 腱損傷の診断と zone 分類について知ろう（p.259 ～ 264）

1) Kleinert HE, Verdan C. Report of the Committee on Tendon Injuries（International Federation of Societies for Surgery of the Hand）. J Hand Surg 1983；8：794-8.
2) Elson RA. Rupture of the central slip of the extensor hood of finger. A test for early diagnosis. Bone Joint Surg Br 1986；68：229-31.
3) 遠藤　健，松井雄一郎. 一目でわかる腱の診察法. 市原理司，編. 手救急：手外科専門が教える現場での初療. 南江堂；2023 .p40-7.
4) 森谷浩治. 場所により多様な腱縫合. 市原理司，編. 手救急：手外科専門が教える現場での初療. 南江堂；2023. p131-41.

筋・腱損傷 – 前十字靱帯損傷は knee in toe out を聴取しよう（p.265 ～ 268）

1) 日本整形外科学会，日本関節鏡・膝・スポーツ整形外科学会，監. 日本整形外科学会診療ガイドライン委員会，前十字靱帯（ACL）損傷診療ガイドライン策定委員会，編. 前十字靱帯（ACL）損傷診療ガイドライン 2019 改訂第 3 版. 南江堂；2019.
2) Huang W, Zhang Y, et al. Clinical examination of anterior cruciate ligament rupture：a systematic review and meta-analysis. Acta Orthop Traumatol Turc 2016；50：22-31.

筋・腱損傷 – アキレス腱断裂は底屈位で固定して翌日整形外科を受診させよう（p.269 ～ 271）

1) Myhrvold SB, Brouwer EF, et al. Nonoperative or Surgical Treatment of Acute Achilles' Tendon Rupture. N Engl J Med 2022；386：1409-20.

2）日本整形外科学会，日本整形外科スポーツ医学会，監．日本整形外科学会診療ガイドライン委員会，アキレス腱断裂診療ガイドライン策定委員会，編．アキレス腱断裂診療ガイドライン 2019　改訂第 2 版．南江堂；2019.
3）Möller M, Movin T, et al. Acute rupture of tendo Achillis. A prospective randomized study of comparison between surgical and non-surgical treatment. J Bone Joint Surg Br 2001；83：843-8.
4）Khan RJK, Fick D, et al. Treatment of acute Achilles tendon ruptures. A meta-analysis of randomized, controlled trials. J Bone Joint Surg Am 2005；87：2202-10.

重度四肢外傷 - 緊急手術のための術前損傷評価をしよう（p.272 ～ 276）

1）日本外傷学会，日本救急医学会，監．日本外傷学会外傷初期診療ガイドライン改訂第 6 版編集委員会，編．改訂第 6 版　外傷初期診療ガイドライン JATEC．へるす出版；2021.
2）Hornes E, Boddaert G, et al. Temporary vascular shunt for damage control of extremity vascular injury：A toolbox for trauma surgeons. J Visc Surg 2015；152：363-8.
3）Nanchahal J, Nayagam S, et al. Standards for the management of OPEN FRACTURE OF THE LOWER LIMB. BAPRAS；2009. p.11-2.
4）Johansen K, Daines M, et al. Objective criteria accurately predict amputation following lower extremity trauma. J Trauma 1990；30：568-72, 572-3.

コラム　救急外傷におけるターニケットの解除基準（p.277）

1）日本外傷学会，日本救急医学会，監．日本外傷学会外傷初期診療ガイドライン改訂第 6 版編集委員会，編．改訂第 6 版　外傷初期診療ガイドライン JATEC．へるす出版；2021.

手指外傷 - 指尖部損傷は初療室で処置しよう（p.278 ～ 280）

1）岩澤幹直，永井文緒，ほか．指尖部切断の治療．信州医誌 2018；66：241-8.
2）内藤聖人．外傷の手・手指切断．整外 Surg Tech 2020；10：46-50.
3）本宮　真．指・肢切断．手・肘の外科：診断と治療のすべて．メジカルビュー社；2021. p267-73.
4）小野真平．ここからマスター！手外科研修レクチャーブック．全日本病院出版会；2022. p132-98.
5）Wolfe SW, Pederson WC, et al.,eds Green`s Operative Hand Surgery. 7th ed. Elsevier；2017.
6）Yeo CJ, Sebastin SJ, et al. Fingertip injuries. Singapore Med J 2010；51：78.
7）Martin-Playa P, Foo A. Approach to Fingertip Injuries. Clin Plast Surg 2019；46：275-83.
8）Scott NL. Adkinson JM. Pediatric Fingertip Injuries. Hand Clin 2021；37：107-16.
9）Kawaiah A, Thakur M, et al. Fingertip Injuries and Amputations: A Review of the Literature. Cureus 2020；12：e8291.
10）Kakar S. Digital Amputations. Wolfe SW, Pederson WC, et al.. eds. Green`s Operative Hand Surgery. 7th ed. Elsevier；2017. 1708-16.

手指外傷 - 切断指を治療しよう（p.281 ～ 283）

1）本宮　真．指・肢切断．岩崎倫政，編．手・肘の外科：診断と治療のすべて．メジカルビュー社；2021. p267-73.
2）岩崎倫政．マイクロサージャリー．井樋栄二，吉川秀樹，ほか編．標準整形外科学　第 14 版．医学書院；2020. p206-14.
3）Komatsu S, Tamai S. Successful Replantation Of A Completely Cut-off Thumb. J Plast Reconstr Surg 1968；42：347-77.
4）Pugliese P, Francesco FD, et al. T Tamai zone -I and -II replantation versus reconstruction with local flaps: retrospective analysis for functional and cosmetic results. Case Reports Plast Surg Hand Surg 2024；11：2320882.
5）Mehmet D, Ince B, et al. Assessment of survival rates compared according to the Tamai and Yamano classifications in fingertip replantations. Indian J Orthop 2016；50：384-9.
6）Vinay Rao, Zeyl VA, et al. The Impact of Venous Reconstruction on Finger Replantation Success Rates Based on Level of Injury. J Hand Surg Am 2023；S0363-5023（23）00557-9.
7）Erika Davis Sears, Chung KC. Replantation of finger avulsion injuries：A Systematic review of survival and functional outcomes. J Hand Surg Am 2011；36：686-94.
8）Kakar S. Digital Amputations. Wolfe SW, Pederson WC, et al.. eds. Green`s Operative Hand Surgery. 7th ed. Elsevier；2017. p1708-16.

デグロービング損傷 - 軟部組織壊死を起こしやすいため入院させよう（p.284 ～ 285）

1）Vanhegan IS, Dala-Ali B, et al. The morel-lavallée lesion as a rare differential diagnosis for recalcitrant bursitis of the knee: case report and literature review. Case Rep Orthop 2012；2012：593193.
2）Sakai G, Suzuki T, et al. Primary reattachment of avulsed skin flaps with negative pressure wound therapy in degloving injuries of the lower extremity. Injury 2017；48：137-41.
3）Scolaro JA, Chao T, et al. The Morel-Lavallée Lesion: Diagnosis and Management. J Am Acad Orthop Surg 2016；24：667-72.

Ⅳ

軟部組織（分類・方針）

4）日本外傷学会，日本救急医学会，監．日本外傷学会外傷初期診療ガイドライン改訂第 6 版編集委員会，編．外傷初期診療ガイドライン JATEC 改訂第 6 版．へるす出版；2021. p250.

5）日本救急医学会，監．日本救急医学会指導医・専門医制度委員会，日本救急医学会専門医認定委員会，編．改訂第 5 版　救急診療指針．へるす出版；2018. p497.

6）Buckely RE, Moran CG, et al. AO 法骨折治療 第 3 版．田中　正，澤口　毅，編．医学書院；2020. p352.

コンパートメント症候群 – 腫れ，痛みでコンパートメント症候群を診断しよう（p.286 ～ 288）

1）Mauser N, Gissel H, et al. Acute lower-leg compartment syndrome. Orthopedics 2013；36：619-24.

2）Guo J, Yin T, et al. Acute compartment syndrome：Cause, diagnosis, and new viewpoint. Medicine（Baltimore）2019；98：e16260.

3）Duckworth AD, McQueen MM. The Diagnosis of Acute Compartment Syndrome；A Critical Analysis Review. JBJS Rev 2017；5：e1.

クラッシュ症候群 – 高カリウム血症の治療を急ごう（p.289 ～ 291）

1）井樋栄二，津村弘，監．田中栄，髙木理彰，松田秀一，編．標準整形外科学　第 15 版．医学書院；2023. p.790-1.

2）Long B, Liang SY, et al. Crush injury and syndrome：A review for emergency clinicians. Am J Emerg Med 2023 J；69：180-7.

3）Sever MS, Vanholder R, et al. Management of crush-related injuries after disasters. N Engl J Med 2006；354：1052-63.

感染 – 正しく診療と治療をしよう（p.292 ～ 294）

1）濵藤啓広．軟部組織感染症．井樋栄二，吉川秀樹，ほか編．標準整形外科学　第 14 版．医学書院；2020. p219-22.

2）髙岸勝繁．軟部組織感染症：蜂窩織炎，壊死性筋膜炎．清田雅智，監．上田剛士，編．ホスピタリストの内科診療フローチャート　第 2 版．シーニュ；2019. p850-4.

3）佐藤健二．軟部組織感染で忘れてはいけないこと．Orthopaedics 2023；36：81-8.

V

小児（分類・方針）

小児総論

! Check Point

✔ 小児外傷をみるときは，小児と成人ではサイズの違いだけではなく，骨や軟部組織に大きな違いがあることを知っておく必要がある．

❶ 解剖学的特徴を知ろう

- 小児では骨強度が成人より弱く，たわみやすい．
- 靱帯組織のほうが骨より強度が強いため，一般的に靱帯損傷を起こしにくく，骨折を生じやすい．
- 骨が成人よりたわみやすいことで，完全骨折ではなく若木骨折や塑性変形などの不全骨折を生じやすい（図1）．
- 骨に対して骨膜が厚く丈夫であることも不全骨折になりやすい要因．
- 一般的にこれらの骨折は保存療法で経過良好なことが多い．
- 小児では骨化が完全ではなく軟骨に覆われている部分がある．軟骨内に骨化中心が出現し，徐々に骨化していくことで成長していく（軟骨内骨化）．この軟骨と骨の境界部分が成長軟骨板であり，骨の成長に関与する．

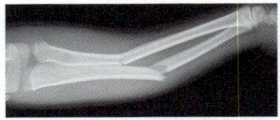
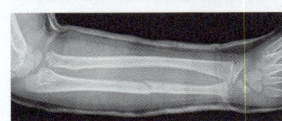
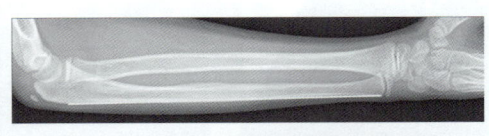
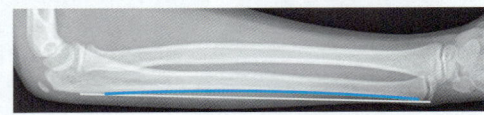

a   b

図1 若木骨折，塑性変形

a：若木骨折．受傷時（上），整復後（下）．若木骨折では良好に徒手整復されることが多い．
b：塑性変形．健側（上），患側（ulnar bow sign陽性，下）．前腕の塑性変形は頻度が高い．尺骨骨幹部のulnar bow sign（掌側凸の変形）はMonteggia骨折を疑う所見．

❷ 診察をしよう

▶痛みに気を配る

- 患者が泣いていると身体所見をとれなくなってしまう．そのため痛みのなさそうな部位からの診察を心がけるとよい．

▶**患者に説明をする**

● 患者が小児だからといって保護者にのみ説明し，本人への説明なしに診療をするのは好ましくない．状況を理解せず痛みを伴う診療を受けるのは恐怖である．

● ①診察が必要な理由，②何をするのか，の2点を説明する．

● 痛みを伴う場合はそのことも確実に伝える．

● 患者自身が理解することで，幼少であっても協力を得ることができる．

❸ 検査をしよう

▶**X線像は両側撮影をする**

● 小児のX線像では，見慣れていないと骨端核を裂離骨折と誤認したり，塑性変形を問題なしと判断したりすることがある．

● 成人においても健側と比較することはあるが，小児では特に有効．

● 慣れれば両側撮影は必ずしも必要でないが，まずは両側撮影から始めて左右をじっくり比較することで，不幸な見逃しなどを防ぐことができる．

▶**超音波検査も有用**

● 小児の四肢外傷では，侵襲も少なく被ばくのない超音波検査は有用．

● X線検査で骨傷が明らかでない場合にも血腫などを同定し診断できることがある．

● 診断することで治療方針を明確化できれば，保護者の安心を得ることができる．

> **note** **CTの被ばく量ってどれくらい？**
>
> ● 小児に対するCTの標準的な実効線量は $1 \sim 5\,\mathrm{mSv}$[1]．これは小児の四肢単純X線検査における実効線量が $0.01\,\mathrm{mSv}$ 以下であることと比較すると多い．
>
> ● 小児は90歳と比較しすると $10 \sim 20$ 倍の余剰発がんリスクがある[2]．例えば5歳が $10\,\mathrm{mSv}$ の全身被ばくを受けた場合のがん発生の生涯寄与リスクは約0.3％という報告もある[1]．
>
> ● しかし，外傷で検査する四肢のCTが，どれほどの発がんリスクを持つかは不明．
>
> ● 不必要なルーチンでのCTは避けるべき．骨折型が把握できないなど，必要な場合に四肢のCTを撮影することは問題ないと考える．

❹ 治療をしよう

● 小児は成人と比較して，骨癒合能力が非常に高い．

● 年齢や部位にもよるが変形癒合でも成長に伴い自家矯正が働くという特徴がある（図2）
➡保存療法の適応となる範囲が広い．

● 小児は関節の拘縮を起こしにくいため，6～8週の外固定が許容されることも保存療法が有効な要因．

▶**保存療法が可能かどうか判断するうえで重要なこと**

● 以下の1つでも問題になるようであれば，整復や内固定術が必要となる．

　①そのままで癒合するか．

　②癒合した後に自家矯正されるか．

　③最終的に残ると予想される変形が問題になるか．

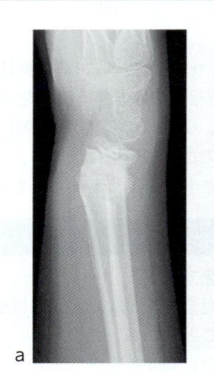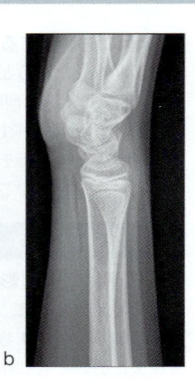

図2 骨折後の変形に対する自家矯正

橈骨遠位端骨折（9歳，女児）
a：受傷後3週．背屈変形が残存している．
b：受傷後1年．変形が自家矯正されている．

a　　b

▶将来の予測をするうえで重要なこと

● **骨折部位**：骨の成長は部位により成長率が違う（図3）[3]．上肢では上腕近位や前腕遠位の骨折は自家矯正されやすく，下肢では膝周囲の骨折は自家矯正されやすい．骨幹部や，肘周囲，大腿近位，下腿遠位の骨折は自家矯正にあまり期待できない．

● **年齢**：年齢が小さいほど自家矯正力が高い．大まかには5歳と10歳を区切りに自家矯正力は落ちていくと覚えておくとよい．

● **性別**：女性のほうが男性より成長が早く終了する．

● **二次性徴**：二次性徴の時期に成長のピークを迎えることが多い．それ以降では自家矯正力が落ちていく．陰毛の有無や声変わり，初潮の有無などを聴取する．

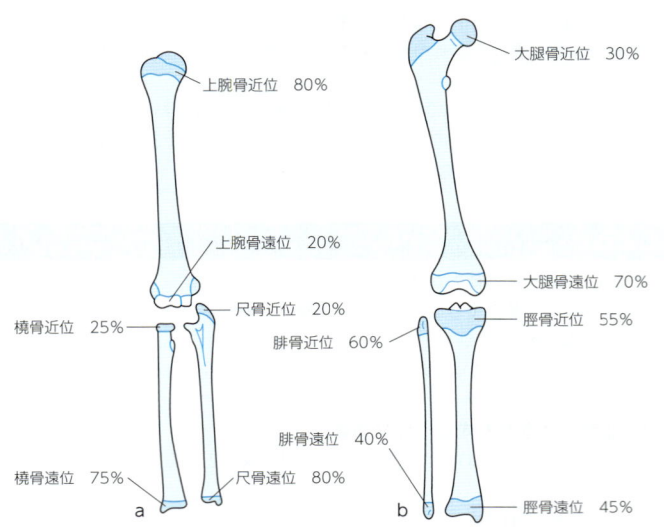

図3 骨の部位による成長率の違い

（文献3を参考に作成）

❺ 経過観察での注意事項を知ろう

- 成長障害に注意する.
- **成長障害**：骨折後の成長に伴って出てくる変形や脚長差のこと.
  ➡治療がうまくいっても，小児では十分な経過観察期間が必要.

▶早期骨端閉鎖
- 成長軟骨板の損傷により，軟骨内に骨性架橋ができる.これにより成長が抑制される.
- 成長軟骨板全体に骨性架橋ができると短縮の原因となり，部分的な骨性架橋は変形の原因となる.

▶骨壊死
- 血流障害により発生する.
- 骨化が未熟な場合，骨壊死が発生してもX線検査で骨壊死に気付けるようになるまでには時間がかかることがある.

▶過成長
- 骨癒合後，骨折部の過成長が起きることがある.
- 骨幹部骨折に多く術後1年程度がピークなことが多いが，個人差がある.

［中川知郎］

上腕骨近位部骨折／上腕骨骨幹部骨折
保存療法と手術療法の適応を見極めよう

⚠ Check Point

✔ 上腕骨近位部骨折は全小児骨折のなかで3%，上腕骨骨幹部骨折はさらにまれ．

✔ 年齢によって，保存療法か手術療法かの選択は異なる．

✔ 上腕骨骨幹部骨折では橈骨神経麻痺の合併を疑って診察する．

❶ 骨折の種類と分類を知ろう

▶上腕骨近位部骨折
- 上腕骨近位部骨折には骨端線損傷と近位骨幹端（結節下）骨折がある（表1）．
- 原則は単純X線正面像，側面像の二方向で診断する．
- 肩関節脱臼はほとんどない．
- Salter-Harris分類（図1）：骨端線損傷の分類．Type Ⅰ，Ⅱが最も多く，type Ⅲ，Ⅳはまれ．
- Neer-Horowitz分類（表2）：骨端線損傷の転位の程度[1]．
- 上腕骨近位骨幹端骨折（図3）：2〜7歳で多く，この時期の骨幹端の著しい成長が関係していると考えられている．

▶上腕骨骨幹部骨折
- さまざまな受傷形態があり，それに応じた骨折型となりやすい（図4，表3）．
- そのほかの受傷形態として直接打撲や虐待がある．
- 特に多い合併症は橈骨神経麻痺であり，下垂手の有無は必ず確認する．

表1 年齢による上腕骨近位部骨折の分類

年齢	骨折	原因
新生児	Salter-Harris分類type Ⅰの骨端線損傷	分娩
2〜7歳	近位骨幹端（結節下）骨折	外傷
8〜14歳	Salter-Harris分類type Ⅰ，Ⅱの骨端線損傷	外傷

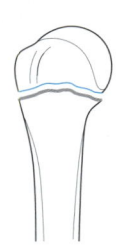 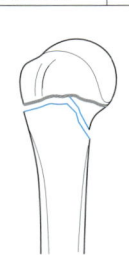 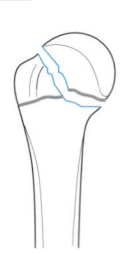 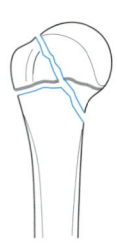

図1 Salter-Harris分類　　Type Ⅰ　　　　Type Ⅱ　　　　Type Ⅲ　　　　Type Ⅳ

表2 Neer-Horowitz分類

Grade Ⅰ	5mm以下の転位
Grade Ⅱ	上腕骨骨幹部幅の1／3以下の転位
Grade Ⅲ	上腕骨骨幹部幅の2／3以下の転位
Grade Ⅳ	上腕骨骨幹部幅の2／3以上の転位

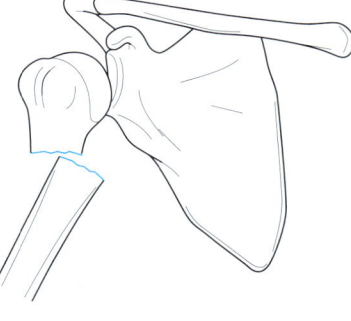

図3 上腕骨近位骨幹端骨折

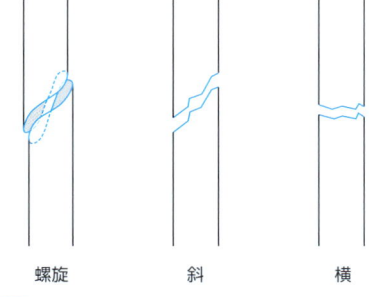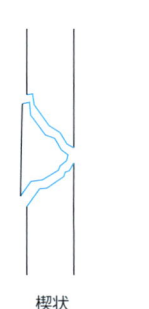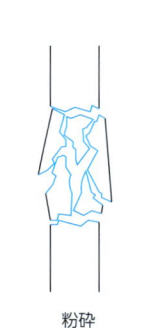

| 螺旋 | 斜 | 横 | 楔状 | 粉砕 |

図4 骨幹部の骨折形態

表3 受傷形態に応じた骨折型

受傷形態	骨折型
分娩骨折	骨幹部横骨折
投球骨折（野球の投球動作）	近位1／2での外旋螺旋骨折
腕相撲骨折	骨幹部やや遠位での螺旋骨折

❷ 保存療法か手術療法かを見極めよう

- 一般的に年齢が低ければ低いほど自家矯正力に期待して保存療法，高ければ高いほど手術療法を選択する．
- **絶対的手術適応**：開放骨折，神経血管損傷を伴った不安定骨折，関節内の転位骨折，介在物［上腕二頭筋長頭腱（long head of biceps；LHB）や骨膜］により整復できないもの．

▶上腕骨近位部骨折

- Neer-Horowitz分類で転位に応じた治療方針が定められている．
- Grade I, IIは整復不要，Grade IIIは徒手整復，Grade IVは徒手整復／観血的整復がよいとされる．
- 表4は年齢に応じた角状変形の許容範囲．許容を超えた変形には手術療法を考慮する．

▶上腕骨骨幹部骨折
- **短縮**：1〜2cmが許容範囲[3].
- **内旋**：15°が許容範囲[3].
- 表5は時期に応じた角状変形の許容範囲. 許容を超えた変形には手術療法を考慮する.

表4 年齢に応じた角状変形の許容範囲

年齢	角状変形の許容範囲
10歳以下	60°まで
10〜13歳	30°まで
13歳以上	20°まで

（文献2を参考に作成）

表5 時期に応じた角状変形の許容範囲

時期	角状変形の許容範囲	
乳幼児	近位1/3	25°
	骨幹部から遠位1/3	45°
思春期	15°	

（文献3を参考に作成）

---

note　変形の許容範囲
- 変形には角状変形, 回旋変形, 短縮がある.
- 小児には自家矯正力があるが, 年齢が高くなるにつれて許容範囲は狭くなっていく.
- 変形の許容範囲に関してはさまざまな報告があり, 明確な基準はない.
- 上記範囲（表4, 5）はいくつかの報告をまとめたものである.

---

❸ 保存療法と手術療法の実際を知ろう

▶上腕骨近位部骨折
- **保存療法**：
  - ・整復不要な場合は三角巾＋バストバンド（☞p.382）, もしくはVelpeau包帯固定などで固定する.
  - ・**Velpeau包帯固定（図5）**：肩関節内旋位を保持し, 肩から前腕までを体幹と固定する包帯固定.
  - ・徒手整復する場合は透視下で行い, 多くが外側前方凸変形のため外転外旋＋長軸牽引を行う.
  - ・ゼロポジションで3週間持続牽引（直達／介達牽引どちらでもよい）を行い, その後外固定に変更して経過をみていく.
- **手術療法（図6）**：
  - ・経皮的Kirschner鋼線（K-wire）固定が一般的.
  - ・年長児には逆行性弾性髄内釘固定（elastic stable intramedullary nailing；ESIN）も選択肢[4].
  - ・整復阻害因子がある場合には観血的整復を行い, 直接解除する.

▶上腕骨骨幹部骨折
- **保存療法**：Velpeau包帯固定, sugar-tong splint固定（☞p.376）, 牽引, ファンクショナルブレース, Sarmiento braceなどの機能的装具を4〜7週固定する.
- **手術療法**：ESINでの固定が第一選択[5], 骨端線閉鎖前後は成長に応じて内固定をすることがある.

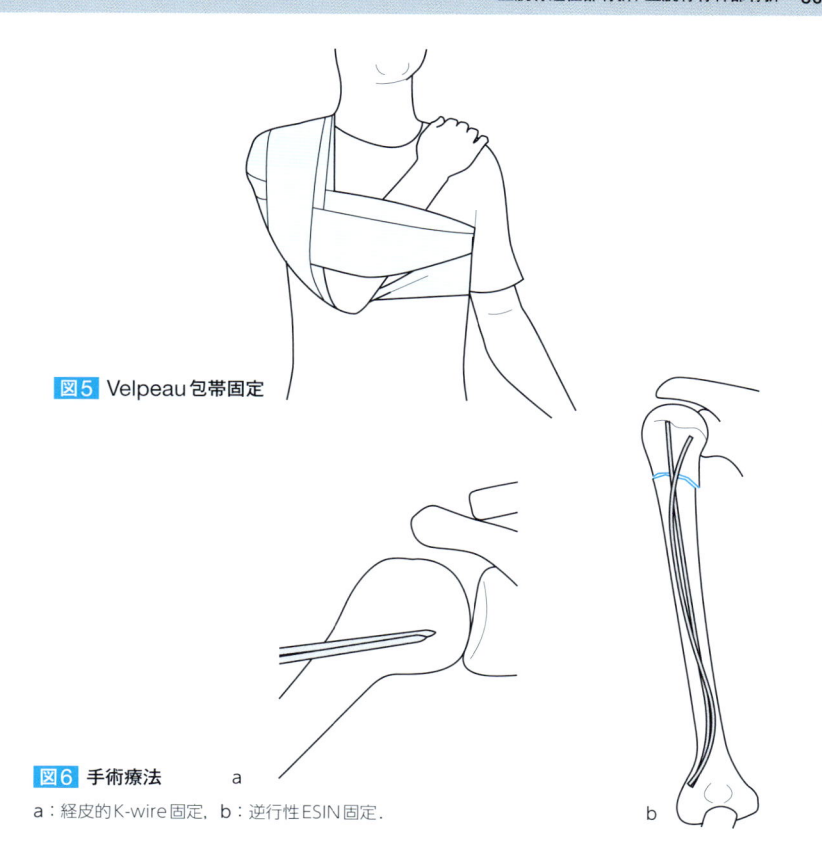

図5 Velpeau 包帯固定

図6 手術療法　a
a：経皮的K-wire固定，b：逆行性ESIN固定.　b

❹ 合併症を知ろう

- 上腕骨近位部・骨幹部骨折に共通する合併症として，偽関節，血管損傷，感染，拘縮，短縮，回旋異常などがある．これらの合併症はそのほかの骨折と同様の頻度であり，特異的なものではない．

▶**上腕骨近位部骨折に特異的な合併症**
- 骨端線早期閉鎖による上腕骨短縮や骨頭内反変形．

▶**上腕骨骨幹部骨折に特異的な合併症**
- 橈骨神経麻痺：
  ・受傷時閉鎖性橈骨神経麻痺の9割は保存療法で治癒するため，基本的には保存的に経過観察をする．
  ・3カ月以内に回復の徴候がなければ神経剥離などの手術を検討するのがよい．

［川端賢一，武川竜久］

上腕骨遠位部骨折
関節外骨折（顆上骨折）と関節内骨折（顆部骨折）を区別しよう

> **(!) Check Point**
>
> ✔ 肘関節周囲骨折は小児で最も多い骨折.
> ✔ 単純X線像のみでは誤診しやすいため，超音波検査，MRIなどを駆使する.
> ✔ 関節内骨折・関節外骨折では治療目標が異なる.

❶ 解剖：小児特有の特徴を知ろう

▶体表解剖学[1]（図1）
- 上腕骨，尺骨，橈骨から構成される.
- 上腕と尺骨で腕尺関節（蝶番関節），上腕と橈骨で腕橈関節（球状関節），橈骨と尺骨で橈尺関節（車軸関節）となり屈曲伸展，内反外反，回内回外の複雑な動きを可能とする.
- 骨化核が加齢とともに出現するが，出現時期は個人差が多い. 対側とはあまり差がない.

▶小児肘関節特有のポイント[2]
- 自家矯正があまり期待できない部分であり，成長障害や変形を起こす.
- 骨核の発育状況は年齢ごとに単純X線像の見え方が異なり，誤診しやすい.
- 早期に正確に診断し，治療しないと，遅発性の神経障害が出現しやすい（尺骨神経・橈骨神経麻痺）.

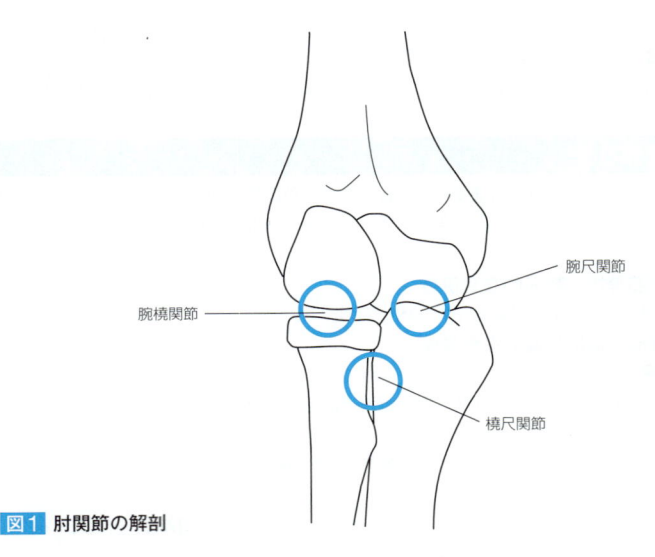

腕橈関節

腕尺関節

橈尺関節

図1 肘関節の解剖

❷ 肘関節周囲骨折：どの骨折か分類しよう

- 単純X線像で関節外骨折である顆上骨折，関節内骨折である外側顆骨折，内側顆骨折など を鑑別するが，誤診も多い．MRIや超音波検査も駆使すると診断の正確性が向上する[3]．
- 以下，頻度順に記載する（図2）．

▶上腕骨顆上骨折（関節外）

- 最も頻度が高い骨折で，転倒時に肘を過伸展し受傷する「伸展型」が大半．
- 循環・神経障害を伴う場合は緊急性が高い．
- 回旋，屈曲，伸展，内反変形を残すと，内反肘や外反肘などの後遺症を生じる．

▶上腕骨外側顆骨折（関節内）

- 転倒時に肘に外反ストレスが加わって受傷する．
- 晩期合併症としての外反肘変形や偽関節が問題となる．

▶上腕骨内側上顆骨折

- 小児や思春期のスポーツ選手に多く発生する．
- 投球動作や外反ストレスでの強い牽引力や肘関節の脱臼に伴って生じる．

▶上腕骨内側顆骨折

- 内反ストレスが原因で発生頻度は低い．
- 整復不良による拘縮や変形が問題となる．

▶上腕骨外側上顆骨折

- 比較的まれ．
- 外傷により外側靱帯複合体の付着部に発生する．
- 靱帯損傷や不安定性により保存療法か手術療法かを判断する．

V
小児（分類・方針）

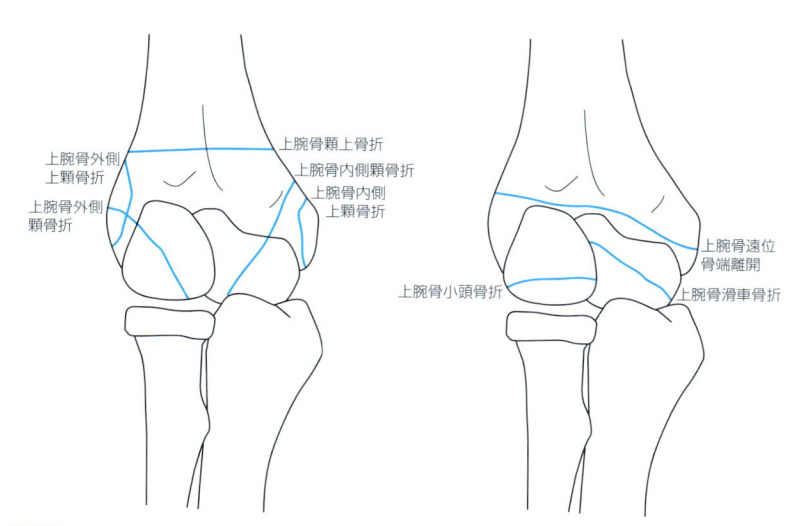

図2 肘関節周囲骨折

▶上腕骨遠位骨端離開
- ●上腕骨外側顆骨折や肘関節脱臼と誤診されやすい．
- ●不安定で晩期合併症として内反肘がある．

▶上腕骨小頭・滑車骨折
- ●非常にまれだが，関節面に転位があれば観血的整復を要する．

---

note 小児特有の循環・神経障害

- ●小児は成人と比較して自ら疼痛や麻痺を訴えることが少ないため，所見をとることが困難．特に循環・神経障害は晩期合併症に影響するため，受傷直後の正確な評価が重要．
- ●循環障害に関しては"pulseless pink"とよばれる「色調は良好だが，脈拍は触れない」場合もあり，注意が必要．
- ●また，骨折によって起こりやすい神経障害がある．上腕骨顆上骨折（正中神経，術後の医原性尺骨神経，外反肘変形を伴う尺骨神経），橈骨頭脱臼（橈骨神経），上腕骨内側上顆骨折（尺骨神経）は小児肘関節周囲骨折のなかでも麻痺を起こしやすい．

---

❸ 治療目標：関節内骨折と関節外骨折の治療方針の違いを知ろう

- ●関節面の解剖学的整復，骨端線の温存，冠状面のアライメントの整復が最も重要であり[2]，この3つが達成できれば，保存療法，手術療法どちらでもよい．
- ●関節外骨折ではアライメント，関節内骨折は関節面の解剖学的整復が重要．

▶関節外骨折
- ●骨片の転位を整復し，循環・神経障害を適切に評価，治療する．
- ●骨端線を含む損傷も多く，Kirschner鋼線（K-wire）により固定することが多い．
- ●晩期合併症としては，内反肘変形や外反変形に伴う尺骨神経麻痺がある．
- ●保存療法でも手術療法でも内外反の健患差が5°以内であれば許容範囲内．

▶関節内骨折
- ●関節面の転位およびstep offが許容範囲内かどうかを判断する．
- ●関節面の不適合性が残存すると成長障害や関節拘縮の原因になる．
- ●保存療法でも手術療法でも関節面のstep offが2mm以内であれば許容範囲内．
- ●目視で観血的に整復して固定するのが原則．

［川端賢一，渡部欣忍］

上腕骨遠位部骨折
肘のX線読影のポイントを知ろう

> **! Check Point**

✔ 骨端核の出現時期はCRITOEの順番．正常発育と比較する．
✔ X線読影のポイントを用いて骨折や脱臼を評価する．
✔ 超音波検査を活用し，X線検査で判別が困難な軟部組織を評価する．

❶ 解剖：小児肘関節の骨端核の出現時期を知ろう

▶小児肘特有のポイント[1]
● 小児の肘関節では骨端核の出現順序と時期を把握することが重要．
● 正常発育との比較が可能であり，骨折や成長障害の診断の助けになる．

▶骨端核の出現時期（図1）[2]
● 表1の順番で骨端核が出現し，頭文字でCRITOEと覚える[3]．
● 女児は男児と比較して1〜2年骨化が早い．

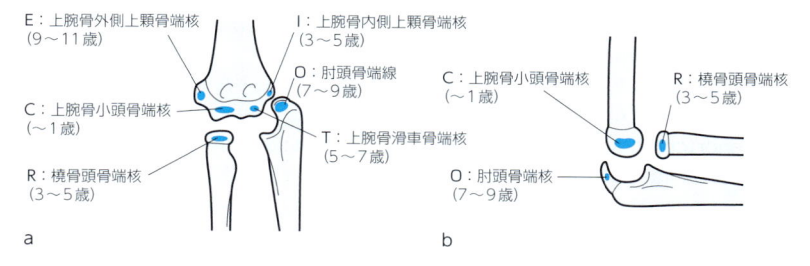

E：上腕骨外側上顆骨端核（9〜11歳）
I：上腕骨内側上顆骨端核（3〜5歳）
O：肘頭骨端線（7〜9歳）
C：上腕骨小頭骨端核（〜1歳）
T：上腕骨滑車骨端核（5〜7歳）
R：橈骨頭骨端核（3〜5歳）

C：上腕骨小頭骨端核（〜1歳）
R：橈骨頭骨端核（3〜5歳）
O：肘頭骨端核（7〜9歳）

a　　　　　　　　　b

図1 肘関節骨端線の出現時期
a：正面，b：側面．

表1 骨端核の出現順

部位	男児	女児
上腕骨小頭（Capitellum）	1歳	1歳
橈骨頭（Radial head）	6歳	5歳
内側上顆（Internal epicondyle）	7.5歳	5歳
滑車（Trochlea）	10.7歳	9歳
肘頭（Olecranon）	10.5歳	8.7歳
外側上顆（External epicondyle）	12歳	10歳

❷ 小児のX線読影のポイントを知ろう

▶**基本的な読影手順**

① **骨端核の数と位置の異常**：小児では必ず健側を撮像し，骨端核の数が発達段階と一致しているか，脱臼や転位がないかを確認する．

② **骨片の転位や線状の不整**：骨折線の有無，骨片の転位を正面像・側面像で評価する．

③ **関節のアライメントの確認**：肘関節のアライメントを角度計測や指標により評価する．

▶**正面像での評価**

● Baumann角（図2a）：外側顆と遠位骨幹端をつなぐ線と上腕骨の骨軸のなす角．一番誤差が少ない角度．

● Humeral-Ulnar角（図2b）：上腕骨骨軸と尺骨骨軸のなす角．

▶**側面像での評価**[4]

● 上腕骨小頭が涙目（teardrop）にみえるようにして撮像すると，真側面となる．

● Shaft-Condylar角（Tilting角，☞p.321）：上腕骨の骨軸と顆部軸のなす角．正常値は40°．

● Anterior humeral line（図3a）：上腕骨の前方皮質に沿って下ろした垂線．小頭の骨化中心の中央1/3を通る．

● Lateral capitellohumeral角（図3b）：上腕骨軸と小頭のなす角．正常値は平均51°．

▶ **Fat pad sign**（図4）[5]

● Fat padは肘関節周囲に3カ所あり，肘窩の前，後方，回外筋前方にある．

● 関節包内の出血によりfat padが膨らむと不顕性骨折を示唆する重要な所見となる．ただ，この所見が陽性となるのはこれは関節包の損傷がない場合に限る．

● Posterior（olecranon）fat pad：
　・肘関節90°ではみえないが，伸展すると関節包が緩み正常でもみえることがある．
　・屈曲位でみえた場合に関節内の出血を示唆する．

● Anterior（coronoid）fat pad：微小な出血で前方のみfat padが陽性のこともある．

● Supinator fat pad：橈骨頭の不顕性骨折を示唆するが，描出しにくく，橈骨頭骨折のときでも50%のみ陽性と診断できる．

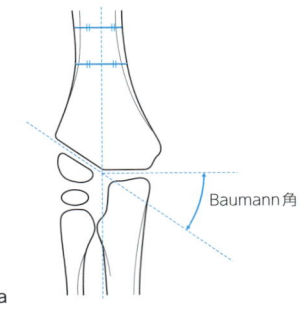
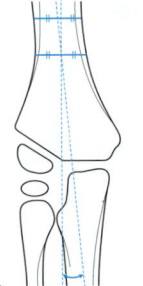

a
b
Humeral-Ulnar角
Baumann角

図2 正面像での評価

a：Baumann角，b：Humeral-Ulnar角．

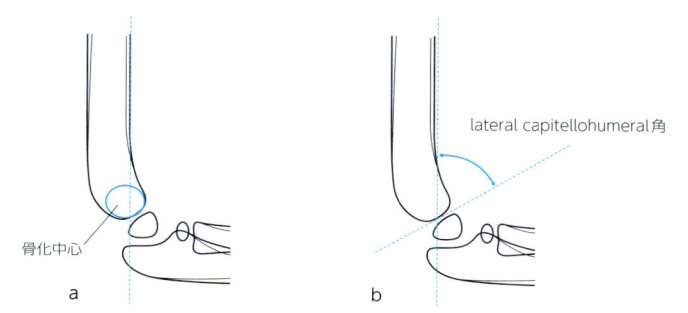

図3 側面像での評価

a：Anterior humeral line，b：Lateral humerocapitellar角．

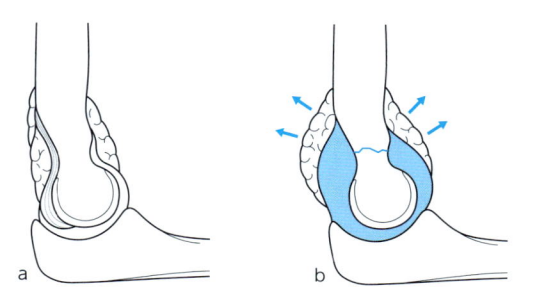

図4 Fat pad sign

a：正常，b：Fat pad陽性．

---

note　X線像の限界，超音波検査（エコー）の有用性

- X線像では骨の異常は評価できるものの，軟部組織や成長軟骨の詳細な情報は得られない．
- 一方，エコーは非侵襲的で成長軟骨の評価や関節内の血腫の確認ができ，有用．
- 特に小児の骨折ではエコーが骨端線付近の損傷や骨折線を可視化し，補助的な診断として役立つ．

---

note　TRASH lesions[4]

- The radiographic appearance seemed harmless（TRASH）lesions：一見正常なX線像のため，初診時には見逃される肘周囲損傷．
- 適切に外科的介入を行わないと，不良な転帰となることが多い．
- X線で正常にみえても，異常な腫脹がある場合には上記を疑う．
- 橈骨頭の骨軟骨骨折，骨化していない肘内側顆骨折，上腕骨遠位の骨端離開，Monteggia骨折，嵌頓した内側上顆骨折，小頭剪断骨折，外側顆骨折が含まれる．

［川端賢一，渡部欣忍］

上腕骨顆上骨折
顆上骨折は神経障害を確認しよう

！Check Point

✔ 神経（正中神経，尺骨神経，橈骨神経）と血管障害の有無を確認する．
✔ コンパートメント症候群に注意する．

❶ 疫学を知ろう

● 小児肘関節周辺骨折のなかで最も発生頻度の高い骨折（60％）[1]．
● 5〜10歳の小児の転落・転倒による受傷が多く，ほとんどが肘関節を伸展したまま受傷するため伸展型骨折が多い．

❷ 解剖を知ろう（図1）

● 肘関節は血管・神経の走行が比較的浅く骨折時に障害されやすい．
● 正中神経：
 ・上腕動脈とともに上腕二頭筋内側を通る．
 ・前方中央を走行するため顆上骨折で最も損傷しやすい．
 ・正中神経から肘関節近傍で分枝する前骨間神経が麻痺することも多い[2]．
 ・前骨間神経麻痺では，運動麻痺はあるが感覚障害はないことに注意する．
● 橈骨神経：
 ・上腕遠位外側で後方から外側筋間中隔を越え前方へと走行する．
 ・腕橈骨筋と上腕筋の間を下降し，肘関節外側前方を通る．
 ・橈骨神経から橈骨頭の前方で分枝する後骨間神経が麻痺することもある．
 ・後骨間神経麻痺では，運動麻痺はあるが感覚障害はないことに注意する．

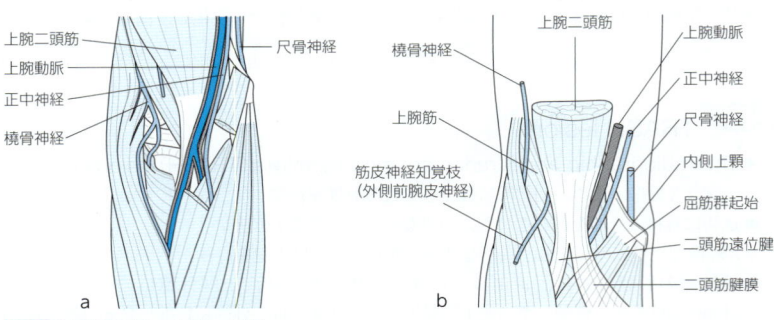

図1 肘関節の筋・血管・神経

a：掌側（浅層），b：背側．

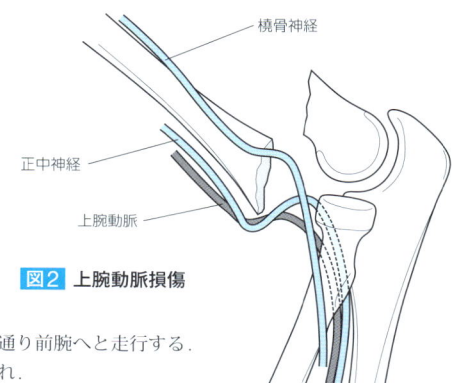

図2 上腕動脈損傷

- ●**尺骨神経**：
  - ・内側上顆の後方から肘部管を通り前腕へと走行する．
  - ・顆上骨折で損傷することはまれ．
- ●**上腕動脈**：
  - ・上腕二頭筋の尺側で上腕筋の表層を正中神経とともに下降する．
  - ・転位が大きい顆上骨折では，骨折部先端によって損傷する場合がある（図2）．

❸ 身体所見を知ろう

- ●小児では詳細な問診と丁寧な診察を行う．
- ●隣接する手関節・肩関節痛を主訴として受診することがあり注意を要する．

▶神経評価

- ●上腕骨顆上骨折の11.3％に外傷性神経麻痺が生じており，伸展型骨折では前骨間神経麻痺が34.1％と最多，次に橈骨神経麻痺が26.1％．
- ●屈曲型骨折では尺骨神経麻痺が91.3％で，正中神経麻痺が8.7％に生じる[3]．
- ●それぞれの神経に応じた神経評価が必須．
- ●**正中神経**：
  - ・Perfect O sign（OK sign）を確認する（図3）．
  - ・麻痺では母指指節間関節（interphalangeal joint；IP関節）と示指遠位指節間関節（distal interphalangeal joint；DIP関節）の屈曲ができなくなる．

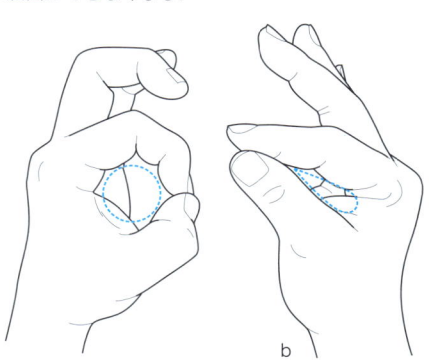

図3 Perfect O sign

a：正常，b：Perfect O sign陽性
（teardrop sign）．

●橈骨神経：
- ・総指伸筋（extensor digitorum communis；EDC）を評価する．
- ・第2〜5指の中手指節関節（metacarpophalangeal joint；MP関節）伸展ができなくなる（図4）．

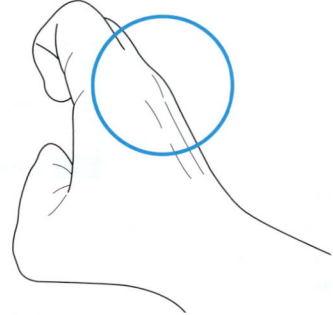

図4 EDCの筋力評価

MP関節伸展（橈骨神経障害がある場合，運動不可となる）．

---

note EDCの筋力評価の注意点
- ●虫様筋の作用やトリックモーションを防ぐため，IP関節を屈曲，手関節を背屈して評価する．

●尺骨神経：
- ・小指外転筋（abductor digital minimi；ADM）を評価する．
- ・小指外転ができなくなる（図5）．

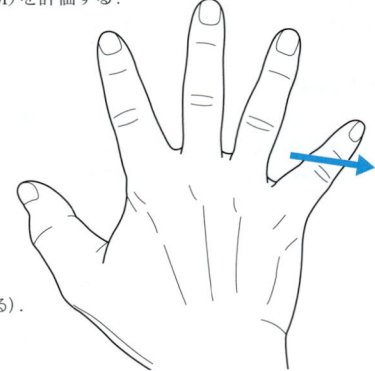

図5 ADMの筋力評価

小指外転（尺骨神経障害がある場合，運動不可となる）．

▶**血管評価**
- ●末梢の色調：蒼白になっていないか，チアノーゼの有無を確認する．
- ●橈骨動脈の触知：脈拍の有無を確認する．末梢の色調が良好でも脈拍が消失している場合がある．
- ●毛細血管再充満時間（capillary refill time；CRT）：2秒以上かかる場合は末梢循環不全の可能性がある．

▶皮膚の評価

● 開放創やpucker signの有無を評価する（図6）.

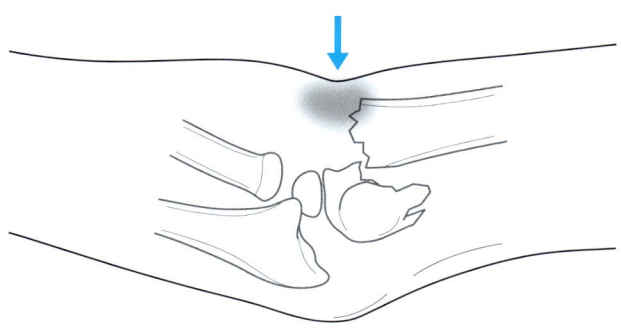

図6 Pucker sign

近位骨片の先端が上腕筋を貫通して皮下の組織に達し,皮膚に陥没を生じている所見.
"Pucker"は人名ではない.

▶コンパートメント症候群の評価（☞p.286）

● 骨折により軟部組織が腫脹し循環障害が起きると,毛細血管の透過性が亢進してさらに高度な浮腫を引き起こす悪循環を生じる.

● 症状としてpain（疼痛）,pallor（蒼白）,paresthesia（感覚障害）,paralysis（麻痺）,pulselessness（脈拍消失）など5Pが有名であるが,急性期には激しい疼痛と腫脹がまず生じる.

● 鎮痛薬で改善しない疼痛,経時的に増悪する疼痛では本症を疑う.
　➡診断したら迅速に減張切開術を行う.

● 乳幼児では,疼痛が訴えられないことがあり注意が必要
　➡早期にキャスト固定を行ったときは,必ずキャストの片側に割を入れ,疼痛増悪時はキャストを緩めるように指導する.

［大﨑祐寿,中川知郎］

上腕骨顆上骨折
Modified Gartland分類で保存療法か手術療法かを決めよう

! Check Point

- ✔ 画像所見で正しく評価する.
- ✔ Modified Gartland分類で分類する.
- ✔ 保存療法をできるようになる.

❶ 画像検査をしよう

● **単純X線検査（図1）**：
- ・2方向（正面，側面）．健側も撮影する．
- ・遠位骨片は伸展方向に転位することが多い．

● **Anterior humeral line（図2）**：
- ・側面像で上腕骨の前縁に沿った線．
- ・通常は上腕骨小頭の中央を通り，中央からはずれていれば上腕骨遠位の変形を疑う．

● **Fat pad sign（図3）[1]**：
- ・正常な場合，肘関節の前方にある脂肪体のみが描出される．しかし，骨折が生じると関節内に血腫が形成され，脂肪体が押し上げられ描出される．
- ・前方の脂肪体の陰影は増強し帆のようにみえる（sail sign）．
- ・後方にも脂肪体の陰影が出現する．

> **note**
>
> ● Fat pad signが陽性の場合，小児では75％の確率で骨折が存在すると報告されている[2]．

▶ CT
- ● 被ばく量が増えるため，必須の検査ではない．
- ● 粉砕骨折などで転位の詳細を把握するためには有用．

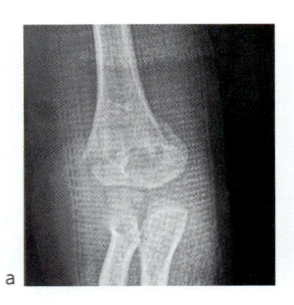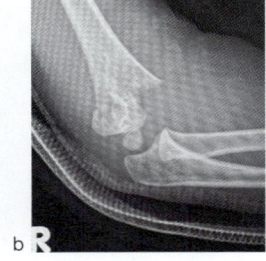

図1 単純X線像

a：正面像，b：側面像．　　a　　　　b R

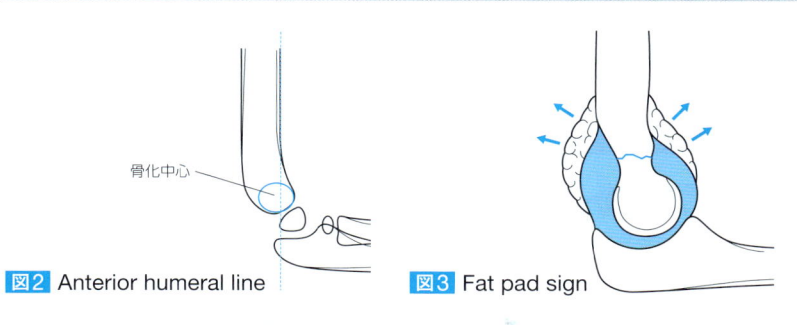

骨化中心

図2 Anterior humeral line

図3 Fat pad sign

❷ 治療方針を知ろう

▶ Modified Gartland分類（図4）[3]

● **手術適応**：
  ・Type Ⅱb以上の転位の大きな症例．
  ・Type Ⅱaで伸展変形が強く整復保持ができない症例．
  ・開放骨折や神経血管障害を伴う症例．

● 経皮的または観血的な鋼線固定術を行う（☞p.321）．

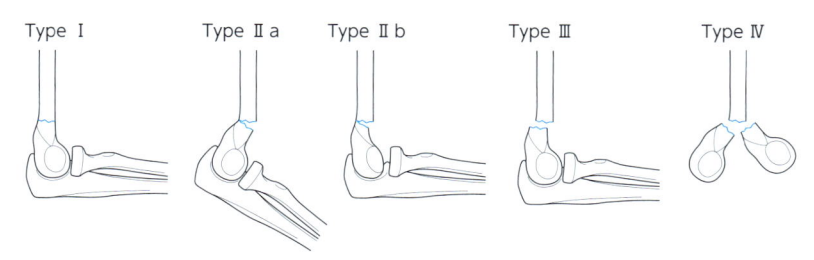

Type Ⅰ　　　　Type Ⅱa　　　Type Ⅱb　　　　Type Ⅲ　　　　Type Ⅳ

図4 Modified Gartland分類

Type Ⅰ：転位なし．
Type Ⅱa：後方皮質の連続性があり，伸展変形のみ．
Type Ⅱb：後方皮質の連続性があり，伸展変形に加えて軽度の回旋変形がある．
Type Ⅲ：皮質の連続性なし．
Type Ⅳ：皮質の連続性がなく，屈曲・伸展ともに不安定(麻酔下にしか判断できない)．

▶保存療法

● Type Ⅱaまでに適用される．

● 肘を牽引しながら屈曲位にすることで整復できる．この状態で長上肢キャスト巻いて固定する．

● 受傷初期にキャストを巻く場合は，コンパートメント症候群に注意が必要
  ➡ 早期にキャスト固定を行ったときは，必ずキャストの片側に割を入れ，疼痛増悪時はキャストを緩めるように指導する．

● 4〜6週外固定を行い，1〜2週おきにX線検査でフォローする．

［大﨑祐寿，中川知郎］

上腕骨顆上骨折
手術は橈側から3本の矢でピンニングしよう

> **Check Point**

✔ 手術体位を確認する.

✔ 橈側から3本のKirschner鋼線（K-wire）で鋼線固定を行う.

❶ 上腕骨顆上骨折を治療しよう

● 安定した整復位を得ることができる例は保存療法.

● 受傷から時間が経過しないほうが整復が容易であること，コンパートメント症候群などのリスクがあることを考慮して，不安定な骨折はできるだけ早期での手術療法が望ましい．手術は必ずしも夜間に行う必要はないが，日中のできるだけ早期に行う.

● 血管障害を合併している症例は，緊急手術の適応.

● 体位や手術方法については，それぞれの利点と欠点を理解することが重要.

▶ 手術体位

● 仰臥位（図1a）：

・側面像をみる際に，肘を屈曲した状態で肩を外旋または内旋しなければならず，K-wire挿入手技も合わせると，初学者では難易度が高い.

・変形を肉眼で確認できるため，整復位を誤ることが少ないのが利点.

・非観血的整復が困難な場合，観血的整復に切り替えて骨折部前方を確認することが可能.

● 腹臥位（図1b）：

・前腕を下垂することで屈曲方向の整復保持が容易になる.

・患肢を動かさずに側面像を得られるため，片手で整復位を保持した状態でのK-wire挿入が可能.

・側臥位では腕の長さが足りない幼少児でも可能.

・回旋転位を肉眼的に見分けるのは難しい.

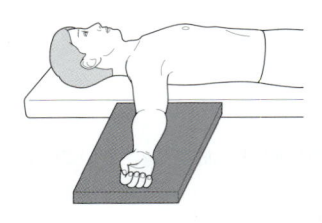 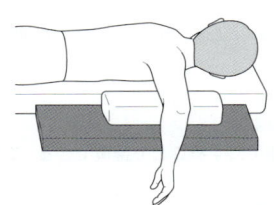 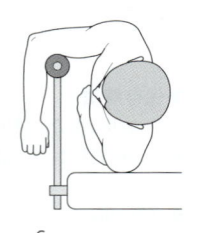

a   b   c

図1 手術体位

a：仰臥位，b：腹臥位，c：側臥位.

- **側臥位（図1c）**：
  - ・腹臥位よりも手術体位をとりやすく簡便．
  - ・操作の利点は腹臥位と同様．

▶徒手整復

- まず，短縮と伸展転位を整復する．短縮を取るために長軸方向にゆっくりと牽引し，遠位骨片を押し込みながら肘を屈曲させて伸展転位を整復する．
- 複数回の整復操作を行っても転位が残存する場合は，2.0 mmのK-wireを後方から刺入し，intrafocalに整復を行う（図2）．

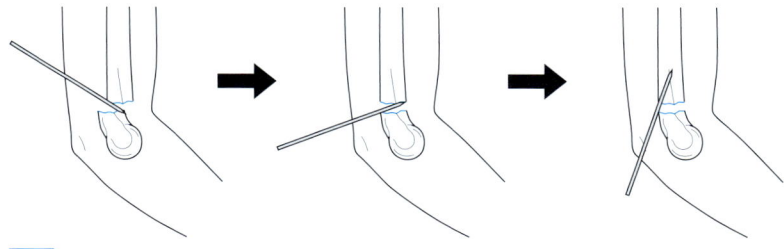

図2 Intrafocal reduction technique

▶観血的整復

- **適応**：上記の整復が困難な場合や神経血管障害を伴う症例など．
- 基本的には非観血的に手術を実施することを心がける．

▶整復位の指標

- **X線像評価の指標（図3）**：
  - ・**Baumann角**：正常 10 ～ 20°．20° 以上で内反回旋変形の可能性がある[1]．
  - ・**Tilting角**：正常 35 ～ 45°[1]．
  - ・**Anterior spike**：斜位像で近位・遠位骨片の幅が異なり，近位骨片がspike様にみえる．回旋変形を示唆する所見．

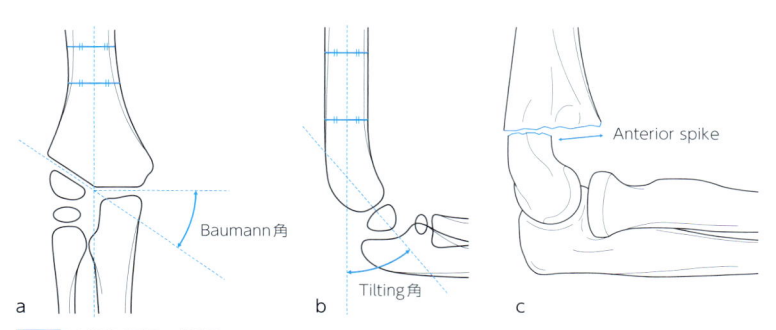

図3 X線像評価の指標

a：Baumann角，b：Tilting角，c：Anterior spike.

▶整復後のピンニング

- 外側から3本のK-wire（1.6〜1.8mm）で固定する．固定性が十分であれば，2本のK-wire固定でもよい（図4, 5）．
- 内側からK-wireを挿入する方法もあるが，尺骨神経損傷のリスクがある．
- 固定力に関して，外側から3本のK-wire固定と内外側のクロスピンニングを比較した研究では，クロスピンニングのほうが固定力は高いが，臨床的には差がないとされている[2]．

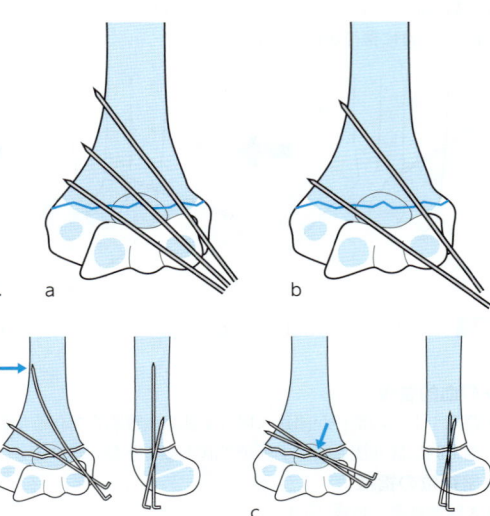

図4 正しい固定方法
a：3本での固定，b：2本での固定．

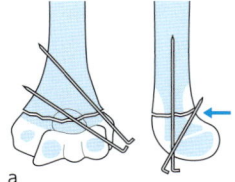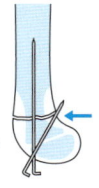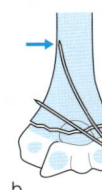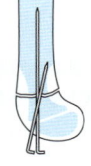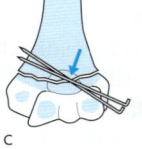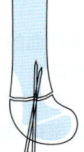

図5 よくない固定方法
a：骨折線をまたいでいない．
b：K-wireが髄内に入っていて対側皮質を貫いていない．
c：K-wireが骨折部でクロスしている（回旋力に対する抵抗性が減少してしまう）．

▶外側ピンニングで気を付けること

- 固定力を保つために，K-wire同士の距離は骨折部の横長の1/3以上離し，末広がりに挿入する[3,4]．

▶後療法

- 肘関節屈曲位で長上肢スプリント固定を3〜4週間行う．
- 十分な仮骨がみえたらK-wireを抜去する．

▶合併症

- 短期的には，神経損傷やコンパートメント症候群（☞p.286）に注意する．
- 長期的には内反肘，内反肘による遅発性尺骨神経麻痺，異所性骨化などの合併症がある．
- 上腕骨顆上骨折ではリモデリングが期待できないので，手術で変形を残さないことが重要．

［大﨑祐寿，中川知郎］

肘内障
肩も触って骨折や化膿性関節炎を見逃さないようにしよう

❗ Check Point

✔ 好発年齢は1〜4歳，7歳以上ではまれ．
✔ 「腕を引っ張ってから痛がる」典型的な受傷機転は50％程度．
✔ 超音波検査のJ signは特異度100％．

❶ 病態を知ろう

● 肘内障（図1）：
  ・輪状靱帯の亜脱臼．
  ・橈骨の頭部〜頚部が低形成の時期に，前腕を回内位で強く牽引されると，輪状靱帯の一部が腕橈関節内に滑りこんで生じる．

● 輪状靱帯：
  ・尺骨の橈骨切痕の前方から後方にかけて橈骨頭を包みこみ近位橈尺関節を安定させている靱帯．
  ・外側側副靱帯や回外筋と連続している．

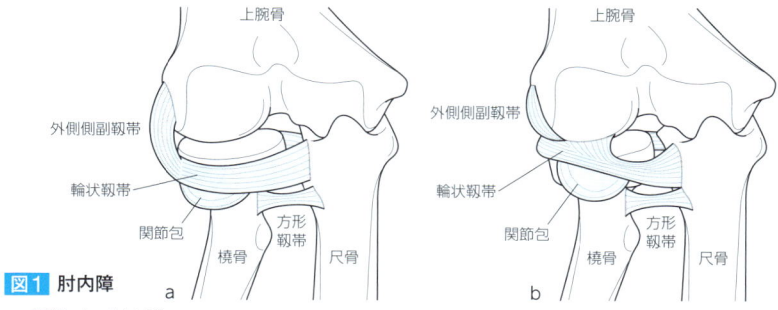

図1 肘内障
a：正常，b：肘内障．

❷ 鑑別診断を考えよう

● 最も多い主訴は「腕が使えない」．
● 腕を引っ張ったという典型的な受傷機転は実際には50％程度．
● そのほかの受傷機転としては「転倒」や「患肢が体の下敷きになって捻った」や「肘をぶつけた」などがあるが，不明なことも多い．
● まず考えなくてはならないのは「本当に肘内障なのか」．
  ➡ 上腕骨顆上骨折，橈骨頭骨折，鎖骨骨折などの骨折，化膿性肩関節炎を見逃さないようにする．

❸ 鑑別診断を踏まえた診察をしよう

● 年齢．病歴などを踏まえたうえで，肘だけではない身体診察が必要．

▶視診
● 肘関節軽度屈曲位，前腕回内位で来院することが多い．
● 平気な表情をして診察室に入ってくることが多い．
● 患肢の腫脹，変形があるかを健側と比較する．
● 化膿性関節炎を見逃さないためにも，発赤や腫脹がないか必ず確認する．

▶触診
● 肘関節に圧痛があるのは肘内障の約16％程度．
● 触診は見落としがないように，系統立てて鎖骨から行うとよい．
● 鎖骨，肩関節，手関節，肘関節の順に圧痛部位や熱感を確認する．

❹ 典型的な受傷機転でないときに行う検査の特徴を知ろう

● 骨折などの可能性がある場合は整復操作前に検査を行って鑑別する．

▶X線検査
● 両側を撮像して比較し，骨傷の有無を確認する．
● 骨端核を骨折と間違えないようにする（図2）．
● Fat pad signを見逃さないようにする．詳細は『上腕骨遠位部骨折』の項を参照（☞p.312）．

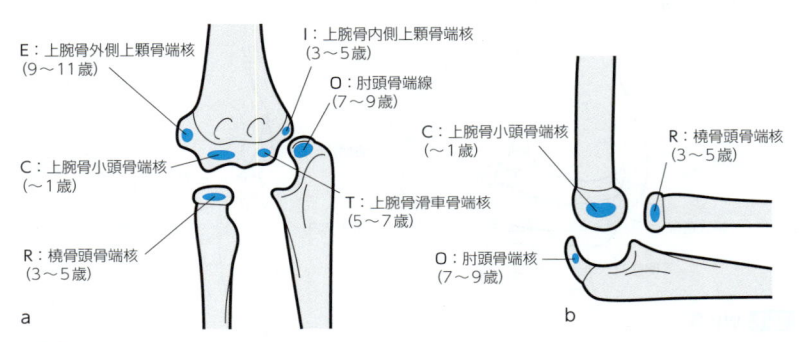

図2 肘関節骨端核の出現時期

a：正面，b：側面．

▶超音波検査（図3）
● まずは健側で肘を伸展位にして肘窩にプローブを当てて，上腕骨と橈骨頭が並んでみえるビューを描出し，患児をあやしつつ健側で痛くないことをみせて安心感を与える．
● 患肢で同様に行い，J signがあれば肘内障を診断できる．
● J sign：腕橈関節内に輪状靱帯と一緒に回外筋が引き込まれている所見．
● 超音波検査による肘内障診断の感度は64.9％，特異度は100％．
● 皮質骨不連続の有無にも注意し，骨傷の有無も評価する．

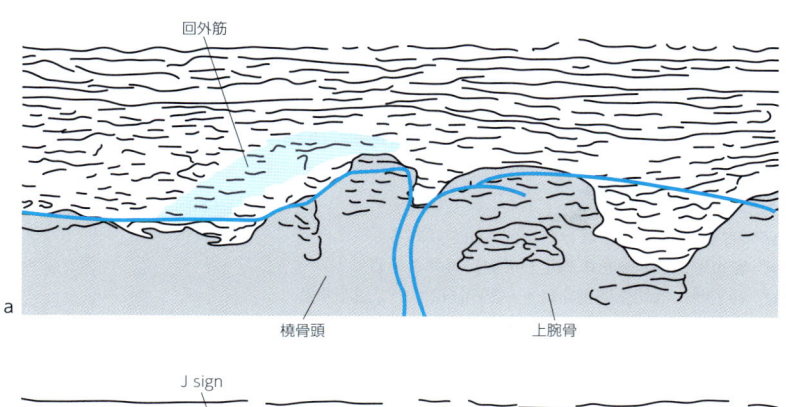

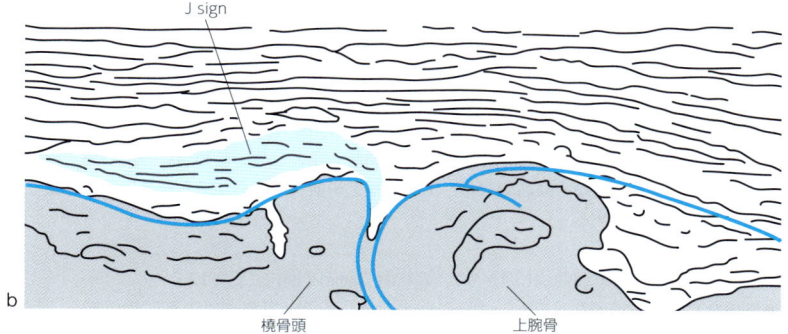

図3 超音波検査による所見

a：健側，b：患側.

> **note**
> - 典型的な受傷機転の際には，検査の負担をかけずにすぐに整復治療できる病態であるが，誤診して整復操作を行うことで重大なトラブルになってしまうこともありうる.
> - 必ず付き添いの保護者に十分な説明を行い，信頼関係を築いたうえで治療を開始する.

［宮崎玄基，武川竜久］

肘内障
整復はまず回内法をしよう

! Check Point

✔ 回内法で整復できなければ回外法を試みる．
✔ 整復難渋例は三角巾固定して翌日再診させる．
✔ 帰宅時には幼少期再発（14〜39％）について説明する．

❶ 2つの整復法を知ろう

● 整復方法は回内法と回外法がある．回内法が整復率と痛みが少ない点で有利である．
● まずは回内法を行い，それで整復できなければ回外法も試みる．
● 患肢と握手する側の手で患肢の手部を持ち，もう一方の手で肘関節を保持し母指を患肢の橈骨頭に添えるように肢位をとって整復を開始する．
● 整復する際に橈骨頭に添えた母指でクリック感を触知する．
● 整復のクリック感があってもすぐには患肢を動かそうとしないため，診察室の外で保護者にあやしてもらいながら経過観察し，上肢の挙上や前腕回内外がスムーズにできるようになったことを確認する．

▶ 回内法（図1a）
● 患肢の肘関節を軽度屈曲位（30〜90°）の状態で前腕を回内させていく．
● 回内90°で整復できなくても，さらに回内を強めることで整復できることがある．また，屈曲角度を変えて再度試みることで整復できることもある．

▶ 回外法（図1b）
● 患肢の肘関節を屈曲しつつ前腕を回外させていく．

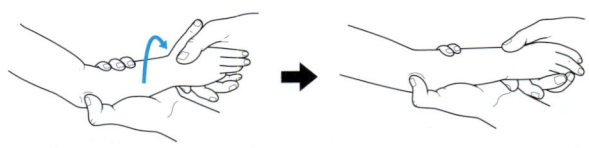

a

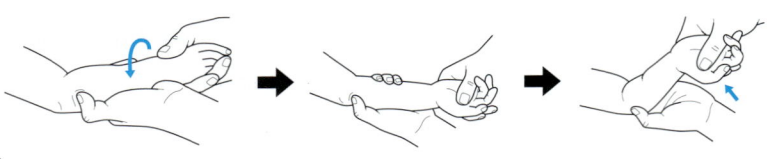

b

図1 肘内障の整復方法

a：回内法，b：回外法．

❷ すぐに整復できないときの対応を知ろう

● 受傷機転が典型例であっても，整復難渋例はむやみに整復操作を繰り返さずに三角巾など
で固定し，画像検査未実施であれば画像検査を行う．

● いたずらに整復操作を繰り返すことによって保護者との信頼関係が壊れる事態は避ける．
難渋例であることや固定して1日待っても病態が重篤になることはないことなどを丁寧に
説明して帰宅させ，翌日再診してもらう．

❸ 帰宅時の説明をしよう

● 再発率が14〜39％程度であり，夜間に同様の症状となった場合に慌てず翌日まで待機し
てから再診しても問題がないことを伝える．

● 年齢が上がれば再発することはまれであることを伝える．

● 幼少期に腕を引っ張るような動作は避けるように指導する．

● 症状消失していない場合は，骨折している可能性があるため必ず整形外科を受診するよう
に指導する．

V
小児（分類・方針）

---

note

● わが国では長く回外法が盛んに行われてきたが，最近の多くの研究で回内法を最初に
行うことが推奨されている．

● 1つの方法に頼らず，2つの整復法を上手く使いこなすことが大事．

[宮崎玄基，武川竜久]

前腕骨幹部骨折
手術適応を見極めよう

! Check Point

✔ 保存療法が基本.
✔ 整復ができない，または整復位を保てないものが手術適応.
✔ 隣接関節の脱臼を見逃さない（Monteggia骨折，Galeazzi骨折）

❶ 疫学を知ろう

● **受傷機転**：高所転落，スポーツ，遊具での受傷.
● 女児より男児に多い.
● **骨折部位**：遠位骨幹端（60％），骨幹部（20％），遠位骨端部（15％），近位骨幹部（5％）[1].

❷ 検査をしよう

▶ X線検査
● 前腕単純X線両側2方向（正面・側面）を撮影する（図1）.
● 肘関節，手関節をよく触診する.
　・**肘関節の所見がある場合**：肘関節2方向（正面・側面）を追加する.
　・**手関節の所見がある場合**：手関節2方向（正面・側面）を追加する.
● 肘関節条件では前腕の全長が含まれないため，正しく評価するために肘関節条件で前腕の全長を含めた撮影を行うことも有用.

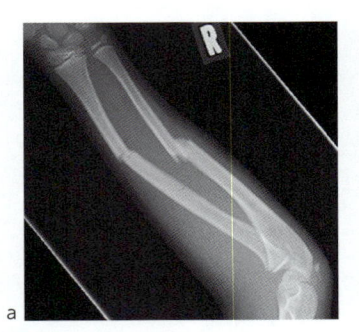
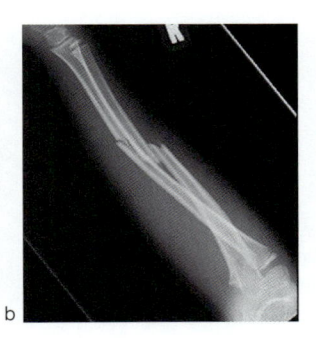

図1 前腕単純X線像
a：正面像，b：側面像.

▶ CT
● 必須の検査ではないが，骨折の詳細を把握し，整復の指標を確認できる.
● 髄腔径を計測し使用する髄内釘径を決定するのに有用.

❸ 身体診察：併存損傷を見逃さないようにしよう

- **神経損傷**：まれ（1％程度）．正中神経麻痺が多い．手指運動・皮膚感覚を評価する．
- 末梢動脈の拍動の有無を確認する．
- コンパートメント症候群に注意する（☞p.286）．

❹ 特有の骨折を見逃さないようにしよう

▶ Monteggia骨折
- 尺骨骨幹部骨折と近位橈尺関節・腕橈関節の脱臼．
- 腕橈関節に圧痛があれば必ず肘関節単純X線像を追加する．
- X線正面像で橈骨軸（radiocapitellar line）と上腕骨小頭の中心が同じ直線上にあるかどうかを確認する．一致しない場合は橈骨頭脱臼を疑う．

▶ Galeazzi骨折
- 橈骨骨幹部骨折と遠位橈尺関節の脱臼．
- 手関節に圧痛があれば手関節単純X線像を追加する．

▶ 塑性変形
- 小児の骨は柔らかいため，若木骨折を生じたり，骨折せずに変形（塑性変形）を生じたりすることもある．
- 側面像で尺骨の背側に引いた線（ulnar bow line）と骨の表面が一直線であることを確認する．このラインから骨の表面までの最大距離（maximum ulnar bow）が1mm以上ある場合，尺骨の急性塑性変形を疑う．
- 両側撮影し比較することが見逃しを防ぐうえで重要．

❺ 治療方針：基本は保存療法，その適応を知ろう

▶ 保存療法
- **適応**：変形が許容範囲内に整復でき，外固定で整復位を保つことのできる骨折．
- **変形の許容範囲**：一般的に9歳以下では15°以上，10歳以上では10°以上の角状変形は許容されないとされている（前腕遠位は比較的リモデリングされるが，近位はほとんどリモデリングされない）[1]．

▶ 手術療法
- **適応**[2]：
  - ・開放骨折．
  - ・自家矯正が期待できない変形のある骨折．
  - ・軟部組織の介在の有無にかかわらず，十分な整復位が得られない骨折．
  - ・整復後も不安定な骨折．
  - ・不安定な橈骨頭脱臼・亜脱臼を伴うMonteggia骨折．

❻ 整復時のポイントを知ろう

- 整復前にしっかりと除痛をする（年長児であれば神経ブロック）．
- 前腕骨幹部の骨折は骨間膜を張ることで整復されるため，基本は回外位とする．
- 中央1/3より遠位の骨折で整復位が保たれれば中間位固定とする．

- ●肘関節屈曲90～100°の肘上キャスト固定を行う．
- ●凸部を押さえ込むようにキャストをモールドする．
- ●回旋変形に注意する（橈骨では橈骨粗面を回旋の指標にする）．
- ●キャスト固定後のコンパートメント症候群に注意する．受傷早期の場合はキャスト固定後に，一側を下巻きまで縦割しておき予防する．

❼ 手術方法を選択しよう

▶髄内釘（図2）

- ●経皮的に髄内釘を挿入する[2]．
- ●徒手整復が難しければ，整復のために骨折部を観血的に整復する[3]．
- ●機能的転帰，合併症，癒合率ではプレート固定と同等という報告はあるが，侵襲が小さく小児では最も一般的な内固定方法[4]．
- ●利点：
  - ・美容的に許容できる小さな創部．
  - ・骨折部の最小限の剥離．
  - ・抜去が容易[5]．
- ●欠点：
  - ・皮膚へのイリテーションの可能性がある．
  - ・挿入位置によって神経の表在枝の損傷の可能性がある．

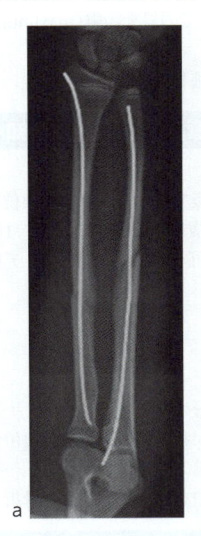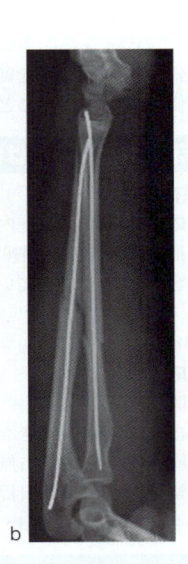

図2 髄内釘挿入後のX線像

a：正面像，b：側面像．

note

- ●髄内釘の径は，髄腔の40％～70％のものを選ぶ．
- ●髄内釘は細すぎると固定力が弱く，太すぎると整復を阻害するリスクが増す[6,7]．

▶プレート固定（図3）

- **適応**[8]：
  - ・不安定な橈骨・尺骨骨幹部を伴う骨成熟期に差しかかった症例．
  - ・狭髄腔の症例．
  - ・再骨折で髄腔が閉じている症例．
- **利点**：固定力が強く，早期の可動域運動が可能[2]．
- **欠点**：
  - ・創部が大きくなる．
  - ・感染，神経損傷の可能性がある．
- プレート抜去の必要性は，抜去後の再骨折や神経麻痺の可能性を考慮して検討する[2]．

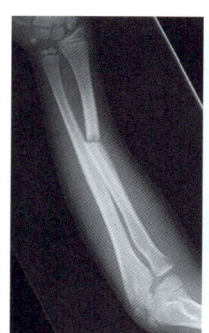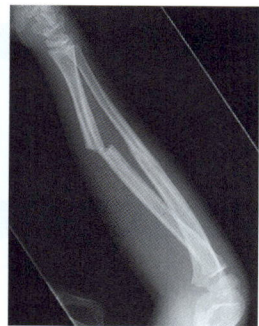

a

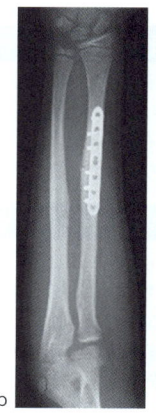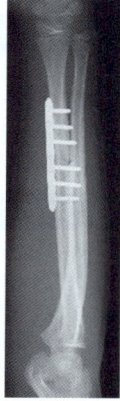

b

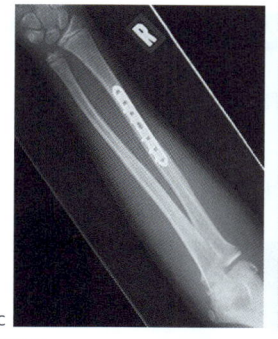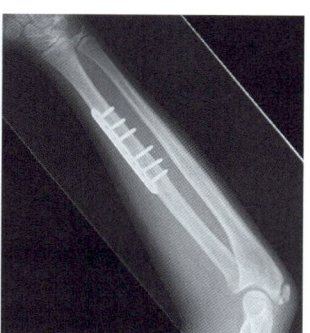

c

図3　橈骨骨幹部の再骨折でのプレート固定

a：受傷時．正面像（左），側面像（右）．
b：プレート固定手術時．正面像（左），側面像（右）．
c：癒合時．正面像（左），側面像（右）．

［橋本真典，中川知郎］

Ⅴ

小児（分類・方針）

橈骨遠位端骨折
保存療法の要点を知ろう

！ Check Point

✔ 整復，保存療法が基本．
✔ 隆起骨折，若木骨折を見逃さない．
✔ 徒手整復後の角状変形残存が手術適応．

❶ 疫学を知ろう

- 小児の全骨折の25％が橈骨遠位端骨折[1,2]．
- 男児：女児＝1.6：1と男児が多い傾向にある[3]．
- **好発年齢**：10歳前後に多く，11歳〜17歳では男児の割合が高い[4]．
- **受傷機転**：スポーツ，遊んでいるときなどに転倒しての受傷が多い[5]．

❷ 診察のポイントを知ろう

- 併存損傷を見逃さないようにする．
- 片方の腕だけを好んで使うことは，その反対側の腕の骨折を示唆する徴候であるので注意して観察する[6]．
- 腫脹部位，疼痛部位，手指の動き，感覚障害などを確認し，併存する外傷の有無や神経障害がないかをみる．
- 特に遠位橈尺関節脱臼や尺骨骨折，骨端線損傷を見逃さないようにする．

❸ 単純Ｘ線検査で隆起骨折，若木骨折を見逃さない

- **隆起骨折（buckle fracture，図1）**：骨折部が膨隆しているようにみえる．
- **若木骨折（green stick fracture，図2）**：骨折部対側の骨皮質の連続性はあるが，しなっているようにみえる．
- 両側手関節2方向を撮影し健側と比較する．
- 関節内骨折や手根骨骨折・脱臼などを疑う場合を除きCT検査はほとんど必要ない．

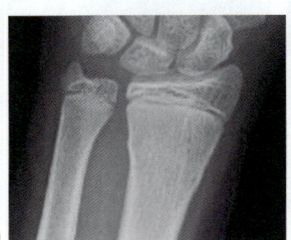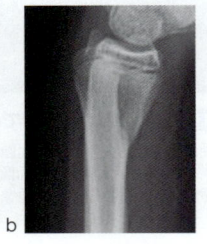

図1 隆起骨折

a：正面像，b：側面像．　a　　　　　b

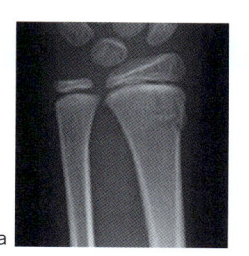 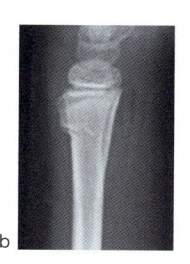

図2 若木骨折

a：正面像，b：側面像.　　a　　　　　　　　　b

❹ 骨折型を分類しよう

● Salter-Harris分類（図3）：骨端線損傷の分類.

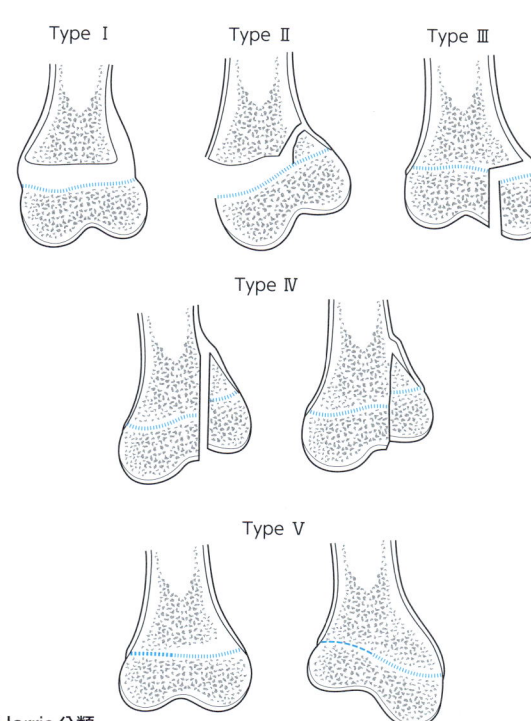

Type Ⅰ　　　　　Type Ⅱ　　　　　Type Ⅲ

Type Ⅳ

Type Ⅴ

図3 Salter-Harris分類

Type Ⅰ：骨端と骨幹端の完全な分離.
Type Ⅱ：成長軟骨の分離に骨幹端の三角骨片が伴う.
Type Ⅲ：成長軟骨の分離に骨端の骨片を伴い，骨折線が関節内に及ぶ.
Type Ⅳ：骨折線が関節面から成長軟骨を越えて骨幹端に及ぶ.
Type Ⅴ：成長軟骨の圧迫骨折.

❺ 基本は保存療法をしよう

- 橈骨遠位端の骨折は成長軟骨板に近い骨折であるためリモデリングが期待できる.
- **変形の許容範囲:**
  - ・諸説あるが,角状変形は7歳未満で25°,7～12歳未満で15～25°,12～15歳で6～14°という報告があり,年齢によって許容範囲が変化する[7].
  - ・回旋変形は許容しない.
- **適応:**
  - ・整復操作が不要な症例.
  - ・変形が許容範囲内に整復でき,整復位を保つことのできる骨折.
- **整復方法:**
  - ・血腫麻酔（年長児は腕神経叢ブロック,☞p.434, 444）でしっかりと除痛することが重要.
  - ・引っかけ整復法（Accrochage,図4）に基づき整復し,3点モールディングで整復位を保持する.
- **固定:**
  - ・**整復操作が不要な症例:** 前腕スプリント固定.
  - ・**整復操作を要する症例:** 前腕キャスト固定.
  - ・いずれの場合も中手指節関節（metacarpophalangeal joint；MP関節）の屈曲ができるように固定する.
  - ・受傷早期にキャスト固定を行う場合は,コンパートメント症候群に留意して必ず片側に割を入れる（☞p.286）.
  - ・腫脹が消退しキャスト固定が緩み,転位することがあるため1週間以内にフォロー,必要があれば2回目のキャスト固定を行う.
  - ・1週ごとにフォローし転位の有無,骨癒合を確認する.
- **固定期間:**
  - ・4～6週間でキャストはカットする.その後のスプリントは適宜装着.
  - ・おおよそ4～6週で全周性に仮骨形成がみられる.
  - ・骨幹端と骨端部の境の骨折では,仮骨がみられても経過中に転位を生じやすいため,長めの外固定を推奨する.
  - ・カット以降の単純X線像は必ずスプリントをはずして撮影する（はずさないと正確な骨癒合の程度の評価ができないため）.
- **リハビリテーション:** 指運動は早期から,手関節運動は外固定終了後に開始する.

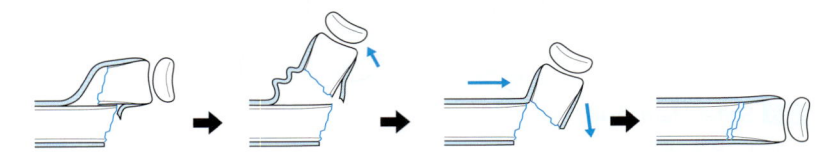

図4 引っかけ整復法

背屈を強めて背側の骨膜を弛緩させたまま,末梢方向へ牽引を加えて骨片を噛み合わせ整復する.

> **note**
>
> ●橈骨遠位端と橈骨遠位骨幹端の境目の部位での骨折は，骨癒合しにくく，転位を生じやすいため注意を要する．この部分の骨折では最低6週のキャスト固定を推奨する．

> **note**
>
> ●Long arm cast：長上肢キャスト（ギプス），上腕キャスト＝upper elbow cast（肘下キャスト）．
> ●Short arm cast：短上肢キャスト，前腕キャスト＝below elbow cast（肘下キャスト）．
> ●Long leg cast（LLC）：長下肢キャスト，大腿キャスト＝upper leg cast（膝上キャスト）．
> ●Short leg cast（SLC）：短下肢キャスト，下腿キャスト＝below knee cast（膝下キャスト）．

❻ 手術療法をしよう

●**適応**：整復後の角状変形残存．
●**経皮的鋼線固定術**：多くの症例で適用できる．鋼線は皮膚内に埋没する．
●**プレート固定**：中学生以上の場合に体格に応じて選択することもある．

▶後療法

●術後は掌側前腕スプリント固定する．
●**経皮的鋼線固定術**：仮骨形成後に鋼線を抜去する．
●**プレート固定**：1年半以内での抜釘は再骨折のリスクであり十分に骨癒合したら抜釘する．
●**リハビリテーション**：指運動は早期から，手関節運動は外固定終了後に開始する．

❼ フォローアップをしよう

●成長軟骨板における骨性架橋形成による早期骨端閉鎖の可能性がある．
●保存療法であっても，受傷後2年はフォローアップが望ましい．

[橋本真典，中川知郎]

大腿骨骨折/脛骨骨折
手術適応を判断しよう

！ Check Point

✔ 大腿骨近位部骨折は緊急対応，早期に適切な施設での治療を行う．
✔ 大腿骨骨幹部骨折は年齢により治療方針が異なる．
✔ 脛骨骨幹部骨折は保存療法が基本だが，変形を残さないことが重要．
✔ 骨端離開は転位があれば手術適応．成長障害に注意する．

❶ 疫学を知ろう

▶大腿骨近位部骨折
● 小児の骨折のうち約0.5％と非常にまれな骨折．
● 骨折部位にもよるが，骨頭壊死のリスクが高く5〜50％とされている[1]．

▶大腿骨骨幹部骨折
● 入院を必要とする小児外傷のなかで最も多い[2]．

▶脛骨骨幹部骨折
● 小児の下肢長管骨骨折のなかで2番目に多い[3]．

❷ 身体診察をしよう

▶触診
● 股関節，大腿骨幹部，膝関節周囲（大腿遠位〜下腿近位），下腿，足関節周囲に分けて細かく圧痛の有無を確認する．
● 小児では啼泣すると所見がとりづらくなるため，損傷を強く疑わない部位から触診する．

▶神経診察
● 開放骨折や高エネルギー外傷以外での神経損傷の頻度は低い．
● 足関節や足趾の底背屈，足部の感覚を確認する．

▶血管診察
● 足背動脈，後脛骨動脈の拍動の有無を確認する．
● コンパートメント症候群はまれである．

note

● 幼児の大腿骨骨折では，虐待の可能性を考える．
● 虐待を疑った場合には全身を診察し，皮下出血の有無を確認する．
● ほかの部位では，特に四肢骨骨端骨折や肋骨骨折は特異度が高いといわれている．
● 虐待を疑えば入院し，多職種で対応する．
● 2歳未満では全身のX線スクリーニングを行う必要がある．

●**よちよち歩き骨折（toddler's fracture）**：2歳前後の転位の小さな脛骨骨幹部骨折．受傷機転不明の歩行障害として受診する．転倒で受傷するといわれており，経過観察可能．

❸ 検査をしよう

▶X線検査
●診察で疼痛部位を確認する．
●痛みの部位に応じて，股関節・大腿骨・膝関節・下腿・足関節のX線両側2方向（正面・側面）を撮影する．
●股関節の側面像は，5歳以下ではフロッグレッグ撮影（開排位で両側同時に撮影），それ以上の年齢では軸位撮影を行う．

▶CT
●骨幹部骨折では必須の検査ではないが，骨折の詳細を把握し，整復の指標を確認できる．
●髄内釘を使用する際に，髄腔径を計測し使用する髄内釘径を決定するのに有用．
●関節内骨折を疑う場合，X線評価では転位を過小評価することも多いため，CTでの評価は有用．
●X線像で骨溶解像や空洞影がある場合など，病的骨折を疑う際にも撮影する．

❹ 治療方針を知ろう

▶大腿骨近位部骨折
●早期手術が有効という報告や，関節内の圧を下げ骨頭への血流を温存するために観血的整復が有効という報告もあるが，これらは依然議論の余地がある[1]．
●少なくとも長期間の待機は好ましくなく，診療した際は慣れた施設に速やかに転送し，できるだけ早く日中に適切な手術を行うことが重要．
●**手術療法**：
　・**10歳未満**：骨端線を貫かない鋼線固定やスクリュー固定を行う．
　・**10歳以上**：骨端線を貫く固定とし，スクリュー固定やプレート固定を行う[1]．
●術後は患部の安静のためにspica cast固定もしくは牽引を行う．

▶大腿骨骨幹部骨折
●**保存療法**：
　・**6カ月未満の乳幼児**：spica cast固定を行う[4]．
　・**3カ月未満**：リューメンビーゲル装具での治療も可能[4]．
　・**7〜8歳程度までの転位のない骨折**：spica cast固定で対応可能[4]．
●**牽引**：5歳以下の転位を伴う骨折では牽引での保存療法が可能[4]．
　・**2歳以下**：Bryant牽引（両下肢をベッドに対して垂直に牽引する，☞p.404）が有用．
　・**3〜5歳**：90-90牽引（大腿をベッドに対して垂直に，下腿をベッドに対して水平に牽引する，☞p.404）が有用だが，90-90牽引は難易度が高く苦痛も伴うため，elastic nailを用いた手術療法の報告も増えている．
●**手術療法**：
　・手術までの待機期間は，短縮予防と除痛のために，膝軽度屈曲位での2kg程度の介達

牽引が有用.

- ・**3〜11歳**：elastic nailでの内固定（図1）[4]. わが国ではエンダー釘やtitanium elastic nail（TEN™）が使用可能.
- ・**11歳以上**：プレート，髄内釘，elastic nailのなかから症例に合わせて選択する[4]. 一般的に50kg以上の患者に対してのelastic nailは適用外.
- ・術後は脚長差を生じることが多く，患側が1cm程度過成長することを考慮する. 2cmを超えるようであれば，墜落性跛行や脊椎側弯が出現することがある.

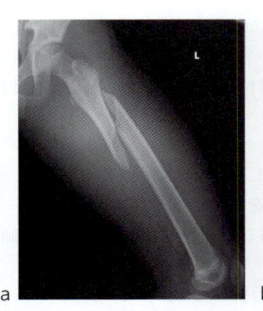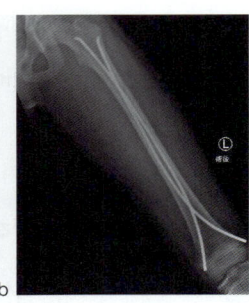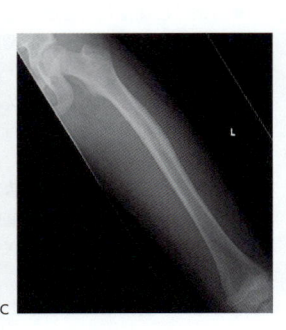

図1 大腿骨骨幹部骨折

Elastic nailで逆行性に固定した.
a：術前，b：術後，c：抜釘後.

▶大腿骨遠位骨端離開

- ●転位がない，もしくは徒手整復で安定すればキャスト固定で治療可能であるが，転位のある大腿骨遠位骨端離開は基本的に手術適応.
- ●**手術療法**：
  - ・まず閉鎖的に整復し，難しければ観血的整復を行う.
  - ・固定はクロスピンニングやスクリュー固定を行い，術後は4〜6週の膝上キャスト固定とする.
- ●骨性架橋による骨端線早期閉鎖が起きやすい部分であり，必ず長期の経過観察を行う. 骨端線早期閉鎖により脚長差や変形が生じた場合は，速やかに専門機関に紹介する.

▶脛骨近位骨端離開

- ●青年期に多い骨折であり，膝の成長は14〜16歳で終了するため，成長障害を起こしにくい[5].
- ●転位が大きければ解剖学的に整復が必要であるが，転位が小さければ膝伸展位でのキャスト固定を行う.
- ●**手術療法**：
  - ・閉鎖的整復が可能であれば，スクリュー固定を行う（図2）.
  - ・関節内骨折であれば閉鎖的な整復に拘らず，観血的整復や鏡視下整復が必要になることもある.

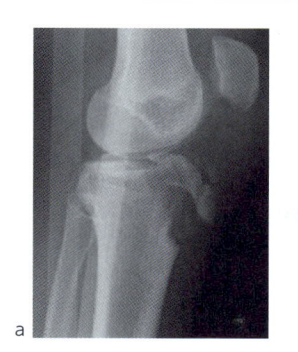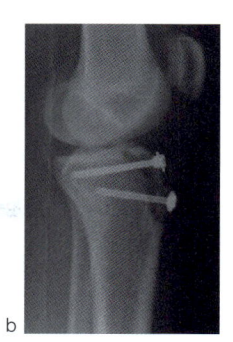

図2 脛骨近位骨端離開

関節内骨折であった．Partial threadの中空性スクリューで固定した．
a：術前，b：術後．

▶脛骨·骨幹部骨折

- 脛骨骨幹部では，5°以上のリモデリングは起きにくく，徒手整復しキャスト固定での整復位保持が難しければ，手術療法を行う[6]．
- 骨癒合は保存療法のほうが早期に癒合することも多く，転位が小さければ保存療法を推奨する．
- **保存療法：**
  - ・4～6週間の膝上キャスト固定を行い，骨癒合に応じて追加で膝下キャスト固定を行う．
  - ・キャスト固定の20％程度が経過中に転位を生じるといわれており，注意深い経過観察が必要．
  - ・小さな転位であれば，キャストを骨折部で一部切除し，再矯正した後にキャストを上から巻き直すことで対応可能なこともある．
- **手術療法：**
  - ・大腿骨と同様にelastic nailでの固定を行う（図3）．
  - ・脛骨でも50kg以上の患者に対してのelastic nailは適用外であり，成長に応じてプレート固定や髄内釘を考慮する．

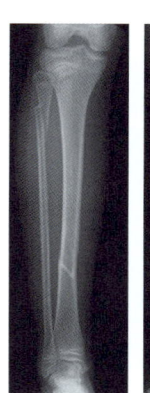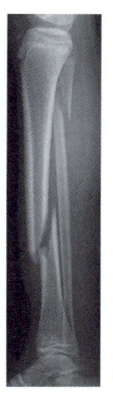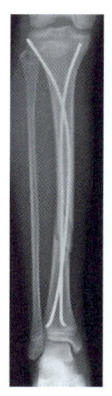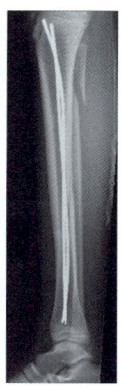

図3 脛骨·骨幹部骨折

Elastic nailで順行性に固定した．
a：術前．正面像（左），側面像（右）．
b：術後．正面像（左），側面像（右）．

▶脛骨遠位骨端離開

- Salter-Harris分類type Ⅱ（☞p.333）の骨折や，3次元的な骨端離開であるtriplane骨折，脛骨遠位前外側の裂離骨折であるTillaux-Chaput骨折などが代表的．
- まずは徒手整復を行い，外固定を行う．
- CT評価で関節や骨端線の転位が2mm以内であれば，膝下キャスト固定での保存療法が可能．
- 転位が2mm以上あれば，手術療法を行う．
- **手術療法：**
  - ・閉鎖的整復を試みて，難しければ観血的整復に移行する．
  - ・固定方法については，プレートやスクリュー，Kirschner鋼線（K-wire）固定を使用した固定を骨折型や年齢に応じて行う（図4）．

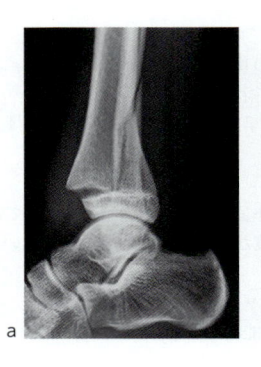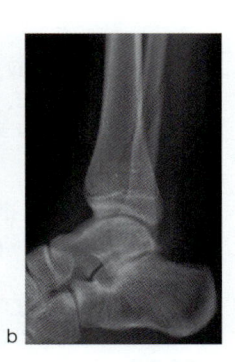

図4 脛骨遠位骨端離開

観血的に整復し，前方から吸収性スクリューでの内固定を行った．
a：術前，b：術後．

［中川知郎］

単純性股関節炎／化膿性股関節炎
発熱のある股関節痛は帰宅させないようにしよう

! Check Point

✔ 単純性股関節炎は小児の股関節痛で最も多い疾患．

✔ 化膿性股関節炎は乳児に発症することが多い．

✔ 子供は大人と違って診察が難しいため，より注意深く評価しなければならない．

❶ 共通なこと，鑑別の役に立つことを知ろう

▶共通なこと
- 股関節痛があり，股関節は屈曲外旋外転する．
- 自動，他動運動ともに可動域制限がある．

▶単純性股関節炎
- 3〜10歳，男児に多い．
- 両側同時発症はない．
- 基本的に一過性の疾患で機嫌はよい．

▶化膿性股関節炎
- 男児に多い．
- いずれの年齢にも発症するが，乳児に多い．
- 90％以上は片側性．
- 免疫機能の低下した低出生体重児に多い．
- 放置すると関節軟骨の消失および関節破壊が生じる．
- 起因菌は黄色ブドウ球菌が多い．
- 大半が肺炎，中耳炎，臍帯炎による血行性感染．

❷ 検査について知ろう

- **単純X線検査**：関節液貯留による大腿骨頭の側方化，重症例では股関節脱臼がみられることもある．
- **血液検査**：単純性股関節炎の場合は正常．
- **超音波検査**：関節液貯留がみられる．

❸ 化膿性股関節炎を見逃さないための鑑別ポイントを知ろう

- 図1のフローチャートをみて少しでも疑ったら血液検査を行い，Cardiの予測因子で疑わしい場合（3項目以上），超音波検査で関節水症を確認するべき．
  - 発熱があるか（平均：単純性37.2℃ vs 化膿性38.1℃）．
  - 急性の炎症症状があるか（関節痛，腫脹，発赤）．
  - 血液検査で炎症反応上昇があるか．

- ・関節穿刺で排膿があるか．
- ・患肢を屈曲・外転・外旋位で動かさない（仮性麻痺）．
- ●**Cardi**らの予測因子：3/5項目で83％，4/5項目で93％と報告している．
  - ・38.5℃以上の発熱．
  - ・荷重困難な下肢痛．
  - ・白血球（white blood cell；WBC）>12,000 /mL.
  - ・血沈＞40 mm/hr.
  - ・C-reactive protein（CPR）＞2.0 mg/L.

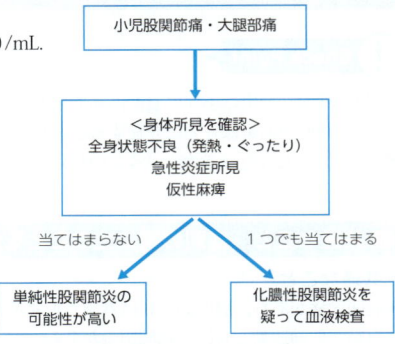

```
小児股関節痛・大腿部痛
        │
        ▼
  ＜身体所見を確認＞
全身状態不良（発熱・ぐったり）
   急性炎症所見
    仮性麻痺
```

当てはまらない　　　　　　　1つでも当てはまる

| 単純性股関節炎の 可能性が高い | 化膿性股関節炎を 疑って血液検査 |

図1 鑑別のフローチャート

❹ 関節穿刺をしよう

- ●仰臥位，股関節伸展位とする．
- ●両母趾を接触させるように指示すると股関節が内旋され関節液の貯留を描出しやすくなる（図2）．
- ●**エコーの当て方**（図3）：
  - ①大腿骨頚部に沿わせてプローブを当て，骨頭〜頚部をみつける．
  - ②プローブの向きを若干大腿骨骨幹部方向へ戻すことで，頚部の高エコーが走査面と平行になる．
- ●関節液貯留があると関節包が凸状に膨らんでおり，内部に無エコー領域がみられる（図4）．
- ●無エコー領域（ultrasonic joint space）は3〜13歳で約6 mmとの報告がある[1]．
- ●健側との比較が大事．

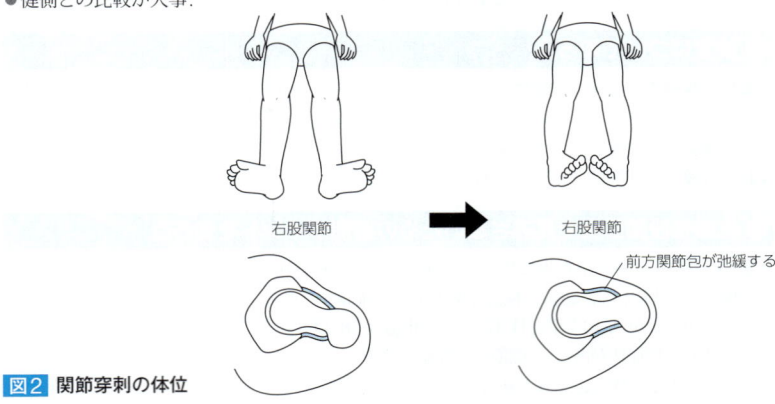

右股関節　　　　　　　　　右股関節

前方関節包が弛緩する

図2 関節穿刺の体位

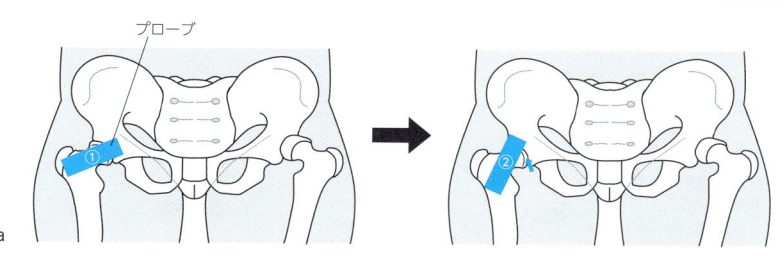

図3 プローブの当て方と正常エコー像

a：プローブの当て方，b：正常の骨頭・頚部．

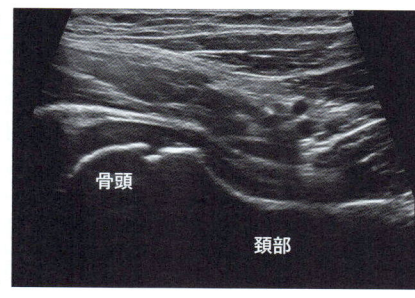

図4 関節液の貯留

⑤ 単純性股関節炎と化膿性股関節炎の違いを知ろう

● 単純性股関節炎と化膿性股関節炎の違い（**表1**）．

表1 単純性股関節炎と化膿性股関節炎の違い

単純性股関節炎	・3〜10日の安静で症状は改善する ・エコーでみられる関節水症も1週間で改善する ・繰り返す場合はPerthes病との鑑別が必要
化膿性股関節炎	・早期手術を行う．近年は股関節鏡も用いられている ・抗菌薬も早期投与する（経口も含めて約6週間） ・発症から3〜4日以内に治療を開始すると予後良好

note

● 単純性股関節炎と診断をしても，初期のPerthes病との鑑別がつかないことが多い．
● 2〜3カ月間単純X線像や身体所見（改善しない股関節痛）の経過観察が必要．

note

● 血腫（hematoma）：組織内に血が溜まる．
● 関節血症（hemarthrosis）：関節腔内に血が溜まる．
● 水腫（edema）：組織内に体液が溜まる．
● 関節水症（hydrarthrosis）：関節腔内に水が溜まる．
＊×関節血腫，×関節水腫．

［坂巻裕太，乾　貴博］

骨盤裂離骨折
走って腸骨が痛い原因を知ろう

> **Check Point**

✔ 小児の骨盤骨折は筋付着部の裂離骨折が多い.
✔ 画像検査では左右差を比較して診断する.
✔ 基本的には保存療法で機能障害は残らない.

❶ 折れやすい3カ所について知ろう

● 骨盤には下肢の筋の起始部があり，スポーツによる裂離骨折が好発する（図1）.

▶ **上前腸骨棘**
● 最も多い.
● 縫工筋と大腿筋膜張筋の付着部.

▶ **下前腸骨棘**
● 大腿直筋の付着部.

▶ **坐骨結節**
● ハムストリングスの付着部.

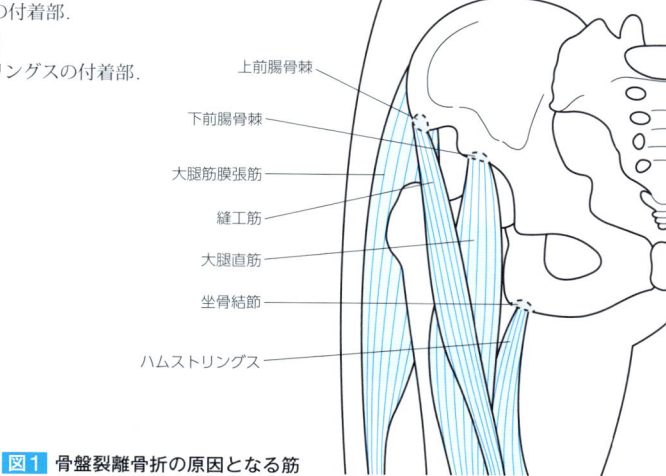

上前腸骨棘
下前腸骨棘
大腿筋膜張筋
縫工筋
大腿直筋
坐骨結節
ハムストリングス

図1 骨盤裂離骨折の原因となる筋

❷ 下肢の筋肉について知ろう（図2）

▶ **縫工筋**
● **起始**：上前腸骨棘.
● **停止**：鵞足.
● **機能**：股関節の屈曲，膝関節の屈曲.

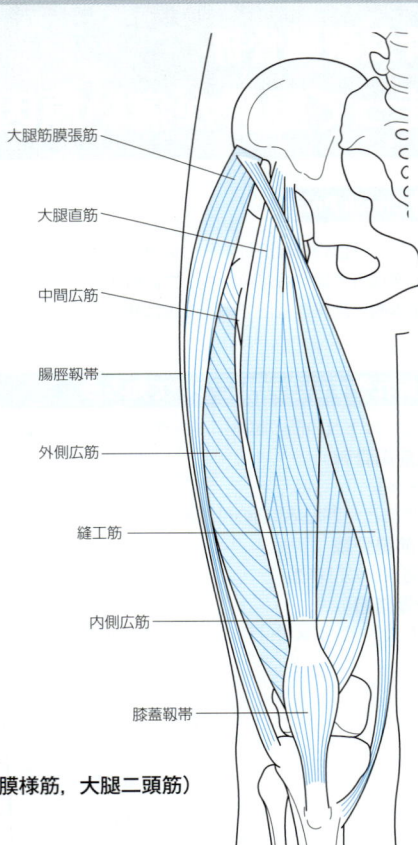

図2 下肢の筋肉

▶**大腿筋膜張筋**
- **起始**：上前腸骨棘．
- **停止**：腸脛靱帯．
- **機能**：股関節の屈曲，外転．

▶**大腿直筋**
- **起始**：下前腸骨棘，寛骨臼上方．
- **停止**：膝蓋骨．
- **機能**：膝伸展，股関節屈曲．

▶**ハムストリングス（半腱様筋，半膜様筋，大腿二頭筋）**
- **起始**：坐骨結節．
- **停止**：腓骨小頭，脛骨内顆，鵞足．
- **機能**：膝屈曲，股関節伸展．

❸ 受傷機転について知ろう

- 瞬発的な動きによって局所に強い疼痛が発生する．
- 骨折部に圧痛がみられ，そこに付着する筋を収縮させると痛みは増強する．

▶**上前腸骨棘裂離骨折**
- 大半は短距離全力疾走中，スタートダッシュ時．

▶**下前腸骨棘裂離骨折**
- サッカーボールを蹴ったとき．
- 跳躍の着地動作時．

▶**坐骨結節裂離骨折**
- 大きなストライドでの疾走中．
- 大きく開脚したとき．

❹ X線検査で両側を比べよう

● **単純X線検査**（図3）：骨盤正面像に加えて，両側斜位像を撮像する．

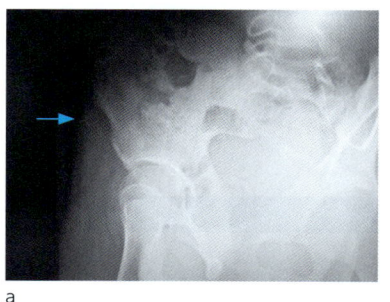
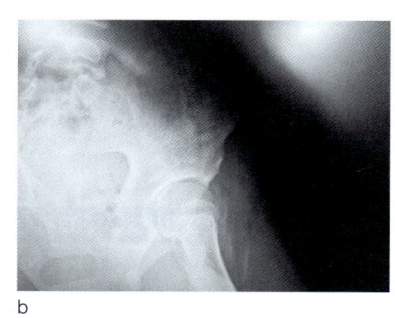

a

b

図3 上前腸骨棘の裂離骨折

→：骨折部
a：患側，b：健側．

❺ 治療方法を知ろう

▶保存療法

● **2〜3週の安静**：痛みが強い場合は松葉杖などを使用して荷重を制限する．

▶手術療法

● 転位が1〜2cmよりも大きく，アスリートやダンサーといった機能的要求が高い患者には検討する場合がある．

> **note　保存療法と手術療法の機能予後の差について**
>
> ● 絶対的な手術適応はない．
> ● スポーツへの早期復帰が可能なのは手術療法であるが，長期的な成績に大きな違いはない．

［坂巻裕太，乾　貴博］

環軸椎回旋位固定
まっすぐ向けない子どもに注意しよう

> ### ! Check Point
> ✔ 環軸関節が回旋位に固定された状態.
> ✔ 基本的に予後良好で自然軽快する.

❶ 環軸椎回旋位固定について知ろう

- 頚椎の回旋運動の50%は環軸関節が担っている.
- **環軸椎回旋位固定**:小児に好発する環軸関節の回旋亜脱臼.
- 軽微な外傷後,上気道感染後,喉咽頭周囲の手術後に発症する.
- 環軸椎の周囲組織の炎症によって関節包や横靱帯の脆弱化が起こる.
- 小児は成人よりも環軸関節突起が小さく傾斜が急.滑膜ひだが環軸関節に存在し,これが整復阻害因子となる.

❷ まっすぐ向けない子どもに注意しよう

- 頚椎が一側に側屈し,頭部が対側に回旋する"cock-robin position(図1)"が特徴.
- 疼痛および頚部の可動域制限がみられる.
- 他動的には,環軸椎以外で動かせるため可動域制限がないようにみえる.手を離すと元に戻ってしまう.
- 神経障害があることはきわめてまれ.

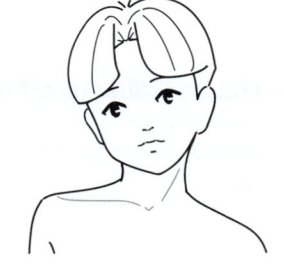

図1 Cock-robin position

英語の童謡『誰がコックロビンを殺したか?』に登場するコマドリが首を傾けた姿勢に由来する.

❸ 問診で必ずすべき質問を知ろう

- **感冒歴**:上気道感染が最も頻度が高い.
- **外傷歴**:軽微な外傷でも起こりうる.

> note
> - 受傷時麻痺はほとんどないが,見逃されると遅発性麻痺の原因となる.

❹ CT検査をしよう

- ●**単純X線検査**：骨折や奇形の評価を行う．
- ●**単純3DCT**：環軸関節の変化が詳細に評価できる．
- ● Fielding & Hawkins分類（図2）
  - ・**Type Ⅰ**：環椎の前方転位を伴わない．
  - ・**Type Ⅱ**：前方転位が5mm未満．
  - ・**Type Ⅲ**：前方転位が5mm以上．
  - ・**Type Ⅳ**：環椎の後方転位を生じたもの．
- ● Type Ⅲ，Ⅳはまれではあるが，神経障害や死亡と関連する．

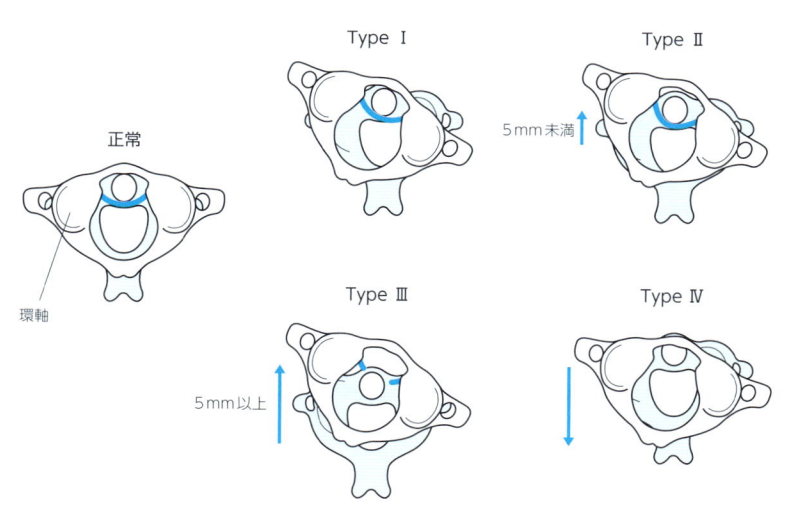

図2 Fielding & Hawkins分類

❺ 治療しよう

- ●基本的に予後良好．
- ● Type Ⅰ，Ⅱ：外来通院で鎮痛薬投与や頚椎カラー固定（ポリネックカラーやソフトネックカラー，☞p.408）を行う．1週間後に疼痛や回旋位が改善しない場合は入院し，Glisson牽引を行う．
- ● Type Ⅲ：入院しGlisson牽引を行う．
- ● Type Ⅳ：手術療法を要することが多い．
- ●難治性の場合は，全身麻酔下で整復しハローベスト固定を行うがそれでも再発する場合は環軸関節後方固定術を行う．

［坂巻裕太，乾　貴博］

虐待
虐待の可能性を常に念頭に置こう

！ Check Point

✔ 子ども虐待は身体的虐待だけでなく，ネグレクトなど心理的な虐待も含む概念．

✔ 被虐待児総数の約半数は身体的虐待であり，整形外科医が初療にあたることが多い．

✔ 虐待を主訴に受診する子どもはほとんどいない．

❶ 虐待の可能性を踏まえた診察をしよう

▶問診

● 必ず子どもの心理的・身体的安全を担保して診療にあたる．

● 年少児の場合，養育者が付き添うのはやむをえないが，小突いたり，背中を押したり，肩を叩いたりするような身体的接触はできないような環境におく．

● 救急外来はお互いの信頼関係を構築し，虐待の可能性の有無をスクリーニングする場であり，問診は虐待に特化した質問はしないように心掛ける．

● 自立移動不可能な乳児外傷はどんなものでも必ず児童虐待やネグレクトを考慮する．

● 複数の養育者が来院している場合，それぞれから病歴を聴取し，整合性を確かめるとよい．

● 話ができる年長の子どもには養育者と離して問診する．

● 虐待を疑う CHILD ABUSE（表1）を意識して診察する．

● 聴取した内容と損傷の程度が乖離している，受傷機転の説明が曖昧な外傷，養育者間で不一致の病歴，説明が変遷するなどのパターンは虐待を疑う．

表1 虐待を疑うCHILD ABUSE

C	Care Delay	受診が遅い
H	History	病歴や受傷機序に矛盾がないか
I	Injury of past	短期間で繰り返して外傷で受診
L	Lack of nursing	ネグレクトによる事故
D	Development	小児の発達段階と外傷の矛盾
A	Attitude	養育者が診察に非協力的，治療に指図するなどの反応
B	Behavior	子どもの行動特性として，親と目を合わせない，おどおどしている
U	Unexplainable	外傷の説明がない，できない
S	Sibling	兄弟姉妹が加害したとの訴え（言い訳として汎用される）
E	Environment	家族側：社会的孤立，経済的要因，複雑家庭 子ども側：望まぬ出生

（文献1を参考に作成）

▶身体診察〜画像検査

- 着衣を脱がして全身をよく観察する．下記のような所見は虐待を疑う．
  - ・体幹，耳介，頚部，外性器，殿部など事故では起こりにくい部位の外傷．
  - ・新旧混在するあざ，大人の歯型，タバコによる熱傷瘢痕などのパターン痕．
  - ・養育者が説明不能な外傷．
- 単純X線検査のほか，必要に応じて頭部などのCT撮影も検討する（いわゆる揺さぶりっこ症候群など）．
- 新鮮骨折と陳旧性骨折が併存している場合は，虐待が習慣化している可能性を示唆する．

❷ 身体的虐待に特有な骨折を知ろう

- 1歳未満の骨折の約70％は虐待によるものとの報告があり，成長とともに虐待による骨折の可能性は低下する．
- 虐待でなかった場合の代表疾患は骨形成不全症．
- 米国小児学会では年齢に応じた検査の適応を提唱している（表2）．
  - ➡2歳未満の場合は全例に，2歳以上5歳未満では身体的虐待が疑われた場合に全身骨格の単純X線撮影をするべき，としている[2]．
- **虐待によって起こりうる骨折の特異度による分類**（表3）：骨端線損傷，肋骨骨折，肩甲骨骨折，棘突起骨折，胸骨骨折は特に虐待の特異度が高い．
- 骨端線損傷ではcorner fracture，bucket handle fractureとよばれる所見が特徴的（図1）．これらは軽微な所見であり，骨折があるのかどうか指摘が難しいことがある．
  - ➡このような場合には数週間後に再度，単純X線検査をすることで豊富な骨膜下骨新生を確認できる．
- 一般論として，子どもの軽微な急性期骨折の診断は難しいため，数週間の経過観察の後，再度単純X線検査をすることが望ましい．

V

小児（分類・方針）

表2　年齢に応じた単純X線写真の撮影部位

年齢	撮影部位
2歳未満	虐待の種類にかかわらず全例に全身骨撮影 （1歳未満では2週間後に全身骨撮影を再撮影）
2歳以上5歳未満	身体的虐待が疑われた場合に全身骨撮影
5歳以上	本人の訴えがある部位，あるいは臨床的に外傷所見が明らかな部位を撮影

（文献2を参考に作成）

表3 虐待によって起こりうる骨折

特異度の高いもの
・骨幹端損傷 ・肋骨骨折（特に背側） ・肩甲骨骨折 ・棘突起骨折 ・胸骨骨折
中等度の特異度
・多発骨折（特に両側） ・新旧が混在した骨折 ・骨端離開 ・椎体骨折，亜脱臼 ・指趾骨の骨折 ・頭蓋骨複雑骨折 ・骨盤骨折
頻度は高いが，特異性はそれほど高くないもの
・骨膜下骨新生 ・鎖骨骨折 ・長管骨の骨幹骨折 ・頭蓋骨線状骨折

（文献3を参考に作成）

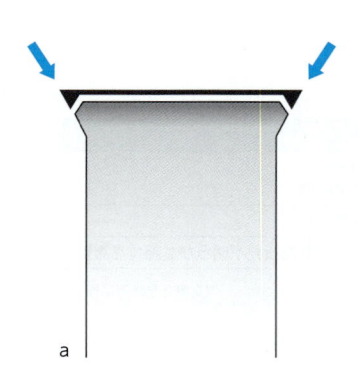 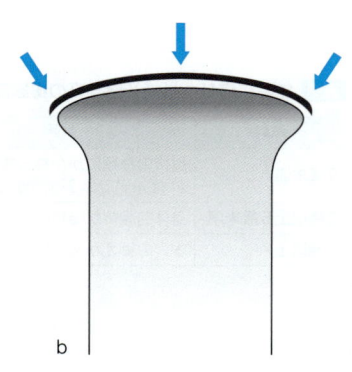

図1 骨端線損傷の所見

a：Corner fracture. 骨幹端を真横から撮影したときの所見.
b：Bucket handle fracture. 骨幹端を斜めに撮影したときの所見.

❸ 入院を検討しよう

- 虐待が疑われた場合には養育者からの隔離が原則であり，現在の状態に対する原因検索と治療のために，入院での精査・加療が必要であることを説明する．
- 養育者から同意が得られない場合，一定の理解を示しつつ，子どものために粘り強く保護者を説得する．
- それでも同意が得られず，子どもの安全を脅かすことになると医療者が判断した場合には，児童相談所に緊急で通告し対応を協議する．
- 虐待を疑った場合には，検査と診断を急ぐのではなく，まずは子どもを入院させて安全な場所に保護するという考え方が重要．
- 外来で治療できる骨折であっても必ず入院させ，子どもの様子を観察し続けていく必要がある．
- 虐待を疑った場合の届け出に関しては次項コラム（☞p.354）を参照．

［徳重智仁，鈴木　卓］

コラム

虐待を疑った場合の届け出

- 小児の外傷患者を診察した際，聴取した内容と損傷の程度が乖離している場合，あるいは養育者の説明が二転三転する場合，常に虐待の可能性を念頭に置く必要がある．
- 虐待が疑われた場合には，養育者からの隔離が原則であり，可能な限り入院させて，以下の対応を検討する．

❶ 通告しよう

- 児童虐待の防止等に関する法律第6条，児童福祉法第25条に規定され，全国民の義務とされており，患児を診察した医療関係者も当然通告義務を有する．
- 子ども虐待が疑われた場合，児童相談所もしくは市町村の担当窓口に連絡をする．大事な点は，「虐待の事実が必ずしも明らかでなくても，子どもの福祉にかかわる専門家の知見によって児童虐待が疑われれば」通告義務が生じる点にある．子ども虐待か否か確定するまで通告しないと，その間に虐待による被害が拡大する可能性があるため，過去に法改正された経緯がある．なお，子ども虐待における通告は「告発」ではない．通告は児童虐待対応の「始まり」である．通告しなければ，被害児の保護やさらなる虐待予防，多機関連携による対応も始まらないことを念頭に置く必要がある．
- なお，こうした通告については，児童虐待防止法の趣旨に基づくものであれば，それが結果として誤りであったとしても，そのことによって刑事上，民事上の責任を問われることは基本的にない．

❷ どこに通告すべきか知ろう

- 市区町村または児童相談所に電話で通告をする．もし，対応に迷う場合には，院内虐待対応チーム（Child Protection Team；CPT）がある地域の医療機関に相談もしくは紹介するのも一法である．子ども虐待対応院内組織の名称には，SCAN（Suspected Child Abuse & Neglect），CAPS（Child Abuse Prevention System），FAST（Family Support Team）など医療機関によってさまざまなものがある．

❸ 誰が通告すべきか知ろう

- CPTがある施設であれば，CPT担当者から通告を行う．CPTがない施設では，今後，院外との窓口になる職種が通告を行うのがよい（医師・医療ソーシャルワーカー・看護師など）．

[徳重智仁，鈴木　卓]

Ⅴ 参考文献

小児総論（p.300 ～ 303）

1）放射線防護情報統合センター．小児画像診断における放射線被ばくリスクの伝え方：医療に関する便益とリスクの議論をサポートする情報．2017. https://repo.qst.go.jp/record/73810/files/qst_m_5.pdf.
2）前田恵理子．Refresher Cours：小児被ばくに関する最新の話題．画像診断 2022；42：325-33.
3）Waters PM, Skaggs DL, et al. Rockwood and Green's Fractures in Children, 9th ed. Wolters Kluwer；2020. p14.

上腕骨近位部骨折／上腕骨骨幹部骨折 - 保存療法と手術療法の適応を見極めよう（p.304 ～ 307）

1）Neer CS 2nd, Horowitz BS, et al. Fractures of the proximal humeral epiphysial plate. Clin Orthop Relat Res 1965；41：24-31.
2）Swarup I, Hughes MS, et al. Percutaneous Pinning of Pediatric Proximal Humeral Fractures. JBJS Essent Surg Tech 2019；9：e33.1-6.
3）Annabell L, Benjamin JS et al. Evaluation and Management of Pediatric Humeral Shaft Fractures. J Am Acad Orthop Surg 2023；31：265-73.
4）Peter HH, Donald SB, et al. Intramedullary nailing versus percutaneous pin fixation of pediatric proximal humerus fractures：a comparison of complications and early radiographic results. J Pediatr Orthop 2011；31：617-22.
5）Lisa H, Helge E, et al. Age- and severity-adjusted treatment of proximal humerus fractures in children and adolescents-A systematical review and meta-analysis. PLoS One 2017；12：e0183157.

上腕骨遠位部骨折 - 関節外骨折（顆上骨折）と関節内骨折（顆部骨折）を区別しよう（p.308 ～ 310）

1）Bryce CD, Armstrong AD. Anatomy and biomechanics of the elbow. Orthop Clin North Am 2008；39：141-54.
2）Skaggs DL. Elbow Fractures in Children：Diagnosis and Management. J Am Acad Orthop Surg 1997；5：303-12.
3）Rabiner JE, Khine H, et al. Accuracy of point-of-care ultrasonography for diagnosis of elbow fractures in children. Ann Emerg Med 2013；61：9-17.

上腕骨遠位部骨折 - 肘のX線読影のポイントを知ろう（p.311 ～ 313）

1）Bryce CD, Armstrong AD. Anatomy and biomechanics of the elbow. Orthop Clin North Am 2008；39：141-54.
2）Skaggs DL. Elbow Fractures in Children：Diagnosis and Management. J Am Acad Orthop Surg 1997；5：303-12.
3）Cheng JC, Wing-Man K, et al. A new look at the sequential development of elbow-ossification centers in children. J Pediatr Orthop 1998；18：161-7.
4）Shank CF, Wiater BP, et al. The lateral capitellohumeral angle in normal children: mean, variation, and reliability in comparison to Baumann's angle. J Pediatr Orthop 2011；31：266-71.
5）Murphy WA, Siegel MJ. Elbow fat pads with new signs and extended differential diagnosis. Radiology 1977；124：659-65.

上腕骨顆上骨折 - 顆上骨折は神経障害を確認しよう（p.314 ～ 317）

1）Herring JA, Tachidjian MO, et al. Tachdjian's pediatric orthopaedics 4th ed. Elsevier；2008. 2451-536.
2）Cramer KE, Green NE, et al. Incidence of anterior interosseous nerve palsy in supracondylar humerus fractures in children. J Pediatr Orthop 1993；13：502-5.
3）Babal JC, Mehlman CT, et al. Nerve injuries associated with pediatric supracondylar humeral fractures：a meta-analysis. J Pediatr Orthop2010；30：253-63.

上腕骨顆上骨折 -Modified Gartland 分類で保存療法か手術療法かを決めよう（p.318 ～ 319）

1）佐藤雅人．肘外傷の画像診断．Orthopaedics 1991；4：1-9.
2）Skaggs DL, Mirzayan R. The posterior fat pad sign in association with occult fracture of the elbow in children. J Bone Joint Surg Am 1999；81：1429-33.
3）Leitch KK, Kay RM, et al. Treatment of multidirectionally unstable supracondylar humeral fractures in children. A modified Gartland type-IV fractur A modified Gartland type-IV fracture. J Bone Joint Surg Am 2006；88：980-5.

上腕骨顆上骨折 - 手術は橈側から3本の矢でピンニングしよう（p.320 ～ 322）

1）伊藤恵康．上腕骨顆上骨折．富士川恭輔，鳥巣岳彦，編．骨折・脱臼　改訂2版．南山堂；2005. p290-315.
2）永井　哲，堀田芳彦，ほか．小児上腕骨顆上骨折に対する経皮ピンニング法の実験的検討．骨折 1986；8：39-41.

3) Omid R, Choi PD, et al. Supracondylar humeral fractures in children. J Bone Joint Surg Am 2008；90：1121-32.
4) Buckely RE, Moran CG, et al. 田中　正，澤口　毅，日本語版編．AO法骨折治療　第3版．医学書院；2020．p328-41.
5) 伊藤恵康．肘関節外科の実際：私のアプローチ．南江堂；2011.p66-90.

肘内障 – 肩も触って骨折や化膿性関節炎を見逃さないようにしよう（p.323 ～ 325）

1) Irie T, Sono T, et al. Investigation on 2331 cases of pulled elbow over the last 10 years. Pediatr Rep 2014；6：5090.
2) 矢倉知加子，濱本佑樹，ほか．幼児化膿性肩関節炎の治療経験．整外と災外 2010；59：285-8.
3) 皆川洋至．教育研修講座　整形外科超音波画像の基礎と臨床応用：見えるから分かる，分かるからできる．日整会誌 2012；86：1057-64.
4) Lee YS, Sohn YD, et al. New, specific ultrasonographic findings for the diagnosis of pulled elbow. Clin Exp Emerg Med 2014；1：109-13.

肘内障 – 整復はまず回内法をしよう（p.326 ～ 327）

1) 吉岡裕樹．肘内障170例の検証．整形外科 2013；64：1053-7.
2) 三笠元彦．肘内障の整復法の変遷：回内法について．整形外科 2017；68：1289-91.
3) Krul M, van der Wouden JC, et al. Manipulative interventions for reducing pulled elbow in young children. Cochrane Database Syst Rev 2017；7：CD007759.
4) Bexkens R, Washburn FJ, et al. Effectiveness of reduction maneuvers in the treatment of nursemaid's elbow：A systematic review and meta-analysis. Am J Emerg Med 2017；35：159-63.

前腕骨幹部骨折 – 手術適応を見極めよう（p.328 ～ 331）

1) 松村福広．前腕両骨骨幹部骨折．小児骨折治療：外傷整形外科医と考える基本から難治症例まで．南江堂；2021, p148-69.
2) Goodwin RC, Kuivila TE. Pediatric elbow and forearm fractures requiring surgical treatment. Hand Clin 2002；18：135-48.
3) Wilkins KE. Operative Management of Upper Extremity Fractures in Children. Amer Academy of Orthopaedic；1994.
4) Baldwin K, Morrison 3rd MJ, et al. Both bone forearm fractures in children and adolescents, which fixation strategy is superior-plates or nails? A systematic review and meta-analysis of observational studies. J Orthop Trauma 2014；28：e8-e14.
5) Lascombes P, Prevot J,et al. Elastic stable intramedullary nailing in forearm shaft fractures in children: 85 cases. J Pediatr Orthop 1990；10：167-71.
6) Lascombes P, Huber H, et al. Flexible intramedullary nailing in children: nail to medullary canal diameters optimal ratio. J Pediatr Orthop 2013；33：403-8.
7) Ballal MS, Garg NJ, et al. Nonunion of the ulna after elastic stable intramedullary nailing for unstable forearm fractures：a case series. J Pediatr Orthop B 2009；18：261-4.
8) Price CT, Scott DS, et al. Malunited forearm fractures in children. J Pediatr Orthop 1990；10：705-12.

橈骨遠位端骨折 – 保存療法の要点を知ろう（p.332 ～ 335）

1) Khosla S, Melton 3rd LJ, et al. Incidence of childhood distal forearm fractures over 30 years: a population-based study. JAMA 2003；290：1479-85.
2) Rennie L, Court-Brown CM, et al. The epidemiology of fractures in children. Injury 2007；38：913-22.
3) Mamoowala N, Johnson NA, et al. Trends in paediatric distal radius fractures：an eight-year review from a large UK trauma unit. Ann R Coll Surg Engl 2019；101：297-303.
4) Südow H, Navarro CM. The incidence of distal radius fractures in a Swedish pediatric population-an observational cohort study of 90 970 individual fractures. BMC Musculoskelet Disord 2021；22：564.
5) Corsino CB, Reeves RA, et al. Distal Radius Fractures. StatPearls [Internet]. StatPearls Publishing；2024.
6) Mauck BM, Swigler CW. Evidence-Based Review of Distal Radius Fractures. Orthop Clin North Am 2018；49：212-22.
7) Ploegmakers JJW, Verheyen CCPM. Acceptance of angulation in the non-operative treatment of paediatric forearm fractures. J Pediatr Orthop B 2006；15：428-32.

大腿骨骨折 / 脛骨骨折 – 手術適応を判断しよう（p.336 ～ 340）

1) Patterson JT, Tangtiphaiboontana J, et al. Management of Pediatric Femoral Neck Fracture. J Am Acad Orthop Surg 2018；26：411-9.
2) Loder RT, O'Donnell PW, et al. Epidemiology and mechanisms of femur fractures in children. J Pediatr Orthop 2006；26：561-6.
3) Naranje SM, Erali RA, et al. Epidemiology of Pediatric Fractures Presenting to Emergency Departments in the United States. J Pediatr Orthop 2016；36：e45-8.

4) The American Academy of Orthopaedic Surgeons Board of Directors. AAOS Evidence-Based Clinical Practice Guideline on Treatment of Pediatric Diaphyseal Femur Fractures 2020.

5) Mubarak SJ, Kim JR, et al. Classification of proximal tibial fractures in children. J Child Orthop 2009；3：191-7.

6) Bae K, Yang J, et al. Overlooked valgus bowing deformity in pediatric tibial shaft fractures with/without fibular involvement：Cause residual valgus alignment in 2-year follow-up. Orthop Traumatol Surg Res 2024；110：103610.

単純性股関節炎 / 化膿性股関節炎 - 発熱のある股関節痛は帰宅させないようにしよう (p.341 ~ 344)

1) 藤原憲太 . 小児股関節における超音波検査の有用性 . 関節外科 2018；37：42-54.

2) 濱藤啓広 . 股関節の疾患：小児の股関節疾患 . 井樋栄二, 吉川秀樹, ほか編 . 標準整形外科学　第14版 . 医学書院；2020. p619-20.

3) 久保俊一, 編著 . 股関節学 . 金芳堂；2014. p549-59.

4) 鬼頭浩史 . 小児股関節における画像診断 . 関節外科 2018；37：32-41.

5) 及川泰宏, 西須　孝 . 化膿性股関節炎と単純性股関節炎 . 関節外科 2018；37：88-95.

骨盤裂離骨折 - 走って腸骨が痛い原因を知ろう (p.345 ~ 347)

1) 金子和夫 . 小児の骨折：下肢帯と下肢の骨折 . 井樋栄二, 吉川秀樹, ほか編 . 標準整形外科学　第14版 . 医学書院；2020. p835.

2) Schuett DJ, Bomar JD,et al. Pelvic Apophyseal Avulsion Fractures：A Retrospective Review of 228 Cases. J Pediatr Orthop 2015；35：617-23.

3) Stančák A, Kautzner J, et al. Treatment of pelvic avulsion fractures in children and adolescents. Rozhl Chir 2017；96：156-62.

4) 久保俊一, 編 . 股関節学 . 金芳堂；2014. p39-47.

5) Eberbach H, Hohloch L, et al. Operative versus conservative treatment of apophyseal avulsion fractures of the pelvis in the adolescents：a systematical review with meta-analysis of clinical outcome and return to sports. BMC Musculoskelet Disord 2017；18：162.

環軸椎回旋位固定 - まっすぐ向けない子どもに注意しよう (p.348 ~ 349)

1) 松本守雄 . 頚椎疾患：その他 . 井樋栄二, 吉川秀樹, ほか編 . 標準整形外科学 . 医学書院；2020. p532.

2) 岩﨑幹季 . 脊椎脊髄病学　第3版 . 金原出版株式会社；2022. p288.

3) 髙橋雅人, 里見和彦 . Atlantoaxial rotatory fixation（AARF）に対する分類・評価法 . 脊椎脊髄 2020；33：389-92.

4) 古矢丈雄, 国府田正雄, ほか . 環軸椎回旋位固定の病態と治療 . 千葉医誌 2009；85：61-9.

5) 山田圭ら . 小児の環軸椎回旋位固定の保存治療アルゴリズムの検討 . 整形外科と災害外科 63：(3) 501-504.2014

6) Mahr D, Freigang V, et al. Comprehensive treatment algorithm for atlanto-axial rotatory fixation（AARF）in children. J Eur J Trauma Emerg Surg 2021；47：713-8.

7) Pang D. Atlantoaxial rotatory fixation. Nurosurgery 2010；66：161-83.

虐待 - 虐待の可能性を常に念頭に置こう (p.350 ~ 353)

1) 奥山眞紀子 . 山田不二子, ほか . 一般医療機関における子ども虐待初期対応ガイド .

2) 日本小児科学会こどもの生活環境改善委員会 . 子ども虐待診療の手引き　第3版（2022.3.19改訂）. https://www.jpeds.or.jp/uploads/files/20220328_g_tebiki_3.pdf.

3) 古川理惠子 . 虐待における骨損傷の診断 . 日小児放線会誌 2020；36：101-8.

4) 田上幸治 . 小児虐待と Child Protection Team. 小児内科 2019；51 増刊号：844-7.

コラム　虐待を疑った場合の届け出 (p.354)

1) 厚生労働省 . 子ども虐待対応の手引き　第3章：通告・相談への対応 . https://www.mhlw.go.jp/bunya/kodomo/dv12/03.html.

2) 日本小児科学会 . 19　子ども虐待対応院内組織 . https://www.jpeds.or.jp/uploads/files/abuse_19.pdf.

VI

高齢者（分類・方針・帰宅説明）

骨粗鬆症

骨粗鬆症を適切に診断し，薬物療法へ導こう

!) Check Point

✔ 骨粗鬆症患者は2022年時点で1,450万人存在すると推計され，65歳以上人口の40%を占める．

✔ そのうち治療を受けている患者は1〜2割程度と推計されている．

✔ 脆弱性骨折を適切に診断し，骨粗鬆症治療へ導き，二次性骨折を予防する．

❶ 診断をしよう

● 原発性骨粗鬆症の診断基準に従い診断を進める（表1）．
● 続発性骨粗鬆症の有無について評価を行う（表2）．
● 骨折患者については，それが脆弱性骨折であるのか否かを判断する．

note 脆弱性骨折とは

● 骨量の減少や骨質の劣化によって骨強度が低下し，軽微な外力によって発生した骨折を指す．
● 軽微な外力とは，立った姿勢からの転倒かそれ以下の外力を指し，転んで手をついた，重いものを持ち上げた，尻もちをついたなど健康な人では骨折しないような外力を指す．
● 大腿骨近位部骨折や椎体骨折は，軽微な外力により発生した脆弱性骨折であれば，骨密度にかかわらず骨粗鬆症と診断する．

表1 原発性骨粗鬆症の診断基準

Ⅰ. 脆弱性骨折[*1]あり
1. 椎体骨折[*2]または大腿骨近位部骨折あり
2. そのほかの脆弱性骨折[*3]があり，骨密度[*4]がYAMの80%未満

Ⅱ. 脆弱性骨折なし
骨密度[*4]がYAMの70%以下または−2.5SD以下

*1：軽微な外力によっては発生した非外傷性骨折．軽微な外力とは，立った姿勢からの横転か，それ以下の外力を指す．
*2：形態椎体骨折のうち，3分の2は無症候性であることに留意するとともに，鑑別診断の観点からも脊椎X線像を確認することが望ましい．
*3：その他の脆弱性骨折：軽微な外力によって発生した非外傷性骨折で，骨折部位は肋骨，骨盤（恥骨，坐骨，仙骨を含む），上腕骨近位部，橈骨遠位端，下腿骨．
*4：骨密度は原則として腰椎または大腿骨近位部骨密度とする．また，複数部位で測定した場合にはより低い%値またはSD値を採用することとする．腰椎においてはL1〜L4またはL2〜L4を基準値とする．ただし，高齢者において，脊椎変形などのために腰椎骨密度の測定が困難な場合には大腿骨近位部骨密度とする．大腿骨近位部骨密度には頸部またはtotal hip（total proximal femur）を用いる．これらの測定が困難な場合は橈骨，第二中手骨の骨密度とするが，この場合は%のみ使用する．

（文献2より転載）

表2 続発性骨粗鬆症

検査の種類		検査結果	原疾患
血液検査	血算	正球性貧血	多発性骨髄腫
		小球性低色素性貧血	吸収不良症候群，摂食障害など
		白血球増加	クッシング症候群，ステロイド薬内服（顆粒球増加・好酸球とリンパ球減少）
	生化学	高カルシウム血症	原発性副甲状腺機能亢進症
		低カルシウム血症	ビタミンD欠乏症
		低リン血症	骨軟化症，ビタミンD欠乏症
		高ALP血症	原発性副甲状腺機能亢進症，甲状腺機能亢進症，骨軟化症，骨パジェット症
		肝機能異常	肝硬変などの重症肝疾患
		低コレステロール血症	甲状腺機能亢進症
		高血糖	糖尿病，ステロイド薬内服
	血清	CRP高値	関節リウマチおよびその他の慢性炎症性疾患
尿検査	一般尿検査	尿糖	糖尿病
		尿蛋白	多発性骨髄腫（患者によっては陰性）
	生化学	高カルシウム尿症	原発性副甲状腺機能亢進症など

(文献3より転載)

- 軽微な外力によって発生した肋骨，骨盤（恥骨，坐骨，仙骨を含む），上腕骨近位部，橈骨遠位端，下腿骨の骨折があり，骨密度が若年成人平均骨密度（young adult mean；YAM値）の80%未満の場合，骨粗鬆症と診断する．
- 脆弱性骨折がない場合，骨密度がYAM値の70%以下の場合，骨粗鬆症と診断する．
- 脆弱性骨折がなく，骨密度がYAM値の−2.5SDより大きく−1.0SD未満の場合，骨量減少と診断する（腰椎，大腿骨頸部において，−2.5SD ≒ YAM70%，−1.0SD ≒ YAM88%）．

❷ 薬物療法の適応を知ろう

▶適応（図1）
- 骨粗鬆症と診断されたもの．
- 骨量減少と診断されたもののうち
  - ・大腿骨近位部骨折の家族歴があるもの．
  - ・FRAX®の10年間の骨折確率15%以上のもの．

▶がん治療関連骨減少症（cancer treatment-induced bone loss；CTIBL，図2）
- 乳がんに対するアロマターゼ阻害薬，前立腺がんに対するアンドロゲン除去治療を受けるもののうち
  - ・腰椎もしくは大腿骨近位部の骨密度測定でT-score＜−2.0SDのもの．
  - ・−2.0≦T-score＜−1.5で大腿骨近位部骨折の家族歴のあるもの．
  - ・FRAX®の10年間の骨折確率15%以上のもの．

▶ステロイド使用
- ステロイド性骨粗鬆症の管理と治療ガイドラインに従い，骨折危険因子のスコアリングを行ったうえで薬物療法を行うことが勧められる（表3）．
- 経口ステロイドを3カ月以上使用する18歳以上のもののうち
  - ・50歳未満：プレドニン（PSL）換算7.5mg/日以上．
  - ・50歳以上：5mg/日．
  - ・65歳以上：5mg/日以下の用量で薬物療法の適応となることを認識する．

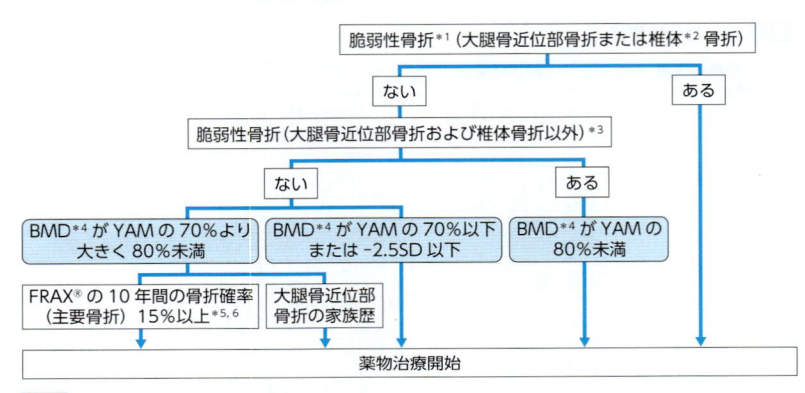

図1 薬物療法の適応

*1：軽微な外力によって発生した非外傷性骨折．軽微な外力とは，立った姿勢からの横転か，それ以下の外力を指す．

*2：形態椎体骨折のうち，2/3は無症候性であることに留意するとともに，鑑別診断の観点からも脊髄X線像を確認することが望ましい．

*3：そのほかの脆弱性骨折：軽微な外力によって発生した非外傷性骨折で，骨折部位は肋骨，骨盤（恥骨，坐骨，仙骨を含む），上腕骨近位部，橈骨遠位端，下腿骨．

*4：骨密度は原則として腰椎または大腿骨近位部骨密度とする．また，複数部位で測定した場合にはより低い%値またはSD値を採用することとする．腰椎においてはL1～L4またはL2～L4を基準値とする．ただし，高齢者において，脊椎変形などのために腰椎骨密度の測定が困難な場合には大腿骨近位部骨密度とする．大腿骨近位部骨密度には頸部またはtotal hip (total proximal femur) を用いる．これらの測定が困難な場合は橈骨，第二中手骨の骨密度とするが，この場合は%のみ使用する．

*5：75歳未満で適応する．また，50歳代を中心とする世代においては，より低いカットオフ値を用いた場合でも，現行の判断基準に基づいて薬物療法が推奨される手段を部分的にしかカバーしないなどの限界も明らかになっている．

*6：この薬物治療開始基準は原発性骨粗鬆症に関するものであるため，FRAX®の項目のうち糖質コルチコイド，関節リウマチ，続発性骨粗鬆症に当てはまるものには適さない．すなわち，これらの項目がすべて「なし」である症例に限って適応される．

（文献3より転載）

図2 CTIBL患者のマネジメント

*1：血清-25水酸化ビタミンD濃度やほかの骨粗鬆症危険因子の評価を行うと共に運動の励行などの一般的対応を行う．

*2：腰椎BMDは骨折のない椎体のみの測定値を用い，L1～L4の2個以上で測定できない場合には腰椎は使用せず大腿骨BMDを用いる．

*3：アパルタミドやアビラテロン・プレドニゾロン併用など，強力なアンドロゲン作用の阻害によりCTIBLが急速に進行する可能性がある場合などではより頻回な測定を行う．

*4：テリパラチドなど原発性悪性骨腫瘍もしくは転移性骨腫瘍のある患者の症状を悪化させる可能性のある薬剤を除く．ビスフォスフォネート，デノスマブを用いて良好な成績が報告されている．

（文献4より転載）

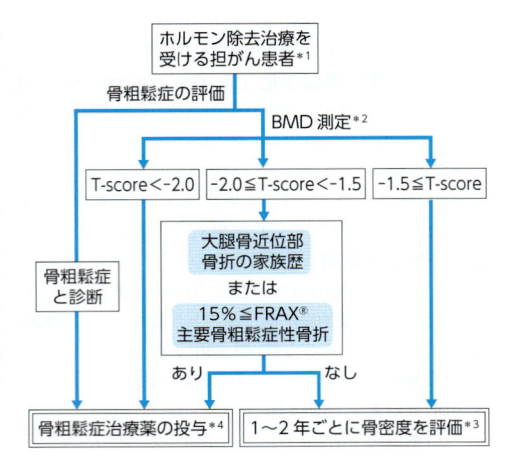

表3 ステロイド性骨粗鬆症の管理と治療ガイドライン

危険因子		スコア
既存骨折	なし	0
	あり	7
年齢(歳)	< 50	0
	50 ≦　< 65	2
	≧ 65	4
ステロイド投与量 (PSL換算 mg/日)	< 5	0
	5 ≦　< 7.5	1
	≧ 7.5	4
腰椎骨密度 (% YAM)	≧ 80	0
	70 ≦　< 80	2
	< 70	4

経口ステロイドを3カ月以上使用する18歳以上のものに適応.
スコア≧3に対し骨粗鬆症薬物療法を行う.
スコア<3に対し定期的な骨折リスク評価を行う.

(文献5より転載)

Ⅵ

高齢者(分類・方針・帰宅説明)

note

- 日本では従来骨密度を% YAMで表記しているが，海外ではT-スコアで表記される．このことから2012年度改訂版の診断基準から，T-スコアが併記されるようになった．
- T-スコアは患者の骨密度と若年成人の平均骨密度(YAM)の差を標準偏差(SD)で除して求められる．

  T-スコア=(骨密度-YAM)/SD
- % YAM値は患者の骨密度をYAM値で除して求められることから，

  T-スコア=(% YAM/100-1)×YAM/SD

  と計算できる．
- 大腿骨頚部のYAMが0.961，SDが0.114のとき，T-スコアと% YAMは以下のような対応になり，-2.5SDと% YAM 70の骨密度がほぼ一致する．

T-スコア(SD)	0	-1.0	-1.5	-2.0	-2.5	-3.0
% YAM(%)	100	88.1	82.2	76.3	70.3	64.4

- 腰椎についてもおおむね近い値となるが，橈骨や中手骨では-2.5SDと% YAM70の骨密度の解離が大きくなるため% YAM値のみを表記する．

[本田哲史]

骨粗鬆症
適切に骨粗鬆症の治療をしよう

! Check Point

✔ 新規骨折予防が目的であり，骨密度だけでなく骨質や転倒予防も考えて治療する．
✔ 治療は継続することが大事．患者が治療へのモチベーションを維持できるような説明を心がける．
✔ 骨折後の患者には早期に骨密度が上昇する薬剤を選択する．

❶ 治療薬の種類を知ろう

● 大きく骨形成促進薬，骨吸収抑制薬，補充治療薬がある．

▶ **骨形成促進薬**（表1）
● 骨折高リスク患者に対する第一選択．
● 注射製剤のみ．
● 悪性腫瘍がある患者には使用しない．

▶ **骨吸収抑制薬**（表2）
● 長期に使用可能．
● ビタミン製剤と併用することで骨折予防効果が大きくなる．
● ヒト型抗receptor activator of NF-κB ligand（RANKL）モノクローナル抗体製剤：
 ・半年ごとの投与を厳格に守る必要がある．
 ・最終投与後に無治療でいると7カ月目からリバウンド現象で一気に骨吸収が進行し，1年半で治療前と同じ骨密度まで低下してしまうため，中止する際には必ず最終投与後6カ月目にビスフォスフォネート（bisphosphonate；BP）製剤服用を開始しなければならない点に注意する．
 ・ただし長期間投与後からのBP製剤への変更では十分なリバウンド現象抑制が得られなかったという報告があり，可能な限り中断せず継続していく方針とするか，リバウンド現象抑制効果が確認できている3年目までに計画的にBP製剤へ変更するなどの対策を検討する必要がある．

note 転移性骨腫瘍ではランマーク®投与を忘れずに

● ランマーク®というヒト型抗RANKLモノクローナル抗体製剤がある．
● プラリア®と同成分だが，より高容量を短期サイクルで投与する薬剤で，骨粗鬆症ではなく転位性骨腫瘍，多発性骨髄腫による骨病変，骨巨細胞腫の患者に使用する．
● 転移性骨腫瘍を診断した際には，原発巣コントロールだけにとらわれずに，口腔内環境・カルシウム（Ca）値を評価したうえで速やかにランマーク®投与を開始する．

▶補充治療薬（表3）

● 活性型ビタミンD3製剤のなかで，エルデカルシトールのみCa代謝調整作用のほかに軽度の骨吸収抑制作用もある．

● 活性型ビタミンD3製剤とCa製剤は，単剤使用では活性型ビタミンD3製剤を優先し，併用する際には高Ca血症や尿路結石などのリスクを考慮して使用する．

● サプリメントを含めたCa製剤は1回に500 mg以上摂取しないように注意が必要．

表1 骨形成促進薬

カテゴリー	製剤名		用法	期間	1カ月費用の例 （3割負担, 2024年時点）	針	禁忌	避けるべき患者
ヒト化抗スクレロスチンモノクローナル抗体	イベニティ® （ロモソズマブ）	早期から大きな骨密度上昇効果あり 全骨折予防効果大きい	皮下注射 月1回 1回2本 病院 活性型ビタミンD製剤併用必要	1年	約15,000円	針交換なし	・低Ca血症 ・成分過敏症	・虚血性心疾患あり（既往含む） ・悪性腫瘍あり
副甲状腺ホルモン （parathyroid hormone；PTH）	テリボン® （テリパラチド酢酸塩） 週2回製剤	全骨折予防効果大きい	皮下注射 週2回 自宅／施設	2年	約14,000円	針交換なし	・高Ca血症 ・骨Paget病 ・代謝性骨疾患（副甲状腺機能亢進症を含む） ・原因不明の高ALP血症 ・悪性腫瘍 ・骨に影響する放射線治療歴 ・妊婦 ・小児 ・成分過敏症	
	テリボン® （テリパラチド酢酸塩） 週1回製剤	椎体において骨折予防効果大きい	皮下注射 週1回 病院	2年	約13,000円	針交換なし	同上	
ヒト副甲状腺ホルモン関連蛋白質 （hPTHrP）	オスタバロ® （アバロパラチド酢酸塩）	全骨折予防効果大きい 製剤カートリッジ月2回交換必要	皮下注射 連日 自宅／施設	1年半	約10,000円 骨形成促進薬の中で最も安価	針交換必要 極細の34G針を利用可能	・高Ca血症 ・骨Paget病 ・代謝性骨疾患（副甲状腺機能亢進症を含む） ・原因不明の高ALP血症 ・悪性腫瘍 ・骨に影響する放射線治療歴 ・妊婦 ・小児 ・成分過敏症	

＊ ALP：アルカリフォスファターゼ．

❷ 治療薬の使用戦略を知り，患者に合わせた治療をしよう（図1）

● 脆弱性骨折を受傷した患者などの骨折高リスク患者には，まず迅速に骨密度上昇を期待できる骨形成促進薬を選択するのがよい（anabolic first）[1,2]．

● 2年間での骨密度変化率が大腿骨近位部4％以上／脊椎8％以上，また3年間で骨密度が若年成人平均骨密度（young adult mean；YAM値）70％以上／Tスコア-2.5 SD以上となるように治療を行うとよい[2,3]．

表2 骨吸収抑制薬

カテゴリー	製剤名	用法	1カ月費用の例 (3割負担, 2024年時点)	禁忌	避けるべき患者
SERM*	ビビアント® （バゼドキシフェン）	閉経後～中・低度骨折リスクの期間に推奨 内服 連日1日1回 自宅/施設	約600円	・静脈血栓塞栓症（既往含む） ・抗リン脂質抗体症候群 ・妊婦/授乳婦 ・長期不動状態（術後回復期, 長期安静期等） ・成分過敏症	・男性 ・小児
ビスホスホネート (BP)	ボナロン®/フォサマック®（アレンドロン酸） 全骨折予防効果あり ゼリー剤形がある	内服 <内服> 連日1日1回 週1回 自宅/施設 <点滴> 月1回 病院	ボナロン錠35mg（週1回） 約300円 ボナロンゼリー35mg（週1回） 約800円	・低Ca血症 ・妊婦 ・成分過敏症 錠剤ではさらに ・食道狭窄/アカラシア（食道弛緩不能症） ・立位または坐位を60分以上保てない患者	
	アクトネル®/ベネット®（リセドロン酸） 全骨折予防効果あり	内服 連日1日1回 週1回 月1回 自宅/施設	アクトネル錠17.5mg（週1回） 約300円 アクトネル錠75mg（月1回） 約400円	・低Ca血症 ・妊婦 ・成分過敏症 ・食道狭窄/アカラシア（食道弛緩不能症） ・30分以上上体を起こしていることができない患者 ・クレアチニンクリアランス＜30mL/min	
	ボノテオ®/リカルボン®（ミノドロン酸）	内服 連日1日1回 月1回 自宅/施設	ボノテオ錠50mg（月1回） 約500円	・低Ca血症 ・妊婦 ・成分過敏症 ・食道狭窄/アカラシア（食道弛緩不能症） ・30分以上上体を起こしていることができない患者	
	ボンビバ®（イバンドロン酸）	内服 静脈注射 月1回 自宅/施設 病院	ボンビバ錠100mg（月1回） 約500円 ボンビバ静注1mg（月1回） 約1,000円	・低Ca血症 ・妊婦 ・成分過敏症 錠剤ではさらに ・食道狭窄/アカラシア（食道弛緩不能症） ・立位または坐位を60分以上保てない患者	
	リクラスト®（ゾレドロン酸） 全骨折予防効果あり 導入時：インフルエンザ様症状を軽減させるために解熱鎮痛薬併用がよい	点滴 年1回 病院	月あたり約850円 （1回約10,000円）	・低Ca血症 ・クレアチニンクリアランス＜35mL/min ・脱水 ・妊婦 ・成分過敏症	
ヒト型抗RANKLモノクローナル抗体	プラリア®（デノスマブ） 全骨折予防効果あり 中止時：リバウンド現象を防ぐために最終投与後半年からBP製剤服用が必要	皮下注射 半年に1回 病院 ビタミンD製剤併用必要	月あたり約1,400円 （1回約8,800円）	・低Ca血症 ・妊婦 ・成分過敏症	・コンプライアンスが悪い患者

＊：選択的エストロゲン受容体モジュレーター（selective estrogen receptor modulator；SERM）

表3 補給治療薬

カテゴリー	製剤名	用法	1カ月費用の例（3割負担, 2024年時点）	禁忌	避けるべき患者
活性化ビタミンD3	エディロール®（エルデカルシトール）	内服 連日1日1回 自宅/施設	エディロールカプセル0.75μg 約400円	・妊婦 ・成分過敏症	・高Ca血症 ・腎機能障害
	アルファロール®/ワンアルファ®（アルファカルシドール） 液体・粉末の剤形あり	内服 連日1日1回 自宅/施設	アルファロールカプセル0.5μg 約70円 アルファロール内用液0.5μg/mL 約300円		・高Ca血症
カルシウム	アスパラCa®（L-アスパラギン酸カルシウム）	内服 連日1日2-3回 自宅/施設	アスパラCa錠200 約300円	・高Ca血症 ・重篤な腎不全 ・腎結石	
リン	ホスリボン®（リン酸二水素ナトリウム一水和物・無水リン酸水素二ナトリウム）	内服 連日1日3回 自宅/施設	ホスリボン配合顆粒 約6,400円（体重50kg計算）	・成分過敏症	・重度の腎機能障害
ビタミンK2	グラケー®（メナテトレノン）	内服 連日1日3回 自宅/施設	グラケーカプセル15mg 約450円	・ワルファリンカリウム投与中	

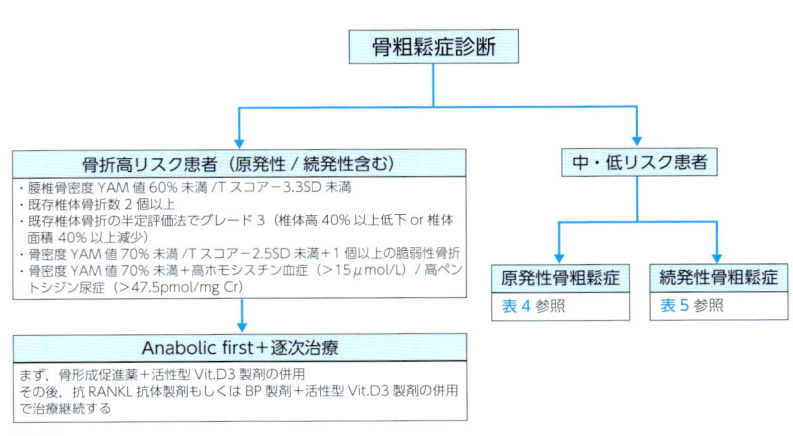

図1 骨粗鬆症の診断

- ●骨折リスク，病態，日常活動動作（activities of daily living；ADL），環境，理解力，経済力などを総合的に評価して治療薬を選択する．
- ●骨密度だけでなく骨質も考慮して治療を行う[4].
- ●重度腎機能障害がある患者には，ヒト型抗RANKLモノクローナル抗体製剤を慎重に投与する．

表4 原発性骨粗鬆症

カテゴリー	病態	治療
性腺機能低下	閉経後	・50〜60歳代ではまずSERM単剤，Vit.D製剤単剤，SERM＋Vit.D製剤併用のいずれかを検討 ・骨密度/骨代謝マーカーに応じてBP製剤もしくはヒト型抗RANKLモノクローナル抗体＋Vit.D製剤を検討
	妊娠後	・補充治療薬を中心に検討

表5 続発性骨粗鬆症

カテゴリー	病態			治療
内分泌性	副甲状腺機能亢進症(intact-PTH高値)			・BP製剤/ヒト型抗RANKLモノクローナル抗体を検討 ・25OHVD低値であればVit.D製剤併用
	甲状腺機能亢進症			・抗甲状腺薬
	クッシング症候群			・骨形成促進薬/骨吸収抑制薬/補充治療薬のすべてを検討
	性腺機能不全			・まずSERM＋Vit.D製剤を検討 ・骨密度/骨代謝マーカーに応じてBP製剤/ヒト型抗RANKLモノクローナル抗体＋Vit.D製剤を検討
代謝性	糖尿病			・骨密度/骨代謝マーカーに応じてBP製剤/ヒト型抗RANKLモノクローナル抗体＋Vit.D製剤を検討
	関節リウマチ			・BP製剤/ヒト型抗RANKLモノクローナル抗体＋Vit.D製剤の併用
	CKD[*1]			・Vit.D製剤 ・ヒト型抗RANKLモノクローナル抗体
	COPD[*2]			・Vit.D製剤 ・BP製剤/ヒト型抗RANKLモノクローナル抗体を検討
	低リン血症	骨軟化症/くる病 (骨石灰化障害，高ALP血症)		・リン製剤＋Vit.D製剤
		FGF23関連低リン血症 (FGF23≧30pglmL)		・リン製剤＋Vit.D製剤＋クリースビータ®(プロスマブ)
		ファンコーニ症候群 (近位尿細管機能低下)		・リン製剤＋Vit.D製剤
	慢性低Na血症，SIADH[*3]			・BP製剤/ヒト型抗RANKLモノクローナル抗体を検討
栄養障害性	ビタミンD欠乏症(25OHVD＜20ng/mL)，くる病			・Vit.D製剤
	吸収不良症候群			・Vit.D製剤
	神経性思不振症			・補充治療薬
CTIBL	乳がん(アロマターゼ阻害薬) 前立腺がん(アンドロゲン除去治療)			・BP製剤/ヒト型抗RANKLモノクローナル抗体＋Vit.D製剤の併用
	胃がん(胃切除)			・Vit.D製剤
	多発性骨髄腫			・BP製剤/ヒト型抗RANKLモノクローナル抗体＋Vit.D製剤の併用
	放射線照射後40Gy以上			・Vit.D製剤
薬剤性	グルココルチコイド誘発性骨粗鬆症(グルココルチコイド服用3カ月以上＋スコア3点以上)			・骨形成促進薬/骨吸収抑制薬/補充治療薬のすべてを検討
先天性	骨形成不全症			・BP製剤 ・補充治療薬併用検討
	マルファン症候群			・骨形成促進薬/骨吸収抑制薬/補充治療薬のすべてを検討
喫煙				・禁煙
不動・免荷 ロコモティブシンドローム				・早期荷重，ロコモーショントレーニングなど

＊1：慢性腎臓病(chronic kidney disease；CKD)
＊2：慢性閉塞性肺疾患(chronic obstructive pulmonary disease；COPD)
＊3：抗利尿ホルモン不適合分泌症候群(syndrome of inappropriate secretion of antidiuretic hormone；SIADH)
＊4：がん治療関連骨減少症(cancer treatment-induced bone loss；CTIBL)

❸ 副作用に注意しながら治療をしよう

▶腎機能障害
- エルデカルシトールは一過性の軽度腎機能障害をしばしば合併する．
- 定期的に血液検査を行い，データ悪化時に内服中止することで改善が期待できる．

▶高Ca血症・低Ca血症
- 定期的に血液検査を行い，薬剤使用後に増悪傾向があれば速やかに中止する必要がある．

▶薬剤関連顎骨壊死（medication-related osteonecrosis of the jaw；MRONJ）[5]
- BP製剤，ヒト型抗RANKLモノクローナル抗体製剤，ヒト化抗スクレロスチンモノクローナル抗体製剤において合併するリスクがある．
- リスクは薬剤によって異なり，BP製剤とヒト型抗RANKLモノクローナル抗体製剤は0.1％程度，ヒト化抗スクレロスチンモノクローナル抗体製剤はさらにまれで0.02/100人年程度のリスクという報告がある．
- 高用量（骨粗鬆症治療薬はすべて低用量），長期投与によりリスクが高くなるので注意が必要．
- 歯科への定期受診や口腔ケアの指導が大事．

▶非定型大腿骨骨折（atypical femoral fracture；AFF）
- BP製剤，ヒト型抗RANKLモノクローナル抗体製剤，ヒト化抗スクレロスチンモノクローナル抗体製剤において合併するリスクがある．
- リスクは薬剤によっては異なり，BP製剤は0.1〜0.4％，ヒト型抗RANKLモノクローナル抗体製剤は0.01％程度，ヒト化抗スクレロスチンモノクローナル抗体製剤での合併はきわめてまれという報告がある．
- 5年以上の継続投与によりリスクが高くなることがわかっており，定期的にベネフィットとリスクのバランスを考慮して一時休薬を検討する必要がある．

❹ 休薬について知り，患者・家族に説明しよう

- BP製剤は，AFFリスク軽減のために開始後5年前後で一時休薬を検討するのがよい．
- 1年間休薬でAFFリスクが半減する．
- 2年以上の休薬は脆弱性骨折リスクを高くしてしまうので注意が必要．
- 骨折高リスク状態が続いているようであれば，休薬せず継続することを考慮する．

Ⅵ

高齢者（分類・方針・帰宅説明）

> **note**　抜歯治療を受ける際に，骨吸収抑制薬の休薬は原則不要
> - 抜歯時に骨吸収抑制薬の休薬がMRONJ発症率を低下させるかどうか検討した研究はあるものの低下させるエビデンスはなく，現在のところ抜歯時の休薬は原則不要と考えられている．
> - MRONJ予防のために重要なのは，骨吸収抑制薬使用前に必要な歯科治療を済ませておくことと，歯科口腔外科手術時に感染対策をしっかり行ってもらうこと．

❺ 薬物療法以外の治療を知ろう

▶食事
- **Caを多く含む食品**：乳製品，小魚，野菜，豆類など．
- **ビタミンDを多く含む食品**：魚，きのこ類など．
- タンパク質摂取，バランスのよい食事も大事．

▶運動
- ウォーキング，スクワット，踵上げ運動など．

［武川竜久］

VI
高齢者（分類・方針・帰宅説明）

コラム

骨粗鬆症の新しい治療基準

❶ 治療目標を知ろう（図1）

- 2024年に米国骨代謝学会（American Society for Bone and Mineral Research；ASBMR）/旧米国骨粗鬆症財団（Bone Health & Osteoporosis Foundation；BHOF）の，骨粗鬆症の治療指針（position statement）が7年振りに改訂された．
- 目標志向型治療アルゴリズム（goal directed therapy algorithm）が骨粗鬆症治療の基本．
- 2年以内の骨折既往または複数カ所の骨折既往がある場合を新たな骨折が切迫している状態（imminent fracture risk）と定義する．
- 治療の目標値は，Tスコア＞－2.5で，治療開始後3年以内に治療目標を達成できる可能性が50％以上の治療方法を選ぶ．
- ＊Tスコア －2.5は，YAM値 約70％．

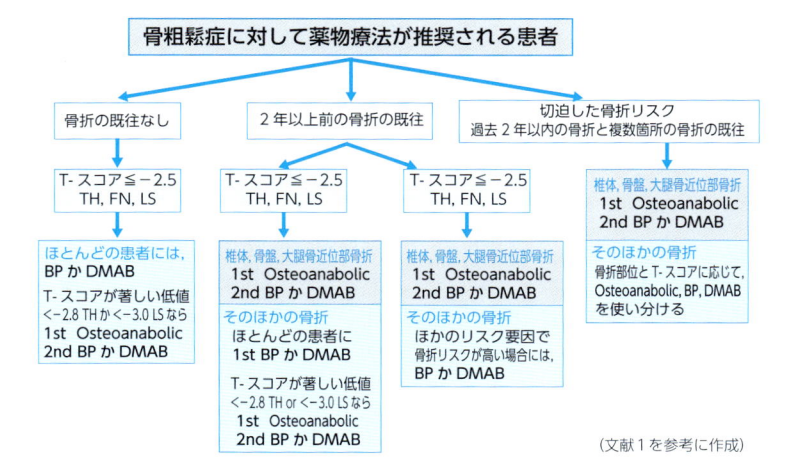

（文献1を参考に作成）

図1 治療目標のアルゴリズム

TH：Total hip（大腿骨頭・頚部全体），FN：Femoral neck（大腿骨頚部），LS：Lumbar spine（腰椎）
BP：Bisphosphonate（ビスホスホネート），DMAB：Denosumab（デノスマブ），
Osteoanabolic：骨形成促進薬
骨密度の評価は，日本では主にYAM値（％），国際的にはT-スコアを用いるのが一般的．
YAM値（％）：測定された骨密度／若年成人の平均骨密度×100（％）
T-スコア：（測定された骨密度－若年成人の平均骨密度）／若年成人の骨密度の標準偏差（SD）

▶治療目標

- **骨折リスクが切迫している患者**：骨折リスクを最大限かつ迅速に低減する．
- **Tスコアが−2.5以下の患者**：最低限の目標としてTスコアを−2.5を超えるように改善する．骨折歴やそのほかの主要なリスク因子を有する患者では，さらに高い目標を設定する．
- **Tスコアが−2.5を超える患者**：大腿骨近位部（TH）のTスコアを0.2（約3％）上昇，腰椎（LS）のTスコアを0.5（約0.6％）上昇させる．

- 日本では，骨折の危険性が高い患者の基準として，
  ・骨密度値が−2.5SD以下で1個以上の脆弱性骨折を有する
  ・腰椎骨密度が−3.3SD未満
  ・既存椎体骨折の数が2個以上
  ・既存椎体骨折の半定量評価法結果がグレード3（椎体高・椎体面積が40％以上減少）
  と，されている．

［渡部欣忍］

Ⅵ 参考文献

骨粗鬆症 - 骨粗鬆症を適切に診断し，薬物療法へ導こう（p.360 ～ 363）

1）玉置淳子 . 骨粗鬆症の疫学と予後 . 日臨 2023；81：11-6.
2）日本骨代謝学会，日本骨粗鬆症学会合同原発性骨粗鬆症診断基準改訂検討委員会 . 原発性骨粗鬆症の診断基準（2012 年度改訂版）. Osteoporosis Japan 2013；21：9-21.
3）骨粗鬆症の予防と治療ガイドライン作成委員会編 . 骨粗鬆症の予防と治療ガイドライン 2015 年版 . ライフサイエンス出版；2015.
4）Suzuki Y, Nawata H, et al. Guidelines on the management and treatment of glucocorticoid-induced osteoporosis of the Japanese Society for Bone and Mineral Research；2014 update. J Bone Miner Metab 2014；32：337-50.
5）Fukumoto S, Soen S, et al. Management manual for cancer treatment-induced bone loss（CTIBL）：position statement of the JSBMR. J Bone Miner Metab 2020；38：141-4.

骨粗鬆症 - 適切に骨粗鬆症の治療をしよう（p.364 ～ 370）

1）骨粗鬆症の予防と治療ガイドライン作成委員会，編 . 骨粗鬆症の予防と治療ガイドライン 2015 年度版 . ライフサイエンス出版；2015.
2）Cosman F, Lewiecki EM, et al. Goal-directed osteoporosis treatment：ASBMR/BHOF task force position statement 2024. J Bone Miner Res 2024；39：1393-405.
3）Bouxsein ML, Eastell R, et al. Change in Bone Density and Reduction in Fracture Risk：A Meta-Regression of Published Trials. J Bone Miner Res 2019；34：632-42.
4）斎藤　充，丸毛啓史 . 骨粗鬆症の新たな治療戦略：骨質評価の重要性 . 慈恵医大誌 2014；129：107-118.
5）顎骨壊死検討委員会 . 薬剤関連顎骨壊死の病態と管理；顎骨壊死検討委員会ポジションペーパー 2023. https://www.jsoms.or.jp/medical/pdf/2023/0217_1.pdf.（2025 年 1 月 21 日閲覧）

コラム　骨粗鬆症の新しい治療基準（p.371 ～ 372）

1）Cosman F, Lewiecki EM, et al. Goal-directed osteoporosis treatment：ASBMR/BHOF task force position statement 2024. J Bone Miner Res 2024；39：1393-1405.

Ⅵ 高齢者（分類・方針・帰宅説明）

VII

外固定

Sugar-tong splint固定
Sugar-tong splint固定をしよう

Check Point

✔ Sugar-tong splint固定の適応と特徴を知る.
✔ Sugar-tong splint固定の手順を知る.

❶ Sugar-tong splint固定について知ろう

● **Sugar-tong splint固定**：ギプス包帯を帯状の副子にしたものをギプスシーネとよぶ. Sugar-tongとは，角砂糖はさみのことで，ギプスシーネを関節部で90°折り返し，患部を内外から挟み込んで固定する様子になぞらえた副子固定法.
● 関節をまたいで内外からスプリントを当てるため，固定力はL字splint固定よりも高く，キャスト固定よりも低い.
● 肘関節をまたぐ前腕の固定では，手関節の掌背屈に加えて前腕の回内外を制限できる.
● 足関節をまたぐ下腿の固定では，足関節の底背屈に加えて内外反を制限できる.

▶固定の適応

● L字splint固定より強固な固定を求めるが，固定後に頻回な局所の観察や処置が必要な場合.
● コンパートメント症候群などの循環障害が懸念され，キャスト固定が適応とならない場合.
● 前腕の回内外制限，足関節の内外反制限を求めたい場合.
● 足関節では踵荷重での歩行を許可する場合.

---

note

● 腫脹が高度な場合はSugar-tong splint固定でもコンパートメント症候群を発症するおそれがあるので注意を要する.

---

❷ 固定の手順を知ろう

▶前腕部におけるSugar-tong splint固定（図1）

● 折り返し分を考慮し，前腕の長さの2倍＋αのスプリント，水，タオル，包帯，ハサミ，テープを準備する.
● 良肢位（手関節背屈20°，肘関節屈曲90°，回内外中間位）もしくは固定肢位を保ち，水をつけたスプリントを手掌から前腕掌側，肘関節をまたいでU字に折り返し，前腕背側から手背に当てて固定する.
● スプリントの遠位は中手指節関節（metacarpophalangeal joint；MP関節）にかからない長さとし，MP関節の屈伸が可能，母指の対立が可能な状態を保つ.

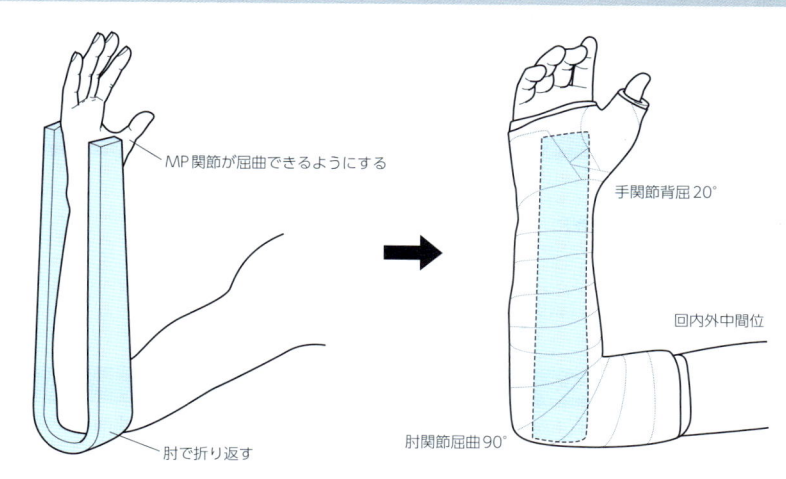

MP関節が屈曲できるようにする

肘で折り返す

手関節背屈20°

回内外中間位

肘関節屈曲90°

図1 前腕部におけるSugar-tong splint固定

- 遠位から近位に向かって包帯を巻いていき，スプリントを固定する．母指，示指間部にも包帯を通す．
- スプリントと皮膚の間に遊びができないようスプリントを手で成形する．
- 作成後はX線撮影を行い，固定肢位を評価する．毛細血管再充満時間（capillary refilling time；CRT）を評価する．

［山本泰之，本田哲史］

前腕
前腕の外固定をしよう

(!) Check Point

✔ 前腕の外固定の種類を知り，適切な固定を選ぶ．
✔ 前腕の外固定の手順を知る．
✔ 外固定を行う前後の確認事項を把握し，合併症を防ぐ．

❶ 外固定の種類を知ろう

- 外固定にはキャスト（英：caste，独：gips），スプリント（英：splint，独：schiene），ギプスシャーレ（英：plaster shell / split cast / bivalved cast，独：gips schale / shale）がある．
- **キャスト（ギプス）固定**：石膏・グラスファイバーなどの固定材を患部に全周性に巻くことで固定する方法．
- **スプリント（シーネ）固定**：板状の固定材を患部に当て包帯で固定する方法．石膏，水硬化性樹脂を板状に成形したギプスシーネ，アルミ板にウレタンのクッションがついたアルミシーネ（手指の固定に使う），はしご状の金属にクッション材を巻いたラダーシーネ（救急現場や災害時の応急処置に使用する）などがある．
- **ギプスシャーレ固定**：長軸方向に半割したキャスト（ギプスシャーレ）を包帯で巻くことで固定する方法．キャスト固定終了後の補助固定として使用する場合や，より患部にフィットするスプリントとして使用する目的に作られる場合，キャストの固定力をある程度保ちながら患部の腫脹に対応できるよう初期より割入れして作成する場合などがある．

❷ 固定前の局所の確認事項を知ろう

▶ **皮膚の状態**

- キャスト固定では装着後に皮膚の状態を確認できないため，固定範囲に創や皮疹がないかを確認する．
- 頻回な処置や皮膚状態の確認を要する場合には取りはずし可能なスプリントでの固定を選択する．

▶ **感覚障害の有無**

- 感覚障害がある際には，固定中に生じた皮膚障害を患者が訴えられず見落とすおそれがあるので注意を要する．
- 重度の感覚障害が存在する場合にはキャスト固定は禁忌．

▶ **運動障害の有無**

- 神経損傷，筋腱断裂など，外固定前に生じている運動障害の有無を評価しておく．
- 外固定後に生じた圧迫性神経障害なのか，外固定前より存在する感覚運動障害であるのかが明確になるよう，固定前には十分な観察を行いカルテに記載しておく．

❸ 固定方法を知ろう

▶キャストの巻き方（図1）

●チューブ包帯（ストッキネット®），綿包帯，キャスト，常温の水を用意する．

① 固定範囲より両端に4〜5cmの余裕を持たせた長さでチューブ包帯を切り，患部に装着する．

② 固定肢位を保ち，①で装着したチューブ包帯の上から綿包帯を幅の1/2〜1/3ずつ重ねながら巻く．骨性の突起部は圧迫防止のために厚く巻く．

③ 常温の水にキャストを浸して絞り，適度な緊張をかけて②の下巻き包帯の上から巻く．この際，キャストを幅の1/2〜1/3ずつ重ねながら3〜5層となるよう巻く．

④ 整復位がずれないようキャストを体表面にフィットさせ，骨折部を非転位方向に圧迫して成型する（モールディング）．

⑤ キャストの成型を行う．肘関節を固定しない際には，肘関節，中手指節関節（metacarpophalangeal joint；MP関節）の運動を妨げないよう成型する．

⑥ チューブ包帯を折り返し，テープで留める．

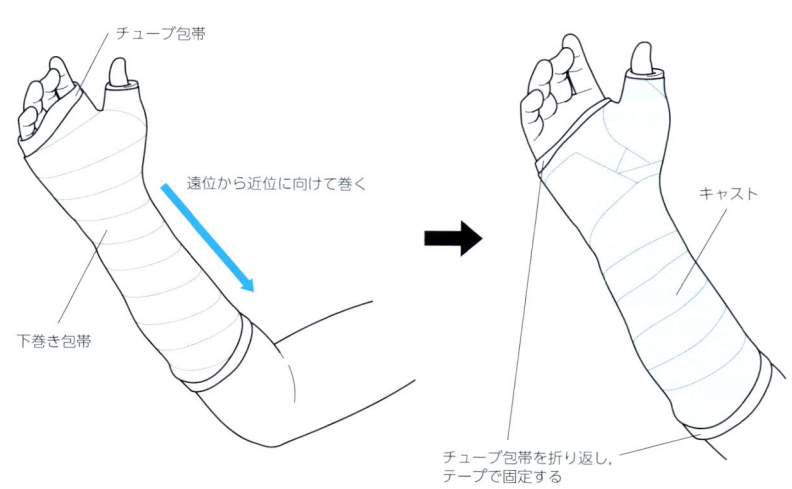

チューブ包帯

遠位から近位に向けて巻く

下巻き包帯

キャスト

チューブ包帯を折り返し，テープで固定する

図1 キャストの巻き方

▶スプリントの巻き方（図2）

●固定肢位を保ち，各種スプリントを上肢に合わせ成型し，包帯を巻く．

●ギプスシーネは必要な長さに切った後，内部の樹脂は外装の綿よりも短く切っておく．

●スプリントの断端が皮膚に当たらないように成型する．

●固定後に肘，手指を運動させ，関節運動に支障が無いか，外固定の断端が皮膚にあたり疼痛を生じないかを確認する．

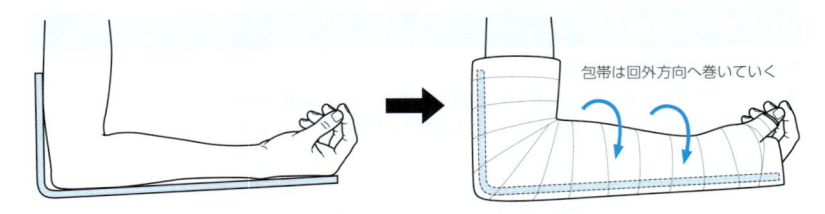

図2 スプリントの巻き方

> **note**
> ●医療者がキャストやスプリントを巻く際には，まだ樹脂は柔らかい．硬化した後の水硬化性樹脂の断端は固く鋭利で，皮膚に当たるとチクチクと刺さり痛い．
> ●患者は装着されたキャストやスプリントと数日～数週間過ごさなければならない．スプリントの断端は外装の綿よりも短く切る，キャストの断端にテープを巻くなど，固まった後のことを考えた配慮をし，不快な思いを強いることのないよう心がけたい．

❹ 固定後の確認事項を知ろう

●固定後の合併症を防ぐため，以下に注意を払う．
●外来で治療を行う際には患者や家族に十分な説明を行い，変化が生じた際には病院を受診するよう指示をしておく．
●小児や高齢者，意識障害を伴う患者では特に注意が必要．

▶皮膚障害
●骨突出部，モールディングした部位は褥瘡になりやすいため，キャスト固定範囲内の疼痛の訴え，滲出液の染み出しなどに注意を払う．
●頻回な観察を要する部位はキャスト固定後に開窓するか，スプリント固定もしくはギプスシャーレ固定として取りはずし可能な状態にしておく．

▶圧迫性神経障害の有無
●キャスト内や，キャストの辺縁による圧迫で神経障害をきたすことがある．
●上肢では特に，上腕骨内上顆部の圧迫による尺骨神経麻痺，手関節部掌側の圧迫による正中神経麻痺，上腕骨幹部背側の圧迫による橈骨神経麻痺が発生しやすい．

▶血流障害
●キャストや包帯による圧迫，腫脹の増悪により血流障害が起こる．
●固定部末梢の疼痛，皮膚色調の変化，毛細血管再充満時間（capillary refilling time；CRT）の延長がないかを確認する．
●コンパートメント症候群発症予防のため，患肢の挙上，手指の運動を指導する．

▶固定の緩み
●そもそも外固定が緩い場合や，腫脹が軽快して外固定が緩んだ場合など，骨折部の固定が不十分となり転位をきたすおそれがある．

- 固定肢位が維持できないばかりか皮膚障害の原因ともなりうる.
- 外固定直後と1週間以内には診察および単純X線撮影を行い, キャストの緩み, 転位の有無を確認する.
- 早期に転位をきたした場合には再度の整復固定や, 手術療法への切り替えを検討する.

▶ **関節拘縮**
- 固定期間の長期化は拘縮の原因となる.
- 外固定を開始する時点で固定期間, 巻き直しのタイミングのプランを立て, 固定期間が著しく長くならないよう計画する.
- 骨癒合の遷延や骨折部の転位など, 計画と異なる経過を辿った際は治療計画を見直す.

［山本泰之, 本田哲史］

三角巾/バストバンド
三角巾とバストバンドで固定をしよう

! Check Point

✔ 三角巾とバストバンド固定の適応と特徴を知る.
✔ 三角巾とバストバンド固定の手順を知る.

❶ 三角巾とバストバンドの適応を知ろう

▶三角巾
● 肩甲帯～上肢の安静を保つ目的に使用されることが多い.
● 具体的には，肩甲骨骨折，鎖骨骨折，上腕骨骨折などの固定や前腕骨折などに対する外固定後の局所安静の目的に使用する.
● 本来包帯法の一種であり，さまざまな部位に使用される.
● **使用方法(図1)**[1]：
　①三角巾の底辺を患者体幹部中央側，頂点を肘側に合わせる.
　②患部を包むように覆い，底角部を首の背側に回す.
　③背側で三角巾の底角同士を結ぶ(頸の真後ろを避ける).
　④頂角部は折りたたんで肘部にテープなどで留めるか，結ぶ.

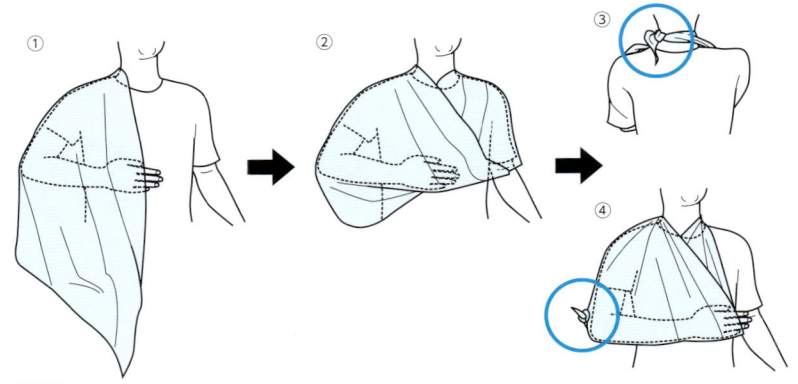

図1 三角巾の使用方法

▶バストバンド
● 胸廓の外固定目的に使用する装具であり，各社よりさまざまなタイプのものが上市されている.
● **使用方法(図2)**：多くの製品が非伸縮部と伸縮部に分かれており，非伸縮部を患部に当て，胸廓に装着する際は，息を吐いた状態で伸縮する部分を適度な強さで引っ張り固定する.

- 上肢の骨折などで，三角巾固定のみでは体動時に上肢が揺れ十分な固定が得られない際，三角巾で固定した上からバストバンドを巻き，患側上肢と体幹を固定することがある．三角巾 Desault' bandage 法，三角巾バストバンド固定法とよぶ（図3）．

▶ Desault' bandage法

- P.J. Desault により考案された，Desault's bandage法（デゾー包帯固定）は，包帯のみで上肢帯〜上腕を固定する方法で，少ない道具で比較的強固に固定が可能であり，知っておくと災害，救急現場で有用[2]．
- 一方で患者が自ら着脱することは困難であり，固定にも時間を要するため徐々に簡略化した方法がとられてきた．
- 三角巾の上から太い弾性包帯を巻いて固定する三角巾 Desault' bandage 法や，弾性包帯ではなくバストバンドを使用する三角巾バストバンド法が用いられるようになった．
- **固定手順（図4）[3]：**
  ①腋窩枕子の固定
  ②上腕の内転固定
  ③患肢全体の固定と保持（腋窩〜肩〜肘の順番で固定）
  ④患肢の吊り下げ

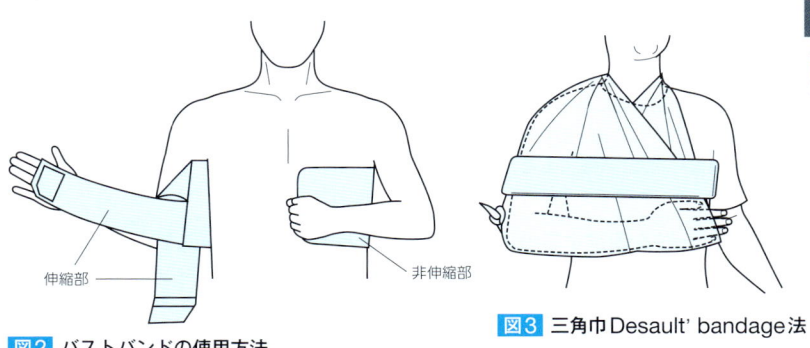

伸縮部　　　　　非伸縮部

図2 バストバンドの使用方法

図3 三角巾 Desault' bandage法

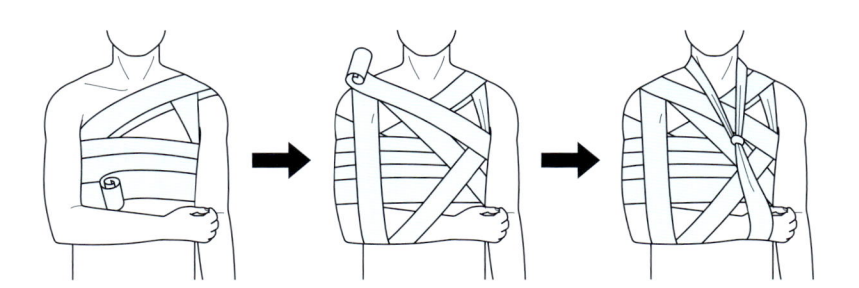

図4 Desault' bandage法の固定手順

❷ 固定後の注意点を知ろう

▶装着位置の確認
- 装着位置がずれていると十分な固定が得られないだけでなく，不快感や疼痛を引き起こす可能性がある．

▶適切な締め具合を保持
- 鎖骨遠位端骨折，肩鎖関節脱臼などでは，三角巾は短く縛り，損傷部以遠の上肢帯を挙上するように固定する．
- 上腕骨骨幹部骨折など損傷部に牽引力を働かせたい際には三角巾は長く縛り，損傷部以遠を下垂するように固定する．
- バストバンドの締め具合に注意する．きつく締めすぎることにより血流障害をきたし，腫脹，疼痛を引き起こすことがある．一方で，緩すぎることによる固定力不足は疼痛の原因となる．

▶清潔の保持
- 患者による外固定の脱着を許可する際には，脱着方法，入浴方法の指導を行う．

▶皮膚状態の確認
- 三角巾やバストバンドが接触する皮膚に発赤や疼痛，かぶれがないかを定期的に確認する．
- 腋窩部は湿潤環境が保たれ皮膚障害をきたしやすい．

▶日常生活での注意
- 固定具の使用期間に禁止する動作，許可する動作を指導する．
- 特に高齢者では一側上肢を使用できないことにより転倒しやすくなり，新たな顔面外傷，頭部外傷をきたしやすくなるため十分な指導を行う．

> **note 上肢を固定するのにバストバンドとは，これいかに？**
>
> - バストバンド：胸部固定帯であり，本来は肋骨骨折や開胸術後などに，胸部の圧迫，固定を行う治療用装具．
> - 三角巾で固定した上肢が揺れないように固定できることから広く使用されているが，本来の使用方法とは異なる．
> - 何もコメントをつけず保険請求が認められる地域もあれば，患者に保険請求せず病院の持ち出しを許容している施設，適応外使用となるため患者自身に売店で購入していただくようお願いしている施設もあると聞く．
> - 保険請求に関しては地域，病院のルールに従うよう配慮が必要．

［大﨑祐寿，本田哲史］

肘

肘の外固定をしよう

⚠ Check Point

✔ 肘の外固定の種類を理解し，適切な固定方法を選択する．

✔ 外固定の前後に確認すべき事項を把握し，合併症を防ぐ．

❶ 固定の適応を知ろう

● 肘関節周囲骨折，骨折内固定術後の補助固定，肘関節脱臼，肘靱帯損傷など肘関節の安静を保つ目的で行う．

❷ 外固定の種類を知ろう[1]

● 固定力の比較（図1）．

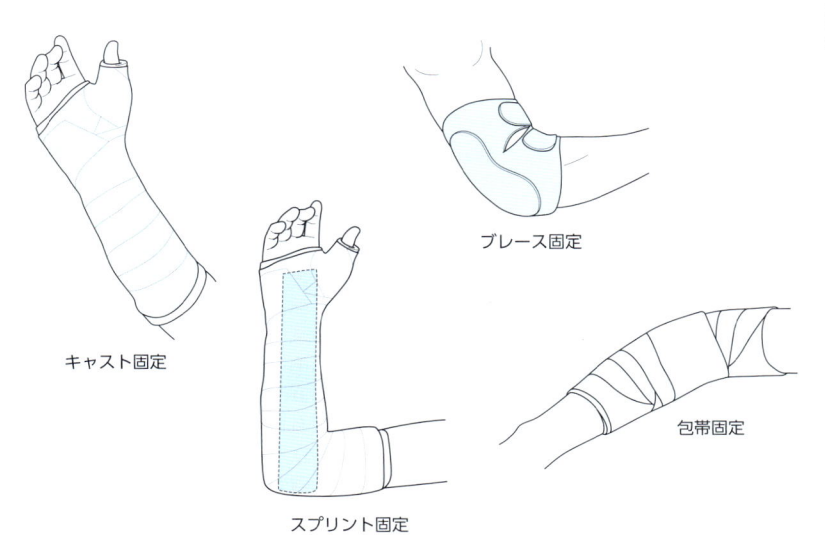

キャスト固定

スプリント固定

ブレース固定

包帯固定

強　　　　　　　　　　　　　　　　　　　　　　　　　　　　　　　　　弱

図1 固定力の比較

Ⅶ

外固定

▶キャスト固定
- 固定材を患肢に全周性に巻いて固定する.
- 全周性の固定である分強固であるが, 固定後に腫脹が増悪した場合には圧迫の原因となる.
- 腫脹軽快後の骨折の保存療法や, 患者による取りはずしを許容しない比較的強固な固定を要する際に適応となる.

▶スプリント固定
- 患部の伸側, 屈側いずれかのみに固定材を当て包帯で固定する.
- 固定力はキャストに劣るが, コンパートメント症候群発生のリスクは低い.
- 受傷早期で腫脹が残存する骨折や, 固定部位に処置を要する創部がある際, キャストよりも弱い固定を求める際に適応となる.
- U字splint固定(図2)を用いて回旋を制限する方法もある.

▶ブレース固定
- 採型装具や既製品の装具がある.
- 脱着が可能で固定角度や荷重量の調整などが可能.

▶包帯固定
- 軽度の捻挫や筋挫傷に対する局所圧迫, 応急処置などに用いる.
- 可動域を制限し, 圧迫により疼痛を緩和する.

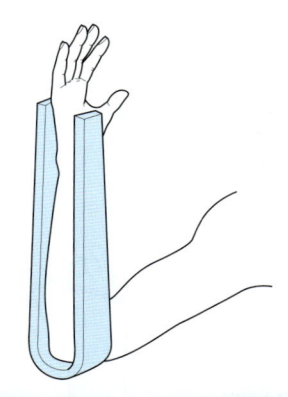

図2 U字splint固定

❸ 固定肢位を知ろう

- 肘関節は上腕骨, 橈骨, 尺骨から構成される複合関節であり, 屈曲, 伸展, 前腕の回内外運動に関与する(図3).
- 肘関節の良肢位は屈曲90°, 回内外中間位であり, この肢位で固定することを基本とする.
- **肘頭骨折**：屈曲により転位が進行するため伸展〜軽度屈曲位で固定する.
- **橈骨近位1/3部の骨折(図4a)**：前腕の固定肢位は回外位にする. 近位骨片が上腕二頭筋・回外筋の作用により回外位をとり, 遠位骨片は円回内筋の作用で回内する. 遠位骨片を回外させて整復位をとる.
- **橈骨中央1/3以遠の骨折 (円回内筋付着部以遠, 図4a)**：前腕の固定肢位は回内外中間位にする. 回外筋と回内筋の牽引力が拮抗し近位骨片は回内外中間位になるため, 遠位骨片も中間位にする[2].

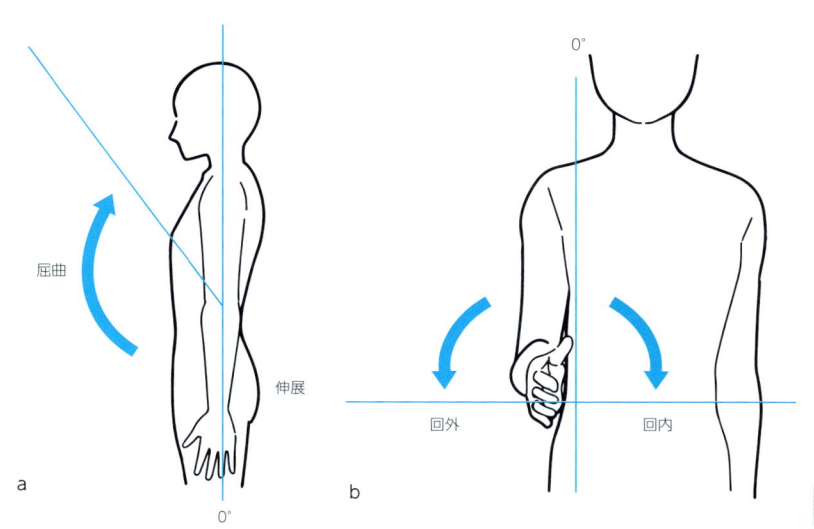

図3 肘関節の運動

a：屈曲・伸展，b：回内・回外．

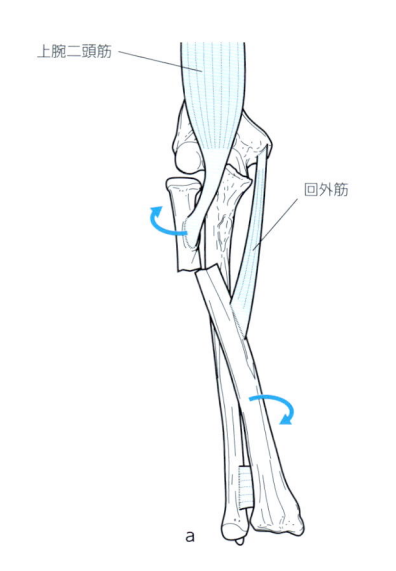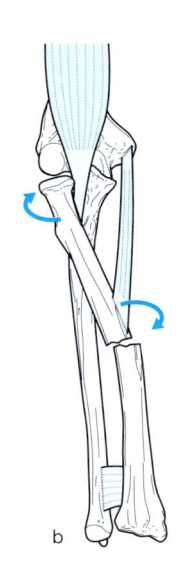

上腕二頭筋

回外筋

図4 前腕骨折の部位・筋肉による骨片転位

a：橈骨近位1/3部の骨折，b：橈骨中央1/3以遠の骨折．

❹ 固定範囲を知ろう

- 骨折の固定においては上下二関節固定を原則にする.
- **上腕骨遠位部の骨折**：肩関節までの固定が困難であり肘関節のみの固定となる.
- **前腕骨近位〜骨幹部の骨折**：肘関節から手関節までを固定する.

> **note**
>
> - 長期間の固定により，特に前腕の回内外拘縮が発生することが問題になる.
> - 一方，固定期間が短いと骨折部が転位するリスクがある.
> - 回内外制限が不要になった時点で肘関節から前腕までのシリンダーキャスト（図5）に変更し，回内外運動を許可する[3].

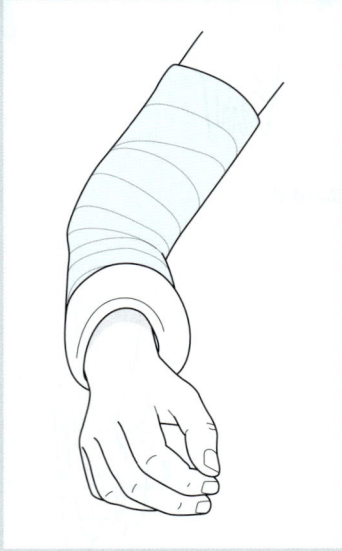

図5 シリンダーキャスト

---

❺ 外固定の合併症を知ろう

- 外固定による圧迫で循環・運動・感覚障害をきたすおそれがあるため，固定前に皮膚の色調，運動，感覚麻痺の有無を確認しておく.
- 上腕背側，肘部管，手根管部での圧迫は橈骨神経，尺骨神経，正中神経の障害をきたしうる.

▶コンパートメント症候群と固定の緩み

- 外傷急性期に外固定を行う際には局所の腫脹の増悪を考慮する.
- きつすぎず緩すぎずのさじ加減が必要.
- 腫脹軽快後は固定の緩みを生じるため巻き直しが必要.

［大﨑祐寿，本田哲史］

手部
手部の外傷に対する外固定を適切にしよう

(!) Check Point

✔ 手指は関節拘縮を起こしやすいため，外固定は必要最小限の範囲とし，動かしてよい隣接関節の運動を励行する．

❶ Thumb spica splintをしよう

●**適応：**
- ・母指中手指節関節（metacarpophalangeal joint；MP関節）側副靱帯損傷．
- ・母指中手骨骨折（例：Bennett骨折）．
- ・母指手根中手関節（carpometacarpal joint；CM関節）脱臼．
- ・舟状骨骨折など．

▶ **スプリントの当て方**
●患者の肘を90°に屈曲しテーブルの上に置く．前腕は中間位．
●スプリントの片方の端を図1のように切り，前腕の中〜遠位1/3から母指指節間関節（interphalangeal joint；IP関節）の近位まで固定する．
●母指掌側外転位（母指と示指で物をつまむ形），手関節を軽度背屈させた状態でモールディングする．

▶ **キャストの当て方**
●図2，動画1を参照．

Ⅶ
外固定

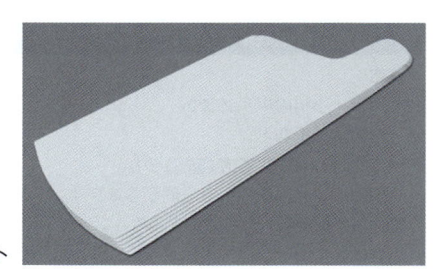

図1 スプリント

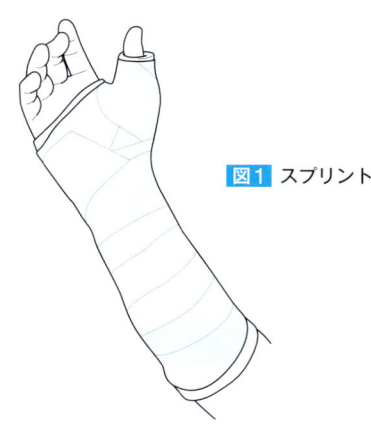

図2 Thumb spica splint

動画1：Thumb spica splint

❷ Radial gutter splintをしよう

● 適応：
・示指・中指の中手骨骨折.
・基節骨骨折など.

▶ スプリントの当て方（図3）

● Intrinsic plus positionで橈側からスプリントを当てて，前腕から患指を包むように固定する.
● 指間には指同士が重ならないようにガーゼやストッキネットを挟むとよい.
● 母指のMP関節は固定せず，動かせるようにしておく.

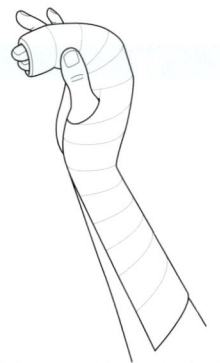

図3 Radial gutter splint

> **note**
>
> ## Intrinsic plus position （内在筋プラス肢位）について
>
> ● MP関節は伸展拘縮しやすく，近位指節間関節（proximal interphalangeal joint；PIP関節）と遠位指節間関節（distal interphalangeal joint；DIP関節）は屈曲拘縮しやすいという特徴があるため，その反対の肢位で固定する.
> ● 外固定しても手指拘縮を起こしにくい肢位なので，「安全肢位」とよばれる.
> ● **MP関節**：90°屈曲位.
> ● **PIP関節・DIP関節**：伸展位.

❸ Ulnar gutter splintをしよう

● 適応：
・環指・小指の中手骨骨折.
・基節骨骨折など.

▶ スプリントの当て方（図4）

● Intrinsic plus positionで尺側からスプリントを当てて，前腕から患指を包むように固定する.
● 指間には指同士が直接接触しないようにガーゼやストッキネットを挟むとよい.

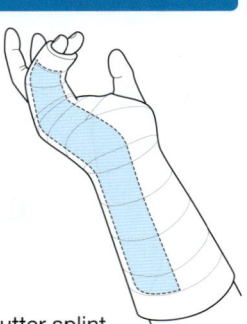

図4 Ulnar gutter splint

❹ ナックルスプリントをしよう

● 適応：
・示指〜小指の基節骨骨折.
・中手骨骨折など.

▶ **スプリントの当て方**（図5）

● 基節骨骨折では手関節遠位から中節部まで，中手骨骨折では前腕遠位から基節部まで intrinsic plus positionで当てる（動画2）．

● スプリントの代わりに，幅の広いアルフェンス®シーネを使用してもよい．

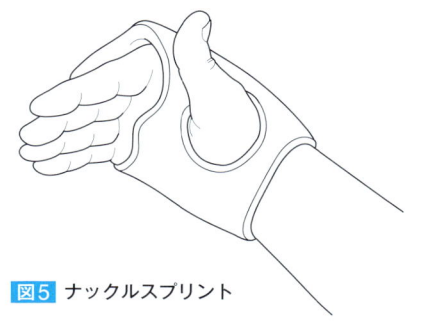

動画2：ナックルスプリント

図5 ナックルスプリント

❺ アルフェンス®シーネをしよう

● **適応**：
　・末節骨骨折（例：槌指）．
　・中節骨骨折など．

▶ **スプリントの当て方**

● **末節骨骨折**（図6）：
　・指の掌側と背側でU字で指を包むか，掌側か背側のみに当てる方法がある．
　・どの方法でもよいが，DIP関節のみの固定とし，PIP関節は動かせるようにしておくことが重要．

● **中節骨骨折**（図7）：
　・比較的頻度の高い中節骨中央部の横骨折・斜骨折と，中節骨基部掌側の掌側板裂離骨折で病態が異なるため分けて考え，スプリントの当て方も異なることを理解する必要がある．
　・中節骨中央部の横骨折・斜骨折ではPIP関節とDIP関節を伸展位で固定し，MP関節は動かせるようにしておく．

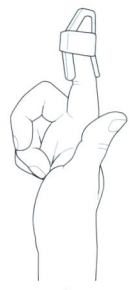

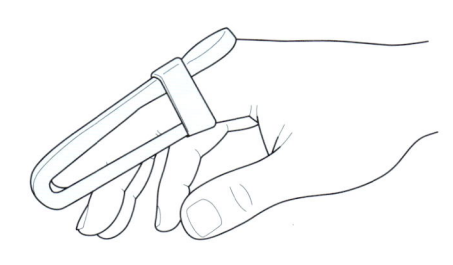

図6 アルフェンス®シーネ（末節骨骨折）　　図7 アルフェンス®シーネ（中節骨骨折）

- **掌側板裂離骨折**(図8)：
  - ・PIP関節背側に15°程度屈曲した伸展ブロッキングシーネを用いて固定し，シーネ内での自動屈曲運動を積極的に行う(動画3)．
  - ・DIP関節とMP関節は動かせるようにしておく．

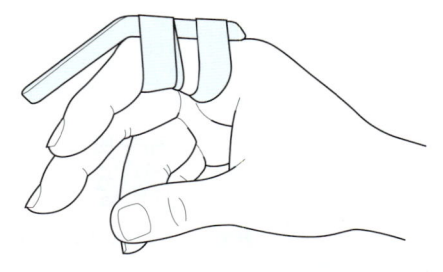

図8 アルフェンス®シーネ(掌側板裂離骨折)

動画3：背側ブロッキングシーネ

❻ バディテーピングをしよう

- **適応**：
  - ・母指以外のPIP関節・MP関節側副靱帯損傷．
  - ・転移の小さい側副靱帯付着部裂離骨折など．
- 指にかかる側方からの力や回旋の力を抑えることができる．
- ▶ **巻き方**(図9)
- 損傷側の隣接指と一緒に，PIP関節を動かせるように，関節にかからないように巻く(動画4)．
- **PIP関節側副靱帯損傷や靱帯付着部裂離骨折**：PIP関節の近位と遠位．
- **MP関節側副靱帯損傷や靱帯付着部裂離骨折**：基節部のみ．
- 指の自動屈曲・伸展は許可する．
- **環指と小指の場合**：MP関節を90°屈曲するとPIP関節の高さが合い，巻きやすい．

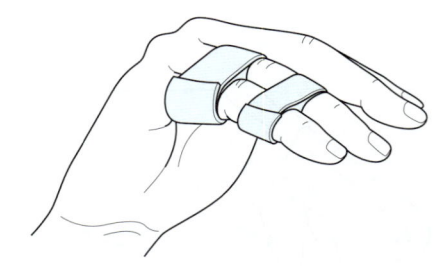

図9 バディーテーピング

動画4：バディーテーピング

[尾島広野，宮本英明]

ニーブレース
安全に膝関節の外固定ができるようになろう

❗ Check Point

✔ 大腿骨遠位部骨折，下腿近位部骨折，膝蓋骨骨折，靭帯損傷，半月損傷，筋損傷，打撲，術後の安静目的，安定性獲得目的などで用いる．

✔ 患者自身で着脱可能なため，使用アドヒアランスが重要で，患者に装具の必要性と正しい装着法を説明しておく必要がある．

✔ 軟部組織の腫脹が軽減した際には，締め直しを行うことで簡便に必要な固定を維持できる．

❶ 膝関節装具の種類を知り，使い分けられるようにしよう[1, 2]

● 外傷では，主に「リハビリテーション用装具」や「機能的装具」を使用する（表1）．

表1 外固定の種類と適応

種類	適応	目的	形状
予防的装具	スポーツ	外力軽減	硬性ヒンジ式
機能的装具	外傷・術後	安定性獲得	硬性ヒンジ式
OA[*1]用硬性装具	OA	安定性獲得，疼痛緩和	硬性ヒンジ式
膝蓋大腿装具	膝痛	安定性獲得，疼痛緩和	軟性
リハビリ用装具	外傷・術後	安静	硬性固定
スリーブ（サポーター）	スポーツ，OA	安定性獲得，疼痛緩和	軟性

＊1：変形性関節症（osteoarthritis；OA）．

▶ リハビリテーション用装具（図1）

● **屈曲型：**

・膝の良肢位と筋緊張を考慮して屈曲10〜20°で固定する．

・座りやすいことが利点．

➡ 荷重軸に骨傷がある場合や荷重制限が必要な損傷に対しては，原則屈曲型を使う．

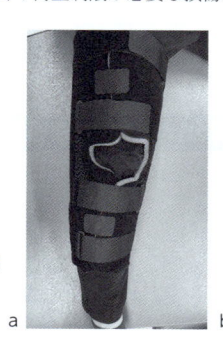
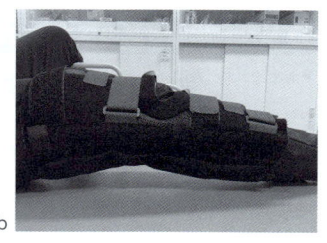

図1 リハビリテーション用装具

a：正面，b：側面.

a　　b

●**伸展型**：
- ・完全伸展位で固定する．
- ・歩行しやすいことが利点．
- ➡荷重軸に骨傷がない損傷（膝蓋骨骨折，靭帯損傷の急性期など）に対して使用する．

▶**機能的装具**

●**可動式**：
- ・ヒンジ付きの装具であり関節運動が可能．
- ・関節運動が可能であることが利点．
- ➡靭帯損傷などに対して使用する[1〜3]．

❷ 外固定前に循環障害，神経障害の有無を評価しよう

- ●健側と比較する．
- ●特に受傷後48時間までは経時的な変化を見逃さないように注意する[4]．
  - ・足背動脈（足背部の第2趾長軸上で触れることが多い），後脛骨動脈（足関節内果tipの1横指後方あたりで触れることが多い）の拍動をよく触知できるかどうか．
  - ・足関節や母趾の背屈（深腓骨神経），底屈（脛骨神経）ができるかどうか．
  - ・足関節前面（浅腓骨神経）の感覚が正常かどうか．
  - ・母趾と第2趾の趾間部（深腓骨神経）の感覚が正常かどうか．
  - ・下腿後外側や足底（脛骨神経）の感覚が正常かどうか．

❸ 固定後の合併症を知り，予防しよう

- ●**腓骨神経麻痺**：腓骨頭周囲を圧迫しないように固定する．
- ●**コンパートメント症候群**：圧迫しすぎない，腫脹が強ければアイシングと挙上を徹底する．
- ●**静脈血栓塞栓症（venous thromboembolism；VTE）**：足関節の底背屈を励行する，肥満症，多発外傷など血栓リスクが高い場合は抗血栓薬の投与を考慮する．
- ●**関節拘縮**：良肢位で固定し，固定期間終了後には十分な疼痛コントロールを行い，リハビリテーションを励行する．
- ●**褥瘡，皮膚トラブル**：感覚が消失している部分は外固定しないようにし，適切なサイズ選択・装着指導を行う．

❹ 固定後は必ずX線像で確認しよう

- ●固定後に骨折部の転位増悪やアライメントの悪化があれば，迅速に外固定を締め直す必要がある．

❺ 膝関節周囲骨折の保存療法における固定期間を知ろう

- ●転位のほとんどない骨折に対しては，4〜6週間の外固定を行うことが多い．

note　膝関節脱臼後の膝窩動脈損傷に注意が必要

● 膝関節脱臼は脱臼整復が迅速に行われていても12〜22％で膝窩動脈損傷を合併し，そのうち4〜19％が切断に至ることがある注意すべき外傷．

● 受傷後24〜48時間経ってから下肢虚血障害が顕在化してくることがあるので，経時的な評価を行う必要がある．

● 脱臼は可及的迅速に整復と外固定を行い，脈拍や足関節上腕血圧比（ankle-brachial pressure index；ABI）の左右差を評価して，異常のある患者に血管造影を行うことが勧められている[4]．

［酒井晶子，武川竜久］

下腿
軟部組織の回復を意識して固定しよう

！ Check Point

✔ 骨折（下腿骨折，足関節骨折，足部骨折，脱臼骨折），足関節捻挫，アキレス腱断裂などに対して患部安静・安定化の目的で用いる．
✔ 不安定性のない外傷や，手術やキャスト固定の前後で，着脱可能な固定として利用する．
✔ 損傷や患者に合わせて固定期間，可動域訓練開始時期，荷重開始時期を調整する．

❶ L字splint固定とU字splint固定を使い分けよう

●準備（図1）：①スプリント（4号），②綿包帯（2個），③弾性包帯（2個），④ハサミ，⑤テープ，⑥水の入ったバケツ．

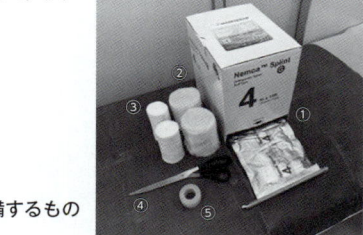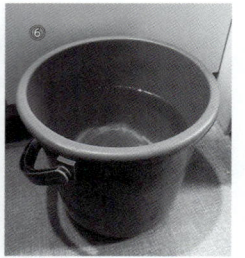

図1 準備するもの

▶L字splint固定（図2）
●足関節骨折（脱臼骨折を含む），足関節捻挫以外で使用することが多い．
　➡下腿骨折，後足部骨折，アキレス腱断裂，開放骨折など．

▶U字splint固定（図3）
●内がえし，外がえしなどによる内反・外反・回旋を制動したい場合に使用する．
　➡足関節骨折（脱臼骨折を含む），足関節捻挫など．

▶L字splint固定＋U字splint固定
●不安定性がある足関節脱臼骨折などの損傷に対して整復位を保持するために使用する．

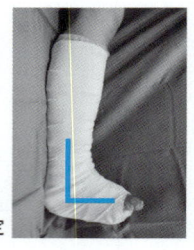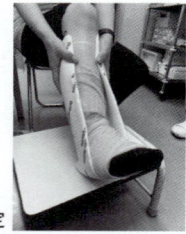

図2 L字splint固定　　図3 U字splint固定

❷ 患部腫脹を最小限にするためのポイントを知ろう

- 患部腫脹を最小限にすることで合併症リスク軽減，疼痛軽減，可動域改善が得られやすくなる．
  - 急性期には必ず綿包帯を巻く．
  - 患者に目的を説明し，急性期はできる限りクッションなどを用いて患部挙上を行う．
  - 転位が大きい損傷では可能な範囲で徒手整復してから固定する．長軸方向に牽引しながら回旋を合わせる（膝正面に対して第2趾が正面にくるようにする）ことで整復が得られやすい．
  - 不安定性が強い足関節脱臼骨折などに対する整復後の固定では，U字splintに整復方向の圧痕を作って（モールディング），安定させる必要がある．

❸ 尖足位にならないように固定するためのポイントを知ろう（アキレス腱断裂以外）

- 長期間尖足位固定でいると可動域制限や疼痛で困ることが多く，避ける必要がある．
- 膝関節を屈曲させることで足関節は背屈しやすい肢位をとりやすく，しっかり足関節中間位を保った状態で固定できる（図4）．
- 弾性包帯を足関節前面で外側から内側に向けて巻くようにすることで，足関節に外がえしの方向の力が加わり，尖足位になりにくくなる．
- 弾性包帯はスプリントの端までしっかり巻くことで固定が安定する．

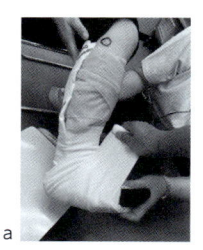 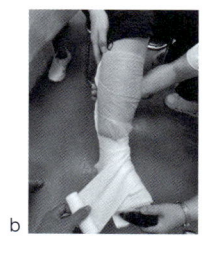 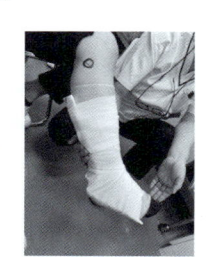

図4 スプリントの巻き方

a：よい例．
b：悪い例．尖足位で固定している．

▶ L字splint固定（図5）

- 踵の弯曲部を二重にしたり，折り目を作ったりすることでスプリントの変形を防ぎ，徐々に尖足位固定となることを防ぐ．

▶ U字splint固定（図6）

- 座った状態で固定する際には，包帯を巻いた後に固まるまで床の上に足をおいて足関節中間位にして保持することで，尖足位でない状態で固定できる．
- 患者による着脱を許可する場合には，再装着の際にしっかり足関節背屈して装着するように指示しておくことでスプリントをしっかり密着させて使用できるようになる．

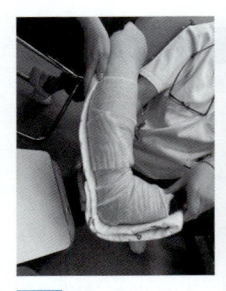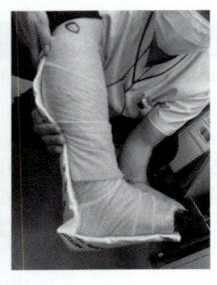

図5 L字splint固定の方法

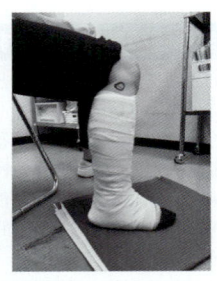

図6 U字splint固定の方法

> **note**
> ● アキレス腱断裂では特別に尖足位で固定する.

❹ 起こりやすい合併症を知り，予防に努めよう

● **腓骨神経麻痺：**
- 外固定前に母趾と第2趾の趾間部（深腓骨神経領域）の感覚障害の有無と足趾背屈の可否を確認する.
- 膝関節外側の腓骨頭から3〜4横指遠位までの部位を圧迫しないような長さで，角度をつけて巻く（図7）.

○

×

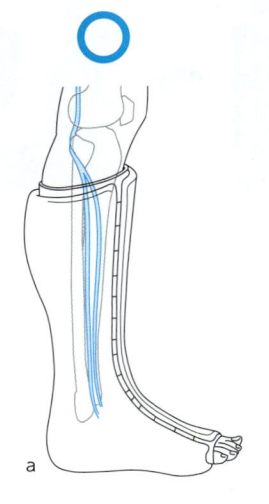

a

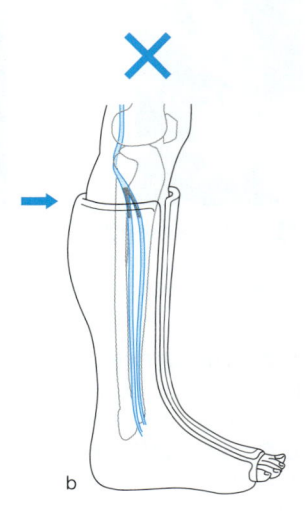

b

図7 腓骨神経麻痺の予防方法

a：よい例，b：悪い例.

- ●**コンパートメント症候群**（☞p.286）：
  - ・受傷1週以内の場合は必ず綿包帯を巻き，包帯は締め過ぎない．
  - ・帰宅時にコンパートメント症候群の徴候について説明する．
  - ・異常な激痛や阻血症状があれば，速やかに固定を除去しコンパートメント内圧測定を行う．
- ●**深部静脈血栓症**（deep vein thrombosis；DVT）：長期間の常時固定を避ける．
- ●**関節拘縮**：尖足位での固定を避ける．
- ●**褥瘡**（図8）：
  - ・踵・内果・外果にできやすい．
  - ・感覚障害がある人では外固定しないで対応できるか検討する．

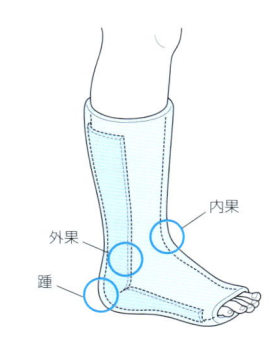

外果　内果　踵

図8 褥瘡ができやすい位置

---

note 　**転位がある脛骨天蓋骨折（ピロン骨折）ではスプリント固定での手術待機は難しい**

- ●転位があるピロン骨折は一般的に手術をするが，手術までスプリント固定で待機していると水疱・皮膚壊死が生じてきたり術中整復操作が難しくなったりするリスクが高い．
- ●転位があるピロン骨折に対しては，安易にスプリント固定で待機することは避け，一時的創外固定手術を行う必要がある．

---

❺ 固定期間を知ろう

- ●損傷の程度によるが，保存療法を行う場合には4〜6週間固定することが多い．
- ●術後では，創傷治癒・腫脹軽減が得られるまで1〜2週間固定することが多い．
- ●固定した状態で早期に荷重開始しても長期予後が悪化しないことがわかってきている．

❻ 骨折・脱臼部位固定直後は必ずX線検査で確認しよう

- ●固定直後にX線検査を行うことで，固定によって骨折・脱臼部に転位増悪があれば，早期に気付くことができる．
- ●必要に応じて整復し，モールディングなどを修正して再度固定をし直す．

［酒井晶子，武川竜久］

VII
外固定

鎖骨/肋骨
鎖骨骨折と肋骨骨折の固定方法を知ろう

! Check Point

✔ 正しい固定方法を知り，整復位に注意して適切な固定を行う必要がある.

✔ 適切な固定が保持されるように，患者の生活背景に考慮した指導が重要.

✔ 特に鎖骨骨幹部骨折においては，鎖骨固定帯より三角巾の固定のほうが簡便であり，かつ，症状緩和，変形治癒，機能的予後において有効であるという報告がある[1, 2].

❶ 鎖骨骨折を固定しよう

▶固定方法

● 胸をそらし，両肩を後方に引くことで整復位が得られやすく，その体勢で鎖骨固定帯や三角巾を装着し固定を行う.

● 固定後には必ずX線検査を行い，整復位を確認する.

● 胸をそらした体勢の維持をするため，就寝時は背中の中央にタオルを置くことを指導する.

▶三角巾（☞p.382）

● 利点：どこの医療機関でも入手でき，簡易であること.

● アームスリングなどを用いてもよい.

● 使用方法：

・肘関節屈曲90°，前腕中間位で固定する.

・三角巾の頂端を健側の肩にかけ，三角巾の頂点が患側の肘になるように調整し，もう一方の長端は患側の肩から首の後ろに回し，両端同士を首の後ろで結んで固定する.

・三角巾の頂点を結ぶことで肘の収まりがよくなる.

● 注意点：

・腕の重みで首の後ろの固定が緩まないようにしっかり固定する.

・患側肘関節の拘縮が起こる可能性があることをあらかじめ説明しておく.

▶鎖骨固定帯（クラビクルバンド，図1）

● 利点：着脱が比較的容易であること.

● 使用方法：

・適切なテンションで背部のマジックテープをしっかり留める.

・着脱の際に適切な締め具合がわかるように，初回固定時にマジックテープの折り返し部にマジックで線を付けておく.

・取り付け時は，患側のバックルはつけたまま，健側のバックルははずした状態で，患側から腕を通して装着する.

・取りはずし時は，バックルの両サイドをつまみ両側ともはずすことで脱ぐことができる.

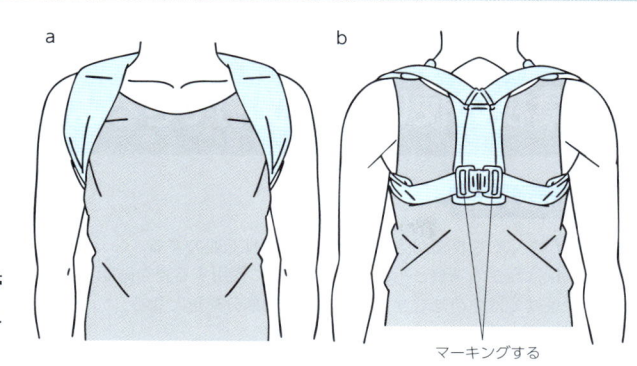

図1 鎖骨固定帯
a：前面，b：後面．

マーキングする

- **注意点：**
  - 身体にあったサイズを使用し，装着時の疼痛や違和感をなくす．
  - 経時的に緩むことがあるため，マーキング部を家族に定期的に確認してもらう．
  - 締めつけが強いと，上肢の静脈還流の低下や腕神経叢損傷が起こるため注意する．

▶**固定期間**
- 単純X線検査で仮骨がみられるまで固定を継続する．
- 固定期間は，小児では2〜3週間，成人では4〜6週間程度必要とする（肩関節拘縮を防ぐ目的で受傷後3〜4週から肩関節屈曲90°までの可動域訓練を開始し，6週以降は可動域制限なくリハビリテーションを進めていく）．

❷ 肋骨・骨折を固定しよう

- 必ずしも装具による固定は必要ではない．
- 骨折の疼痛により呼吸機能が低下したり，喀痰排出が困難となり無気肺や肺炎を合併したりするため，注意が必要．
- 疼痛の軽減をはかる目的で，胸部固定帯やテープによる固定を行う．

▶**固定方法**
- 適切なサイズの胸部固定帯を使用する．
- 骨折部に広い帯面がくるように装着する．
- 深く息を吸い，息を吐ききったところで上部のバンドから固定する．
- **注意点：**
  - 締め付けが強すぎると，かえって痛みを増強したり，換気障害を引き起こしたりする可能性があるため注意が必要．
  - 皮膚トラブルを避けるため肌着の上から装着する．

▶**固定期間**
- 成人では3〜6週程度で疼痛が軽減する．
- 疼痛がなくなったらはずしてよいと指導する．

［酒井晶子，井元佑一］

VII
外
固
定

松葉杖

松葉杖の使い方を説明できるようになろう

! Check Point

- ✔ 骨折がなくても疼痛が強い患者には松葉杖を処方する.
- ✔ 松葉杖は高さの調整と指導が必要.実際に使用する姿を確認する.
- ✔ 片松葉杖では免荷はできず,2/3程度の部分荷重となる.

❶ 松葉杖の特徴を知ろう

- ●**目的**:片側患肢の免荷,荷重軽減.
- ●**適応**:下肢の骨折,捻挫,打撲で歩行時の疼痛がある患者.
- ●**適応外**:上肢の骨折や腋窩の損傷などで松葉杖を支えることができない患者.
- ●杖の握りと脇当てを挟む力で支持力を安定化し,荷重の程度をコントロールできる.

❷ 調整をしよう

▶調整方法(図1)
- ●靴を履かせた状態で行う.
- ●**長さ**:
  - ・杖の先をつま先から前方・外側にそれぞれ15cmに置いた状態で,肘を20°程度屈曲した状態で腋窩と脇当ての間を2〜3横指空ける.
  - ・「身長−41cm」が目安.
- ●**握り手**:立位で大転子の高さに合わせる.

❸ 両松葉杖の歩行指導をしよう

▶平地の場合
- ●患肢を前方に出す→健肢を同じ位置に持ってくる(step-to歩行).
- ●健肢を前方に出す→患肢をそれより前方に進める(step-through歩行).
- ●患肢に部分荷重を許可し,松葉杖・健肢・患肢のいずれか2点が床についているようにする.松葉杖と荷重する下肢は別々に前方に出す(3点歩行).

▶階段の場合
- ●**上り**:健側の足を1段上へ→両松葉杖を上の段へ.
- ●**下り**:両松葉杖を1段下へ→患側をおろす(着地はしない)→健側の足を1段下へ.
- ●**覚え方**:「上りはいいほう(健側)から,下りは悪いほう(患側)から」.

❹ 片松葉杖の使い方を知ろう

- ●両松葉杖と違い免荷はできず,2/3程度の部分荷重となる.
- ●術後のリハビリテーションなどで使用するが,外傷患者の初診では基本的に両松葉杖でよい.

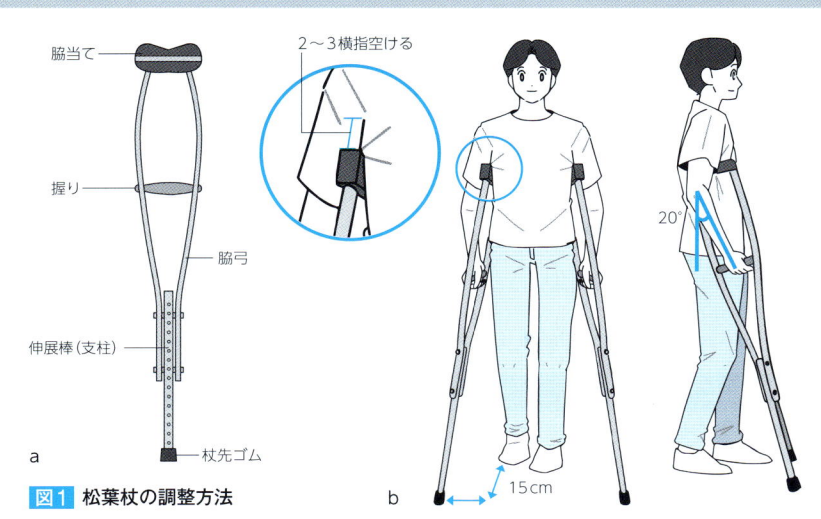

図1　松葉杖の調整方法
a：松葉杖の部位の名称，b：調整のポイント.

- **メリット**：片手が空いて自由に使える，杖を持たないほうの上肢が骨折などで使えなくとも部分荷重ができる.
- **デメリット**：健側の足に体重をのせるため体幹が傾き，姿勢が悪くなる.
- **歩き方**：
  - ・松葉杖は健側に持つ.
  - ・患側の足と健側に持った松葉杖を同時に前に出す.

❺ 帰宅前に説明すべきことを覚えよう

- **腋窩神経麻痺**：脇当てにもたれて体重を支えると起こりうる
  - ➡必ず腋窩にスペースを作り，杖の握りと脇当てを挟む力を使って上肢の伸展力で支えるようにする.
- 地面が濡れていると杖の先のゴムが滑る.
- 患肢の腫脹・疼痛軽減のため，患肢の挙上とアイシングを指示する.

> **note**
>
> - 患者の生活を想像することが重要.
> - 以下の内容は必ず聴取し，自宅での松葉杖を用いた生活が困難であれば無理をさせずに入院管理にすることが大切.
>   - ・自宅に階段があるか，マンションであれば何階か，エレベーターの有無.
>   - ・身の回りのサポートをする同居者や家族がいるか.

［尾島広野，井元佑一］

牽引
当直帯でもひとりで対応できるようになろう

⚠ Check Point

✔ 介達牽引では皮膚のかぶれや水疱形成に注意する.

✔ 高齢者の直達牽引では鋼線のカットアウトに注意し, 2.4～3.0 mmのKirshner鋼線 (K-wire) を選択する.

✔ ハローベストは, 開閉眼障害が起こらないように自然な状態で閉眼させて行う.

❶ 牽引について知ろう

● **牽引**：安静加療や骨折治療の目的で, 四肢や脊椎に牽引力を加えること.
● **介達牽引法**：皮膚を介して行う.
● **直達牽引法**：骨に直接刺入した鋼線を牽引する.

❷ 介達牽引の方法と注意点を知ろう

● **適応**：大腿骨骨折（Bryant牽引法, 90-90牽引法, Russell牽引法）.
● スピードトラックを四肢の皮膚にU字状にあて, 弾性包帯で固定して牽引する.
● 摩擦による皮膚の炎症や水疱形成, 神経・血管の圧迫に注意する.
● 牽引力は2～3kg程度とし, 3～4週間以上の継続的な牽引は避ける.

▶ Bryant牽引法（図1）

● **適応**：3歳以下の乳幼児の大腿骨骨折.
● **体位**：仰臥位. 体幹をバンドでベッドに固定する. 股関節を90°屈曲位にして両下肢を上方に牽引する.
● **重錘**：大腿から2～3kg（殿部がわずかに浮く程度）.

▶ 90-90牽引法（図2）

● **適応**：3～10歳の大腿骨骨折.
● **体位**：股関節90°屈曲, 膝90°屈曲位.
● **重錘**：膝部では1～2kg, 下腿では2～3kg.

▶ Russell牽引法（図3）

● **適応**：10歳前後の大腿骨骨折. 近年では内固定材料の進化が目覚ましく, 小児の大腿骨骨折に対しても手術療法を行うことが多くなってきているため, あくまでも骨折部を一時的に安定化させる目的で行うことが多い.
● **体位**：股関節30°屈曲, 膝30°屈曲位.
● **重錘**：膝部では1～2kg, 下腿では2～3kg.

> **note** ● 介達牽引の目的は牽引力というよりも安静や整復位保持の意味合いが強い.
> ● 小児の骨折では自家矯正が期待できるため, 自家矯正が起こりにくい回旋変形の整復や疼痛コントロールに重点をおいて治療を行う.

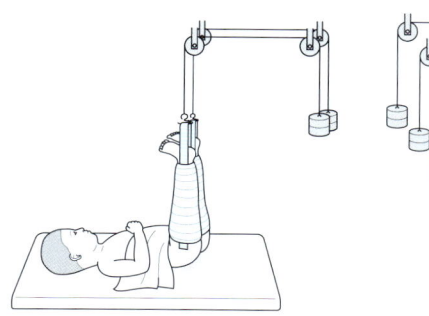

図1 Bryant牽引法

両側下肢を垂直に挙上する.
重錘は殿部が軽く浮く程度.

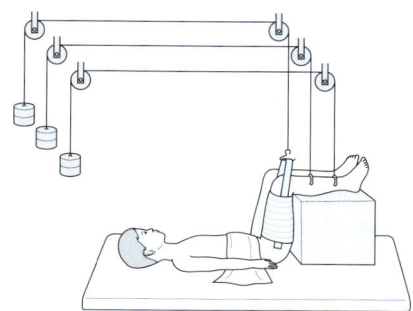

図2 90-90牽引法

股関節と膝関節を90°屈曲位とする.

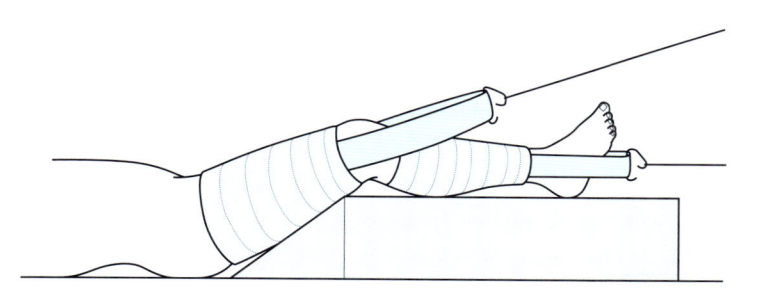

図3 Russell牽引法

股関節と膝関節を30°屈曲位とする.

❸ 直達牽引の方法と注意点を知ろう

▶鋼線牽引

- **刺入方法**：手術に準じる無菌操作で行う.
  ①鋼線刺入部周囲を広範囲に消毒し，覆布で覆う.
  ②刺入部の皮下から骨膜まで局所麻酔を行う（鋼線が出てくる対側皮膚も局所麻酔を忘れないようにする）.
  ③K-wire（2〜3mm）を外側から刺入する.
  ④K-wireの両端に割ガーゼを当てて受け皿を通し，止めネジで皮膚に固定する.
  ⑤馬蹄型の鋼線緊張弓を取り付ける.
  ⑥一側のK-wireを馬蹄に固定し，対側からK-wireに緊張をかけて固定する.
  ⑦K-wireの両端を折り曲げて先端に採血管をかぶせて保護する.
  ⑧牽引台を通して重錘で牽引する（重錘の目安は下肢の直達牽引では体重の1/9）.
- **鋼線刺入部位**：①大腿骨遠位部，②脛骨近位部，③踵骨部.

①大腿骨遠位部（図4, 5）
- ●**適応**：寛骨臼骨折，大腿骨骨折など．
- ●大腿骨骨軸に直角に，膝蓋骨上縁部（顆上部）の高位で関節内を避けてK-wireを刺入する．
- ●**注意点**：
  - ・刺入部が近位過ぎると，鋼線緊張弓が下腿に接触してしまい皮膚トラブルの原因になる．
  - ・刺入部が遠位過ぎると関節包や骨端線を損傷してしまう．

②脛骨近位部（図5）
- ●**適応**：大腿骨骨折，肥満体型で大腿遠位部だと馬蹄が皮膚に当たってしまう寛骨臼骨折患者（ただし脛骨近位で牽引すると膝跨ぎになるため牽引力は低下する）．
- ●脛骨結節より2cm後方，2cm遠位で脛骨骨軸に直角に刺入する．
- ●**注意点**：高齢者の場合はカットアウトすることがあるため，2.4～3.0mmのK-wireを使用する．

③踵骨部（図6）
- ●**適応**：脛骨骨幹部骨折や脛骨遠位端骨折など．
- ●後脛骨動脈と脛骨神経の損傷を避けるため内側から刺入する．
- ●内果先端より約2横指遠位，約2横指後方からK-wireを踵骨に対して，垂直に刺入する．

▶頭蓋直達牽引（図7）
- ●**適応**：頚椎の脱臼・骨折に対して保存療法および観血的手術までの待機．
- ●**目的**：頚椎の脱臼・骨折の整復，アライメントの改善・正常化，頚髄損傷の増悪の防止，頚椎固定．

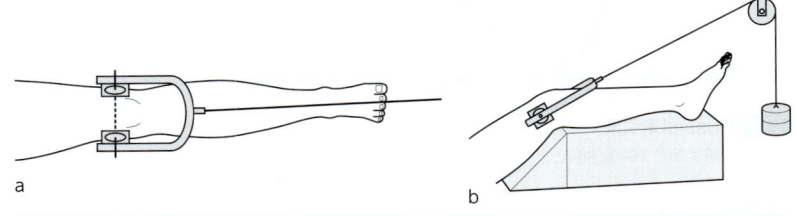

a

b

図4　大腿骨遠位部での鋼線牽引
a：正面，b：側面．

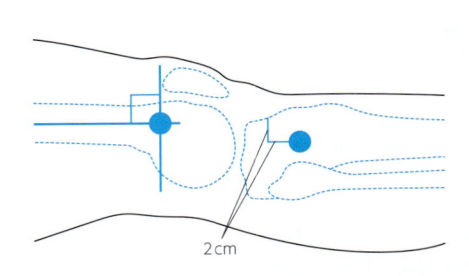

2cm

図5　大腿骨遠位部・脛骨近位部での鋼線刺入位置

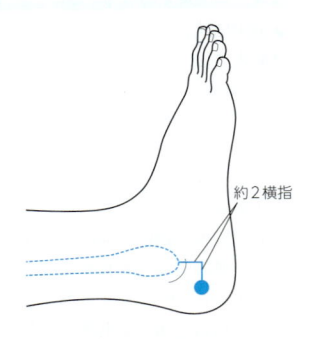

約2横指

図6　踵骨部での鋼線刺入位置

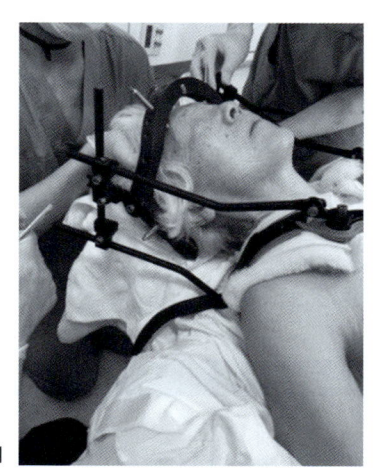

図7　頭蓋直達牽引

- **ハローベストの装着手順:**
  ① 頭囲と胸囲を測定する(頭部とリングの間が1cm以上確保できるもののなかで最小を選択する).
  ② 後方のベストを設置する.
  ③ ピン刺入部を決定する.
  ④ 消毒し,骨膜下まで局所麻酔を行う.
  ⑤ 対角線同士のピンを均等に締めていく(患者には閉眼させておく).
  ⑥ 4本のピンにトルクをかけ固定する.
  ⑦ ナットで固定する.
  ⑧ 前方のベストを設置し,後方のベストと連結させる.
  ⑨ ハローリングとベストを固定する.
- **ピン刺入部:**
  ・**前方ピン:**眼窩の外側2/3,眼窩上縁より約1cm上方へ設置する(眼窩内側には眼窩上神経,滑車上神経が,外側には耳介側頭神経・浅側頭動脈・側頭筋が存在するため).
  ・**後方ピン:**頭頂部からみて4時・8時の位置で耳介先端より約1cm上方へ設置する.
- **合併症:**
  ・**感染:**ピン刺入部は毎日確認する.
  ・**ピンの緩み:**適宜緩んでいないか確認が必要だが,増し締めのし過ぎは頭蓋内穿破につながるため注意する.
  ・**頭蓋骨穿破・硬膜損傷:**術前に頭部CTで骨の厚みを確認しておく.
  ・**褥瘡:**体幹の感覚障害を有する患者に多い(ベストによる背部の褥瘡に注意する).
  ・**開閉眼障害:**ピン刺入部の皮膚が引っ張られることにより開眼,閉眼のどちらも起こりうる.自然な状態で閉眼させて手技を行うことが肝要.

［宮崎玄基,井元佑一］

頚椎カラー/ハローベスト
適切な外固定法を選択しよう

! Check Point

✔ 外固定法には頚椎カラーとハローベストがある.
✔ 頚椎カラーにはソフトカラーとハードカラーがある.
✔ 外傷の重症度(不安定性)に応じて外固定法を使い分ける.

❶ 頚椎カラーを使い分けよう

● 頚椎カラーにはソフトカラーとハードカラーがある.

▶ソフトカラー(図1)
● 着脱しやすく,頚椎の制動効果はあまりないが,患者に安心感を与え自発的な動きを抑制するように気付かせる働きがある.
● 主に頚椎捻挫や外傷性頚部症候群で使用する.

▶ハードカラー(図2)
● スティッフネックセレクト™,Philadelphiaカラー,Aspen Vista®カラーなど.
● Aspen Vista®カラーはダイヤルを回すことで頚椎の高さ調整が6段階まで可能でフィッティングしやすい.

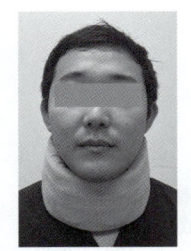

図1 ソフトカラー

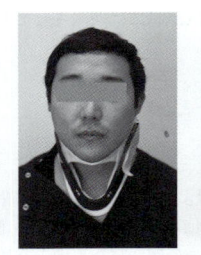 a　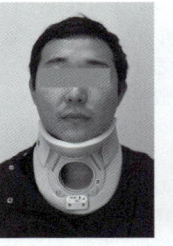 b　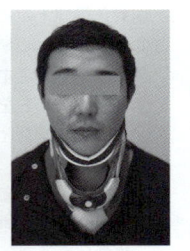 c

図2 ハードカラー
a:スティッフネックセレクト™,b:Philadelphiaカラー,
c:Aspen Vista®カラー.

❷ ハローベストの適応を知ろう

● ハローベストは頭蓋骨と上位胸郭を硬い支柱で固定することにより頚椎を制動する.
● 頚椎装具で最も固定性が高い.

▶**適応**

●**手術までの一時的な固定**：頚椎椎間関節脱臼整復後にハローベスト固定し待機的に内固定
手術を行う場合，ハローベストの固定力は内固定より劣るため，手術待機期間中の患者の
安静度は症例によって十分に検討する．

●**不安定高位頚椎損傷の保存療法**：ハローベストを約8〜12週間装着．

　・環椎破裂骨折（Jefferson骨折）で転位が小さい症例［両側外側塊外方転位の和7mm未満，
　　Spenceの法則（☞p.229）］．

　・軸椎歯突起骨折Anderson分類typeⅡ（転位が少ないか整復可能なもの）とtypeⅢ．

　・椎関節突起間骨折（Hangman骨折）Levine分類typeⅡの転位の小さな例およびtypeⅡ
　　Aで整復が可能な例．

❸ ハローベストを装着するときの注意点を知ろう

●必ず経験のある医師と実施する．

●リングを頭部に設置してから，ベストを胸部に装着し，リングとベストをロッドで締結す
る．リングは，前方2本，後方2本のピンで設置する（図3a, b）．

●ハローベスト装着時でも洗髪は可能（図3ｃ）．

▶**リングピン刺入の至適位置（図4）**

●**前方ピンの至適位置：**

　・眼窩上縁から1cm上，眼窩の外側1/3，頭蓋骨の最大円周線の下方．

　・ピンの位置が内側にずれると，眼窩上神経を損傷する可能性がある．

●**後方ピンの至適位置：**

　・耳の後ろの骨が厚い所．

　・耳介後方1cm，耳たぶの1cm上．

　・前方ピンの対角線上．

　・頭蓋骨の最大円周より下方．

　・リングやピンが耳に当たらないように注意する．

　・髪は剃らなくてよい．

Ⅶ
外固定

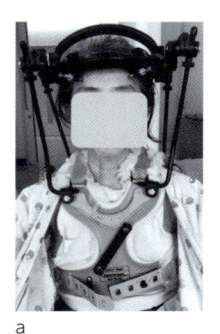
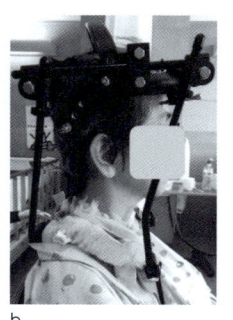
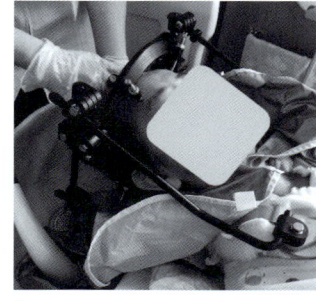

a　　　　　　　　　b　　　　　　　　　c

図3 ハローベスト

a：正面，b：側面，c：ハローベスト装着時の洗髪．

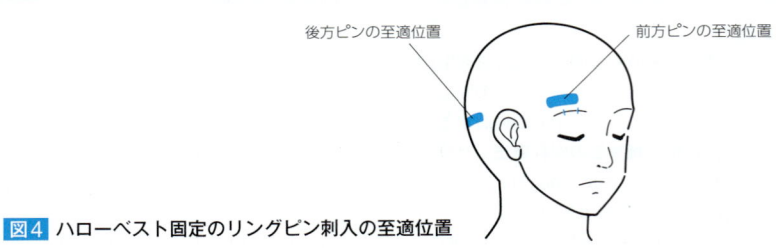

後方ピンの至適位置　　　　　　　　　前方ピンの至適位置

図4 ハローベスト固定のリングピン刺入の至適位置

❹ ハローベスト固定の合併症に注意しよう

● **ピンの緩み：**
　・ベスト装着後，固定されたピンはすぐに緩みが起こるため，およそ30分後（または，ベストの装着の完了時）にピンのトルクを確認し締め直す．
　・さらにピンを装着してから24～48時間ごとにトルクを確認する．

● **ピン周囲感染：**
　・ピンの緩みの原因にもなる．
　・ピン周囲ケアを毎日行う．
　・患者がピン周囲を触らないように注意する．

● **誤嚥性肺炎・嚥下障害：**
　・過度な頚椎伸展位では咽頭と気管が直線となり誤嚥を生じやすい．
　・ハローベスト固定時に過度に頚椎伸展位とならないように注意する．

● **頭蓋骨穿孔：**
　・高齢者で骨脆弱性がある場合や患者が転倒した場合に起こる．
　・別の部位へピンを入れ替える．

● **褥瘡：**
　・脊髄損傷による知覚障害，骨の突出部とベストの接触，ハローベストのサイズ不適合，パッドの不適切な設置などが原因となる．
　・患者の胸囲測定（剣状突起レベル）による適正サイズのベストの選択，肩パッドの適切な設置などにより褥瘡を予防する．

note　頚椎カラー固定の解除基準

- 救急車で搬送されてくる患者でスティフネックセレクト（図2a）のようなカラーを装着されている場合，患者かどんな状態であればカラーをはずせるだろうか.
- 次の5つの条件を満たしていれば頚椎カラー固定は解除可能だろう.
  - ①意識が清明.
  - ②後頚部正中に圧痛がない.
  - ③頚椎回旋および屈曲伸展で痛みがない.
  - ④神経障害がない.
  - ⑤画像検査で頚椎に問題がない.
- ただし，①〜④を満たした場合は，頚椎の画像検査が必要ない可能性がある.①〜④意識障害のため判定不能でも，⑤が満たされれば頚椎カラー固定を解除できる場合もある.

［山本　音，石井桂輔］

Ⅶ

外固定

合併症
二次障害を引き起こさないようにしよう

(!) Check Point

✔ 圧迫による血流や神経の障害に注意する.
✔ 合併症の予防には，患者への適切な指導が重要.

❶ 外固定（キャスト，スプリント，装具）の合併症を知ろう

▶神経障害
- **好発部位**：腓骨頭部（総腓骨神経麻痺，図1），肘関節内側（尺骨神経麻痺）.
- **症状**：足関節および足趾の背屈力低下（下垂足）や足背部の感覚鈍麻.
- 外固定による体表からの圧迫で神経が周囲の骨に押し付けられて神経障害が生じる.
- 神経障害を疑った場合は，まず外固定を除去し原因検索を行う.

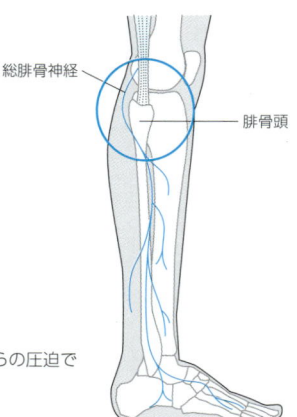

総腓骨神経

腓骨頭

図1 総腓骨神経麻痺

総腓骨神経は腓骨頭後方を走行し，同部の体表からの圧迫で
神経障害が起きやすい.

▶皮膚潰瘍
- **好発部位**：肘関節内側上顆，腓骨頭，足関節内果および外果，踵骨隆起.
- 皮下に骨が容易に触知される部位では，外固定の圧迫により皮膚潰瘍が発生しやすい.
- 外固定を行う際は十分なパットを当てて皮膚を保護する.
- キャストを巻く際に強くモールディングすると同部位に皮膚潰瘍ができる可能性があり注意が必要.
- 意識障害や感覚障害がある患者は外固定による皮膚の圧迫を自覚できないため，外固定をする際は頻回に皮膚を観察するなど厳重な注意を要する. キャスト固定は原則的には行わず，着脱して皮膚観察が可能なスプリント固定とする.

▶コンパートメント症候群

- 筋膜と骨に囲まれた閉鎖空間をコンパートメント（筋区画）とよぶ（図2）.
- 骨折に伴う出血などでコンパートメント内圧が上がり組織灌流が減少すると筋や神経の進行性不可逆的壊死に至る.
- **原因：**
  - ・区画内容の増加（血腫・血管透過性亢進・うっ血）と筋区画容量の減少（強い包帯・きついキャスト・筋膜欠損創の無理な閉鎖・砕石位手術）に分けられる.
  - ・最も多い原因は骨折.
  - ・骨折の急性期にキャストを巻く必要があり著しい腫脹が予想される場合は，あらかじめキャストに割を入れておく.
- 診断や治療の遅れは恒久的な機能障害をもたらす.
- コンパートメント症候群が疑われたら，キャストを除去する.
- **コンパートメント症候群の診断の指標**：臨床所見と筋区画内圧.
- **臨床所見**：5P（表1）. 傷害の程度にそぐわない激しい疼痛にはじまり，その後しびれなどの感覚異常，続いて麻痺が出現する.
- 受動的伸張痛（筋区画内の筋腱を伸張することで痛みを誘発）はとても有用な所見だが，骨折を伴っている際は注意を要する.
- 疼痛・受動的伸張痛・感覚異常の3つがみられた場合の診断的価値は高い.
- ほかの臨床所見として，蒼白（paleness）・脈拍消失（pulselessness）がある. 脈拍消失は症状がかなり進行した状態でみられるもので，これがないからといって除外診断してはならない.
- 皮膚の色調は，阻血により末梢部は蒼白になるが，皮膚が赤みを帯び温かいこともあり，その変化は一定ではない.

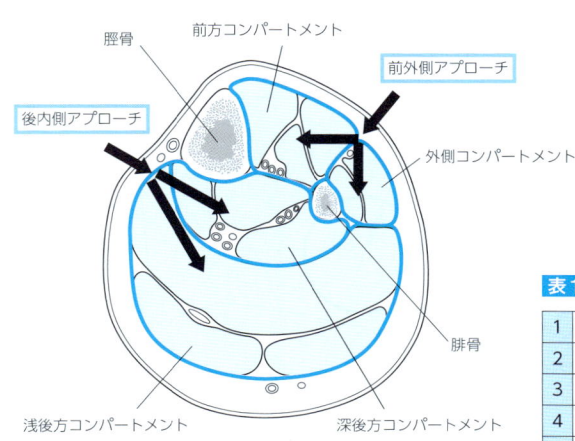

脛骨　前方コンパートメント　前外側アプローチ　後内側アプローチ　外側コンパートメント　腓骨　浅後方コンパートメント　深後方コンパートメント

図2 **下腿コンパートメントと筋膜切開の進入法**
（Double-incision fasciotomy）

表1 5P

1	疼痛	Pain
2	感覚障害	Paresthesia
3	麻痺	Paralysis
4	蒼白	Pallor
5	脈拍喪失	Pulselessness

＊腫脹（puffiness）を加えている場合もある.

- 筋区画内圧は動脈圧測定で使用する圧力モニタリング用チューブセットと圧力モニターを用いて簡便に測定できる（図3）.
- 筋区画内圧測定を行い臨床所見と合わせて総合的に診断する. 筋区画内圧と拡張期血圧との差（⊿P）が20〜30 mmHg未満の場合（明確な基準値は確定していない），直ちに筋膜切開を行うことを検討する（図4）.

▶外固定による関節拘縮

- 長期間関節を固定したり浮腫を放置したりすると，関節拘縮が起こる.
- 拘縮を治療するより予防するほうが容易であり，予防が重要.
- 関節の可動域を保つように可能な限り早期に自動運動や他動運動を行う.

▶筋萎縮

- 筋収縮が起こらない筋肉は筋萎縮が起こる.
- 外固定により廃用性筋萎縮が起こると筋力低下につながり，その後のリハビリテーションに影響を及ぼす可能性がある.

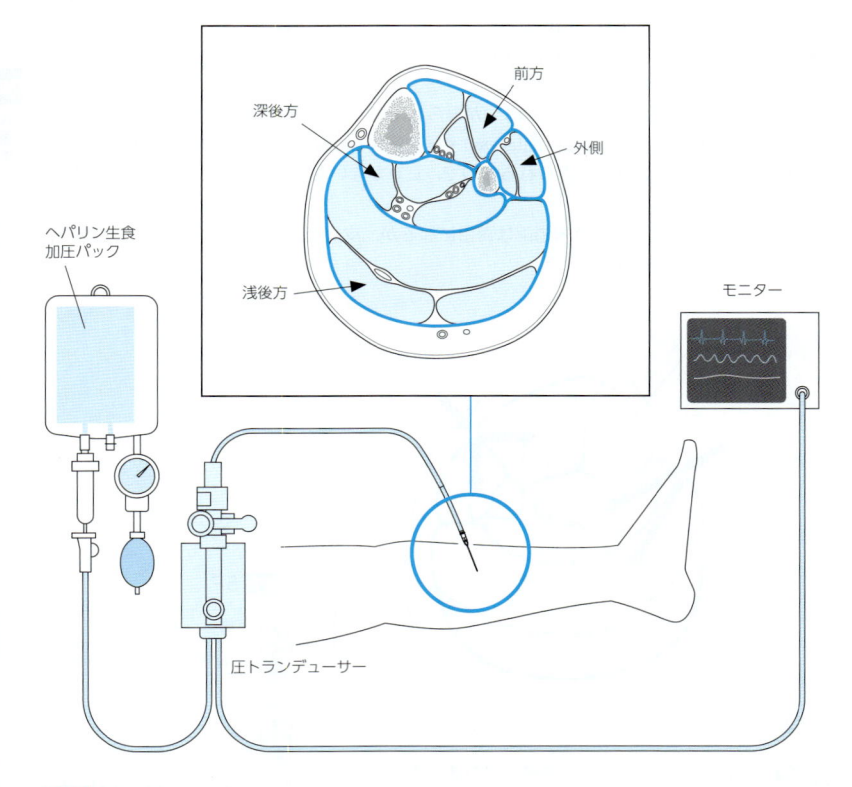

図3 筋区画内圧の測定

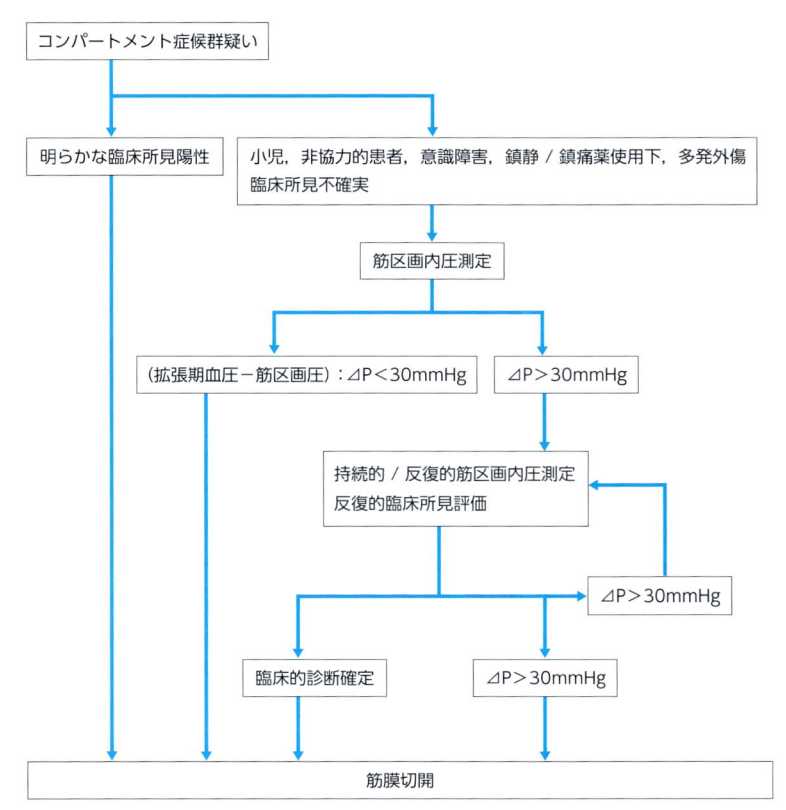

図4 コンパートメント症候群の診断・治療アルゴリズム

VII
外固定

note

- 患者への適切な指導で合併症を防ぐことが可能.
- 以下のことを十分に説明する.
  - 患肢挙上と冷却.
  - 禁酒と禁煙.
  - キャストを巻いている部分に締め付けられるような疼痛や運動障害，感覚障害が出現したら早急に医療機関を受診してもらう.
  - 外固定の破損やズレが生じた場合は早期受診してもらう.
  - 外固定部位以外は積極的に動かす.
  - キャストは濡らさないようにし，清潔に保つ.

［山本　音，石井桂輔］

VII 参考文献

Sugar-tong splint 固定 -Sugar-tong splint 固定をしよう （p.376 ～ 377）

1）高畑智嗣．機能低下を最小限にする橈骨遠位端骨折の保存療法．関節外科 2019；38：762-768.
2）日本骨折治療学会教育委員会，編．整形外科　骨折ギプスマニュアル．メジカルビュー社；2014. p68-83.

前腕 - 前腕の外固定をしよう （p.378 ～ 381）

1）高畑智嗣．機能低下を最小限にする橈骨遠位端骨折の保存療法．関節外科 2019；38：762-8.
2）日本骨折治療学会教育委員会，編．整形外科　骨折ギプス治療マニュアル．メジカルビュー社；2014. p68-83.
3）稲葉　裕．保存療法の各論：固定法．井樋栄二，津村　弘，監．田中　栄，髙木理彰，ほか編．標準整形外科学　第 15 版．医学書院；2023. p183-7.

三角巾 / バストバンド - 三角巾とバストバンドで固定をしよう （p.382 ～ 384）

1）岡本明子．包帯法：目的，巻き方の手順，注意点．ナース専科．https://knowledge.nurse-senka.jp/500198.（2024 年 7 月 13 日閲覧）
2）Canavese F, Marengo L, et al. Outcome of Conservative Versus Surgical Treatment of Humeral Shaft Fracture in Children and Adolescents：Comparison Between Nonoperative Treatment（Desault's Bandage）, External Fixation and Elastic Stable Intramedullary Nailing. J Pediatr Orthop 2017；37：e156-63.
3）Desault PJ. A Treatise on Fractures, Luxations and Other Affections of the Bones. Fry & Kammerer；1805.

肘 - 肘の外固定をしよう （p.385 ～ 388）

1）香月憲一．骨折に対するギプス固定：前腕骨折．日本骨折治療学会教育委員会，編．整形外科　骨折ギプスマニュアル．メジカルビュー社；2014. p68-86.
2）帖佐悦男．前腕部の骨折．井樋栄二，津村　弘，監．田中　栄，髙木理彰，ほか編．標準整形外科学　第 15 版．医学書院；2023. p804-6.
3）大井宏之，隅田　潤，ほか．とう骨頭および頚部骨折に対する circular cylinder cast 治療の経験．日手の外科会誌 1991；8：814-8.

手部 - 手部の外傷に対する外固定を適切にしよう （p.389 ～ 392）

1）AO Foundation. AO Foundation Surgery Reference. https://surgeryreference.aofoundation.org.
2）Wolfe AW, Pederson WC, et al. Green's Operative Hand Surgery, 8th ed. Churchill Livingstone；2022.

ニーブレース - 安全に膝関節の外固定ができるようになろう （p.393 ～ 395）

1）Kemker 3rd BP, Kankaria R, et al. Hip and Knee Bracing: Categorization, Treatment Algorithm, and Systematic Review. J Am Acad Orthop Surg Glob Res Rev 2021；5：e20.00181-12.
2）Chew LTL, Lew HL, et al. Current evidence and clinical applications of therapeutic knee braces. Am J Phys Med Rehabil 2007；86：678-86.
3）Hewlett J, Kenney J. Innovations in functional and rehabilitative knee bracing. Ann Transl Med 2019；7：S248.
4）Medina O, Arom GA, et al. Vascular and nerve injury after knee dislocation: a systematic review. Clin Orthop Relat Res 2014；472：2621-9.

下腿 - 軟部組織の回復を意識して固定しよう （p.396 ～ 399）

1）市村和徳．ギプスシーネ，ギプスシャーレ，ブレースの基本操作．日本骨折治療学会教育委員会，編．整形外科骨折ギプスマニュアル．メジカルビュー社；2014. p17-22.
2）Lewis SR, Pritchard MW, et al. Rehabilitation for ankle fractures in adults. Cochrane Database Syst Rev 2024；9：CD005595.
3）Dehghan N, McKee MD, et al. Early Weightbearing and Range of Motion Versus Non-Weightbearing and Immobilization After Open Reduction and Internal Fixation of Unstable Ankle Fractures：A Randomized Controlled Tria. J Orthop Trauma 2016；30：345-52.
4）畑中　渉，橋本功二．安定型足関節外果単独骨折に対する下腿 U 字シーネ固定とギプス固定の比較検討．骨折 2014；36：1030-2.

鎖骨 / 肋骨 - 鎖骨骨折と肋骨骨折の固定方法を知ろう （p.400 ～ 401）

1）Modi N, Mishra S, et al. Broad Arm Sling vs Figure of 8 Bandage: The Better Choice in Conservative Management of Middle Third Clavicle Fractures in Indian Population. Indian J Orthop 2022；56：1394-1402.
2）Sisman A, Poyraz C, et al. Are there any differences between the shoulder-arm sling and figure-of-eight bandage in the conservative treatment of paediatric clavicle fractures? J Child Orthop 2021；15：540-5.
3）Rüden CV, Rehme-Röhrl J, et al. Evidence on treatment of clavicle fractures. Injury 2023；54：110818.

4）Waldmann S, Benninger E, et al. Nonoperative Treatment of Midshaft Clavicle Fractures in Adults. Open Orthop J 2018；12：1-6.

5）Rogers FB, Larson NJ, et al. Comprehensive Review of Current Pain Management in Rib Fractures With Practical Guidelines for Clinicians. J Intensive Care Med 2023；38：327-39.

松葉杖 – 松葉杖の使い方を説明できるようになろう（p.402 ～ 403）

1）上田敏，監．伊藤利之，大橋正洋，ほか編．標準リハビリテーション医学　第3版．医学書院；2012. p227-9.

2）江藤文夫，中村利孝，ほか監訳．骨折の治療とリハビリテーション　ゴールへの至適アプローチ．南江堂；2002. p30-40.

3）渡部欣忍，監．プロフェッショナル・ケア整形外科．メディカ出版；2015. p83-5.

4）福島成欣，編．当直で役に立つ！シーネ・ギプス固定の基本　虎の巻．日本医事新報社；2021. p177-180.

5）柳澤　勇，丸山昭彦，ほか．片松葉杖歩行時に一側下肢にかかる荷重量の検討．理学療法学 1994；21：207.

牽引 – 当直帯でもひとりで対応できるようになろう（p.404 ～ 407）

1）高木泰孝．骨折に対する牽引の種類，適応，その実際 臨整外 2023；58：580-6.

2）Knize DM. A study of the supraorbital nerve. Plast Reconstr Surg 1995；96：564-9.

3）Kang M, Vives MJ, et al. The halo vest：principles of application and management of complication. J Spinal Cord Med 2003；26：186-92.

4）Garfin SR, Botte MJ, et al. Complications in the use of halo fixation device. J Bone Joint Surg Am 1986；68：320-5.

Ⅶ

外固定

VIII

脱臼（分類・方針）

整復法
受傷機転と特徴を知り，脱臼の整復をしよう

! Check Point

✔ 受傷からできるだけ早期に脱臼整復を行う．
✔ 愛護的な整復を心がける．
✔ 合併症に注意する．

❶ 脱臼に関する用語を知ろう

- **脱臼**：関節面の相互の位置関係が失われ，完全に接触を失ったもの．
- **外傷性脱臼**：外傷に起因する脱臼．
- **反復性脱臼**：外傷性脱臼後に軽微な外力で繰り返す脱臼．
- **習慣性脱臼**：先天的に関節包や靱帯が緩いために繰り返される脱臼．

❷ 脱臼整復前に必要な診察・検査を知ろう

- **問診**：受傷機転を確認する．
- **身体診察**：神経血管障害の有無，皮膚・軟部組織損傷の有無を確認する．
- **画像検査**：脱臼の方向・程度，骨折合併の有無を確認する．

note CT検査について

- 整復前のCT検査は必須ではないが，整復前の骨折や筋腱の介在といった整復阻害因子の有無を評価するのに有用．

❸ 必要な物品・場所を準備しよう

- **鎮静薬**：患者を落ち着かせるために必要な場合がある．
- **鎮痛薬**：疼痛コントロールを行う．場合により神経ブロックを行う．
- **透視室**：脱臼整復の補助・確認のために使用する．
- **外固定（ギプスシーネ・三角巾など）**：復復後の再脱臼を防ぐ．

❹ 各脱臼について知ろう

▶肩鎖関節脱臼

- **受傷機転**：肩を下にして落下した際の直達外力．
- **特徴的な症状**：piano key sign（浮き上がった鎖骨遠位端を下方に押すと整復されるが，離すと再び浮き上がる，図1）
- **Rockwood分類（図2）**：手術が必要かどうか判断する．Rockwood分類type Ⅳ以上で手術を考慮する．

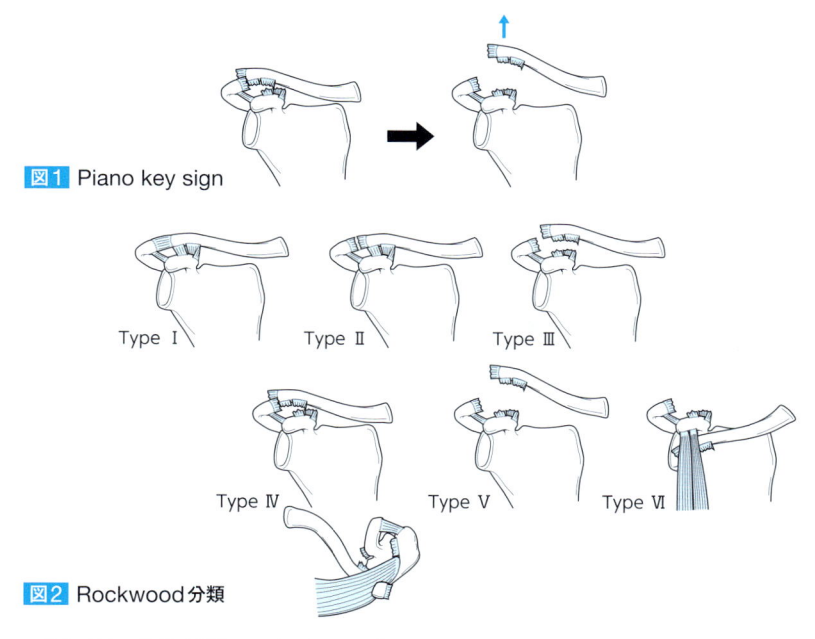

図1 Piano key sign

Type Ⅰ　　　　　Type Ⅱ　　　　　Type Ⅲ

Type Ⅳ　　　　　Type Ⅴ　　　　　Type Ⅵ

図2 Rockwood分類

- ●**整復方法**：鎖骨遠位端を下方に押し下げるが，保持は困難であり，徒手整復は現実的ではない．

▶肩関節脱臼

- ●**受傷起点**：肩関節が外転・外旋，水平伸展される．
- ●**種類**：
  - ・**前方脱臼**：90％以上．
  - ・**後方脱臼**：頻度は低く，単純X線正面像だけでは見逃されることも多い．
- ●**合併症**：腋窩神経麻痺，Hill-Sachs損傷，Bankert損傷．
- ●**整復方法**：挙上位整復法（ゼロポジション法，**図3**），Milch法，Stimson法，Kocher法，Hippocrates法．
- ●**整復後**：三角巾固定する．

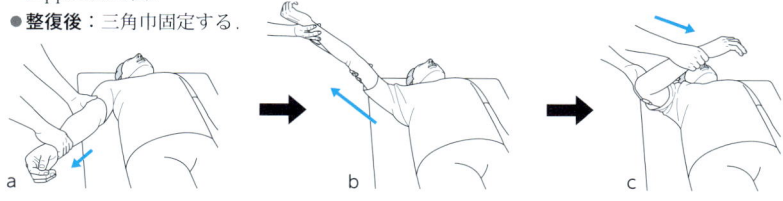

a　　　　　　　　　　　　b　　　　　　　　　　　　c

図3 挙上位整復法

a：仰臥位で患肢を持ち，少し牽引する．
b：少しずつ屈曲・外転させ，屈曲・外転140°（ゼロポジション）で牽引する．
c：整復感が得られれば，内旋し，三角巾固定する．

note 肩関節脱臼の再発率

- 肩関節脱臼の再発率は若年者ほど再発率が高い.
  - ・20歳以下：80%.
  - ・20～40歳：60%.
  - ・40歳以上：16%.

▶肘関節脱臼
- **受傷機転**：肘伸展位，前腕回外位で手をついて転倒したときに生じる.
- **合併症**：骨折（鉤状突起・肘頭），靱帯損傷，動脈損傷.
- **整復方法**（図4）.
- **整復後**：肘関節の不安定性を透視装置で確認する.

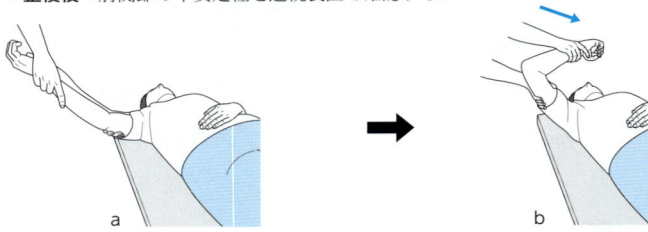

図4 肘関節脱臼の整復方法

a：助手に上腕を近位に牽引してもらう. 術者は遠位方向に前腕を牽引する.
b：上腕遠位部を整復するように押し込み，前腕を回外し，肘関節を屈曲する.

▶月状骨・月状骨周囲脱臼（図5）
- 手関節周囲で見逃しやすい外傷.
- **受傷機転**：手関節背屈位で遠位方向から強い力が働くことで起こる.
- **単純X線検査**：側面像で評価する.
- **合併症**：手根管症候群，正中神経麻痺.
- **整復方法**：
  - ①手指を牽引し，手根骨間を牽引する.
  - ②月状骨を背側に押し込み，整復する.

舟状骨

月状骨

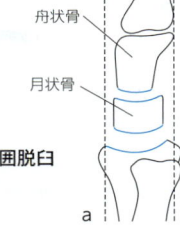
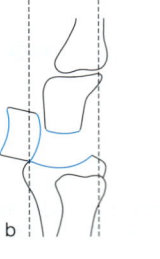
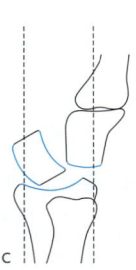

図5 月状骨・月状骨周囲脱臼

a：正常，b：月状骨脱臼，
c：月状骨周囲脱臼.
a　　　　b　　　　c

▶**股関節脱臼**

● **受傷機転**：
　・股関節屈曲位で大腿骨軸に前方から後方への強い外力がかかる（後方脱臼）．
　・股関節外旋・過伸展が強制される（前方脱臼，恥骨上脱臼）．
　・外転・外旋・屈曲が強制される（前方脱臼，閉鎖孔脱臼）．

● **肢位**：
　・屈曲・内転・内旋（後方脱臼）．
　・伸展・外旋（前方脱臼，恥骨上脱臼）．
　・外転・外旋・屈曲（前方脱臼，閉鎖孔脱臼）．

● **合併損傷**：寛骨臼後壁骨折，大腿骨頭骨折，坐骨神経麻痺．

● **整復方法**：Allis 法（図6，7）．

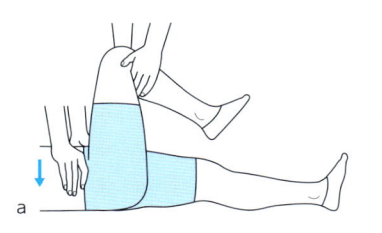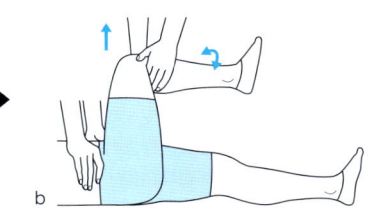

図6 Allis法（後方脱臼の場合）

仰臥位で透視下に行う．
a：助手が両側の上前腸骨棘を押さえて骨盤
を固定する．
b：股関節を90°に屈曲し，その状態で大腿
骨を上方に牽引する．透視をみながら，股関
節を内旋，外旋しながら整復する．

図7 Allis法（前方脱臼の場合）

仰臥位で助手に両側上前腸骨棘を抑えてもら
い，骨盤を保持する．患肢に牽引を加えなが
ら，大腿部を外側に引いて内旋する．

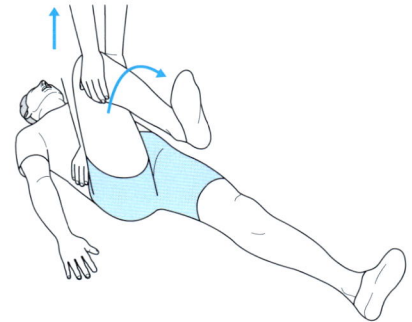

▶**膝蓋骨脱臼**

● **受傷機転**：
　・**接触損傷**：コンタクトスポーツ中に，側方から膝蓋骨に強い外力がかかる．
　・**非接触損傷**：なんらかの脱臼素因があり，膝に外反の力がかかる．

● **診断**：自然整復し，X線検査で診断できないことがある．その場合はMRIで軟骨下骨，大
腿骨外側顆に骨挫傷があることで診断する．

● **合併症**：骨軟骨損傷．

● **整復方法**：膝関節を伸展させながら膝蓋骨を内方へ圧迫する．

● **再脱臼率**：20〜50％.

▶膝関節脱臼

- ●**受傷機転**：
  - ・**前方脱臼**：膝の過伸展．
  - ・**後方脱臼**：膝を屈曲した状態で脛骨近位部に後方への力が加わる．
- ●**分類**：前方，後方，内方，外方，回旋（前方が2/3）．
- ●**合併症**：動脈損傷，神経損傷，骨軟骨損傷，靱帯損傷．
- ●**整復方法**：下腿を牽引する．

note 膝関節の合併症

- ●診察時に脱臼が自然整復されている場合でも血管損傷があることがある．そのため足背動脈や後脛骨動脈が触知しづらい場合は造影CTを行う．
- ●血管損傷がある場合，緊急の血行再建が必要となることがある．

▶足関節脱臼

- ●**受傷機転**：足関節に内反・外反・回旋の力がかかる．
- ●骨折のない足関節脱臼はまれ．
- ●**合併症**：皮膚軟部組織損傷・靱帯損傷．
- ●**整復方法**：助手が下腿を把持し，術者は牽引し，足関節背屈位に戻すようにする．

note 整復のポイントと注意点

- ●無鎮静下での整復の場合，患者をリラックスさせ，筋緊張をとることが重要．
  - ➡患者と話をしながら緊張をとり，整復操作を行うようにする．
- ●神経ブロックで鎮痛を行うと整復が容易になる（『Ⅸ 麻酔』の章を参照）．
- ●脱臼は可及的速やかに整復する．
- ●脱臼整復までの時間が長くなると，徒手整復が困難になり，外傷性骨壊死の発生頻度が高くなる．
- ●自身での整復が不可能と判断したら，術者を交代する．それでも不可能であれば，観血的整復に変更する．

❹ 脱臼整復後の対応を知ろう

- ●脱臼整復後には透視下で関節の不安定性を評価する．どの方向に不安定性が強いかをみることで，損傷部位を推定することができる．
- ●安定していれば，部位により外固定で外来での経過観察でよいことがある．
- ●不安定であれば，MRIで関節包・靱帯を評価し，手術療法が必要になる場合がある．

［日高 洋，乾 貴博］

鎮静

鎮静のメリットとデメリットを知ろう

> (!) **Check Point**

✔ 鎮静の目的は本人の不安をなくし，検査に耐えられるようにすること．
✔ 鎮静時はモニター管理，救急カートの準備をする．
✔ 合併症に注意する．

❶ 脱臼整復の阻害因子を知ろう

● **物理的因子**：脱臼骨折の場合の骨片や軟部組織の介在．
● **時間的因子**：受傷からの経過時間が長くなると整復は困難．
● **心理的因子**：脱臼整復に伴う疼痛，不安，恐怖．

> **note** 脱臼整復に際して
>
> ● 脱臼時には不安や痛みのため身体に力が入ってしまい整復が困難になることが多い．
> ● 心理的因子を取り除くため，鎮静を行うことがある．
> ● 本人と会話し，リラックスさせることで，不安を取り除くことができることも多い．
> ➡ 整復操作の際には必ず世間話や声掛けを行うようにする．

❷ 鎮静の深度を知ろう

● 通常，処置時の鎮静は中等度鎮静を目標にする（表1）．

表1 鎮静の深度

	軽い鎮静	中等度鎮静	深い鎮静	全身麻酔
反応性	呼名で正常反応	声掛けをすると指示に従う	痛み刺激で指示に従う介入が必要なことあり	痛み刺激でも指示に従わない
気道	影響なし	介入必要なし	介入が必要なことあり	介入必要
自発呼吸	影響なし	十分	不十分な可能性あり	しばしば不十分
循環	影響なし	通常保持される	通常保持される	破綻の可能性あり

❸ 鎮静の合併症を知ろう

● **循環抑制**：血圧低下，不整脈，末梢循環不全．
● **呼吸抑制**：無呼吸，低酸素血症．
● **嘔吐**：誤嚥性肺炎，窒息．

❹ 鎮静をかけるための準備をしよう

- **人員の確保**：2人以上．急変時に対応できる人員を確保する．
- **モニター**：深鎮静に伴う，低酸素血症，血圧低下に注意する．
- **酸素マスク，アンビューバック**：低酸素血症に対応する．
- **救急カート**：昇圧剤の準備や気管挿管に対応する．
- **点滴ルートの確保**：鎮静薬の投与，血圧低下の際の輸液ルートとする．

❺ 脱臼整復時の鎮静薬の種類と投与量を知ろう （例：体重50kgの成人の場合）

▶ **プロポフォール**
- **投与量**：1%製剤の場合2.5〜10mL（0.5〜2mg/kg）．効果が不十分であれば追加（0.5mg/kg）．
- 新生児，小児（0〜14歳）は禁忌．
- 高齢者では鎮静薬の投与量を減量する．

▶ **ミダゾラム**
- **投与量**：ミダゾラム（10mg/2mL）2mLを生理食塩水8mLで希釈し，1〜10mL静注．
- 循環動態への影響は小さいが，効果が遷延しやすいため外来での投与には注意が必要．
- 拮抗薬としてフルマゼニルがある．

▶ **ケタミン塩酸塩**
- **投与量**：5〜10mL（1〜2mg/kg）．ケタミンは製剤1mLあたり10mg含まれる．
- 鎮痛作用をもつ麻薬．
- 脳血管障害・高血圧（収縮期血圧160mmHg以上）患者は禁忌，また外来での使用も禁忌．

> **note 高齢者の鎮静**
> - 高齢者では薬剤の効果が強く出現する．
> - そのため投与量は若年成人と比較し，半量にするといった調整が必要になる．

［日髙　洋，乾　貴博］

Ⅷ 参考文献

整復法 – 受傷機転と特徴を知り，整復ができるようになろう（p.420 ～ 424）

1）帖佐悦男．成人の骨折と脱臼．井樋栄二・津村　弘，監．田中　栄，髙木理彰，ほか編．標準整形外科学　第15版．医学書院；2024. p792-850.
2）前川尚宜．重度膝複合靱帯損傷の治療：いつ・何をすべきかを考える．整外 Surg Tech 2020；12：695.
3）冨士川恭輔，鳥巣岳彦，編．骨折・脱臼　改訂4版．南山堂；2018.
4）内田淳正，加藤　公，編．カラー写真でみる！骨折・脱臼・捻挫　改訂版：画像診断の進め方と整復・固定のコツ．羊土社；2010.

鎮静 – 鎮静のメリットとデメリットを知ろう（p.425 ～ 426）

1）羽場政法，監．駒澤伸泰，編．臨臨床現場に活かす！非麻酔科医のための鎮静医療安全：ガイドラインから多職種での訓練まで．日本医事新報社；2020. p2-69.
2）乗井達守，編．処置時の鎮静・鎮痛ガイド．医学書院；2016. p6-187.
3）大野博司．ICU/CCU の薬の考え方，使い方　ver.2.中外医学社；2018. p32-47.

IX

麻酔

局所麻酔・伝達麻酔総論

! Check Point

- ✔ 手術や疼痛を伴う処置を行うときは，確実な除痛を得る．
- ✔ 伝達麻酔は超音波ガイド下で安全かつ確実に実施する．
- ✔ 局所麻酔薬中毒など麻酔による合併症への対策をとり，発生してしまった際には適切な対応をとる．

❶ 麻酔について知ろう

- 従来の伝達麻酔は，ランドマークとなる構造物を手指で確認し，放散痛を頼りに神経への注射を行っていた．局所麻酔薬の投与量が増えて局所麻酔薬中毒など麻酔による合併症が発生するリスクが高く，その一方でしっかりした除痛効果が得られないこともしばしばあった．
- 現在は，超音波をガイドとして用いることで安全かつ正確に，必要最小限の局所麻酔薬投与量で確実な除痛が得られる伝達麻酔を行うことができる．
- 近年では，腱移行などの手術中に手指や足趾の運動を確認しながら手術を行うwide awake surgeryを，超音波ガイド下での選択的感覚神経ブロックを組み合わせることで局所麻酔薬の投与量を最小限に抑え，安全に行えることが報告されている[1]．
- 本章では，整形外傷に対する手術や処置の際に有用な各種ブロックについて，超音波をガイドとした実施方法の詳細を解説する．

❷ 注入する局所麻酔薬の選択と投与量を知ろう

- **局所麻酔**：短時間作用型のリドカインやメピバカインを選択することが多い．
- **伝達麻酔**：長時間作用型のロピバカインなどを選択することが多い．
- **メピバカインの持続時間**：手技や麻酔方法，個体差によって影響されるが，作用発現時間は6.5分，作用持続時間は149分と報告されている[2]．
- 筆者は，効果発現が早く，作用時間も比較的長いメピバカインを伝達麻酔で用いている．
- 表1に筆者が各ブロックを行う際に使用している薬液量の目安を記す．
- 体型などを考慮し，適宜増減するが，極量を超えないよう気を付ける必要がある．
- 患者の体重が50kgの場合，1％リドカインであれば20mL，1％メピバカインであれば35mL，0.75％ロピバカインであれば40mLが極量．
- 投与量が増えそうな場合は，適宜希釈して用いることも検討する．

❸ 合併症を知ろう

- 血腫，神経損傷，感染，局所麻酔薬中毒などがある．
- 血腫や神経損傷を避けるために，超音波は必須．超音波ガイド下に血管を避けて神経の辺縁に針先を進め，神経の周囲に薬液を注入することができる．

表1 各ブロックの薬液量の目安

各ブロック	薬液量
腕神経叢ブロック（頚部，腋窩）	10〜20mL
正中神経ブロック（前腕）	3〜5mL
橈骨神経ブロック（前腕）	3〜5mL
尺骨神経ブロック（前腕）	3〜5mL
血腫ブロック（手関節）	6〜8mL
指神経ブロック（手指）	3〜4mL
腸骨筋膜下ブロック（鼠径）	10〜40mL
股関節包周囲神経群ブロック（鼠径）	10〜20mL
坐骨神経ブロック（膝窩）	10〜20mL
伏在神経ブロック（下腿）	3〜5mL
脛骨神経ブロック（下腿）	3〜5mL

▶局所麻酔薬中毒（local anesthetic system toxicity；LAST）

- 局所麻酔を行う際は，常に局所麻酔薬中毒に配慮する必要がある．
- 局所麻酔薬の血中濃度が上昇すると，中枢神経毒性や心毒性が発現する．
- **症状**：
  - ・舌・口唇のしびれ感や多弁，呂律障害，めまい，ふらつき，徐脈，血圧上昇などがみられ，重篤になると意識消失や呼吸停止，血圧低下をきたす．
  - ・半数の症例では投与後50秒以内，3/4の症例では投与後5分以内に症状が発現する[3]．
- **予防**：
  - ・局所麻酔薬の投与量を減らすことや，血管内投与を避けることなどが大事．
  - ・超音波をガイドとして用いると，神経を視認しその周囲に正確に薬液を注入できるため，局所麻酔薬の投与量を減らし血管内投与のリスクも減らすことが可能となる．
  - ・中枢神経毒性や心毒性が低い局所麻酔薬を選択することも大切．ロピバカインの中枢神経毒性や心毒性は，ブピバカインおよびレボブピバカインよりも低いと考えられている．
- 局所麻酔薬中毒が疑われた場合は，以下の対応を行うことが『局所麻酔薬中毒への対応プラクティカルガイド』において推奨されている[3]．
  ① 局所麻酔薬の投与を中止．
  ② 応援の要請．
  ③ 血圧・心電図・パルスオキシメータの装着．
  ④ 静脈ラインの確保．
  ⑤ 気道確保および100％酸素投与，必要に応じて気管挿管，人工呼吸
  ⑥ 痙攣の治療（ベンゾジアゼピンが推奨）．
- 重度の低血圧や不整脈を伴う場合は，20％脂肪乳剤（イントラリポス®）を投与する．まずは1.5mL/kg（70kgであれば約100mL）を約1分かけて投与し，その後0.25mL/kg/分（70kgであれば約1,000mL/時）で持続投与する[3]．副作用はほとんどない[3]ため，筆者は局所麻酔薬中毒を疑った場合は積極的に投与している．

● 『局所麻酔薬中毒への対応プラクティカルガイド』において，局所麻酔薬を使用する施設では20％脂肪乳剤を常備することと記されている[3]．

---

note 　**平行法と交差法**

● 超音波ガイド下ブロックを行ううえで最も重要なことは「超音波ガイド下ブロック＝安全」ではないということである．

● 超音波ガイド下での注射手技は，平行法と交差法に大別できる（図1）．

● 超音波ガイド下ブロックを行う際は，基本的には平行法で行う．

● しかし，浅い部位など状況によっては交差法で行わざるをえないときもあり，その際は神経の誤穿刺を避けるために細心の注意が必要（動画1）．

● また，超音波ガイド下で注射を行っていても，針先を見失ったまま針を進めると，思わぬ組織に誤穿刺していることがある（図1c）．

● 超音波ガイド下ブロックを安全に行うためには，これらピットフォールをしっかり理解しておく必要がある．

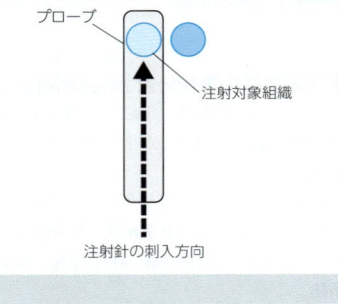

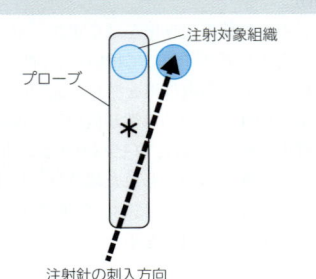

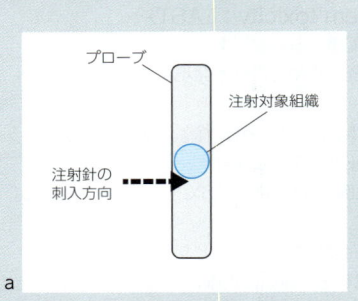

動画1：注射手技

図1 **超音波ガイド下での注射手技**

a：交差法．針先を視認しにくいため，標的の神経から少し離れた位置で少量の薬液を注入して針先の位置を把握し，そこから少しずつ神経に近づけていく．

b：平行法．プローブに並行になるよう針を進め，その全長が描出されているか常に気を配りつつ行う．

c：不適切な平行法．針とプローブが平行になっていないと，モニターで針先だと思っている位置（＊）より実際には奥に針先が進んでおり，思わぬ組織に誤穿刺していることがある．針の全長が描出できていないと感じたら，それ以上針先は進めずに，プローブのスライドと回転操作を繰り返して針の全長を描出させてから針先を進める．

note **ポジショニングについて**

- 超音波ガイド下ブロックを行う際は，ポジショニングも重要．
- ブロックを行う視線の先にモニターがある，インラインの状態を作ることが大切（図2）．
- 手技に慣れてきたらインラインにこだわる必要はないが，慣れるまでは注射の視線とモニターの視線が一致するように準備したうえで超音波ガイド下ブロックを行うとよい．

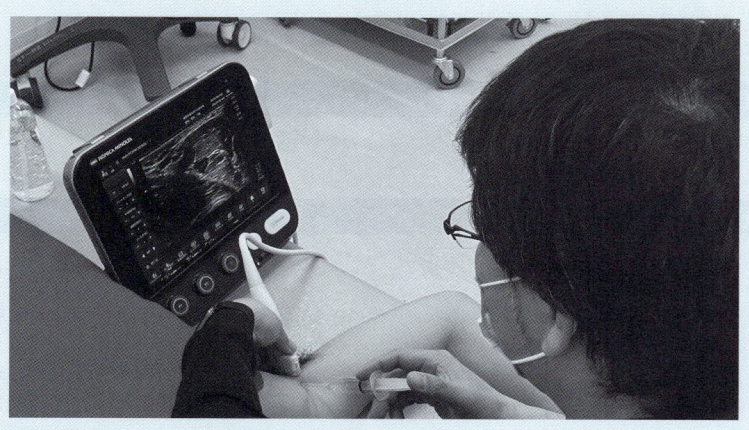

図2 **腕神経叢ブロック（斜角筋間アプローチ）のポジショニング**

仰臥位で肩関節外転外旋位をとり，患者の頭側から平行法で注射針を刺入している．モニターへの視線と注射する手元への視線が一直線上（インライン）になるように超音波装置を置く．

［野﨑脩平，笹原　潤］

頚部／腋窩
腕神経叢ブロックをしよう

(!) Check Point

✔ 橈骨遠位端骨折の整復や手術など使用する頻度が高いブロック.
✔ 腕神経叢の超音波解剖を理解しておく必要がある.

❶ 解剖を知ろう

● **腕神経叢**：C5～T1神経根の前枝で構成される神経叢であり,合流と分枝を重ね各末梢神経に分枝する.

❷ 適応を知ろう

● 上肢の外傷,骨折に対する処置や手術時に用いる.

▶ **頚部での斜角筋間アプローチ**

● C8およびT1が抜けてしまい,前腕尺側の除痛が不十分となってしまうことがあるが,肩に関しては確実な除痛を得ることができる.

● 鎖骨の手術や処置においては,斜角筋間アプローチだけでは鎖骨上神経（C3,C4由来）が抜けてしまうため,そこをカバーする浅頚神経叢ブロックを併用することの有用性が報告されている[1].

▶ **腋窩アプローチ**

● 各神経束の終末枝である筋皮神経,橈骨神経,正中神経,尺骨神経,内側前腕皮神経に注射をすることができる.

● 肘から遠位に関して確実な除痛を得ることができ,上腕でのターニケットペインも予防できる.

❸ 実際の方法を知ろう

▶ **頚部での斜角筋間アプローチ**

① 患側上の側臥位で行う（図1）.
② 顎関節と鎖骨の間でC5～C7神経根の短軸像を描出する（図2）.C6神経根は,椎間孔から出た後すぐ2つに分かれていることが多い.
③ 各神経根を同定したら,C7神経根がC5,6神経根と合流したあたりでブロックを行う.後方から平行法で注射針を刺入し,C5～C7神経根の全周性に薬液を注入する（動画1）.
④ 浅頚神経叢ブロックもこのポジショニングで実施できる.胸鎖乳突筋の深部に位置する浅頚神経叢に薬液を注入する（図2a,動画2）.

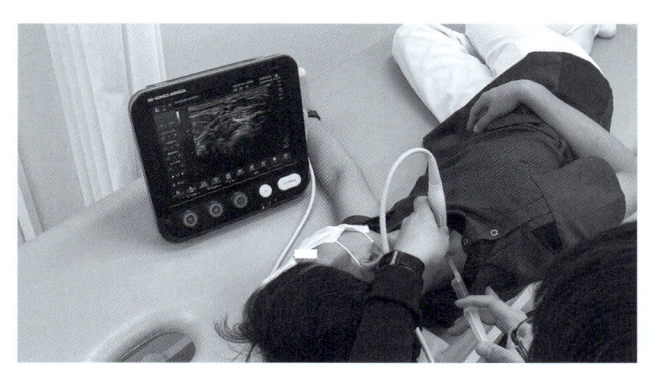

図1 腕神経叢ブロック（斜角筋間アプローチ）のポジショニング

患側上の側臥位で，後方から平行法で注射針を刺入している．
モニターへの視線と注射する手元への視線が一直線上（インライン）になるように超音波装置を置く．

動画1：
腕神経叢ブロック
（斜角筋間アプローチ）

Ⅸ

麻酔

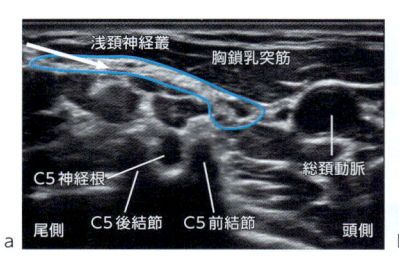

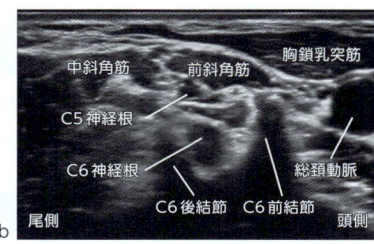

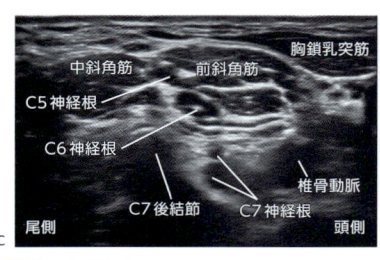

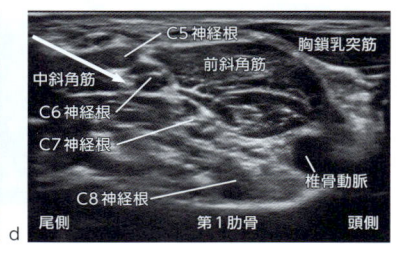

図2 頚椎神経根

C5およびC6神経根は，前結節と後結節とで構成される結節間溝から出てくる．通常はC4，C5，C6の順に横突起が大きい．C7は前結節がないかとても小さいため，そのレベルの同定を行う．C5，C6，C7神経根が縦に並んだあたり（d）でブロックを行う．浅頚神経叢は，C5，C6神経根レベルで，胸鎖乳突筋の後方深層に薬液を注入する．
a：浅頚神経叢とC5神経根，b：C6神経根，c：C7神経根，d：C8神経根．
→：注射の刺入方向．

動画2：
浅頚神経根ブロック

▶腋窩アプローチ

① 仰臥位で肩関節外転外旋位をとり，患者の頭側から行う（図3）．

② 上腕動脈をメルクマールに，その表層にある正中神経，後方にある橈骨神経，2つの間にある尺骨神経を同定し，次に正中神経表層にある内側前腕皮神経，上腕動脈前方の三角筋肉にある筋皮神経を同定する（図4）．その際，プローブを近位から遠位，遠位から近位へとスライド操作を繰り返すと神経を同定しやすい．

③ 各神経を同定したら，頭側から平行法で注射針を刺入し，各神経の全周性に薬液を注入する（動画3）．

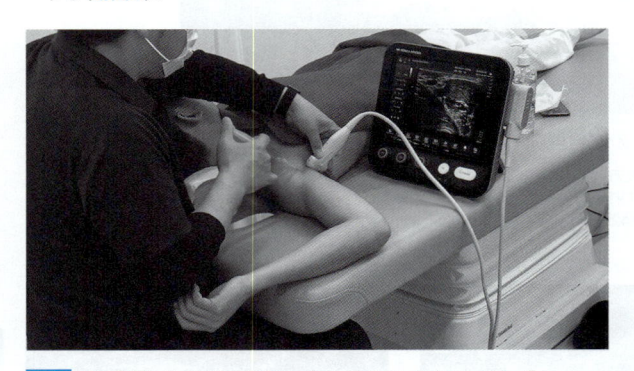

動画3：
腕神経叢ブロック
（腋窩アプローチ）

図3 腕神経叢ブロック（腋窩アプローチ）のポジショニング

仰臥位で肩関節外転外旋位をとり，患者の頭側から平行法で注射針を刺入している．

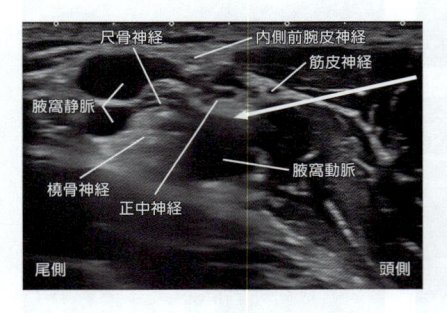

尺骨神経　内側前腕皮神経　筋皮神経　腋窩静脈　橈骨神経　正中神経　腋窩動脈　尾側　頭側

図4 腕神経叢ブロック（腋窩アプローチ）

上腕動脈をメルクマールに，その表層にある正中神経，後方にある橈骨神経，2つの間にある尺骨神経を同定し，次に正中神経から分枝する筋皮神経と表層にある内側前腕皮神経を同定する．通常とは異なる部位に位置していることもあるため，プローブのスライド操作を繰り返すと神経を同定しやすい．一見すると橈骨神経や尺骨神経への注射は困難なようにみえるが，腋窩動脈と正中神経の間に薬液を注入し液性剥離を行うことで，注射針の刺入路を作成することができる．
→：注射の刺入方向．

note

- 注射針は，筆者は基本的に25Gの38 mm針を使用している．
- 腋窩アプローチでの腕神経叢ブロックと股関節包周囲神経群ブロックでは25Gもしくは23Gのカテラン針を使用している．

［野﨑脩平，笹原　潤］

前腕
正中神経ブロックをしよう

(!) Check Point

✔ 神経の超音波解剖と支配領域(図1)を理解する.

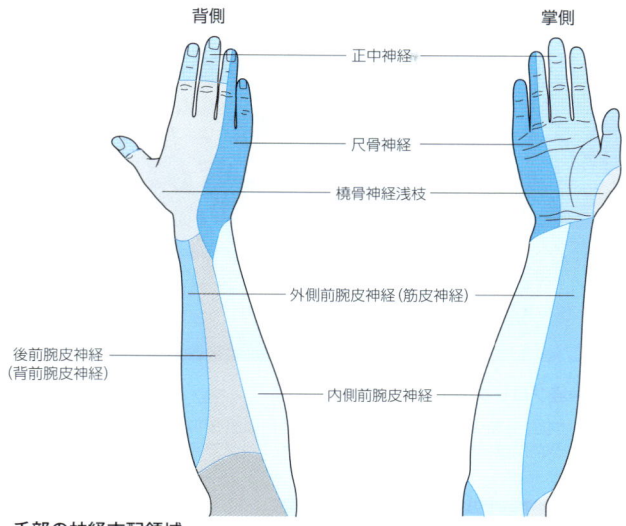

背側　　　　　　　　　　　　　　　　　　　掌側

正中神経

尺骨神経

橈骨神経浅枝

外側前腕皮神経(筋皮神経)

後前腕皮神経
(背前腕皮神経)

内側前腕皮神経

図1 前腕・手部の神経支配領域

実際の支配領域の境界は,イラストのように明瞭ではなく,かなりオーバーラップしていることを念頭に置いてブロックを行う.

❶ 解剖を知ろう

● **正中神経:**

・上腕部では上腕動脈と伴走し,肘関節より遠位で円回内筋の深層に入り込み,遠位では再び浅層に出てくる.

・前腕近位部で運動枝である前骨幹神経を分枝する.

・手関節部では横手根靱帯の下を走行し,感覚神経である掌側皮枝を分枝し,その後に母指から環指橈側へそれぞれ分枝する.

❷ 適応を知ろう

● 外傷,骨折に対する処置や手術時に,前腕から手部にかけて,その掌側橈側の除痛を得る際に用いる.

❸ 実際の方法を知ろう

①仰臥位で肩関節90°外転外旋位をとり，前腕近位で尺側から平行法で行う（図2）.

②超音波で，肘関節の腹側尺側で上腕動脈に沿って走行している正中神経を短軸像で同定する．プローブのスライド操作を繰り返すと見つけやすい.

③前腕近位で尺側から平行法で注射針を刺入し，正中神経の全周性に薬液を注入する（図3，動画1）.

④内側前腕皮神経ブロックも，このポジショニングとアプローチで実施できる.

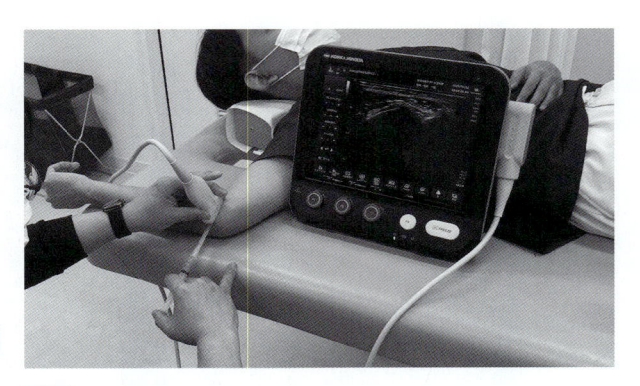

図2 正中神経ブロックのポジショニング

仰臥位で肩関節90°外転外旋位をとり，前腕近位で尺側から平行法で注射針を刺入する．内側前腕皮神経ブロックもこのポジショニングで実施できる.

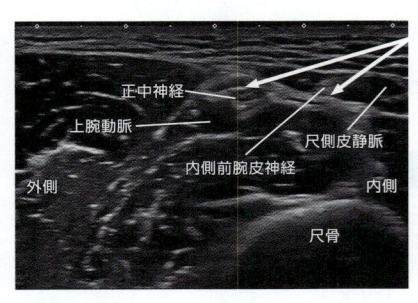

図3 正中神経ブロック

上腕動脈に沿って走行している正中神経を短軸像同定する．
注射しやすい位置から正中神経の全周性に薬液を注入する．
同一刺入部から内側前腕皮神経ブロックも同時に実施できる．
→：注射の刺入方向.

動画1：正中神経ブロック

［野﨑脩平，笹原　潤］

前腕
橈骨神経ブロックをしよう

⚠ Check Point ▶

✔ 神経の超音波解剖と支配領域（図1）を理解する.

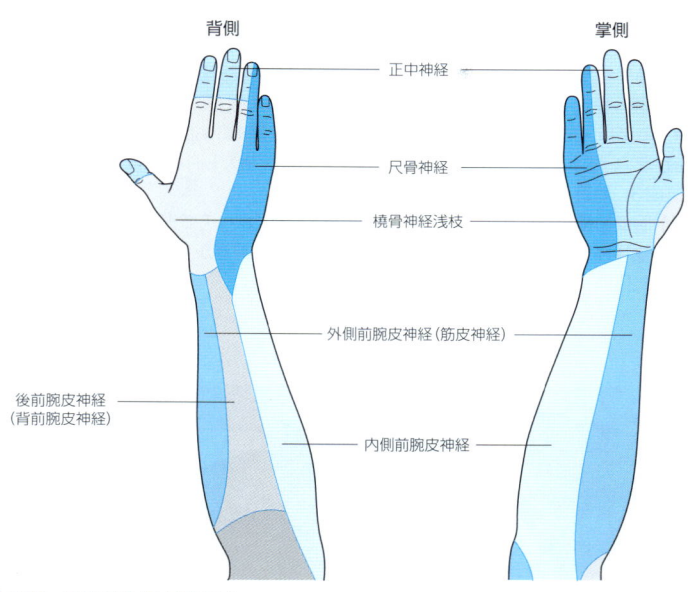

図1 前腕・手部の神経支配領域

実際の支配領域の境界は，イラストのように明瞭ではなく，かなりオーバーラップしていることを
念頭に置いてブロックを行う.

❶ 解剖を知ろう

● 橈骨神経：

・肘関節周囲で浅枝と深枝に分枝する.

・浅枝は前腕中央部で腕橈骨筋の深層を橈骨動脈と伴走し，前腕遠位部で筋膜を貫き皮下
に出て，母指・示指の背側に至る.

・深枝は本幹から分枝後に回外筋を貫通し，各伸筋群に運動枝を分枝しながら背側の骨幹
膜に沿って走行して手関節に至る.

IX

麻酔

❷ 適応を知ろう

- ●外傷，骨折に対する処置や手術時に，前腕から手部にかけて，その背側橈側の除痛を得る際に用いる．
- ●前腕の背側橈側の除痛を得るためには，外側前腕皮神経ブロックと後前腕皮神経ブロックを併用する．

❸ 実際の方法を知ろう

①仰臥位で肩関節軽度外転位で前腕回内位をとり，橈側から平行法で行う（図2）．

②超音波で，肘関節の腹側橈側に位置している橈骨神経を短軸像で同定する．プローブのスライド操作を繰り返すと浅枝と後枝に分枝する橈骨神経を見つけやすい．

③皮膚の縫合程度であれば，浅枝と後枝と分枝した後で浅枝のみブロックを行い，筋や骨に対する手術・処置を行う場合は，浅枝と後枝の分枝部より近位で橈骨神経本幹のブロックを行う．いずれの場合も橈側から平行法で注射針を刺入し，神経の全周性に薬液を注入する（図3，動画1）．

④外側前腕皮神経ブロックもこのポジショニングとアプローチで実施できる（図3，動画1）．

⑤後前腕皮神経ブロックは肘より近位の上腕骨上で橈骨神経から分枝したところで行う（図4，動画2）．

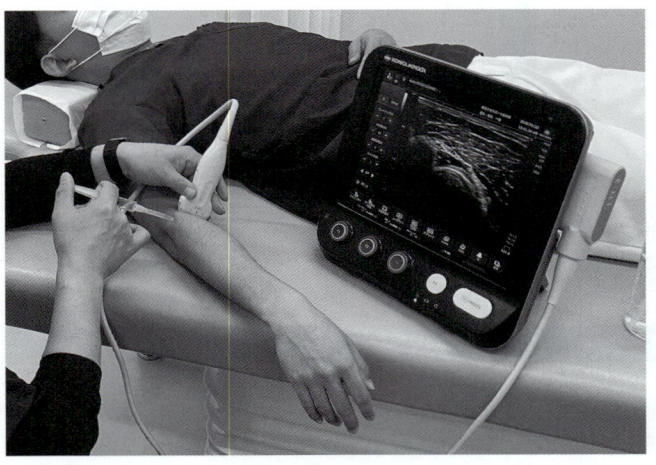

図2 橈骨神経ブロックのポジショニング

仰臥位で肩関節軽度外転位で前腕回内位をとり，橈側から平行法で注射針を刺入する．
外側前腕皮神経ブロックもこのポジショニングで実施できる．

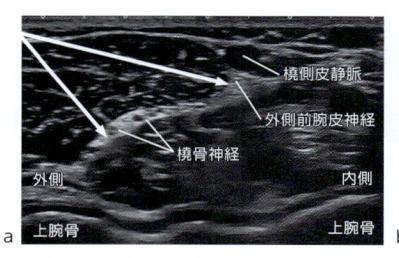
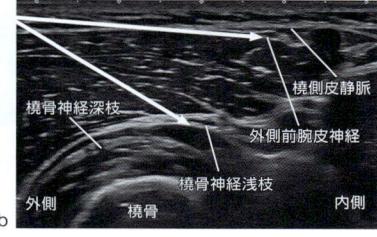

図3 橈骨神経ブロック

同一刺入部から外側前腕皮神経ブロックも同時に実施できる.
a：浅枝・深枝分枝前. 橈骨遠位端骨折の整復など深部の徐痛を目的とする場合は，浅枝・深枝分枝前で橈骨神経ブロックを行う.
b：浅枝・深枝分枝後. 手部の背側橈側の裂創など浅い組織の処置を行う場合は，浅枝・深枝分枝後に浅枝のみブロックを行う.
→：注射の刺入方向.

動画1：橈骨神経ブロック

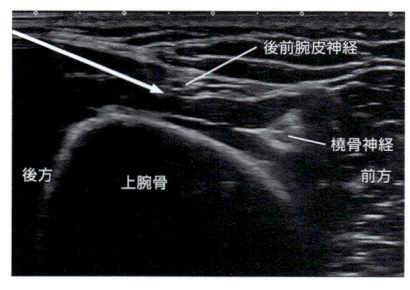

動画2：後前腕皮神経ブロック

図4 後前腕皮神経ブロック

肘より近位の上腕骨上で，後前腕皮神経が橈骨神経から分枝したところでブロックを行う.

[野﨑脩平，笹原 潤]

前腕
尺骨神経ブロックをしよう

(!) Check Point

✔ 神経の超音波解剖と支配領域（図1）を理解する.

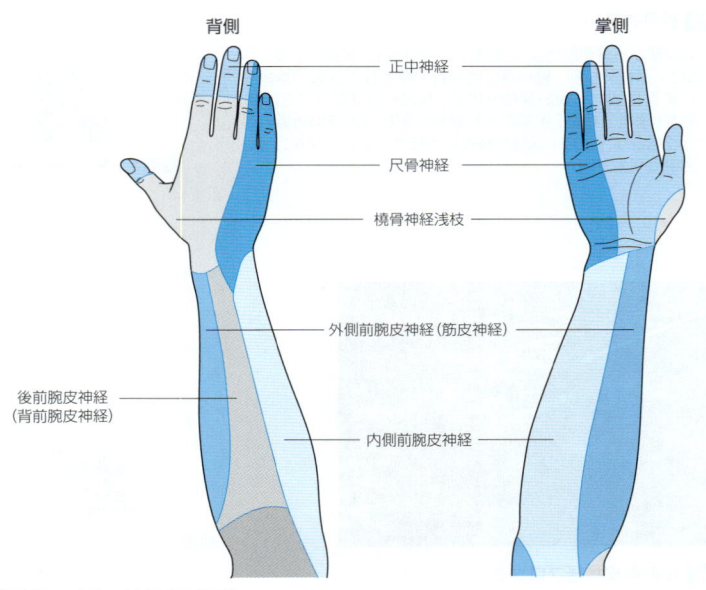

図1 前腕・手部の神経支配領域

実際の支配領域の境界は，イラストのように明瞭ではなく，かなりオーバーラップしていることを念頭に置いてブロックを行う.

❶ 解剖を知ろう

● **尺骨神経：**
- 内側上顆の後方で肘部管を通過した後，尺側手根屈筋の上腕骨頭，尺骨頭の間を通って尺側手根屈筋の深層を遠位に向かって沿って走行する.
- 遠位1/3のあたりで，手部の尺側背側の皮膚感覚を支配する背側枝を分枝する.

❷ 適応を知ろう

● 外傷，骨折に対する処置や手術時に，前腕から手部にかけて，その尺側の除痛を得る際に用いる.

● 前腕の背側橈側の除痛を得るためには，外側前腕皮神経ブロックと後前腕皮神経ブロックを併用する．

❸ 実際の方法を知ろう

①仰臥位で肩関節90°外転外旋位をとり，前腕近位で尺側から平行法で行う（図2）．

②超音波で，上腕骨内側上顆後方に位置している尺骨神経を短軸像で同定する．プローブのスライド操作を繰り返すと見つけやすい．

③前腕近位で尺側から平行法で注射針を刺入し，尺骨神経の全周性に薬液を注入する（図3，動画1）．

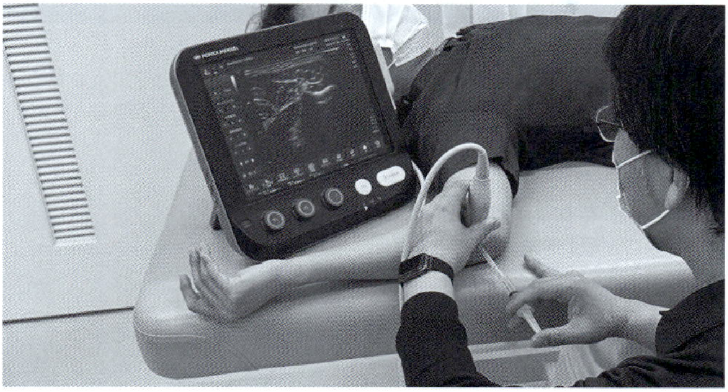

図2 骨神経ブロックのポジショニング

仰臥位で肩関節90°外転外旋位をとり，前腕近位で尺側から平行法で注射針を刺入する．

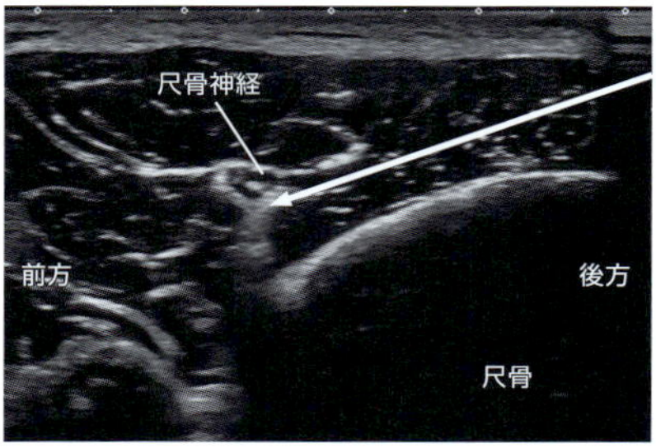

図3 尺骨神経ブロック

上腕骨内側上顆後方に位置している尺骨神経を短軸像で同定する．その遠位で注射しやすい部位から尺骨神経の全周性に薬液を注入する

→：注射の刺入方向．

動画1：尺骨神経ブロック

［野﨑脩平，笹原　潤］

手関節
血腫ブロックをしよう

(!) Check Point

✔ 簡便に行える局所麻酔法であるが，適応と麻酔効果をよく理解する.

❶ 適応を知ろう

▶適応
- 最もよい適応は，中手骨骨折と橈骨遠位端骨折に対する徒手整復を行うときで，これらの骨折については成人のみならず小児（注射を我慢できる児）にも用いることがある[1,2].
- 足関節脱臼骨折の徒手整復にも用いている報告がある[1,3].

▶適応外
- 局所麻酔薬にアレルギーのある患者.
- コンパートメント症候群が疑われる場合.
- 血液凝固障害のある患者.

▶局所麻酔の選択
- 1％リドカイン.
- エピネフリン添加1％リドカイン.

▶注射針の選択
- 18〜23G注射針.
- 細い針を使うと骨に当たって曲がる危険性がある.
- 血腫の吸引操作があるため，ある程度の太さの針を選択する.

❷ 実際の手技を知ろう

▶中手骨骨折，橈骨遠位端骨折
① 触診でも骨折部が触れるため（触診に自信がなければエコー下で），骨折部の背側より注射針を刺入する.
② 皮下および骨膜上で麻酔薬を2mLほど注入し，その後骨折部に針先を進めて骨折部と掌側の骨外にも注入し（針先が掌側に出過ぎないように注意），合計6〜8mLの麻酔薬を注入する（図1）.
③ 多少針先の方向を変えて，骨折部とその周囲に広く薬液が行きわたるようにする. 薬液を広げるために，骨折部で薬液の注入と血腫の吸入を繰り返す報告もある[4].
- 筆者は，鎮痛効果と出血抑制の目的でエピネフリン入り1％キシロカインを使用している.
- 整復操作時にX線透視装置が使える場合には，透視下に針先を確認しながら行うのがよい.
- 前腕〜手指の掌側は神経や血管など重要組織が多いため，血腫ブロックのときに掌側から注射針を刺入することはない.

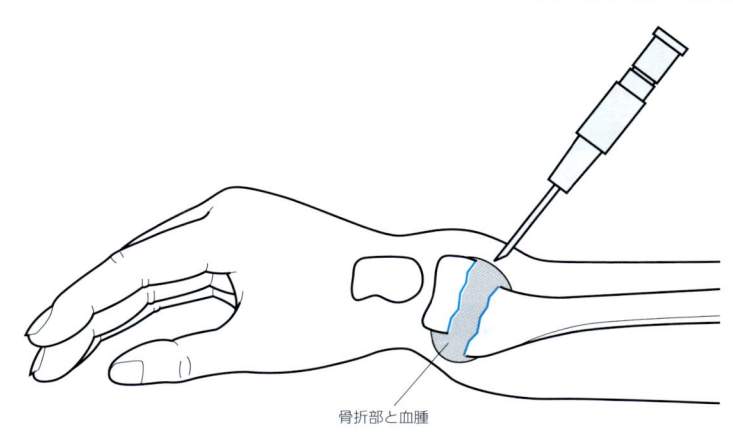

骨折部と血腫

図1 血腫ブロック（橈骨遠位端骨折）

▶ 足関節脱臼骨折

● 関節鏡のときに使用する前内側・前外側ポータルより足関節内に注射する[3]（血腫ブロックでの報告だが，正確には関節内注射であろう）.

● 筆者自身は，足関節脱臼骨折の整復には末梢神経ブロック下に行っており，この血腫ブロックは行ったことはない.

IX

麻酔

---

note

● 血腫ブロックだけで十分な除痛が得られるとする報告はあるが，実際の臨床では徒手整復時の疼痛を取り除ききれないことを経験する.

● エコーがあれば腕神経叢ブロックを行ったほうが除痛は確実に達成できるため，エコーがすぐに使えない状況などで血腫ブロックを考慮する.

● 血腫に対して針を刺すことは，ピンホールの開放骨折と同じ状況を作り出す危険性があり，穿刺時の消毒操作をより厳重に行う必要がある.

［佐々木　源］

手指
指神経ブロックをしよう

!) Check Point

✔ 解剖学的構造の理解は大前提であり，指神経ブロックの種類と特徴を理解する．

❶ 解剖を知ろう（図1）

- 手指には，掌側では屈筋腱の橈側と尺側に固有掌側指神経が，背側では伸筋腱の橈側と尺側に固有背側指神経が，合計4本走行している．
- 固有掌側指神経には固有指動脈が伴走している．
- 示指・中指・環指では，指神経・動脈は橈側と尺側とで向かい合わせのように対称に位置しているが，母指・小指では，中手指節関節（metacarpophalangeal joint；MP関節）レベルでは対称に位置していないため注意する．

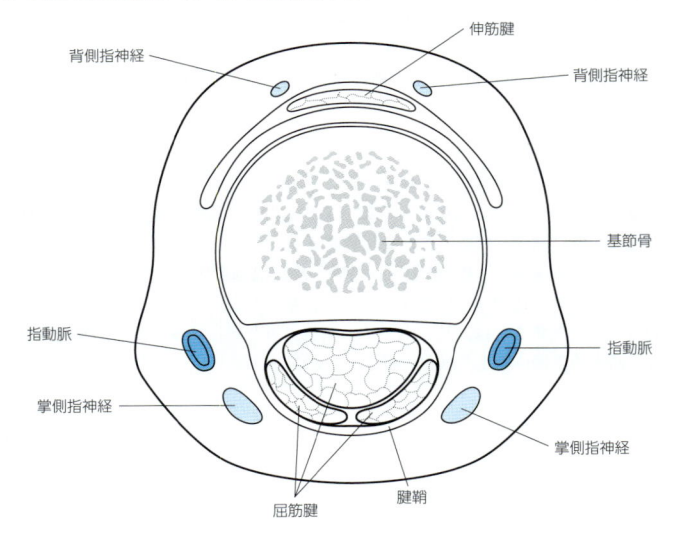

図1 基節部レベルでの指断面図

左右対称に掌側指神経・動脈および背側指神経が位置している．

note 解剖学的名称について

- 手・手指においては「内側/外側」ではなく，母指側を「橈側」，小指側を「尺側」とよぶ．

❷ 適応を知ろう

▶指ブロックの種類
①皮下ブロック（single injection method）．
②腱鞘内ブロック．
③Oberst法．
④中手骨間ブロック．

▶適応
● 上記の手技のいずれも，MP関節より遠位での手指の外傷や骨折に対する処置や，手指の腫瘍などの手術時に用いられる．

▶適応外
● 注射刺入部に感染がある場合．
● 局所麻酔薬のアレルギーがある場合．ブロック注射の実施前に必ず本人へ確認する．

▶局所麻酔薬の選択
● 0.5%，1%リドカイン：
　・数分で効果が現れ，30〜60分ほど麻酔効果が持続する．
　・通常の外来や救急外来にも常備してあり，指の処置のときによく使われる．
● 1%，2%メピバカイン：
　・15分ほどで効果が現れ，2時間ほど麻酔効果が持続する．
　・1時間前後の手指の手術において使い勝手がよく，筆者は第一選択としている．
● エピネフリン入り1%リドカイン：
　・エピネフリンの作用により血管収縮を生じ，局所クリアランスを遅延させて効果持続時間を長くしたもの．
　・2〜4時間ほど麻酔効果が持続する．
　・血流障害による壊死のリスクが懸念され以前は耳，指趾，陰茎への使用は禁忌とされていたが，2021年に改定され耳と指趾への使用は解禁された．

▶注射針の選択
● 23〜27Gの針を使用する．
● 皮膚刺入時の痛みや神経損傷の危険性を考慮すれば，できるだけ細いほうがよい．しかし，26〜27Gでは薬液注入時の圧力が高まり逆に痛みを増強することがあることや，針長が短くOberst法などの背側刺入の手技では掌側まで十分に届かないことから，筆者は25Gを第一選択としている．

IX

麻酔

❸ 実際の方法を知ろう

● 皮下ブロック（single injection method）：手掌指節皮線レベルで掌側の正中から皮下に局所麻酔薬を3〜4mL注入する．
● 腱鞘内ブロック：MP関節レベルで掌側の正中から屈筋腱腱鞘内に局所麻酔薬を3〜4mL注入する．
● Oberst法：
　・いわゆる古典的な指ブロック．
　・MP関節の1cm遠位の指間のウェブスペースの背側から，橈側と尺側に分けて注射する．

- ・まず背側の皮下で少量の局所麻酔薬を注入して背側皮神経を麻酔し，その後注射針を掌側へ進めて，固有指神経周囲に計3〜4mLを注入する．
- ●**中手骨間ブロック**：
- ・Oberst法とほぼ同じ手技であるが，刺入点を中手骨頚部レベルで行う．
- ・目的の指の橈側と尺側の中手骨間で背側から刺入し，皮下に局所麻酔薬を少量注入して背側皮神経を麻酔し，針を掌側へ進めて深横中手靱帯を貫いたところで2〜3mLを注入し，総掌側指神経から固有掌側指神経への分枝部付近で麻酔する．
- ・皮下ブロックやOberst法では局所麻酔薬の注入量が多すぎると血行障害を起こすリスクがあるといわれ，その点で中手骨間ブロックのほうが安心．

> **note**
>
> - ●掌側より1カ所のみに刺入する皮下・腱鞘内ブロックは，背側から刺入するOberst法や中手骨間ブロックと比較して麻酔効果に差がないと報告されているが，実際の臨床では背側の麻酔効果は弱い印象がある．
> - ●また，掌側は感覚受容器が密集し鋭敏であるため，筆者は背側から刺入する方法を主に行なっている．
> - ●エピネフリン添加リドカインについては使用禁忌ではなくなったものの，末梢血流障害の患者（動脈硬化や糖尿病など）では慎重投与とされ，また筆者も注射後に数時間にわたって指全体が真っ白になった症例（真っ白のまま帰宅させることは術者としては非常にストレスとなる）の経験から，第一選択では使用していない．

［佐々木　源］

鼡径部
股関節包周囲神経群ブロックと腸骨筋膜下ブロックをしよう

! Check Point

✔ 解剖学的構造を理解する.
✔ 選択的神経ブロックではないため多量の局所麻酔薬投与が必要となることから，局所麻酔薬中毒に注意する.

❶ 解剖を知ろう

● 腰椎の側面に起始を持つ大腰筋・小腰筋と腸骨の内側に起始を持つ腸骨筋は，鼡径靱帯の深部付近で合流し，腸腰筋となって大腿骨小転子に停止する.
● **外側大腿皮神経**：腰神経叢から分枝した後，腸骨筋の外側表層を走行し上前腸骨棘近傍で皮下に出てきて，大腿外側の感覚を支配する.また腸腰筋の内側表層を大腿神経が走行し，股関節枝を分枝している.
● **股関節包周囲神経群 (pericapsular nerve group；PENG) ブロック**：腸腰筋深部で恥骨上枝表層に局所麻酔薬を投与することで，閉鎖神経の関節枝，大腿神経の関節枝，副閉鎖神経に対する麻酔効果をねらうブロック.
● **腸骨筋膜下ブロック**：腸骨筋の筋膜下に局所麻酔薬を投与することで，大腿神経と外側大腿皮神経に対する麻酔効果をねらうブロックで，閉鎖神経にも部分的な麻酔効果が得られる場合がある.

❷ 適応を知ろう

● 大腿骨近位部骨折に対する初療時の鎮痛や，股関節術後における麻酔および術後の疼痛コントロール目的に行う.

❸ 実際の方法を知ろう

① 仰臥位で，鼡径部で外側から平行法で行う（図1）.
② 超音波で股関節レベルで大腿骨頭の表層に位置する腸腰筋を同定する.その内側には大腿神経と大腿動静脈がある.
③ そこからプローブを近位へスライドさせると大腿骨頭が消えて恥骨上枝が出てくる.
④ 下前腸骨棘と腸恥隆起の2つの骨性隆起の間で腸腰筋腱の短軸像を同定する.プローブのスライド操作を繰り返すと見つけやすい.
⑤ PENGブロックは，ここで外側から平行法で注射針を刺入し，腸腰筋腱の深部外側で恥骨上枝表層に薬液を注入する（図2，動画1）.
⑥ 腸骨筋膜下ブロックは，外側から平行法で注射針を刺入し，腸骨筋の表層筋膜下に薬液を注入する（図2，動画2）.プローブをさらに近位へスライドさせ，鼡径靱帯レベルで行ったほうが閉鎖神経に対する麻酔効果が期待できる.

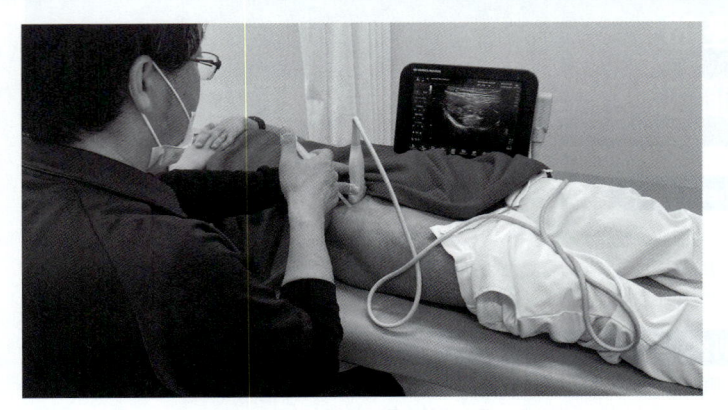

図1 股関節包周囲神経群ブロック・腸骨筋膜下ブロックのポジショニング

仰臥位で，鼡径部で外側から平行法で注射針を刺入する．

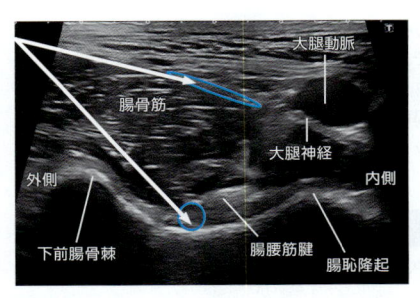

動画1：股関節包周囲神経群ブロック

動画2：腸骨筋膜下ブロック

図2 股関節包周囲神経群ブロック・腸骨筋膜下ブロック

PENGブロックは，外側から平行法で注射針を刺入し，下前腸骨棘と腸恥隆起の2つの骨性隆起の間で腸腰筋腱の深部外側で恥骨上枝表層に薬液を注入している．
腸骨筋膜下ブロックは，外側から平行法で注射針を刺入し，腸骨筋の表層筋膜下に薬液を注入している．
→：注射の刺入方向．

> **note**
> - 初級者のうちは，解像度の低い画像では標的とする神経が同定できないリスクがあるため，解像度の高い超音波画像診断装置を使用する．
> - 本章で紹介している超音波画像と動画はすべてリニアプローブを使用している．
> - 股関節包周囲神経群ブロックは，リニアプローブでの視認性がよくない場合はコンベックスプローブを用いることも検討する．

[野﨑脩平，笹原　潤]

膝窩
坐骨神経ブロックをしよう

> **! Check Point**
>
> ✔ 神経の超音波解剖を理解する.

❶ 解剖を知ろう

● **坐骨神経**：L4〜S3神経根からなる仙骨神経叢由来で，梨状筋の遠位で骨盤外に出てくる. その後大腿では半腱様筋の深部で大腿二頭筋長頭の間を走行し，膝窩部近位において脛骨神経と総腓骨神経に分枝する.

❷ 適応を知ろう

● 下腿遠位から足部にかけての外傷，骨折に対する処置や手術時に，伏在神経ブロック（☞ p.453）と併用して用いる.

❸ 実際の方法を知ろう

① 腹臥位で下腿は外旋位をとり，膝窩部で外側から平行法で行う（図1a）. 外傷などにより腹臥位になることが困難な状況では，下腿の下に枕やタオルなどを置き，膝窩部にワーキングスペースを確保して仰臥位のまま行う（図1b）.

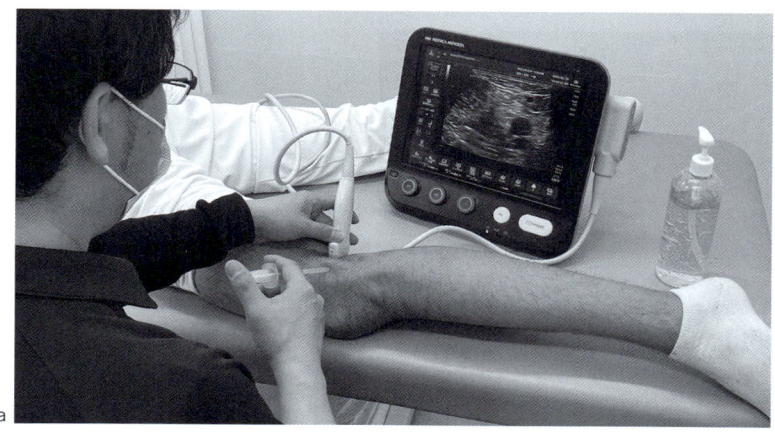

a

図1 坐骨神経ブロックのポジショニング

a：腹臥位で下腿は外旋位をとり，膝窩部で外側から平行法で注射針を刺入する.

IX
麻酔

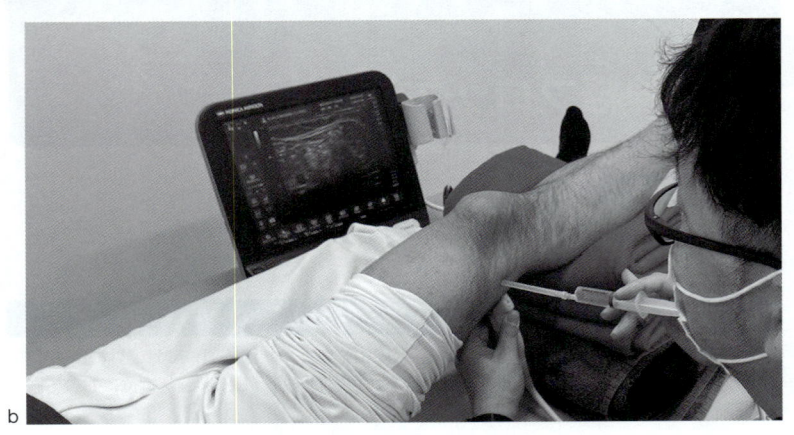

b

図1 坐骨神経ブロックのポジショニング(つづき)

b：仰臥位で行う場合は，下腿の下に枕やタオルなどを置き，膝窩部にワーキングスペースを確保して外側から平行法で注射針を刺入する．

②超音波で，膝窩部で脛骨神経と総腓骨神経に分枝する坐骨神経を短軸像で同定する．プローブのスライド操作を繰り返すと見つけやすい．

③ちょうど分枝するあたりで外側から平行法で注射針を刺入し，脛骨神経と総腓骨神経の全周性に薬液を注入する(図2，動画1)．

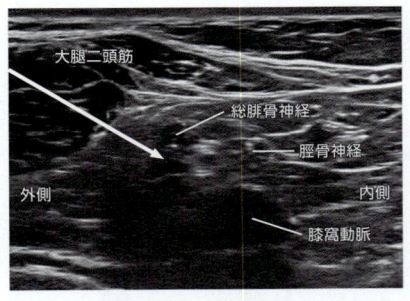

動画1：坐骨神経ブロック

図2 坐骨神経ブロック

坐骨神経が分枝するあたりで外側から平行法で注射針を刺入し，脛骨神経と総腓骨神経の全周性に薬液を注入する．
→：注射の刺入方向．

[野﨑脩平，笹原　潤]

下腿
伏在神経ブロックをしよう

！ Check Point

✔ 神経の超音波解剖を理解する.

❶ 解剖を知ろう

● **伏在神経：**
　・大腿神経の分枝で感覚神経.
　・大腿部では，縫工筋の深部で内側広筋と長・大内転筋の間にある内転筋管を大腿動静脈と伴走する.
　・膝関節の内側で，縫工筋の深部から皮下に出てくる.
　・下腿中央から遠位では大伏在静脈と伴走し足関節内果へ向かって走行する.

❷ 適応を知ろう

● 下腿遠位から足部にかけての外傷，骨折に対する処置や手術時に，坐骨神経ブロック（☞ p.451）と併用して用いる.

❸ 実際の方法を知ろう

① 患側下の側臥位で，下腿近位で行う（図1）.
② 超音波で，膝内側で伏在神経を短軸像で同定する. 縫工筋の深部から薄筋腱の表層を通って皮下に出てくるところを意識して，プローブのスライド操作を繰り返すと見つけやすい. その際，下腿近位では大伏在静脈とは別の区画を走行していることに注意する.
③ 下腿近位で後方から平行法で注射針を刺入し，伏在神経の全周性に薬液を注入する（図2，動画1）.

note

● 膝関節周囲の除痛を得たい場合は，大腿内側の内転筋管レベルでブロックを行う.
● 内転筋管レベルでのブロックより，下腿近位でのブロックのほうが少量の局所麻酔薬で効果が得られる. そのため，下腿遠位から足部にかけての除痛を目的とする際は，下腿近位で伏在神経ブロックを行う.

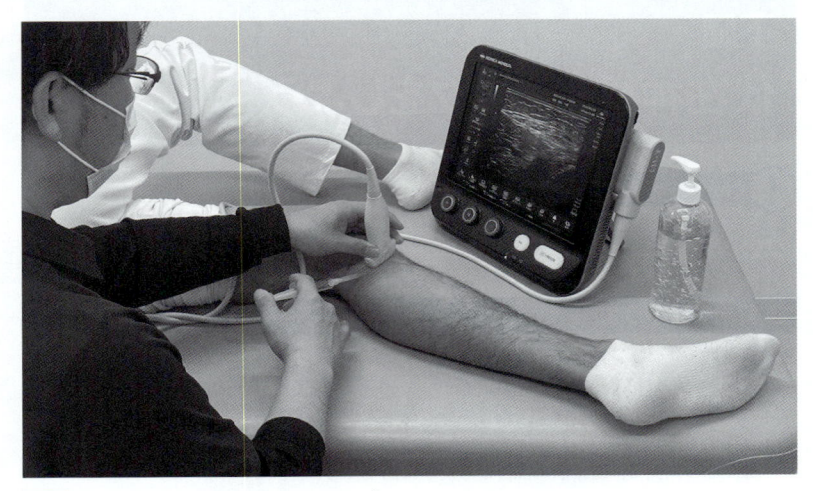

図1 伏在神経ブロックのポジショニング

患側下の側臥位で，下腿近位で後方から平行法で注射針を刺入する．

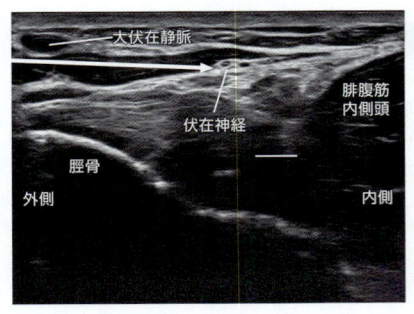

図2 伏在神経ブロック

下腿近位で後方から平行法で注射針を刺入し，伏在神経の全周性に薬液を注入する．
→：注射の刺入方向．

動画1：伏在神経ブロック

［野﨑脩平，笹原　潤］

下腿
脛骨神経ブロックをしよう

!) Check Point

✔ 神経の超音波解剖を理解する.

❶ 解剖を知ろう

● **脛骨神経**：
・膝窩部で坐骨神経から分枝した後，膝窩動脈と伴走し下腿へ向かう.
・ヒラメ筋の深層で長趾屈筋・長母趾屈筋・後脛骨筋の間を後脛骨動静脈と伴走し内果後方の足根管へ向かう.
・足根管レベルで内側踵骨神経を分枝した後，内側足底神経と外側足底神経とに分枝し足底の感覚を支配している.

❷ 適応を知ろう

● 外傷，骨折に対する処置や手術時に，足底部の除痛を得る際に用いる.
● 踵骨骨折の徒手整復や術後鎮痛時には，腓腹神経ブロックを併用する.

❸ 実際の方法を知ろう

① 患側下の側臥位で，下腿遠位部の下に枕やタオルなどを置き，下腿外側にワーキングスペースを確保して行う（図1）.

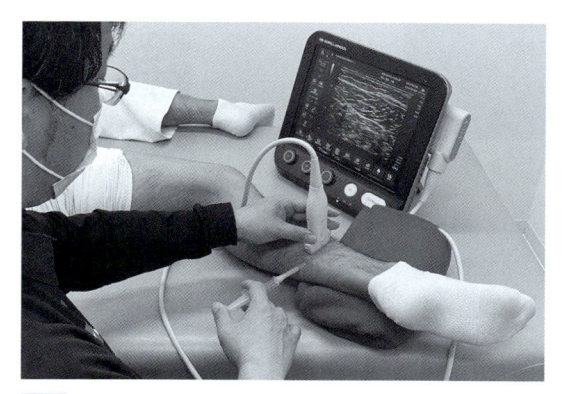

図1 **脛骨神経ブロックのポジショニング**

患側下の側臥位で，下腿遠位部の下に枕やタオルなどを置き，下腿外側にワーキングスペースを確保して行う.

②超音波で，足根管内で脛骨神経を短軸像で同定する．プローブのスライド操作を繰り返すと見つけやすい．足根管内では後脛骨動脈と近接しているため，近位へスライドさせて後脛骨動脈から少し離れたところで穿刺したほうが後脛骨動脈の誤穿刺を避けやすい．

③下腿遠位でアキレス腱外側から平行法で注射針を刺入し，脛骨神経の全周性に薬液を注入する（図2，動画1）．

④腓腹神経ブロックは，アキレス腱の外側縁と腓骨筋の間で行う（図3，動画2）．

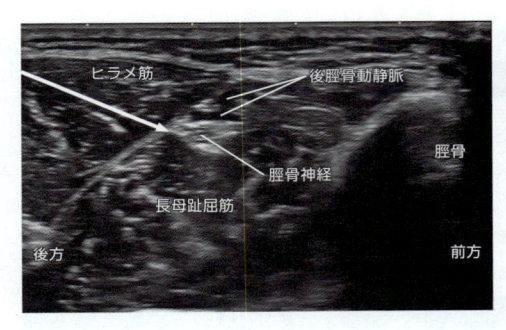

図2 脛骨神経ブロック

下腿遠位でアキレス腱外側から平行法で注射針を刺入し，脛骨神経の全周性に薬液を注入する．
→：注射の刺入方向．

動画1：脛骨神経ブロック

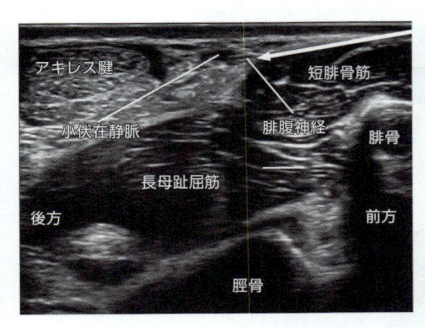

図3 腓腹神経ブロック

腓腹神経は，アキレス腱の外側縁と腓骨筋の間で小伏在静脈に伴走している．後方から平行法で注射針を刺入し，腓腹神経の全周性に薬液を注入する．交差法で行うときは，神経の誤穿刺や小伏在静脈内への誤注入に気を付ける．
→：注射の刺入方向．

動画2：腓骨神経ブロック

> **note**
> - ガラスを踏むなどして生じた足底部の切創は，救急外来でしばしば遭遇する．
> - 足底部への局所麻酔は強い痛みを伴うことが多いため，患者にとっても医療者にとってもストレスを伴う．
> - 超音波ガイド下での脛骨神経ブロックは，注射の痛みも少なく足底部の確実な除痛が得られるため，足底部の処置を行う際に重用する．

［野﨑脩平，笹原　潤］

コラム

診断書の治療日数について

- 交通事故による外傷患者を診察した際，警察宛の診断書を求められる．
- その日数について，治療期間を「長くしすぎないように」と先輩に指導された記憶が あるだろう．それはなぜなのか．

Check Point

- ✔ 診断書の目的を理解し，記載すべき内容を把握する．
- ✔ 診断書の発行は医師にのみに与えられた権限である一方で，医師法に規定された義務でもある．
- ✔ 交通事故診断書には「標準的な」治療期間を記載する．

❶ 診断書について知ろう

- 警察宛の診断書を請求された際，特別の指示がない限りは，患者氏名，生年月日，年齢，住所，診断名，受傷日，受傷の態様，見込み治療期間（note 参照），発行日，発行病院名，医師名を記載する（図1）．

```
                    診 断 書

   氏名：○○　○○
   住所：○○○○
   生年月日：西暦○○年○月○日生　○歳


   病名：○○骨折

   ○年○月○日　交通事故により受傷した．
   ○年○月○日　上記を診断した．

   上記診断により受傷後（＊）およそ○週間の治療を要する見込みである．

                              ○年○月○日　発行


                    ○○病院
                    東京都○○区○○　○丁目○番○号
                    医師名　○○　○○
```

表1 診断書のテンプレート

> **note** **見込み治療期間について**
> ●**受傷日**から○日，○週，○カ月，あるいは，**診断日**から○日，○週，○カ月など，**起点となる日時を明確にして日数を記載する.**

- ●人が負傷した交通事故を人身事故とよび，加害者は刑事責任，行政責任，民事責任を負うことになる.
- ●物が壊れただけの交通事故を物件事故とよび，事故の原因となる交通違反がなければ運転者は刑事責任，行政責任を負うことはない.
- ●**刑事責任**：過失運転致死傷などの法律違反を起こし刑罰を受けること.
- ●**行政責任**：自動車などの運転の許可をしている行政庁より免許停止などのペナルティが課せられること.
- ●**民事責任**：被害者が受けた損害を賠償すること.
- ●警察が交通事故を捜査するにあたり，物件事故として扱うのか人身事故として扱うのかを決めるのが被害者の負傷の有無であり，被害者の負傷は診察した医師の診断書により証明される.

❷ 治療日数について知ろう

- ●加害者側の行政処分は，被害者の治療期間と後遺症の有無によって判断され，**受傷日から**15日未満，15日以上30日未満，30日以上3カ月未満，3カ月以上または後遺障害ありの区切りで処分が変わる（1カ月という記載は30日と解釈される）[1].
- ●また，その全治期間により警察で処理する際の書類の様式が変わり，治療期間が長いほど重症の扱いになり警察官の処理業務は増え，検察送致，裁判に至る可能性が高くなる.
- ●行政処分では病名が考慮されることがないため，受傷後4カ月間の加療を要すると記載すれば外来治療を行っている頚椎捻挫であっても入院手術を要した開放骨折であっても加害者の処分は同じとなる（一般的にはそれ以前に警察より診断書発行元に問い合わせがあることがほとんどである）.
- ●「治療期間を長く書きすぎないように」という先輩からの教えは，加害者側の行政処分，刑事処分が重くなりすぎること，警察，検察の無用な事務処理時間を考慮してのことであり，「標準的な」治療期間を記載するようにとの教えである.

▶**診断書に書かれた日数以上は通院できないのかと聞かれたら？**
- ●上記背景を理由にした形式的なものであることを説明し，それ以上の期間でも症状に応じ適切に治療を行っていく旨を説明し納得していただく.

▶**加害者側の刑罰を重くしたいので治療期間を長く書いてほしいといわれたら？**
- ●あくまで標準的な治療日数を記載することを伝え，患者のいいなりになって長期間の治療期間を書くことは厳に慎む.
- ●記載日数以上に治療が長引いても治療は継続できること，相手の罪を決めることは司法に任せ，自身の身体の回復に専念するように，と患者の立場に寄り添い納得していただくことが必要である.

▶**初診時点では正確な診断ができないため発行しなくてもよいか？**

- 警察が人身事故として捜査を開始する都合上速やかな発行が求められるものであり，診療時点で考えられる診断名，治療期間を記載し，速やかに発行する．
- その後に新たな診断が加わった場合や，治療期間が長引いた場合などは，捜査関係事項照会書などによる問い合わせに回答すればよい．

▶**初診時に医療機関を受診していない患者が交通事故後 2 カ月経って初診し，頚椎捻挫の診断に至った．診断書にどのように記載したらよいか？**

- 受傷時に医療機関を受診しておらず，患者の訴える症状と事故との因果関係を証明できない場合や，診断名から考えられる治療見込み期間をすでに過ぎているが，患者が症状を訴えている場合などはどのように記載するのか非常に悩ましい．
- このような場合，事故と外傷の因果関係について証明することは困難であり，診断書の発行には躊躇するが，医師法上，患者の求めがあれば医師は診断書を発行する義務がある．
- 警察宛の診断書であり，人身事故としての取り扱いを開始する目的の診断書であれば，患者の申告する内容と診断名を記載し，受傷時から現在まで症状が持続していると患者が訴えていることを明示し，具体的な加療期間は記載せず発行している．

▶**患者の申告が虚偽であった場合，訴え通りに診断書を作成した医師は罪に問われるのか？**

- 患者の申告が虚偽であっても，医師が患者の述べる自覚症状を正確に記載している限りにおいては，故意に虚偽の診断書を作成したことにはならず，虚偽診断書等作成罪は成立しないと考えるのが一般的である[2]．

❸ 治療日数の基準を知ろう

- おおむね以下の日数を記載しているが，地域の慣例を参考にされたい．

▶**15 日以内で記載するもの**
- 打撲，創傷，頚椎捻挫などの軽度のもの．

▶**30 日未満で記載するもの**
- 保存療法が可能な手指の骨折や，数日間の入院を要する創傷，捻挫．

▶**3 カ月未満**
- 四肢体幹の骨折．

▶**3 カ月以上**
- 多発骨折，高度の軟部組織損傷を伴う開放骨折，重度軟部組織損傷．
- 後遺症が必発の重度四肢損傷，脊髄損傷．

［本田哲史］

IX
麻酔

IX 参考文献

局所麻酔・伝達麻酔総論 (p.430 ~ 433)

1) 長谷川英雄. 明日からできる！ Wide awake surgery. 渡部欣忍, 最上敦彦, 監. 笹原　潤, 酒井瑛平, 編. 外傷エコー診療のすすめ. 全日本病院出版会；2023. 327-32.
2) Covino BG. Comparative clinical pharmacology of local anesthetic agents. Anesthesiology 1972；35：158-67.
3) 日本麻酔科学会. 局所麻酔薬中毒への対応プラクティカルガイド（2017 年 6 月制定）. https://anesth.or.jp/files/pdf/practical_localanesthesia.pdf. (2025.2.3 閲覧)

頚部 / 腋窩 - 腕神経叢ブロックをしよう (p.434 ~ 436)

1) 加地卓万. 頚椎神経根, 頚神経叢, 腕神経叢（頚椎～鎖骨上）. 渡部欣忍, 最上敦彦, 監. 笹原　潤, 酒井瑛平, 編. 外傷エコー診療のすすめ. 全日本病院出版会；2023. p69-77.

手関節 - 血腫ブロックをしよう (p.444 ~ 445)

1) Tornetta P 3rd, Ricci WM, et al. Rockwood and Green's Fractures in Adults 10th ed. Wolter Kluwer；2024.
2) Maleitzke T, Plachel F, et al. Haematoma block：a safe method for pre-surgical reduction of distal radius fractures. J Orthop Surg Res 2020；15：351.
3) Ross A, Catanzariti AR, et al. The hematoma block: a simple, effective technique for closed reduction of ankle fracture dislocations. J Foot Ankle Surg 2011；50：507-9.
4) 仲田和正, 監. 舩越　拓, 吉田英人, 翻訳. Eiff MP, Hatch LR, 編. 救急 / プライマリ・ケアの骨折診療スタンダード　原著第 4 版. 羊土社；2022.

手指 - 指神経ブロックをしよう (p.446 ~ 448)

1) 牧　裕, 金谷文則, ほか編. 手の外科診療ハンドブック　改訂第 3 版. 南江堂；2022.
2) 厚生労働省医薬・生活衛生局. 医薬品・医療機器等安全性情報 No.380（2021 年 2 月）. https://www.mhlw.go.jp/content/11120000/000748591.pdf. (2025.2.12 閲覧)
3) NYSORA®. World Leader in Anesthesiology Education. https://www.nysora.com. (2025.2.12 閲覧)

コラム　診断書の治療日数について (p.457 ~ 459)

1) 警視庁　運転免許本部　審査登録第三係. 交通事故の付加点数. 警視庁（2024 年 4 月 1 日）. https://www.keishicho.metro.tokyo.lg.jp/menkyo/torishimari/gyosei/seido/gyosei21.html. (2024 年 9 月 1 日閲覧)
2) 川﨑翔. 診断書の作成と法的リスク. 医事新報 2023；5184：50-52.

Index

帝京大学医学部附属病院外傷センター　**整形外傷レジデントブック**

2025 年　4 月 20 日　第 1 版第 1 刷発行

- ■**編　集**　渡部欣忍　わたなべ　よしのぶ
- ■**発行者**　吉田 富生
- ■**発行所**　**株式会社メジカルビュー社**
  〒162-0845 東京都新宿区市谷本村町2-30
  電話　03(5228)2050(代表)
  ホームページ https://www.medicalview.co.jp/

  営業部　FAX 03(5228)2059
  　　　　E - mail　eigyo@medicalview.co.jp

  編集部　FAX 03(5228)2062
  　　　　E - mail　ed@medicalview.co.jp

- ■**印刷所**　シナノ印刷株式会社

ISBN978 - 4 - 7583 - 2182 - 2 C3047

© MEDICAL VIEW, 2025.　Printed in Japan

- 本書に掲載された著作物の複写・複製・転載・翻訳・データベースへの取り込みおよび送信
  （送信可能化権を含む）・上映・譲渡に関する許諾権は，（株）メジカルビュー社が保有してい
  ます.
- JCOPY 〈出版者著作権管理機構 委託出版物〉
  本書の無断複写は著作権法上での例外を除き禁じられています. 複写される場合は, その
  つど事前に, 出版者著作権管理機構（電話 03-5244-5088, FAX 03-5244-5089, e-mail：
  info@jcopy.or.jp）の許諾を得てください.
- 本書をコピー, スキャン, デジタルデータ化するなどの複製を無許諾で行う行為は, 著作
  権法上での限られた例外（「私的使用のための複製」など）を除き禁じられています. 大学,
  病院, 企業などにおいて, 研究活動, 診察を含み業務上使用する目的で上記の行為を行う
  ことは私的使用には該当せず違法です. また私的使用のためであっても, 代行業者等の第
  三者に依頼して上記の行為を行うことは違法となります.